文普
化华
PUHUA BOOKS

我
们
一
起
解
决
问
题

U0277344

# 东方明见心理咨询系列图书编委会成员

（按照拼音顺序排名）

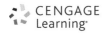 
# 心理治疗中的人际过程

**第七版**

［美］爱德华·泰伯（Edward Teyber）
［美］费丝·霍姆斯·泰伯（Faith Holmes Teyber）　◎著

董娅婷　李晓纯　姚梦丽◎译
谢　东◎审校

**人民邮电出版社**
北　京

## 图书在版编目（CIP）数据

心理治疗中的人际过程：第七版 / （美）爱德华·
泰伯（Edward Teyber），（美）费丝·霍姆斯·泰伯
（Faith Holmes Teyber）著；董娅婷，李晓纯，姚梦丽
译. -- 北京：人民邮电出版社，2021.7
ISBN 978-7-115-56295-1

Ⅰ. ①心… Ⅱ. ①爱… ②费… ③董… ④李… ⑤姚
… Ⅲ. ①人际关系－影响－精神疗法 Ⅳ. ①R749.055
②C912.11

中国版本图书馆CIP数据核字（2021）第070457号

## 内 容 提 要

　　治疗关系极大地影响疗效已是业界共识，但是如何建立和巩固咨访同盟，让其为治疗服务，这方面的著述则寥寥无几。本书关注治疗师与来访者之间的关系，强调对来访者进行即时干预所带来的帮助，并且为读者提供了实用的指导方针，提供了从初始访谈到干预，再到修通和结束的全过程。

　　本书是特别实用的治疗指南，能帮助治疗师学习如何辨识、响应来访者重复出现却不再适用的关系模式及核心议题；如何通过与来访者之间的治疗同盟与人际过程，解决来访者的困扰；如何让来访者将治疗中亲身体验的再学习迁移到真实生活中。此外，本书可以帮助治疗师缓解对犯错的担忧，应对来访者的阻抗，面对移情和反移情议题，打破治疗僵局。书中辅以大量的对话案例，是作者将几十年的经验倾囊相授，让读者在理解本书内容的基础上，还能进一步加以体会，进而真正掌握。

　　本书适合所有流派的心理学工作者、社会工作者、心理学爱好者、教师和家长阅读。

- ◆ 著　　　　［美］爱德华·泰伯（Edward Teyber）
　　　　　　　［美］费丝·霍姆斯·泰伯（Faith Holmes Teyber）
　　译　　　　董娅婷　李晓纯　姚梦丽
　　责任编辑　柳小红
　　责任印制　胡　南
- ◆ 人民邮电出版社出版发行　　北京市丰台区成寿寺路11号
　　邮编 100164　电子邮件 315@ptpress.com.cn
　　网址 https://www.ptpress.com.cn
　　北京天宇星印刷厂印刷
- ◆ 开本：787×1092　1/16
　　印张：29.5　　　　　　　　　　　　　　2021年7月第1版
　　字数：604千字　　　　　　　　2024年11月北京第11次印刷
　　著作权合同登记号　图字：01-2019-0844号

定　价：138.00元
读者服务热线：（010）81055656　印装质量热线：（010）81055316
反盗版热线：（010）81055315
广告经营许可证：京东市监广登字20170147号

献给那些正努力做出改变的人；

献给我们的孩子，是他们坚定了我们做出改变的决心；

献给所有那些曾经来过这里并讲授过人际关系带来改变的力量的人。

# 东方明见心理咨询系列图书总序

江光荣

华中师范大学二级教授、博士生导师

湖北东方明见心理健康研究所创始人、理事长

中国心理学会评定心理学家、学科建设成就奖获得者

我国的心理健康服务正迎来一个大发展的时期。2016 年国家 22 部委联合发布的《关于加强心理健康服务的指导意见》规划了一个心理健康服务人人可及、全面覆盖的发展目标。大事业需要大队伍来做，而且还得是一支专业队伍。但目前我们面临的挑战却是，这支队伍"人不够多，枪不够快"。推进以专业化为焦点的队伍建设是当前和今后一段时间我国心理健康服务事业发展的关键工程。

湖北东方明见心理健康研究所（以下简称"东方明见"）作为心理健康领域的一家专业机构，能够为推进心理咨询与治疗的专业化做点什么呢？我们想到了策划图书，策划出版心理健康、心理服务领域的专业图书。2017 年 4 月在武汉召开"督导与伦理：心理咨询与治疗的专业化"学术会议期间，一批国内外专家就这个想法进行了简短讨论，大家很快就达成了共识：组成一个编委会，聚焦于心理咨询与治疗的学术和实务领域，精选或组编一些对提升我国心理健康服务专业化水平有价值的著作，找一家有共同理想的出版机构把它们做出来。

之所以想策划图书，是觉得我们具有某种优势，能在我们熟悉的领域做出一些好书来。我们熟悉的领域自然就是心理学，尤其是心理咨询与治疗。我们的优势是什么呢？一是人，我们自己是心理学领域的人，我们认识的国外国内这个领域中从事研究、教学以及实务工作的人多，而且要认识新人也容易。二是懂，我们对这个领域中的学问和实务，对学问和实务中的问题，比一般出版人懂得的多一些。有了这两条，我们就比较容易解决出书中的"供给侧"问题。至于"需求侧"，虽然我们懂得的没有供给侧那么好，但也还算心中有数。尤其是我们编委会中的多位成员同时也是中国心理学会临床心理学注册工作委员会的成员，这些年他们跟政府主管部门、行业人士、高校师生以及社会大众多有互动，对中国心理学应用领域的需求、心理服务行业发展的热点问题，对新一代心理学人的学习需要，都有一定的了解。

我们的想法是：不求多，也不追求印数，但专业上必须过关，内容求新求精，同时适合

我国心理健康服务行业的发展阶段，以积年之功，慢慢积累出一定规模。

　　感谢东方明见心理咨询系列图书编委会的诸君，我们是一群多年相交、相识、相爱的心理学人，我们大家对出版这个书系的想法一拍即合，都愿意来冒失一回。

　　感谢美国心理学会心理治疗发展学会（SAP，APA 第 29 分会）和国际华人心理与援助专业协会（ACHPPI），这两个东方明见的合作伙伴对这项出版计划给予了慷慨的支持，使我们有底气做这件相当有挑战性的事情。

　　感谢人民邮电出版社普华心理愿意跟我们一道，为推进我国心理咨询与治疗事业贡献自己的力量。

**2019 年 5 月 22 日**

# 推荐序

谢东　博士

美国阿肯色大学心理学与咨询系教授，咨询心理学博士项目（APA 认证）培训主任

国际华人心理与援助专业协会现任主席

从 1985 年进大学开始学习心理学，到现在成为一名心理学教授，这几十年间，我读了无数本专业图书，但《心理治疗中的人际过程》是这些书中非常重要的一本，对我的专业成长具有非常重要的启蒙作用，特别是我在美国攻读咨询心理学博士学位期间，以及对现在我在大学中从事心理咨询师的专业培训而言，这都是一本不可或缺的图书。对本书的喜欢，不同时期有不同的原因，对书中内容的理解和应用也经历了一个由青涩到得心应手的过程。

我最早接触的是本书的第三版，当时喜欢这本书，只是因为书的第一章就讲到了新手咨询师第一次接个案的焦虑，这让我觉得很贴心。后来对书里反复提到的"过程评述"技术，自己也大着胆子使用，竟然带来了意想不到的效果。慢慢地，随着我学习了更多的理论，在临床实践上有了更多的经验，才越来越发现本书所讲的核心技术（即"过程评述"或"即时化干预技术"）的重要性，也才更深刻地理解了为什么这种技术如此重要，为什么聚焦在咨询师和来访者之间的人际互动过程可以给来访者带来"修正性的情绪体验"，以及如何帮助来访者将这种在咨询过程中产生的新的体验扩展并迁移到他们日常的关系中，促进他们更有效地解决人际问题，实现人格的完善。所以，无论作为大学教师，还是培养专业心理咨询师的培训师，我都毫不犹豫地选择了这本书作为学生的必读图书。从 20 世纪末到今天，我从学生成为训练学生的老师，本书也从第三版更新到第七版，但它一直都在陪伴着我的专业学习和临床实践。

本书除了对新手咨询师比较贴心以外，一个突出的特点就是它一直都聚焦在所有心理咨询与心理治疗都离不开的最核心的两个方面：关系和过程。咨询师和来访者之间的关系是心理咨询和心理治疗的基础，大量的实证研究证实了咨询关系和工作同盟是咨询有效性的核心因素。关系的另外一个层面的含义是，来访者前来咨询的问题或多或少地和他们在成长过程中形成的不良人际互动模式有关，而这种不良的人际互动模式也同样会被来访者带到与咨询

师形成的咨询关系中，以各种方式在与咨询师的互动过程中呈现出来。因此，一方面，咨询师需要辨识并帮助来访者觉察其不良的人际互动模式是如何发展起来的，受到了家庭和文化方面哪些因素的影响，以及它们又是如何在咨询关系中呈现的；另一方面，咨询师需要给来访者提供一种新的人际关系体验，一个"安全港湾"和"安全基地"，而这是来访者在成长过程中或者在他们现在有问题的人际情境中未曾有过的一种新的体验，这就是"修正性的情绪体验"。一旦产生了这种新的人际体验，来访者就可以学会放弃不良的人际互动模式，尝试使用新的、健康的人际互动方式：首先在与咨询师的互动过程中使用，然后再扩展到他们日常的人际关系中。当我们从关系和过程这两个核心方面看待来访者的改变机制，而不再依赖对那些抽象和晦涩的理论概念的理解时，来访者的改变过程就变得非常通俗易懂。

此外，本书在理论方面具有非常强大的整合性。对咨询关系的强调自然是人本主义的理念，而对来访者不良人际互动模式的形成和发展进行阐述则是从动力学的理论（特别是依恋理论）的视角出发的。对家庭系统理论及父母教养方式的影响，本书也做了整合。在认知理论的框架下，来访者不良人际互动模式的背后是其僵化刻板的认知图式。这种理论上的整合性使咨询师对来访者的问题进行概念化变得更加直观和灵活。

我从 2014 年开始参与国内专业咨询师的培训和督导工作。我发现了一个现象，即大家好像都知道咨询关系和工作同盟的重要性，这些概念也常常被挂在嘴边，而且好像良好的咨询关系和坚实的工作同盟可以轻而易举地建立起来，或者大家经常假定已经建立起了这样的关系和同盟。但在实际咨询过程中，咨询师对某一理论流派的僵化坚守远远多于认真、严肃地思考和检视我们是否真的已经与来访者建立了这样的关系和工作同盟。在临床实践中，咨询关系和工作同盟还远远没有得到大家真实的尊重和坚守。没有做到这一点的一个主要原因是很多咨询师实际上并不知道如何建立咨询关系，没有掌握与来访者建立关系和工作同盟的核心技术，即过程化的干预技术，也就是我们通常所说的"过程评述"或"即时化干预技术"。这种以咨询师和来访者人际互动过程为核心的技术是咨询师和来访者建立关系并在关系出现裂痕时修复关系的重要方法，也是帮助来访者产生修正性情绪体验的重要途径。遗憾的是，目前国内关于心理咨询与心理治疗的图书及各种培训和讲座绝大部分仍然仅仅聚焦在对某些咨询理论的学习上，几乎没有对这一重要过程化干预技术给予细致的讲解和示范，并通过刻意练习的方法对这一技术进行演练，从而帮助咨询师掌握这个核心技能。

《心理治疗中的人际过程》（第七版）填补了这一空白！书中包含大量聚焦咨询师和来访者之间人际互动的对话，细致而全面地示范了该技术在不同咨询阶段的应用。虽然本书有繁体中文译本，但简体中文和繁体中文在语言习惯和表述上的差异可能限制了广大咨询师对书中内容的学习、理解与应用。现在，这本书终于有了简体中文的译本！因此，能参与本书简体中文译本的审校并受邀写推荐序，我感到十分高兴。但是，虽然我自己非常自信对原作内容有准确的理解，也对译文进行了大量细致的修改，但在译文的语言表达上，一定还存在一些疏漏。欢迎读者给我们反馈，我们一定会在本书再印时加以修正。未来，我也计划就本书所聚焦的人际过程的咨询方法和技术进行一些培训，希望有机会与各位读者朋友互动。

2021 年 3 月 25 日

# 前　言

## 我们是谁？我们的目标是什么？

我们两个人都是重视临床实践的治疗师[①]，也同时从事治疗师的临床培训，对于能够做这些事情，我们觉得很幸运。我们两人加起来有近80年的实践经验，在实践中我们不断发现，这项工作具有深远的意义。一直以来，我们的职业生涯致力于临床工作的每一个环节：会见来访者、给刚开始接咨询的新手治疗师提供督导、指导治疗/培训机构、进行心理咨询过程的研究，以及完成有实证支持的干预项目。随着年龄的增加，我们对来访者有了更多的尊重，对他们有发自内心的欣赏，因为尽管他们需要与诸多严重的问题抗争且只能获得有限的帮助，但他们仍然在努力应对并不断成长。

我们发现，大多数来访者来咨询时的问题其实并不是简单或浅显的，而往往是复杂而痛苦且并不容易解决的。然而，通过培训和督导，新手治疗师可以学到如何提供帮助，并且在来访者的生命里创造有意义的改变。我们很幸运地教导并督导过许多研究生，他们中的大多数人已经通过努力成长为从业者、教师以及临床督导师。我们热爱这份工作，很荣幸拥有"特权"，能深入来访者的生命中，并且相信我们提供的与来访者之间的具有修复性的关系能够帮助来访者最终得以改变。

## 本书的目标读者

《心理治疗中的人际过程》（第七版）是一本临床训练手册，是为正在做治疗工作的人所

---

[①] 根据 CPS 临床心理注册系统《中国心理学会临床与咨询心理学工作伦理守则》（第二版）所附的专业咨询定义，心理治疗指基于良好的治疗关系，经训练的临床与咨询专业人员运用临床心理学的有关理论和技术，矫治、消除或缓解患者的心理障碍和问题，促进其人格向健康、协调的方向发展。心理治疗侧重心理疾患的治疗和心理评估。心理咨询指基于良好的咨询关系，经训练的临床与咨询专业人员运用咨询心理学理论和技术，消除或缓解求助者的心理困扰，促进其心理健康与自我发展。心理咨询侧重一般人群的发展性咨询。本书内容既适合在心理治疗中由心理治疗师运用，也适合在心理咨询中由心理咨询师运用。——编者注

写的，如正在见习、实习或者辅修其他应用课程的研究生。本书对正在修读大学高年级课程和见习前课程的学生也是适用的，它会为心理治疗和心理咨询提供一种深度的、应用性的介绍。我们在每章中都会介绍相关的临床基础概念，并且呈现许多临床案例，以及治疗师和来访者之间的对话案例，新手治疗师会觉得这部分提供了很多信息，具有重要的参考意义。本书也贴近临床实践和我们的亲身体验，可以帮助成长中的治疗师理解治疗过程，理解来访者的改变是如何发生的。

临床训练对于许多新手治疗师来说是有压力的，甚至是一个痛苦的过程，因为他们不确定自己能做些什么，不确定如何同来访者开展治疗。尽管新手治疗师学习过有帮助的课程，如咨询原理、助人/细致的技巧及精神病理学，但他们在初次接待来访者时依旧需要更多具体的帮助。他们会充分认识到自己的经验和知识有限，有时候也会从不同的督导师和实习指导者那里收到相反的意见。这些受训治疗师通常会觉察到，他们确实不知道做些什么或者如何帮助来访者。他们中的许多人聪明且富有爱心，但依旧会感觉自己无法胜任，担心自己犯错，或者担心自己做错一些事情可能会伤害到来访者。因此，新手治疗师需要一个概念性工作框架来帮助他们理解：为了帮助来访者改变，他们在治疗中可以尝试的方向，以及为什么这么做。本书最主要的目标之一，就是帮助新手治疗师能用一个发展完善的工作框架，摆脱他们常常感受到的治疗的模糊性，从而帮助他们理解改变是如何发生的，以及咨访关系在改变的过程中扮演着什么样的角色。

## 本书的内容

我们相信治疗师和来访者之间的关系是改变的基础。因此，本书借鉴不同的理论取向，提出了整合的治疗取向，教导新手治疗师如何把咨询关系当作焦点，理解他们的来访者并进行干预。成长中的治疗师需要一定的指导，以便学习如何理解咨询关系中发生的复杂互动，找到有效的方式与来访者讨论两个人之间到底发生了什么。当治疗师可以对两个人之间发生了什么有更清晰的理解时，治疗师就能通过向来访者提供一种新的、修复性的关系来进行有效的干预，让来访者能修正早年形成的适应不良的图式或关系模式。这种生动的、体验性的再学习有助于我们教导新手治疗师如何理解当下发生在治疗师和来访者之间的人际过程或互动，并进行干预，从而为来访者提供修正性的情绪体验。

具体来说，本书旨在帮助成长中的治疗师学习如何使用过程评述和其他即时性干预方法（如元沟通、自我涉入的陈述及给来访者提供人际反馈等）在与来访者此时此地的互动过程中进行干预。我们直接使用对话的口吻进行写作，提供一种整合的治疗取向，重点突出新手治疗师怎样使用过程评述——用敏锐但直率的方式谈论关于"你和我"的话题，以及当下治疗师和来访者之间可能在发生什么，进而促成改变。

这个模型从以下四个方面对读者有所助益：（1）懂得如何从来访者的行为中分辨重要关系议题及认知模式；（2）懂得如何帮助来访者认识这种关系模式是怎样对他们的生活产生积极和消极的影响的，也就是说带来什么样的帮助，又付出什么样的代价；（3）理解那些导致来访者生活中与他人交往问题的适应不良的关系模式和过时的应对策略如何在治疗师和来访者之间的真实关系里重现，并对其进行干预以促成改变；（4）促使来访者将其在与治疗师互动体验中重新学到的改变经验广泛应用到治疗以外的情境中。这种治疗模型呈现了治疗师在会谈中如何用一种真诚、积极参与却不具指令性的、共情和高度合作的方式与来访者同在。这也鼓励治疗师和来访者一同探索双方之间正在发生什么，然后他们可以一起合作，以改变来访者在与治疗师或其他人互动中重演的有问题的模式，并且提供一种可以帮助来访者改变的体验性再学习。

本书介绍了从初始会谈到治疗结束的全过程，对治疗的不同阶段中出现的主要议题提供了实用的干预指导，并且呈现了理论如何引导实践工作。本书清晰地强调了新手治疗师会面临的具有挑战性的临床情境，囊括了绝大部分新手治疗师开始接待来访者之后会遇到的最主要的问题和担忧。人际过程模型是一种整合型取向，融合了来访者中心疗法、认知行为疗法、家庭系统、人际动力取向以及依恋理论，将咨访关系作为治疗中的主要脉络，鼓励新手治疗师灵活选取不同的理论视角，由此发展出他们自己的个人风格。本书呈现了一个完整的治疗取向，教导新手治疗师如何使用自己以及他们和来访者之间创建的关系作为帮助来访者改变的最重要的方式。

## 第七版增加的内容

我们对于改进这本作为心理治疗师临床训练基础的图书这一目标始终如一，即让它变得更加简单、清晰，对新手治疗师而言更加实用。因为这些材料具有临床上的真实性，特别容易引起新手治疗师的共鸣，所以我们尽力尝试让第七版更加简洁，将每章都变得更短。然而，我们也希望能更完整地发展出贯穿全书的核心概念，尤其是共情性理解、协作性工作、工作同盟的裂痕和修复，以及进一步引导来访者更深入地参与治疗。第七版更完整地整合了依恋理论在临床实践上的最新文献，尤其是关于成人依恋类型和临床表现的内容。本书对"羞耻感"也有更进一步的重视，包括其在许多来访者的症状和问题中具有的跨诊断作用，以及在来访者阻抗和脱落中所具有的影响。

新版更多地关注个案概念化、治疗计划、对治疗具有指引作用的实证支持，还增加了更多经典的和最新的临床及研究内容。最后，对新手治疗师而言，与来访者在"当下"的工作以及尝试人际过程取向的干预（该干预虽十分有益，但对初学者而言压力很大）是具有挑战性的。为了帮助读者学习这些即时性干预技术和其他核心概念，我们也增加了许多新手治疗师和来访者的对话以及案例片段，以呈现有效能和无效能的干预。我们期待这些内容能帮助受训者成为更有效能的治疗师，找到作为治疗师的个人认同感，并且在和来访者一起工作时选择他们自己的个人风格。

# 致　谢

40 年前在美国密歇根州立大学学生咨询中心工作时，我（爱德华）就开始思考如何写作。我曾经从优秀的导师那里学到很多，并且这些年很幸运一直遇到睿智的朋友和同事，他们在关于咨访关系以及帮助来访者改变方面不断给予我指导。更重要的是，我要感谢我的妻子费丝，多年来她教给我很多东西——通常她是以身示范，而非体现在言语之间。从第六版开始，我的妻子成为本书的共同作者，并且以她的理解和慈爱之心扩充了第七版的内容。她是一位很有天赋的治疗师和督导师，而且也是一位独一无二的心中有爱的人，是每个孩子值得信任的朋友。我也要感谢我的家人，特别是三位可爱的姐姐，感谢她们毕生的支持——大姐朱莉（Julie）在 1976 年为我的博士论文进行了录入工作，在 2016 年又对本书手稿进行了录入。我也特别感谢两个体贴并有创造力的儿子——泰德（Ted）和里德（Reed），我为他们感到非常骄傲。最后，我要感谢多年来和我一起工作的来访者。他们愿意冒风险，让我很荣幸地成为对他们重要的人，从而让我获得帮助他人的简单乐趣。

我（费丝）有幸获得很多支持。这些支持来自滋养我的家庭、我忠诚的朋友和给予我众多肯定的导师。我的朋友，特别是劳拉·坎普特纳（Laura Kamptner），多年来为我提供个人和脑力的“燃料”。我也很感恩与爱德华·泰伯之间建立的合作伙伴情谊，他是一位大师级治疗师，为其所在领域做出了重大贡献。我也特别感谢我的儿子——安德鲁（Andrew）和卡梅隆（Cameron），是他们让我对关系的力量有更多的体会。我也特别感谢许多孩子和他们的家庭，我很荣幸被许可进入他们的生活并帮助他们解决问题。我很幸运自己能够从事这项有意义的工作。

我们要共同感谢我们的朋友和同事——美国维拉诺瓦大学的雷纳·马金（Rayna Markin）博士为改善本版本提供了很重要的帮助。也感谢四位提供帮助的研究生，他们是尼科莱塔·德拉甘（Nicoletta Dragan）、卡迪萨·赫拉弗桑德（Cadisha Gravesande）、切尔西·兰姆（Chelsea Lamb）和让·里茨克（Jenn Rizk），他们熟练地编辑修订版，帮助我们更加了解新手咨询师的体验。也感谢克里斯·瓦莱若（Chris Vallejo）帮助我们录像。此外，我们也要感谢那些为本版本提供了很多有益建议的评论者，他们是奥罗拉大学的杰弗里·布兰达（Jeffrey Bulanda）、圣劳伦斯大学的亚瑟·克拉克（Arthur Clark）、刘易斯大学的马修·多米诺（Matthew Domico）、密苏里州立大学的杰弗里·科尼利厄斯 – 怀特（Jeffrey Cornelius-White）、丹佛大都会州立大学的兰迪·史密斯（Randi Smith）、宾州印第安纳大学的罗琳·古丝（Lorraine Guth）、得克萨斯大学圣安东尼奥校区的玛丽·休斯顿 – 维加（Mary Houston-Vega），以及圣凯瑟琳大学 / 圣托马斯大学的迈克尔·邱伐内克（Michael Chovanec）。

最后，感谢圣智的许多优秀同事。我们特别要感谢朱莉·马丁内斯（Julie Martinez）和伊丽莎白·莫姆布（Elizabeth Momb）及 Lumina Datamatics 公司的凯拉什·拉瓦特（Kailash Rawat）对本版本给予的支持与合作。

# 目　录

第四部分
# 修通和改变

PART

1

第一部分
引言与概述

# 第一章

# 人际过程取向

一年级的实习生克莱尔很快要会见她的第一位来访者了。她期待这一刻很久了。像她的很多同学一样，克莱尔在读本科时就下定决心成为一位治疗师。她一直对咨询非常感兴趣，对她来说，成为治疗师并不只意味着拥有一份"好工作"，而是意味着实现自己的梦想。克莱尔认为，以帮助人们处理人生中最重要的困扰为生是特别有意义的事情。

但是，此时此刻，克莱尔感受到现实的考验就在眼前：她的第一个来访者几分钟后就要来了。诸多担忧涌上了她的心头：这 50 分钟我们谈些什么呢？我该怎样开始？如果她不来我该怎么办？如果我做错了什么她不再继续咨询又该怎么办？克莱尔也担心自己和这个来访者（一位 45 岁的拉美裔女士）难以建立关系，毕竟她是一个只有 20 岁出头的白人。不用说，克莱尔是焦虑的。尽管她不确定怎么进行，但仍然努力寻求能够帮助到来访者的方法。她已经在心理学本科课程中学过一些关于咨询的内容，在当地危机热线做接线员志愿者的经历也让她学到更多。但是即便有这些经验和督导的指导，克莱尔仍强烈地意识到，作为一个新手，自己对咨询实践确实知之甚少。

克莱尔的同学们兴奋地分享着自己作为治疗师的感受。他们很多人都比克莱尔年长，且拥有更丰富的人生经验。有一些已经养育过孩子；有一些当过老师、护士或曾经是商人。这些新手治疗师已经从他们各自的生活角色中取得了一定的成功和自信。这些同学对咨询职业怀有新的希望，但也对自己是否有能力成为有效能的治疗师颇感焦虑。像克莱尔一样，他们知道要实现一份全新职业的期望和计划有赖于他们与来访者建立信任关系的能力，因为这是有效工作的前提。随着第一位来访者的到来，他们的助人能力即将接受实践的考验。

## 受训中的治疗师常与表现焦虑做斗争

实际上，开始会见第一位来访者确实非常困难。对于像克莱尔这样常常与表现焦虑做斗争、担心自己不能胜任的新手治疗师来说，初始访谈既令人兴奋又让人紧张。回想多年前开始执业时，我们也会非常担心自己犯错。作为临床督导师，我们常常听到这些聪颖而富有爱心的实习生表达他们会"伤害来访者"的担心。如果一个新手治疗师太担心犯错，或者对督导可能期待他们说什么、做什么过于焦虑，这会让他们常常变得非常安静或被动，也会让来访者感觉不被听到、回应到、帮助到。同样，当治疗师太努力地思考他们接下来要说什么、做什么，或者想抓住刚才说话的重点时，他们就无法专注地倾听，也难以积极地投入与来访者合作的状态。如此一来，表现焦虑就会在很大程度上阻碍治疗的进展。如果新手治疗师将自己不知道或做不到某些事视为自己"不够格"或能力不足的证据，而非更加现实地将其视为缺乏经验的常规表现，这种表现压力就会产生。更好地理解表现焦虑如何降低了治疗师的效能，是一个学习如何运用治疗关系帮助来访者改变的良好起点。让我们看看新手咨询师会见职业生涯中的第一位来访者时常常出现的担忧。

杰西卡表达了她作为一个新手治疗师非常实际的担忧："作为一个新手治疗师，我最大的焦虑是完全不知道自己在做什么，简直一头雾水！我很珍惜开始会见来访者的机会，但是当他人的问题交到我的手中，而我在不知道下一步会走到哪里的情况下要试着帮助他们时，那感觉真有点吓人。做些探索还行，但是到了'行动阶段'，要在实际上帮助他人做出改变的时候，那是最让我担忧的时候。"

尚泰说，在初始访谈中她担忧的是被人发现自己是一个"冒牌"治疗师："我最大的焦虑来自害怕失败或不能胜任——我勉勉强强地完成了课程学习，最后参加了这个很棒的心理治疗师训练项目，但没有人真的知道我其实并不是心理治疗师这块料。也许我就是担心最后发现自己可能并不擅长这份工作，那对我来说将是毁灭性的打击，因为我会见的来访者越多，就越享受和感恩这份工作。即使明知道只要继续做就可能犯错，我仍然担心自己给来访者造成的伤害比帮助多。所以，面对每一个转介出去的来访者，我的第一个想法是，为什么我不是那个能帮助这个人的治疗师。"

卡罗尔认为，自己作为新手治疗师的焦虑与自己在家庭里的问题角色有关："成为治疗师最大的焦虑是我的无能感。老师们安慰我说这是一种正常的感受，大部分治疗师在他们头一两年的训练中都会体验到这种感觉，没有人期待我们是完美的。但是这些话对我没什么用——无能感仍然是我最大的焦虑。我相信这是因为在原生家庭里我一直位居第二，而不是最好的那一个。无论我做什么，我的姐姐总是更聪明……更有创造力。每当不能完全掌控，不知道确切要做什么时，我就会感到非常不舒服。所以，即使我在一定程度上也知道自己不是没有能力，但是当我不擅长做某事的时候，仍然感觉胃里很难受。"

丹尼斯说，表现焦虑让他无法在当下理解来访者所说的话和意思："当我觉得自己在会谈中迷失的时候，我的焦虑感会不断上升。有时候我觉得很迷茫，感觉自己就像在绕圈圈，不知道该做什么，那又会使我感到更焦虑。然后我会绞尽脑汁地思考接下来该做什么，而因此又会错过更多议题。在会谈结束后回看录像带，我才听到他们到底在说什么，也才能想到我可以怎么说，但是已经太迟了，这真的让我很煎熬。为什么我不能在会谈的那个当下就理解这些呢……真的很挫败！"

正如这些立志从事这个行业的新手治疗师告诉我们的那样，治疗师的训练确实具有挑战性。但是新手治疗师需要对自己有耐心，要明白成为有效能的治疗师是一个漫长的发展过程。常常要花三四年的时间才能找到职业认同感，并感觉自己能胜任这个职业。大多数新手治疗师在刚开始一年左右会变得更有自信，因为他们发现自己确实能够帮到来访者，他们开始感觉在会谈中可以做自己，开始享受与来访者在一起的时刻。洛兰是一名大二的学生，她描述了这种转变："总体而言，这一年我已经能够享受做咨询了。现在我在咨询室里就像在家一样自在，不像上一年那么紧张了。事实上，我能够欣赏来访者，而不再陷入失败的恐惧。我几乎不再担心犯错，反而会将误会或治疗关系上的裂痕视为和来访者增进关系的机会。所以，在第二年的治疗实践中，我觉得自己做得最好的地方是表现焦虑大幅度降低。我可以花更多的时间考虑我和来访者之间发生了什么，怎样实施治疗，而更少想到自己，也更少想着自己会失败。"

是什么帮助像洛兰这样的治疗师解决了他们最初的表现焦虑，使他们更有效地回应来访者呢？我们在这里给出三个建议，后续的各章会再回到这个重要的发展性议题上。

**首先，我们鼓励新手治疗师质疑那些对自己不切实际的表现期待，接受自己是可以犯错的——所有的治疗师都会犯错。**通常，这意味着他们需要关注自己在学些什么，而不是表现得怎么样上。有些人更容易取得进展，特别是那些不带防御，能够对督导师的建设性反馈持开放态度的人，这样的态度使他们能够从其错误中学到很多。相反，如果新手治疗师在充满过多批评的家庭里长大，他们被期待做到完美，不被允许犯错，或者经常被评价，那这个过程对他们来说就会困难得多。需要记住的是，我们也是人，我们和来访者工作时会犯错。如果我们不再将错误视为缺乏胜任力的证据，而是关注如何修正错误，我们将会获得最大的效能。一起来做一个思考练习。

现在试想一位你认识的专业人士，他／她让你信任和仰慕，是你认为最有效能的人——某位导师或督导，或是曾经与你一起工作过的治疗师。暂停在这里，反思一下这个事实：这个受人尊敬且经验丰富的治疗师在其每天的治疗工作中都在犯错（如果你认为他们没有，可以问问他们）。你想到的这位治疗师技巧成熟，部分原因是他们能以非防御性的态度修正错误

（每段关系中不可避免的误解，或"工作同盟的裂痕"）。这意味着，他经常通过询问来访者潜在发生的误会来检查可能出现的问题，也愿意正视自己在任何问题出现过程中扮演的角色，能够在误会发生时讨论或梳理这些误解。例如，

> **治疗师**：贾森，你看起来有些疏远我，也许是我说了一些什么让你感觉不太对。我可以和你一起讨论这一点吗？

其次，**新手治疗师如果能够有意识地将注意力从自己身上移开，更多地聚焦在来访者及其正在说的内容上，而不是自己和他们的表现上，就能更好地处理自身的任何焦虑**。通常，新手治疗师师过于关注自己，常常会产生痛苦的自我意识状态，或者会强迫性地进行自我觉察。例如，新手治疗师经常会说类似下面这样的话："当她那样看着我时，我应该说点什么。""接下来我该问点什么。""我太安静了。""我一直在说嗯哼。"当新手治疗师的反思性自我觉察更加平衡，也就是说，注意到来访者状态的同时也能思考来访者和治疗师之间正发生着什么，他们将会变得更有效能。我们将进一步探索**"参与者／观察者"**的立场，因为这是一种富有挑战的立场：治疗师一边要体验当前的关系，一边又要跳脱出去，观察和思考治疗师和来访者之间可能正在发生什么。这点最初常常让人难以捉摸，但这是我们会帮助新手治疗师发展的一个重要的治疗技能。

最后，**为了缓解这些正常的和可预见的表现焦虑，新手治疗师需要督导师和导师的积极支持**。尤其是，他们需要得到安抚，因为大部分新手治疗师都不太了解改变的过程，会谈中要做什么，以及如何帮助来访者改变，这些都是可以接受的事实。新手治疗师也需要关于进行治疗的实务指南和适当的建议，特别是在他们最初的会谈中。真实案例或示范常常能为新手治疗师提供很好的支持，帮助他们有所准备，如观看导师初始访谈的录像带，观摩督导师和来访者的实务会谈，通过角色扮演，让老师示范回应来访者以及进行初始访谈的有效方式。这些真实的角色示范特别有效，对于降低新手治疗师会见来访者而不知道做什么时的焦虑有很大的帮助。

总之，新手治疗师对于自身助人能力感到焦虑不能被贬低成一种神经质式的不安全感或强迫性的担忧。在一个陌生、复杂的、有着不确定性的情景中，人们会担心自己的表现是很现实的。同样重要的是，像克莱尔这样的新手治疗师不能因此而忽视他们已经拥有的重要个人优势。许多受训者已经拥有敏感度、理解力和真诚关心他人的特质。这些个人资源，以及所有他们从自己人生经历中学习到的经验，将会被证明对来访者是有帮助的。虽然不同理论取向的支持者宣称自己运用的取向优于其他取向，但是治疗结果研究一再地发现，治疗的成功率与理论取向无关，而更多地与治疗师的个人特质和技能有关。

个人经验、常识、良好的判断力和直觉确实有用。但是，为了让治疗师的治疗对更多人

有效，这些宝贵的人性特质需要与概念框架结合起来，从而形成一个与来访者工作的指南针。运用这个指南针，治疗师可以对个案进行概念化，能具体地理解来访者卡在哪里，以及为了帮助来访者做出改变，治疗需要往哪个方向走。做到了这一点，所有理论取向的治疗师都可以更有效能。当治疗师能够在治疗中这样聚焦，知道治疗走向哪里以及为什么这样走，他们就能够更加持续地为来访者提供帮助。当治疗师没有概念框架作指导时，治疗就没有聚焦，那时治疗师只是忙于"灭火"，或是漫无目的地探索。我们将在下一章探讨这一重要能力。

## 治疗焦点让治疗师更有效能

　　人际过程取向基于众多有关共同因子的文献而创立。这些共同因子对于改变是必要的，对于所有成功的治疗也都是重要的。但是，对很多来访者来说，只有共情、真诚、温暖这些核心条件是不够的，特别是那些问题严重的人，如被主要照料者施暴或背叛的来访者。对于这些被困在复杂而有挑战的困难中的来访者来说，我们需要做得更多。如果治疗师能够准确进行概念化或辨识出来访者真正的核心问题，了解该核心问题如何发展、如何呈现、如何引发日常生活中的症状和问题，那他们将更具影响力。这一重要能力常被称为个案概念化。用个案概念化指导治疗可以使治疗师不至于迷失在来访者每周叙述的不同故事之中——当来访者在不同的主题间跳来跳去时，治疗师不知道如何找到其中的关联或反复出现的议题。

　　显然，没有个案概念化及其所提示的治疗焦点，治疗就不会带来更持久、更重大的改变。没有治疗焦点，来访者有可能感觉到被治疗师理解和关心，可能也很喜欢治疗师，但往往并没有改变。迅速增加的研究支持了上述观点，这些研究突出了更好的治疗成效与更有聚焦的干预之间的关系。艾伦（Allen）等人用一个隐喻将更加具体准确的共情或对概念的澄清与一般的同情、温暖、友善或仁慈区分开来："我们不应将心理治疗看成躺在温暖的浴缸里，而是像在冰冷、清澈的湖里游泳。温暖容易，清晰很难。"核心条件固然必要，但并不足够——治疗师需要更加清晰地辨识治疗焦点，澄清问题是什么及其是如何产生的，做些什么能使其改变。接下来，我们将进一步阐明治疗师如何提升这种能力，以便更精准地澄清那些将来访者所呈现的不同问题和困扰联系起来的主题和模式。

　　此外，学习如何将来访者的问题情境化或者在情境中加以理解，治疗师需要探索不同的理论框架。在治疗师能够找到专业认同感，对自身能力有自信之前，他们需要整合出能应用于不同来访者，又与其个人价值观和人生经验相一致的理论框架。成长中的治疗师不能简单地采用导师或督导的理论取向作为自己的专业认同。如果他们希望最终不管采用哪种理论框架来工作都富有成效并享受做一名治疗师，那么我们鼓励新手治疗师用几年时间积极探索和尝试不同的取向——最终整合和选择自己用来和来访者一起工作的理论取向。

就治疗师的个人发展来说，本书目的之一是提供这样一个概念上的框架，用来理解治疗关系和学习如何使用人际过程或者治疗师与来访者当下的互动来进行干预及帮助来访者改变。本书自始至终都鼓励读者根据自己的人格和治疗风格调整这个理论框架。人际过程取向是整合性的，各种理论取向的治疗师都可以运用。在督导和导师的支持下，新手治疗师可以将人际过程与其他理论取向整合，将其调整为适合自己的理论框架。

这一取向强调给来访者提供其与治疗师之间互动的修复性体验，这将让他们得以创造更一致、更坚定、更富有弹性的自我叙述。很多前来进行治疗的来访者却曾遭受重大的发展性创伤，他们的经验中缺乏安全感、被保护、边界和可预测性。他们自我分化和发展自主性的努力遭遇被抛弃的威胁或者被催生的愧疚感。结果，为了应对成长中的挑战和未被满足的需要，他们不得不广泛地使用各种有问题的方式对之进行处理。例如，采用僵化的应对风格，顺从或讨好，严格刻板地控制，让自己不被注意或者去除自己的需要，疏离或者苛求，等等。因此，在关系框架里工作的治疗师，无论他们最终认同自己是一位认知行为取向的治疗师、人际/动力取向的治疗师、存在 – 人本主义取向的治疗师、家庭系统取向的治疗师、叙事取向的治疗师，或者其他流派的治疗师，人际过程取向的使用都能使他们的工作更有效能。

## 核心概念

本章后续将用三个核心概念去理解来访者并指导治疗干预：过程维度、修复性情绪体验，以及来访者反应的独特性。下面我们介绍这三个基础概念，并用案例加以说明。

### 过程维度

治疗师和来访者之间的关系是治疗工作的基础，会影响来访者改变的程度。但是，在将治疗关系当成促进来访者改变的有效工具来使用时，治疗师需要理解人际过程，或者来访者与治疗师之间是如何互动的。

我们说的过程维度是什么意思呢？治疗师 – 来访者（以下简称"咨访"）的关系是复杂且多面的，不同层面的交流往往会同时发生。例如，区分以外显语言讨论的内容维度和咨访互动的过程维度之间细微但重要的差别对治疗会非常有帮助。为了用过程维度工作，治疗师将注意力从外显的内容讨论转移到跟进咨访双方如何互动的关系过程。这意味着过程取向的治疗师要不时地跳出社会常规，更直接地与来访者讨论他们当下的互动，或者他们之间此刻可能正发生着什么。例如，

**治疗师：** 从我问你有关上周取消会谈以及今天你迟到的事情以后，你就变得安静了。也许，

你觉得我的问题问得不太恰当。我可以和你讨论一下这个部分吗？

或者

**治疗师：**约翰，你说得那么快，现在我感觉跟上你的节奏有些困难，有时候感觉我们好像一直在变换话题。你对这一点有什么想法吗……你觉得我们之间可能正在发生什么？

在这两个问题中，治疗师不是询问来访者说了什么（内容）而是询问咨访之间是如何互动的（人际过程）。让我们再看一个例子，但是这次，我们将治疗师初步的过程评述拓展为更长的咨访对话，来看看像这样的过程评述如何能够在治疗中发现重要的、有待探索的新议题，化解治疗师和来访者之间的误会，并通过不流于表面的、更深入的对话来加强治疗关系。

**治疗师：**你能和我分享关于你自己的这么重要的内容，我感到很荣幸。对于冒险和我分享这么细腻的感受，你的感觉是什么样的？

**来访者：**呃，我不太明白你问的是什么意思？

**治疗师：**你刚刚对我说了这么多，我想知道那对你是一种什么样的体验。你觉得当你告诉我这些的时候，我可能对你会有什么想法？

**来访者：**哦，你可能不得不对我友善，你懂的，因为你是一个治疗师，所以你必须要这样做。但是你内心可能正在对我进行判断。

**治疗师：**对你进行判断？那感觉肯定不太好。可以多说一点我可能在怎么判断你吗？

**来访者：**噢，算了吧，我要是告诉你，你不可能再尊重我。

**治疗师：**我很高兴我们能谈谈这个误会，因为我感觉自己对你没有任何判断。实际上，我很感激你有勇气提出这个议题，并且能和我这么坦诚地讨论。但是，也许你正告诉我的是，其他人常常评判你？

**来访者：**唔，是的，我知道我的妈妈爱我，但是她总是对我评头论足……现在每当我的丈夫说了什么带一点批评的话，我就会封闭自己的内心，完全逃离……

我们将这种此时此地、聚焦当下、聚焦于"你我之间"或探索咨访之间此刻正在发生什么的干预手段称为"过程评述"。这种方式可能和家庭规则或文化传统相冲突，所以有些新手治疗师对于这样直接进行谈论最初可能会感觉有些尴尬。对于使用过程评述直白地谈论或者以开放性的方式询问"你我之间"正在发生什么，另外一些治疗师可能感觉对来访者不太礼貌或不太尊重。但是，随着新手治疗师变得更加自信，更少焦虑，加之在督导师的帮助下更好地明白与特定来访者的治疗方向时，他们就会尝试和探索这些过程评述。当新手治疗师将来访者谈论的人际问题与当前咨访双方的互动联系起来时，他们会发现人际过程特别有用。

咨访双方目前的互动就是弄清楚来访者在与治疗师此刻的互动中如何使用那些已经引起人际关系困扰的有问题的思考过程、错误的期待或无效的应对策略。相应地，治疗师有意愿以不带防御的态度和来访者一起探索和梳理可能的误会、不准确的认知、"错误"或其他可能发生在咨访双方真实关系里的人际冲突，这就是在"修复裂痕"。治疗师可以与来访者用元沟通的方式讨论他们彼此之间是怎么互动的，然后以共情和尊重的态度使用其他各种即时性干预方法。当我们用这种方式使用过程评述时，来访者会欣然接受，并将之视为一种真诚理解和坦诚沟通的合作性邀请——这是他们想要并且需要的东西。这并不会让来访者感到不舒服，反而能带他们更靠近关键的议题。请试着思考下面的示例。

在初始访谈中，来访者告诉治疗师，他恨自己的妻子，因为妻子"专横跋扈""总是告诉他应该做什么"。他解释说，他经常没有能力为自己做决定，所以他的妻子会帮他做决定。即使妻子说她只是试着帮助犹豫不决的他，但他还是痛恨她的"逼迫"和"无所不知的态度"。来访者如上描述了现在的困扰后，转头问治疗师："我该怎么做？"

我们先思考一下咨询师和来访者互动中的过程维度。假设治疗师顺从了来访者的请求，并说："我认为当你的妻子下一次告诉你该做什么的时候，你应该……"如果和这个来访者的治疗用这种惯性模式继续进行，那治疗师和来访者在咨访关系中很快将开始重演导致其最初寻求治疗的那种冲突。也就是说，治疗师就像来访者的妻子一样，告诉他该做什么。来访者确实是向治疗师寻求建议，最初也可能会欣然接受治疗师的建议。但是从长远来看，他可能会痛恨治疗师的指导，就像他痛恨自己的妻子那样，最后他会发现治疗师的建议和他妻子的建议一样，并不是他想要的，对他并没什么帮助。

我们看看使用非指导性的反应替代这种指导性反应会是什么样。非指导性的治疗师可以像以下这样回应来访者冲突的另一面："我并不认为简单告诉你做什么会真的对你有帮助。我认为当来访者自己发现解决问题的方式时，他们的成长以及学到的东西才会更多。"这种非指导性的回应会让来访者感到挫败，来访者会认为治疗师只是在寻找托词，他们可能会对此予以反驳："但是我跟你说过，我不知道该做什么！做决定对我来说很难。难道你不应该是那个理所当然知道怎么处理这些事情的人吗？"

这种非指导性的回应将来访者推回到他的冲突里，将他困在当前的问题中——他没有能力做决定。如果这种互动模式继续进行下去，这将是他们之间互动关系的特征，治疗过程将会重演来访者的问题。他没有能力主动做决定，也不能为自己的行为负责，来访者会在治疗中停滞不前，就像他生活的其他方面停滞不前一样。

因此，新手治疗师会观察到，来访者不仅用抽象的方式与治疗师讨论他们的问题，而且在人际过程中与治疗师"上演"或重现当初促使他们寻求治疗的有问题的人际互动模式。也就是说，来访者也在用和治疗师如何互动（过程）来表达他们的问题，将他们与其他人互动中存在的人际问题的重要方面带到当前的咨访互动当中。（在很多治疗性关系中，来访者问题的重复或重演常常是一种有规律、可预测的现象。）我们将在第三章中讨论这个概念，在之后的各章里，我们会谈到治疗师怎样使用过程维度，以便发现更多有效的回应方式，从而帮助来访者改变。

现在，让我们谈谈第二个核心概念，**修复性情绪体验**。

## 修正性情绪体验

正如大多数影响深远、经久不衰的治疗概念一样，修正性情绪体验是基于很多概念发展而来的。它是在 20 世纪 40 年代由弗朗兹·亚历山大（Franz Alexander）和托马斯·弗伦奇（Thomas French）提出的，现在这一概念已成为许多短期心理动力和人际取向治疗的基石。尽管并不被那个时代的心理分析师群体所重视，但这个更为积极、直接且偏个人化的取向让来访者可以在和治疗师此时此地的关系中体验到真实的改变。亚历山大和弗伦奇曾经准确地预测了未来心理治疗的短期走向，他们最初就提倡使用修正性情绪体验，以缩短治疗长度，聚焦在更有体验性的、行为上的或亲身体验的再学习上，而不再是将洞察视为有效改变的主要途径。他们积极鼓励来访者接近或投入到先前回避的容易唤起焦虑的活动中，甚至建议在两次咨询中间给来访者布置一些作业。霍维茨（Horowitz）及其同事最先用实证研究强有力地证实了这一理念：在更富支持性的治疗取向中获得修正性情绪体验后，在来访者身上会发生持久的改变。

当代的短期关系取向也描述了在咨访间的真实关系中发生的直接、即时性的改变体验。它的基本理念是不同理论取向的治疗师都能帮助来访者改变，即治疗师对于来访者所呈现的旧有人际模式以一种新的、更令人满意的、不同于来访者生活中其他人的方式进行反应。也就是说，治疗师和来访者共同合作，帮助来访者辨识他们与他人相处中常常出现的适应不良的关系模式或主题，并一起改变这些有问题的模式，修正错误的预期或图式，或者在他们现实生活的人际关系中、在和治疗师的互动中改变这种熟悉但并不喜欢的人际情境。我们遵循亚历山大和弗伦奇的说法，将这一核心概念称为修正性情绪体验（一些人际和依恋取向的治疗师称作"修复性关系体验"，但是一些行为治疗师可能描述为"亲身体验学习"或"暴露试验"）。

当治疗失败，来访者提前终止治疗，或者治疗陷入僵局、停滞不前时，治疗师和来访者常常在咨访间的人际互动过程中重演来访者在其他人际关系中的一些矛盾过程，尽管双方可能都没有意识到这种重演。基于自己的图式和预期，来访者很快会对治疗师有同样的错误认知或错误期待，或者用那些引发他们人际关系困扰的适应不良的模式回应治疗师。例如，即使治疗师并没有真的做出来访者所认为的下列反应，但当来访者变得痛苦或脆弱时，他们依旧很快对之予以相信。

- 治疗师正在控制他们，就像其他人控制他们那样，他们不得不按照治疗师的方式做所有事情。
- 他们不得不照顾和满足治疗师的需要，就像他们在生活中照顾和满足其他人那样。
- 他们必须取悦治疗师，赢得其认可，就像他们一直努力取悦他们的配偶或恋人一样。

这些情况的发生，意味着治疗过程正在重演来访者在其他人际关系中不能解决的冲突，这种冲突也是他们在过去的依恋关系中常常体验到的。当来访者开始用促使他们最初来接受治疗的不良人际关系模式与治疗师互动时，治疗师的目标是用一种新的、更加有效的方式回应来访者，这种回应允许来访者在咨访关系中解决冲突，进而改变这种人际模式。从这个亲身体验的改变中，来访者会拓展僵化或狭隘的图式，使它们变得更富有弹性或更切合现实，从而使自己改变与他人（如配偶、孩子和朋友等）相处时有问题的人际关系模式变得更加容易。提供修正性情绪体验可能听起来容易，但做起来很有挑战——尤其当这些理念对于受训中的治疗师而言还很新时。为了帮助大家学习这个概念，希尔（Hill）鼓励治疗师每次会谈全程都问自己相同的过程性问题。

**治疗师：** 此刻，我正在和来访者一起创造全新的、修复性的关系，还是我正被卷入来访者熟悉但有问题的互动模式中？

这种重演会出现在大多数治疗关系中，如果治疗师和来访者能够解决好这些重演，改变就会发生。来访者知道他们不再需要用旧有的方式回应他人（例如，总是让自己处于可控状态，成为负责任的人，或者让自己不得不照顾他人，等等），或者不再总是被其他人用来访者自己并不想要的方式回应（例如，被忽视或被排斥，被判断或被批评，被妒忌或与之竞争，等等）。通过这种方式，来访者发展出更多样化的预期，并且开始习得以更富弹性、更具适应性的方式回应他人——特别是在与治疗师的安全关系中。当他们在与治疗师互动中开始发生行为改变时，下面这个过程也就变得更加容易了，即治疗师进一步帮助来访者将他们重新学习后的新体验拓展到他们的日常生活中，使用他们在治疗关系中学到类似的、更具适应性的反应方式。

**来访者相信所为而非所言。** 很久以前，弗里达·弗罗姆－莱克曼（Frieda Fromm-Reichmann）抓住了这个核心原则的要义：治疗师需要给来访者提供一种**体验**而不是一种**解释**。在人际过程取向中，治疗师使用解释、促进领悟、共情性理解、认知重构、自我监督、心理教育、技能发展以及其他干预方法，它们对大多数来访者都会有所助益。但是，在过程取向中，这些技术并不是最主要的。

这是一个体验性学习模型。根据斯特鲁普（Strupp）和宾德（Binder）的说法，在治疗中，来访者在治疗师的陪伴下重新经历其痛苦的情感和长久而深刻的关系体验，这样的治疗关系将给来访者带来新的、更好的治疗效果，因为他们在治疗关系中的体验不同于他们原本预料的、令人恐惧的体验。这个时候，改变就会发生。也就是说，当来访者和治疗师重新体验其核心问题中的一些重要方面，治疗师以不同于其旧有的或预期的人际模式予以回应时，来访者就会真实地体验到原来他们的人际关系还能以另外一种不同的模式出现。这种新的、修复性的**体验**是一种强有力的再学习经验，能够让来访者易于将所学类比、迁移到其他关系中。关键在于：**来访者与治疗师在改变的行为层面的体验比单靠语言交谈更能令人信服。**

治疗师在运用修正性情绪体验促进来访者改变时可以使用不同的方法。特别值得一提的是，通过和来访者建立更加安全的人际关系，远非治疗师在治疗关系中认真地对待、尊重来访者，从而给他们带来愉悦的感受，而是给出新的、修复性的反应，从而帮助来访者发生改变。更加重要的是，这种更加深刻的安全感使来访者不再被他们收到的某种熟悉的、预期中的、非但无效甚至可怕的人际回应再次伤害。就像我们强调的那样，这种关键时刻并不是治疗的终点，而是一连串重要的新行为产生的契机。例如，在和治疗师的关系中经历了修复性情绪体验后，来访者常常感觉更安全、更有能力做以下事宜：

- 更充分地体验或冒险感受某种伤痛或难受的情绪；
- 解决自己的矛盾心理，做出重要的个人决定；
- 冒险在和治疗师或生活中的其他人的互动中尝试全新的回应方式；
- 做重要的自我表露或者探索相关的新议题或困扰；
- 感觉更加大胆，冒险提出之前没有对治疗师表达的误会，或者更坦率地提出其与治疗师之间一直存在的问题；
- 对自己感觉更好，在那些让自己感到极度羞耻或内疚的事情上原谅自己；
- 更加充分地意识到这些错误的应对策略或自我挫败的行为是如何伤害他人的，或者自己的生活因为这些应对策略而付出过多少代价；
- 具有洞察力，将目前的行为与他们生活中已形成的关系和在这种关系中习得的图式和模式联系起来，对自己有更多理解。

通过这些方式，在接下来的短时间内，来访者经由治疗师产生的修正性情绪体验开始可以在早年形成的适应不良的图式和问题关系模式中扩展开来，使来访者可使用的回应方式更加多样。通常，单独的一次修正性情绪体验不足以让来访者发生持续性的改变，但它通常是促发新行为的关键体验。当来访者发现自己始终一致地收到这种来自治疗师的新的、修复性的回应时，他们会在治疗中产生人际安全感，将治疗师视为能提供帮助的人，这个时候，治疗师就取得了获得性可信度。随后，来访者会更进一步投入治疗关系与治疗过程中，通常也会变得更有意愿尝试使用新的应对策略和新的回应他人的方式。相反，当来访者引发治疗师和其他人同样的反应（例如，治疗师开始感到挫败、被控制、气馁或失望，正像来访者生活中其他重要他人常常感觉到的那样）时，任何理论取向的干预方法都不会奏效。因此，治疗师和来访者之间的互动为治疗提供了一个"元"视角，它帮助治疗师理解咨访关系中正在发生什么，以及如何进行干预，而且，这种方式很容易与其他治疗取向整合（例如，来访者与治疗师之间的证实原有图式的互动与修正原有图式的互动）。

**运用过程维度提供修正性情绪体验**。让我们将上述两个核心概念联系起来看：为了提供修正性情绪体验，治疗师需要能够用过程维度进行治疗。回看前面的案例：来访者抱怨他的妻子"一意孤行"，总是告诉他该做什么。当这个来访者问治疗师该做什么时，治疗师可以选择做过程评述，使咨访双方此刻的互动模式呈现出来，成为可以被双方讨论的议题。

**治疗师**：现在，你似乎想让我告诉你该做什么。但是我想的是，这样做是不是只会将你和妻子在家里出现的问题带到我们的治疗关系中。让我们一起试试看，是否能够在我们的关系中探索出和你以前与其他人互动时不同的相处方式。让我们尝试一起合作，看看当你感到犹豫不决的时候，你的内心正发生些什么，而不是让我告诉你该做什么。你觉得我们从哪里开始最好呢？

**来访者**：我也不太知道。

**治疗师**：慢慢来，或许我们可以只是看看你想到了什么？

**来访者**：（暂停）我会受到批评。无论我做什么决定，她都会从中找出错误。

**治疗师**：好的，这对我们来说是一个很好的起点。在她眼中你没有能力做对事情，你总是做错。听起来，你似乎有很多感受，能再多告诉我一些吗？

**来访者**：嗯，我讨厌这种感觉，因为她就像父母一样——你懂的，成为掌控的那一方，把我当成小孩一样看待……

治疗师在这段对话中的目的是确保来访者熟悉但有问题的那些模式不会在咨访关系中出现。治疗师设法不被来访者勾住，不直接告诉来访者该做什么，以避免重复这种问题模式。相反，治疗师试图给来访者提供一种全新的、和以往不同的关系——能够一起合作的伙伴关系。为了加强这种新的模式，来访者会通过预演、角色扮演以及在与妻子或他人的互动中尝试这些新行为。一般来说，当来访者尝试采用更有力的方式与妻子或他人建立联结时，他们会获得一些成功的经验，也会获得一些失败的经验。在这个过程中，治疗师需要以各种不同的方式重复他们一开始提供给来访者的修正性回应，从而巩固改变的效果。如果治疗师能够找到让来访者在互动中更加积极投入的方式（知易行难），这种新的人际过程就是修正性的，它也将促进其他治疗性干预的方法发挥作用。也就是说，在这种修正性人际过程中，来访者发展可代替的行为选择、治疗师提供解释和人际反馈都会变得更有效。屈从／控制图式支配了来访者的生活，但现在来访者是治疗过程中的合作者，可以为自己发声，并且不再被要求该做什么。此时，虽然我们还没有做到完全的改变，但改变已经在发生了。

**反移情议题和对犯错的恐惧将降低新手治疗师在与来访者互动中的投入程度。**正如我们已经看到的，人际过程取向的指导性原则是为来访者提供改变的体验。有了这种身临其境的再学习，来访者就会和治疗师发展出一种新的关系，从而修正来访者的错误预期，并且将这种新建立的图式扩展到他们的生活中——这些新图式在来访者生活中的其他关系上也会有所体现。例如，来访者会学习到，他们若寻求帮助，至少有些时候（最初是和治疗师，随后是和生活中的其他人），会得到支持性的回应；他们可以说"不"，以便让其他人尊重他们的界限；他们可以优先考虑自己的需要而不是把它们隐藏起来，只是附和他人的需求；他们可以体验到成功的同时不体验到竞争或嫉妒，等等。提供这种修正性情绪体验需要治疗师的个人投入，这也会让他们觉得治疗非常具有价值，但如果要求咨询师不能犯任何错误，这种要求就太高了。尤其是治疗师的反移情以及我们前面谈到的新手治疗师对于犯错的恐惧，都会使治疗师在为来访者提供修正性情绪体验时更为困难。让我们更进一步看看这两个主题。

首先，和来访者用这种方式工作需要治疗师的个人投入。治疗师必须愿意真诚地投入治疗中，而且甘冒被来访者个人情感影响的风险。也就是说，治疗师和来访者必须建立一种对他们双方都具有真实意义的关系，治疗师才能具有为给来访者提供修正性情绪体验并促进他们改变的情绪影响力。在这种纯粹的、人性化的方式中，是关系在治愈来访者——关系本身促进了"合作性的，目标明确的治疗"。如果治疗师仅仅是一个客观的、不带个人情感的技术员，始终与来访者保持安全的距离，那么咨访关系对于两个人都不具有真实的意义，也将没有足够的影响力促成来访者改变——即使治疗师是以新方式，而非按照来访者旧有的问题模式、信念和预期回应来访者。

这个议题的另一面是，如果治疗师过度认同来访者，或者变得太热衷于提升来访者做出选择和改变的能力，治疗进展也会大受影响。在这种情形下，治疗师常常无法看到他们正与来访者上演的人际过程，从而会在不知不觉间用有问题的方式回应来访者，因此重演了来访者适应不良的关系模式。因此，通常的情况是，很多新手治疗师发现来访者正在经历的窘境或困扰和他们自己经历的很相似。例如，当治疗师正在思考"她就像我一样"时，这种情形就发生了。解决这种缺乏分化的方法是一段具有支持性且坦诚的督导关系，以便督导者能够帮助治疗师看见他们自己的反移情议题，并觉察他们的经历与来访者的经历在很多方面有显著的不同。也许他们之间在某些重要方面很相似，但现实情况是，来访者的问题以及影响这些问题含义的更宽泛的情境从来不会和治疗师的一模一样。一旦治疗师能够从来访者的议题中区分出他们自己的议题，他们常常就能够看到治疗过程如何重演了来访者的冲突。例如，治疗师在成长过程中也可能是父母的忠实好友，也感觉到他们的关系太亲近，正如来访者与其父母的关系一样。同样，多元文化的文献也强调文化内和文化间的差异和相似之处。每段治疗性关系都包含了一些相似点和不同点，治疗师秉持这种理解就能避免与来访者重演有问题的关系模式（如对来访者过度认同或过度反应），取而代之的是构建一种更能解决问题的、分化的人际过程。

此外，我们已经看到，新手治疗师应当预料到自己在回应来访者时会犯很多"错误"。例如，对某位来访者过分投入或不够投入，或者有时重演来访者适应不良的关系模式，等等。无论是新手治疗师，还是经验丰富的治疗师，这样的错误在治疗过程中必然会出现。但是，很少有来访者是那么脆弱的，而且治疗关系往往很有韧性。不幸的是，大部分新手治疗师不知道这一点，像我们上述强调的那样，他们最大的焦虑源之一是害怕犯错。当新手治疗师知道错误是可以弥补的，他们就会做得更好，也会更享受治疗的过程。当治疗师愿意用过程维度进行工作时，就是说，当治疗师愿意和来访者谈论他们之间可能正在发生的误解或潜在的问题时，错误可能会被修通或被解决。错误甚至可以提供重要的治疗契机。

**治疗师：** 我在想，我是否误解了你所说的某些内容。我这么说是因为在刚才的几分钟里，你似乎离我有些远，而你之前说过其他人常常不懂你。你怎么看我们之间正发生的事呢？

**来访者：** 嗯！我想我确实感到我们之间的距离有些远，但我不觉得有被"误解"。我只是不太喜欢你话不多的时候——你知道的，你真的太安静了。

**治疗师：** 你这么说对我很有帮助——我很感激你的坦诚。那我们做点改变吧——我开始多说一些，和你多分享一些我的想法。之后我们也可以回过头来看我们进行得如何。你觉得怎么样？

**来访者：** 谢谢，这样做对我来说会好一些。

**治疗师：** 好的，我想听听你的困扰，用你觉得最有帮助的方式和你一起工作。当我比较安静或者说话不多时，你感觉怎么样，可以多和我说一些吗？

**来访者：** 我觉得不舒服……我觉得没有得到足够的指导或帮助，治疗可能对我没什么作用，我会继续陷在抑郁中。我也不太确定来访者应该怎么做。你知道的，之前我从没有做过治疗，所以，我不知道自己应该说什么，或者你会期望我做什么……

如果新手治疗师的表现焦虑降低，他们就会发现自己能够更好地辨识过程维度并运用过程维度进行工作。当治疗关系出现问题时，治疗师最好的调整方式是与来访者把事情讨论清楚，解决可能存在的误会，修正可能存在的错误。根据希尔所说，我们鼓励新手治疗师不要防御，意识到自己的错误，如有必要可以道歉，并且**和来访者把事件讨论清楚**。治疗师这样做可以修复治疗关系，也给来访者如何处理问题做了一个有效的示范。在下一章中，我们将回到过程评述以及这个极为重要的主题——关系裂痕及其修复。现在我们说一说第三个核心概念：来访者反应的独特性。

## 来访者反应的独特性

我们已经看到，新手治疗师需要用理论框架指导自己进行治疗性干预。让我们进一步看看，理论应该提供一些什么内容，才能对治疗师和来访者有助益。

有效临床理论的一个特征是具有灵活性和广泛性，能适用于前来寻求治疗的各种类型的来访者。对许多新手治疗师来说，临床训练可以改变他们的基本的世界观并对之有深远而持久的影响。例如，新手治疗师开始意识到——远远超过他们之前所理解的程度——人格与行为具有一致的模式。但是，与这个新视角相对应的是每个来访者都是独特的、不同的。每个来访者天生就因为遗传而具有一些独有的特征，并且每个人都在持不同价值观和信念的家庭和文化背景下成长。女性和男性的社会化过程也不同。在不同文化背景下成长的个体可以有非常不同的政治体验和宗教教育，而经济阶层也影响着个体的机遇与期望。有助于来访者的临床理论需要能协助治疗师与不同的来访者有效开展工作——来访者进入治疗中时，其改变动机和改变的准备状态不同。而且，正如来访者一样，每个治疗师也是不同的个体，他们有着不同的年龄、性别、种族、性取向及成长背景。治疗师在临床工作中也拥有不同的价值观、世界观及个人风格。理论怎样才能帮助不同的治疗师回应来访者所呈现出来的多样化的经验呢？

**来访者反应的独特性**。这第三个核心概念将会是我们最好的工具之一。在这个概念的指导下，治疗师必须根据每个来访者的具体需求调整自己的回应——单一标准不可能适合所有人！针对来访者所呈现的复杂问题、多样化的成长经验及多元文化背景，我们并没有一个菜单式的公式或者一些通用的技术对之予以回应。在这一点上，我们将发现，有一些回应或干预能帮助一些来访者取得进步，但同样的回应和干预却会阻碍另一些来访者的治疗进展。例如，一些来访者可能因为咨询师呈现的温暖而改变，而另一些来访者可能因为治疗师的客观性而做得更好。更具体地说，温暖而善于表达的治疗师可能会引起缺乏信任或具有回避倾向的来访者的疏远，而公事公办的治疗师可能无法让一个处于危机中的、焦虑的来访者投入治疗过程中。显然，这个工作并不容易。如果我们必须把握规则而无法容忍不确定性，那我们一定会很抓狂！关键是治疗师要有弹性地倾听来访者，评估来访者的反应，寻找回应特定来访者的最好方式。但是，就像我们看到的那样，治疗师常常不能听到来访者表达他们想从治疗师那里获得和不想获得什么，也不能根据来访者的反馈进行调整。

当我们考虑到来访者反应的独特性时，操作性词汇是"弹性"。人际过程取向要求治疗师根据每位来访者的个人经历和看待世界的方式回应来访者。熟悉特殊群体的经历（例如，了解非裔美国人近 375 年的奴隶史，以及 150 年的种族歧视的历史，等等），了解 DSM 中疾病的诊断标准和症状（例如，了解双相情感障碍的来访者在躁狂期将有可能具有攻击性，出现性滥交或自杀的情况，等等）肯定会有帮助。但是，除此之外，来访者反应的独特性要求我们自始至终努力将来访者当作独特个体进行理解和回应。所以，我们不会找适用于所有来访者的回应，或者适合某一特定诊断类别或某类群体的治疗规则或干预指导，如男性、拉丁美洲人。相反，我们需要针对每个案例给出更为具体的建议，从而帮助我们理解我们面前的特定来访者——抑郁、女同性恋或混血儿对他们意味着什么。让我们更近一步审视"来访者反应的独特性"的含义，看看它怎样帮助我们成为更有效能的治疗师。

人际过程取向具有高度的"个人特色"，它强调每一个来访者的个人经验或主观的世界观。虽然诊断类别可以让我们了解来访者的一些情况，但是其太宽泛，不够具体。人格类型也为我们提供了一些治疗的潜在方向，但不同的来访者实际上会经历不同的治疗过程，其潜在的议题也是不同的。例如，你有两个来访者，如果他们同样被诊断为广泛性焦虑障碍、回避型人格障碍，或者他们是性侵犯的幸存者，那他们确实会有些一样的背景，但是，他们之间的差异也是明显的，即来访者反应的独特性。因此，我们鼓励治疗师**在每次的会谈中与来访者一起探索，试着找到每个特定经验对于来访者的主观意义**。

> **治疗师：**我想和你确认一下，确保我理解了你真正的意思。当我听到你那样说的时候，听起来你更像感到难过或悲伤，而不是抑郁。我理解得对吗？你是怎么想的呢？

在整个会谈过程中，治疗师都面临着准确共情来访者的挑战，换言之，治疗师拥有认知弹性及换位思考的能力，能够不再以自己的视角为中心，而是进入来访者的主观世界。某种经验对于来访者的意义与其对于治疗师或其他来访者的意义往往大不相同。我们鼓励治疗师认真倾听来访者对语言与字词的选择，和来访者一起合作，探索语言背后的隐喻。

> **治疗师：**当你告诉我，你只是想"启航离开这里"的时候，你指的是什么？或者可能是在表达对我们之间关系的一些想法吗？你可不可以帮我多了解一些你这句话的意思。

通过持续不断地寻找来访者反应的独特性，而不想当然地认为自己已经明白来访者的真正意思，我们就不会做出过度解释。当治疗师足够关心且认真倾听来访者并努力理解其试图表达的精确含义时，这个过程就有了意义。

就回应来访者反应的独特性而言，并不存在标准化的治疗模式。每位来访者的成长历史、文化背景和当前生活情境都能指导治疗师的治疗计划与干预策略。一般来说，人际过程取向不主张治疗师对所有来访者都持某个特定的治疗立场，如指导性的或非指导性的、问题解决性的或探索性的、支持性的或面质的、自我隐藏的或自我表露的等。每一种治疗立场都可能对某些来访者有效，而对另一些来访者无效。因此，人际过程取向对治疗师的要求不一样，并且这对治疗师而言，更具有挑战性。

- 对来访者的特定关系体验进行概念化，以促进来访者的改变。例如，假设来访者在干涉性的家庭环境中长大，而现在的男朋友也会检查她的手机和电子邮件，如果治疗师能够不断地帮助她维护个人边界和隐私，来访者就会获益匪浅。治疗师可能会这样说："你想要告诉我多少都可以……""我们可以按照你的步调调整……""我们将按照你的方式来做——当你不想讲……就可以不讲。"
- 具有弹性，能根据特定来访者的需要调整干预方法，使效益最大化。

这个建议可能看似没什么新意，甚至听起来太容易，但不幸的是，研究显示，大部分治疗师做得并不好。治疗师会基于自己的理论取向持续用同样的方式回应来访者，哪怕他们所偏好的这个理论取向并没有效果！心理治疗过程的研究发现，在与来访者一起工作时，大部分治疗师在使用技巧方面缺乏**弹性**，人际互动的范围也不足以使他们能够在干预方式上有所变通，不能够提供每个来访者可以最佳运用的回应。有了来访者反应的独特性这一概念，我们的目标就是评估并努力辨识来访者是如何以持续的方式对我们的干预进行回应、如何有弹性地适应的。为了达成这一点，心理咨询文献中关于"意图"的研究建议治疗师问自己类似下面这样的问题。

- 此刻我在做什么，我想要做到什么？例如，对来访者此刻正在表达的感受或困扰进行辨认与回应。
- 我如何才能做到我想要做到的呢？（这可能包含治疗师认可来访者的痛苦、困扰或者对它们予以共情性的回应。）

因此，我们鼓励治疗师用这种方法思考自己的意图，即治疗师在自己的每个回应中或者在每次言语交谈的转换中想要达成什么目的。如果治疗师能不断地这样问自己，他们就能做好更充分的准备，对某个特定的来访者、在这个特定的时刻所表达的特定的需求予以回应。

- 此刻来访者需要什么？我怎么才能提供这些？

让我们先用一个例子更具体地说明来访者反应的独特性，然后再看看如何评估来访者对治疗师所提供的不同干预和不断变化的反应的回应，这些回应是积极的还是消极的。我们也将看看在必要时，为了更好地与来访者工作，治疗师应如何调整自己的反应。下面我们思考一个常常有争议的问题：治疗师需要在来访者面前进行自我表露吗？根据来访者反应独特性的原则，自我表露（或任何其他干预）对不同来访者的意义可能截然不同。也就是说，同样的干预或回应，对于两个有相异的成长历史和文化背景的来访者而言，效果可能会非常不同。例如，如果照料来访者成长的重要他人是疏离或冷漠的，治疗师慎重的自我表露对来访者可能是有帮助的。但是，如果来访者在成长过程中需要照顾具有抑郁、焦虑或酒精成瘾问题的父母或密友，那么治疗师同样的自我表露就可能唤起来访者的焦虑。第一位来访者能够从治疗师更多的自我表露中学到，他是重要的且能够引起其他人的兴趣，这与其根深蒂固的信念相反。相反，第二位来访者从治疗师同样的自我表露中可能会无意识地被迫满足他人的需求，而他并不想这样做，这样，来访者就被迫被拉回到他并不想要的照顾他人的角色中去——这次是作为治疗师的照顾者。来访者的问题在治疗关系中重演，是因为治疗关系与来访者成长过程中适应不良的人际关系模式出现了平行性。所以，如果治疗师能用这种方式思考来访者反应的独特性，看到来访者的认知图式或成长经验对其干预的影响，无论治疗师使用哪种理论取向都将会更加有效。

　　和前面提到的两个核心概念一样，来访者反应的独特性是一个复杂且具有多面向的临床概念，需要我们花时间学习，并在和来访者的实际工作中加以运用。让我们用另一个普遍的问题对这个概念进一步加以说明：当来访者寻求建议时，治疗师应该给出建议吗？正如前面说到的，治疗师的回应应该根据每位来访者的独特情况而定，而非依据治疗师的理论取向判断。例如，一位顺从而胆怯的女性来访者有一个强势且具有控制欲的丈夫，他总是打击她的自信，让她变得更加依赖他。这个时候，治疗师的建议对于这位正寻求更加独立和自信的来访者而言很可能事与愿违。对于这个来访者，治疗师用以下方式回应将可能改变她的关系模式。

**治疗师：**嗯……我们不妨从你对此的想法开始，然后我会加入我的看法。你觉得怎样做才能对你最有效呢？

　　相反，如果来访者的照料者过于专注或沉浸在自己的生活中而对来访者缺乏兴趣和回应，未帮其解决问题，对于这样的来访者，治疗师给予建议与指导可能就会有很好的效果。针对这样的来访者，治疗师如果不给予解决问题的建议，就可能会重演来访者成长中的不足——无法获得他们需要的帮助或引导——从而阻碍治疗进展。治疗师同样的回应对不同的来访者会产生不同的效果。从来访者反应独特性的元视角来看，所有理论取向的技术或干预都有可能帮助或阻碍来访者发生改变；这取决于治疗师的回应是重演了还是化解了特定来访者的适应不良的图式和关系模式。

　　最后，让我们谈谈来访者反应独特性的另一个层面——评估来访者对治疗师干预的反应。治疗师可以密切关注来访者如何利用或回应治疗师所做的干预，以评估自己干预的有效性。

例如，如果治疗师观察到，来访者对于治疗师自我表露的反应是变得有负担感、恼怒或担忧，治疗师就要学习如何更有效地回应这个来访者。这并不是说自我表露总是一种欠考虑或无效的回应方式，只是对这位来访者而言，造成的问题大于带来的好处。正如前面所说，当治疗师提供修复性的回应时，许多来访者会感觉更安全，表现得更大胆，提出更多新的相关信息，与治疗师的联结更紧密了，治疗也因此取得进展。相反，如果治疗师的反应方式重复或验证了来访者旧有的问题模式或适应不良的图式，那么来访者对治疗师的回应是很快表现得"更脆弱"，如变得更消极、更犹豫不决或更顺从。因此，治疗师需要追踪来访者对他们所采取的各种干预方式（如提供人际反馈或做过程评述、布置思维纪录或自我监测的家庭作业、做解释或认知重构等）的即时反应，这样就会发现来访者实际上在用行为告知治疗师怎样才能最好地回应他们。但是，就像前面所强调的，治疗师必须足够具有弹性才能在必要时调整自己的干预策略，尝试不同的回应方式，让某位来访者能够更有效地利用这一回应。

总而言之，这种高度个人化的方式增加了治疗过程的复杂性，也对治疗师提出更多的要求。但是，这种方式也给了治疗师一种灵活性，使其可以针对不同求助者的具体需求与独特体验进行回应。来访者反应的独特性是人际过程取向的核心概念。过程记录（见附录 A）和制订治疗计划的原则（见附录 B）将有助于治疗师更好地理解和应用"过程"这个概念。它们将帮助治疗师辨识来访者成长过程中的哪些经验可能造成了其错误的信念与困难的关系模式，而这需要治疗师理解特定来访者反应的独特性，并且以修正性的方式围绕过程维度去实现。下面我们用案例说明这三个核心概念。

### 特蕾莎：核心概念的案例说明

我们通过下面的案例说明这三个核心概念，即过程维度、修正性情绪体验及来访者反应的独特性。通过这个案例，我们尤其会看到过程维度（咨访互动方式）将如何帮助来访者化解他们问题模式中的某些重要方面，抑或重演他们的问题模式。通常，治疗师并不是真正从字面上重演来访者遭受的来自其他人的伤害或收到的有问题的回应（本案例是关于性虐待的）。但是，他们的互动方式常常无意识地引发来访者在其他人际关系中的同样议题、感受或困扰（在本案例中，来访者顺从和不得不"附和"治疗师和他人）。当你读这个案例时，可以思考如果特蕾莎是你的来访者，你会做些什么相同的和不同的事。

17 岁的来访者特蕾莎在第一次会谈中和刚开始接待个案的治疗师谈论她与酗酒继父的性接触。不言而喻，这位新手治疗师很焦虑。她为特蕾莎感到心碎，以至于她非常想帮助特蕾莎，但治疗师从来没有在生活中与他人直接谈论性暴力的经验。特蕾莎与治疗师的会谈内容是从性骚扰开始的。但是，这个讨论是否能有效推进有赖于她们互动的人际过程。一方面，我们假设咨询师先开启了这个话题，迫使特蕾莎更深入地揭露发生在其身上的事情。这位新手治疗师非常关心特蕾莎的安全。然而，作为法定性侵报告人，她担心身为治疗师所负有的法律责任，她也担心督导师想知道关于特蕾莎性骚扰的更多细节或事实，而所有这些使她"需要知道发生了什么"的需求变得更加强烈。

因为治疗师不断促使特蕾莎表述更多的信息，特蕾莎顺从回应治疗师，不情愿地谈论当时发生的事。在这种状况下，治疗师可能获得有用的信息（内容），却会削弱甚至失去治疗能够获得进展的机会，因为特蕾莎的问题在与咨询师的互动（过程）中被重演了。在过程维度上的问题重演是怎么回事呢？在上述过程中，特蕾莎再次被强制顺从其他成年人，服从权威，做自己不想做的事。当然，被迫谈论自己不想谈论的事不像之前被虐待那样让她再度受到创伤。但是，新手治疗师要试着思考：命令／顺从的人际过程对特蕾莎来说是怎样的扭曲和痛苦？又会如何诱发出与她当初被虐待时相似的感受和困扰？也就是说，她的无助会导致她的抑郁，她的顺从（顺应他人的要求）会使她产生羞耻感。因为治疗过程在主题或某种隐喻上会引发她最早被虐待的经验，她对治疗师的顺从很可能妨碍她的治疗进展，实际上减缓她被赋能的过程。

如果特蕾莎所属的种族文化高度强调对家庭的忠诚，或者她所在的宗教团体强调等级关系和对权威的服从，那就会使上述局面更加复杂。在这样的文化背景下，治疗师的要求是让特蕾莎违反其种族所奉行的家庭文化或宗教团体的规则。也许特蕾莎的其他家庭成员和朋友们会强烈反对继父的行为，但是因为特蕾莎向外人（治疗师）透露了家丑，或者她违背了宗教所强调的服从与宽恕的禁令，所以他们也许不会肯定和支持她。所以，曝光这些对多数受害者而言违背了其家庭规则及对家庭的忠诚，对特蕾莎来说，如果她是来自保守的宗教团体的一个西班牙青少年，这可能代表更重要的含义，也会增加她的痛苦。

那么，针对这个案例，咨询师应该怎么做呢？被动地等待特蕾莎自愿说出这些信息吗——然而她可能继续在家遭遇虐待？当然不是。治疗师在收集这些信息时，加入过程维度，也许能够为特蕾莎提供修正性情绪体验。也就是说，如果治疗师不逼迫特蕾莎进行自我披露，而是尊重特蕾莎的"阻抗"或她所处的文化传统，会发生什么呢？例如，治疗师不给特蕾莎施压让她表述更多信息，或者让她谈论她不想谈论的事情，而是使用"元沟通"，共情性地或支持性地询问特蕾莎在表述上的困难，对此做过程评述。

**治疗师：** 现在这一切是非常艰难的。对你而言，和我谈论这些时最困难的是什么呢？

或者

**治疗师：** 现在和我谈论这些事情似乎很难——也许你会感到不安全。我想了解，如果你和我分享，让我试着帮你的话，可能会发生什么？

或者

**治疗师：**也许和我这样谈论会违背家庭规则，而你担心母亲或继父会怎么想。我们谈谈你的家庭规则中哪些事是可以和外人说的，哪些是不可以的，你觉得可以吗？

或者

**治疗师：**我们一起尝试找一个更好的方式来谈论这个事情。你可以告诉我一件我们可能改变的事情，或者我们可以做点什么不同的事让这一切对你更容易一些吗？

过程评述的目的是创造一种不同的、更具修复性情绪体验的人际过程——帮助特蕾莎感到自己不需要像对待继父和其他人那样顺从治疗师。为回应这些邀请，特蕾莎很可能会呈现很多现实的、让她难以深入谈论的担忧。例如，特蕾莎可能但不限于做出类似下面这样的回答。

- 她的妈妈不会相信她。
- 她的继父将会被带走，而她会因破坏了家庭而备受指责。
- 有些人会告诉她这是她的错。
- 有些人会说她很自私，她应该停止制造问题。
- 有些人会让她宽容一些，不要对任何人提起这件事。
- 她会因为没有为家庭守住这个秘密和在家庭内部解决它而遭受指责。
- 治疗师可能不相信她，或者站在父母那一方。
- 治疗师可能会让她离开她的家庭。
- 治疗师或其他人会认为她是"肮脏的""被毁掉的"，她应感到羞耻。
- 治疗师可能对谈论这个敏感话题觉得不舒服，而且并不想对这件事做点什么。

  ……

如果治疗师能帮助特蕾莎识别和解决这些担忧，她会发现开始谈论发生的事情是安全的，并且是有力量的——如果治疗师只是指导她揭露发生了什么，这些进展就不会发生。虽然这种过程上的差异似乎不易察觉，但其效果却很有力，对治疗的过程与结果具有决定性的影响。特蕾莎如何与治疗师分享自己创伤的过程决定了特蕾莎或者可能开始被赋能的过程，或者验证了她必须顺从其他人的预期。使用前面建议的过程评述进行邀请，特蕾莎就能够和一位权威人士一起**参与**做决定的过程，她就会觉得自己的顾虑可以得到充分的表达，也会被认真地对待，而且感到治疗师在根据她的顾虑做出最好的调整。

> **治疗师：**是的，特蕾莎，你不需要"独自"这样做。你的阿姨诺拉今天带你来见我们，她正在大厅等候。如果你需要的话，在我们谈论某些内容时可以邀请她进来。

这样，特蕾莎会发现她至少可以和治疗师一起决定她要说什么、跟谁说，而且感到她是被支持的，这是一种新的、不同的方式。在与治疗师的互动中，特蕾莎不再像一直保守继父的秘密那样感到"孤单"或无能为力。这种与治疗师之间的修正性人际过程将帮助特蕾莎在其他的关系中开始表现出相似的赋能与自我肯定。在这次及后续的会谈中，治疗师帮助特蕾莎区分，在与生活中的其他人相处时，她可以在与谁相处时表现出类似的自信是安全的（她的阿姨诺拉、牧师、某些朋友和某些家庭成员），谁又会责怪或惩罚她，要求她必须顺从（她的继父、祖母、某些朋友和某些家庭成员）。

但是，如果治疗师努力创造不同的人际互动并未取得预期的效果，特蕾莎仍然不想说，或者不想深入地讨论这个秘密，那该怎么办呢？因为治疗师是法定报告人，所以还是要联系儿童保护服务机构。在一些案例中，通过给来访者更多选择或者让来访者参与报告／治疗过程，治疗师尝试给来访者赋能应该会有效，虽然有时这种方式看起来没有什么效果。但是，即使这样，特蕾莎也会发现，治疗师在真诚地想办法让她参与其中，给她赋能，而非仅仅要求她顺从，或者做治疗师要她做的事。这样，当特蕾莎看到治疗师的意图和她从其他人那里形成的预期不同时，咨访关系中便出现了虽微小但意义重大的不同之处，而这将会促进她的康复。

总之，不同理论取向的技术都可能有帮助，但是也可能没效，除非咨访间的互动或过程能够开启对来访者问题的解决之道。后续各章将会运用各种治疗干预，包括提供共情和被理解的感觉，帮助来访者辨识适应不良的思维过程或行为模式，通过角色扮演练习新的行为。但是，根据来访者反应的独特性，这些干预的效果取决于来访者所持适应不良和有问题的人际模式在过程维度中是被重演还是被解决。

## 理论与历史背景

这里呈现的人际过程模型是整合取向的，它从不同理论中凸显出关系要素，整合并聚焦在治疗关系上，而这是实证文献里所有成功疗效因子中最具一致性的预测指标。就像我们开始看到的，这个治疗取向清晰地阐述了治疗师如何运用咨访之间当前的互动，即咨访之间正在上演的人际过程帮助来访者改变。不同理论取向的理论家与研究者对帮助我们了解治疗关系以及治疗师如何使用治疗关系指导其与来访者的工作方面都有自己的贡献。在这一点上，不同的理论通过聚焦来访者功能的不同层面帮助治疗师对来访者问题的不同层面做出回应。

在不同的治疗取向中，人际、认知与家庭／文化等领域尤其被强调。本书强调上述每一个宽泛的传统理论中的过程维度，并且将这些理论中关于咨询师和来访者之间互动过程的概念与临床实务联系起来。下面我们就对这三个领域予以介绍，这也为后续各章所呈现的临床取向提供了一个理论背景。

### 人际领域

从历史角度来看，人际维度最初由哈里·斯塔克·沙利文（Harry Stack Sullivan）提出，并由汉斯·斯特鲁普（Hans Strupp）和欧文·亚隆（Irvin Yalom）等人做了进一步阐述。20世纪 40 年代，沙利文首先将人际焦点引入心理治疗中，他一直是一位影响力巨大的人物，但未被大众充分认识。沙利文特立独行，完全脱离了弗洛伊德基于生物学的力比多理论，是最早认为弗洛伊德的驱力理论（如性本能和攻击本能）的基本假设不正确的主要理论家之一。沙利文强调来访者当前的行为及其和他人之间的关系，而非发展性固着，或者来访者如何被困在过去的经验中。他与其他关系理论学家推行用更多的基于行为或现实的观点聚焦于孩子与父母的真实体验，即与主要照料者之间的真实生活互动。这就跳出了弗洛伊德强调幻想与内在心理过程的观点。沙利文聚焦于人们在亲密关系中做些什么可以避免或管理焦虑。他比约翰·鲍尔比（John Bowlby）更早对那些正在形成的亲子关系中重复发生的、有伤害性或引发焦虑的互动特别感兴趣。由此可见，沙利文将"人格"概念化为人际策略的集合，即个体以之避免或减少焦虑，避免不被认可，维持自尊。

根据沙利文的观点，孩子通过与父母的重复性互动形成自己的人格或"自我系统"。例如，孩子可能发展出无助和不重要的内在自我形象，预期父母和他人是苛刻的或批判的。或者，有些孩子更幸运，他们享有更好的发展／家庭体验，可能会形成值得被爱的自我形象，也会预期他人是值得信任的。

当习得了这些自我－他人的关系模式后，人们会系统性地以能够避免或减少焦虑的方式行事。例如，假设孩子的某些方面（如悲伤或哭泣）总是引发父母烦躁或冷漠的回应，甚至是更有问题的反应，如嘲笑或公然拒绝等，于是孩子便学会认识到自己的这些方面（包括脆弱或情感需求）是不被接受的，代表的是"坏的自我"。这些不被接受的、激发焦虑的自我的部分被分裂出来或者被自我否认，孩子因此形成相应的人际应对风格（例如，在所有或大多数关系中表现出取悦／讨好的方式，或者男子气概／支配的风格，或者僵化的自我依赖或疏远的姿态），以避免再度遭受拒绝或嘲笑而激发焦虑。这些应对风格是人际间的防御（与弗洛伊德所称的个人内在诸如否认或投射的心理防御机制完全不同），在个体早期的亲子关系中，它们对个体进行自我保护是必不可少的。不幸的是，这些人际防御被僵化地应用，在成年后的人际关系中被过度泛化，进而变种一种习惯性的行为模式。即使在成年后，来访者依旧会错误地预期与他人相处的新的经验将重复过去令其受伤的、激发焦虑的模式。依恋研究者将沙利文的早期概念扩展为"内在工作模型"与"关系模板"，而认知行为治疗师则将其扩展为早年形成的适应不良的图式、错误预期及选择性过滤。但从历史的角度来说，沙利文的观点是开创性的。

人际领域的重要思想家都深受沙利文的影响，如卡尔·罗杰斯（Carl Rogers）、艾瑞克·弗洛姆（Eric Fromm）及埃里克·埃里克森（Erik Erikson），他们开启了心理治疗领域的新方向。沙利文甚至促进了家庭系统理论，两位家庭治疗的先驱唐·杰克逊（Don Jackson）与默里·鲍恩（Murray Bowen）都曾接受过沙利文的训练。最后，人际取向以及更积极的促进来访者参与治疗过程的立场为当代短程治疗取向奠定了基础。总而言之，人际过程取向的许多基本观点可以通过某种形式追溯到沙利文以及其他人际／关系理论家之处。

### 认知领域

看起来各不相同的取向，如客体关系理论、鲍尔比的依恋理论及认知行为疗法，每一种理论都能帮助我们对来访者的症状和问题的核心——错误的思维——进行理解和干预。我们从客体关系理论开始介绍——客体关系理论有晦涩难懂的专业术语，常常是新手治疗师最难以整合的理论。然后，我们将依恋理论的核心概念"内在工作模型"和当代认知疗法的图式取向结合起来——这个取向关心来访者的信念与预期，以及它们如何影响人的情绪与人际关系。

**客体关系理论与依恋理论：内在工作模型**。在当前背景下，客体指人，或者更准确地说，是重要照料者的内在表征。客体关系理论涉及亲密的人际关系，特别是父母与年幼的孩子之间的关系，以及这些重要的早期关系如何内化为亲子关系的持久的心理表征，或内在工作模型。特别是，客体关系理论学家试着解释依恋的意义，理解人类个体对与重要他人（能够回应个体的情绪需求）形成安全稳定关系的需要。客体关系理论学家的兴趣在于理解亲子之间不断形成的互动关系如何被孩子内化，从而成为其内在的、类似于认知图式的心理表征，进而影响或指导孩子建立和维持与他人的人际关系。这些对自我和他人的内在表征模型提供了一个关于在人际关系中会发生什么的基本预测或地图（例如，其他人是依赖的和渴求的——我必须要照顾他们；其他人是批评的和控制的——我需要和他们保持距离，以保护自己，等等）。尽管这些早期的关于关系的内在工作模型会随着时间推移而变得复杂并不断变化，但客体关系理论家依旧认为，这些已经形成的内在工作模型为发展自我感、建构人际世界和塑造未来的关系模式提供了基本框架。

依恋理论家拓展了这些概念，进一步阐述了早期亲子关系以及孩子在父母回应他们依恋需求的过程中感受到的安全或焦虑的重要性。如果父母能准确地关注和回应孩子的情感需求，孩子就会形成**安全型**依恋。相反，如果父母没有准确地理解孩子的情感信号，或者没有听到或回应年幼孩子的痛苦或互动的渴望，孩子就会形成**不安全型**依恋。依恋理论家将孩子会出现的不安全依恋类型分为三种：回避型、矛盾型和紊乱型。

当父母持续采用忽视、不予理会、拒绝或其他方式而非安抚痛苦中的孩子时，孩子就会感到不安，从而形成**回避型**依恋。在这种情形下，孩子很早就学习运用表面或虚假的"独立"应对父母的无反应。这种反依赖传达的是，无论这个孩子的真实经验或情感需求是什么，他都完全不需要他人。这样的孩子长大后，可能难以触碰或表达自己的情绪，也会承受被孤立及对自己和他人情感疏离的风险。

在这个连续谱的另一端是矛盾型依恋的孩子。当孩子有一个侵入性的、回应不一致且难以支持孩子独立的照料者时，他们便会形成**矛盾型**依恋。照料者因为只关心自己或心事重重，因此时而回应、时而不回应孩子。这样，孩子就难以确定在自己有需要时父母是否会在那里，是否会回应自己的需要。因此，矛盾型依恋的孩子（成年后）对父母和他人常常表现得黏人、渴求，同时伴有明显的担忧与焦虑，并且会表达出矛盾或混杂的信息（亲近／疏离）。这些孩子进入青春期与成年期后，与他人建立关系对他们而言是一个挑战，因为他们的伙伴会从他们身上体验到依赖与渴求，但又缺乏互惠或互动。

最后，**紊乱型**依恋的孩子在应对他们有诸多问题的依恋对象时没有形成一种有秩序的依恋模式或应对风格。他们时常遭受来自父母的创伤、虐待、忽视或其他令人困惑或惊恐的行为。赫西（Hesse）和梅因（Main）阐述了这些孩子苦苦挣扎于让人发狂又无法解决的矛盾中：依恋对象在一些时候使他们获得安抚，却在另外一些时候给他们带来伤害与恐惧。也正因为此，紊乱型依恋的孩子在维持稳定的关系上存在困难，并且罹患严重精神疾病的风险较高，如边缘型人格障碍。他们常常因为经历了太多的不被肯定，经常受到创伤，因而在成年后可能出现自我伤害的行为（如暴食并催吐、药物滥用、自残等），也可能出现解离症状。在建立人际关系时，他们常常难以信任他人，但对忠诚和承诺却又极度敏感，对朋友与伴侣也非常苛刻。总之，不同的依恋类型形成的经历都会影响未来关系中个体的预期和行为，包括我们在治疗中看到的、来访者对治疗师与治疗关系的反应。

**内化依恋关系**。客体关系理论家与依恋理论家相信，建立和维持与父母或照料者之间的情感联结是孩子的原始动力，这与精神分析及行为理论取向的观点有很大的不同。父母或照料者是重要的，因为这些依恋对象是个体受到安抚和保护的来源。在这些理论家看来，生命中最大的冲突是与这些依恋对象的基本依恋联结出现威胁或破裂（分离焦虑或被遗弃的恐惧）。在这种情形下，焦虑是孩子与照料者之间的情感联结受到威胁的信号。如果父母同频且一致地回应孩子的痛苦，孩子就会对这种依恋联结有安全感（父母不需要做到完美，只要做到"够好"即可）。

　　有趣的是，在这个发展过程里，安全型的孩子会持续"内化"父母的情感支持与回应，并且对自己持有同样稳定或可依赖的感觉，这种感觉是他们的父母最早给予他们的。换句话说，认知上的发展逐渐让安全型依恋的孩子能够将具有情感回应性的父母内化为一种心理表征，即便依恋对象离开，他们也能逐渐像照料者曾经做的那样安抚自己，而这会增强他们的情绪控制与独立适应的能力。因此，随着孩子的认知与情绪逐步发展成熟，他们慢慢地能在自己感到痛苦时照顾自己，即使在越来越长的时间里没有情感支持，他们也能够良好地适应。他们在有需要的时候能有效寻求适当的帮助或支持，也能让自己成为自己自尊的来源。成年后，他们更可能在现实生活的各种人际关系中重新创造他们的内在工作模型。例如，成功选择在情绪回应性和支持性上与他们相似的伴侣，享受更好的婚姻生活。

　　但是，如果孩子不能与主要照料者保持安全的情感联结，那会怎么样呢？在一些家庭里，父母不能很好地回应孩子的痛苦或依恋需求，因为他们自己就忧心忡忡、抑郁或退缩，甚至是施虐者和恐吓者。当孩子的依恋需求被不可靠或不回应的照料者牺牲时，这些孩子会陷入痛苦无法得到解决的困境。他们感到痛苦却不能向照料者寻求帮助。他们该如何应对这样的痛苦呢？客体关系理论试图解释孩子们在这些情形下必须采取的各种妥协的解决方法与适应方式。例如，他们可能有以下表现：（1）因为他们的照料者变得焦虑和忧心忡忡（矛盾型依恋）；（2）否定自己的某种需要和感受，或者否定与他人之间真实存在的现实问题，从而扭曲他们的现实情况，以不切实际的、看不到任何问题的方式理想化他人（回避型依恋）；（3）呈现上述两者的混乱结合（紊乱型依恋）。下面我们讲述一位回避型依恋的孩子成年后在治疗中会有怎样的表现。

　　在开始治疗时，鲍勃警觉却又友善，他告诉治疗师，他完全没问题——一切都"好极了"，只是他的未婚妻没有准备好结婚，除非他去跟一位治疗师谈论他的"暴躁脾气"和最近的醉酒驾车事件。当治疗师探索这些症状并试图了解更多时，鲍勃给了非常泛泛的解释，以最大限度地弱化他酗酒的问题与坏脾气的严重性——他一直反复地说"没问题"，尝试告诉治疗师自己真的一切很好。为了让他们的对话能够更加深入，治疗师建议，既然鲍勃正考虑结婚组建自己的家庭，如果可以谈一谈他的童年，了解父母的婚姻给他的感觉，以及他在家中成长的情形，也许会对他有些帮助。鲍勃逐渐展开叙述，包括他那位可怕的、性情暴躁的、在酒醉时会对孩子又打又骂的父亲，以及在这种情况下几乎无法为其提供保护的母亲，她甚至承认这些可怕的令人羞辱的事情确实在发生而自己却无动于衷。鲍勃以一种典型的回避型依恋（在成年阶段被称为"冷漠型依恋"）的方式，毫无感情地描述着这些经历，淡化这些令人困扰的家庭互动的严重性。这些事情都不重要，因为他有一个"亲密且有爱的家庭"，而且"每个人在这些事情结束之后都很棒"。

接下来，我们简述一下紊乱型依恋或遭受虐待的孩子是什么样的。当照料者对孩子的不回应或虐待更严重时，一些孩子会采取分裂的防御机制，以维持与让人恐惧的照料者之间的联结。孩子会以明显的隔离或分裂的方式把父母"坏的"（令人恐惧的或拒绝性的）部分从"好的"（有爱的或回应性的）部分中抽离出来，并内化"坏的"部分。这会维持照料者理想化的、"全好"的、有回应的形象，使孩子的内在仍然与之保持联结和依恋。但是，这样的代价非常高，因为现实被扭曲，自我失去一致性，孩子最终变得相信自己才是那个"坏的"人，令人恐惧的或施虐的照料者不再是"坏的"，这样，孩子形成的应对方式是将外在世界与依恋对象视为安全的。于是，孩子只能相信，只有自己变得不同或更好，父母才会爱自己。

身体遭受虐待的孩子最能够深刻地说明这种情形。尽管因为反复被打而感到害怕，孩子仍会继续理想化父母，并且为施虐的父母辩护。例如，孩子相信自己是坏的，从而认为父母的惩罚事实上是公正的。例如，七岁的孩子会说："我爸打我，是因为我对弟弟不好。"这种扭曲的自我责备使孩子可以处理依恋中的两难情境（需要从伤害他和令人恐惧的照料者那里获得关心），相信自己能够控制这些事情，而不是无助的。许多新手治疗师在早期的训练中会接待一些曾经遭受身体虐待、性侵或时常被依恋对象拒绝和羞辱的来访者。新手治疗师常常惊讶地观察到这些来访者通常会因所遭遇的虐待而责备自己，并且不切实际地为他们的遭遇承担责任。

理解孩子们必须找到某种方式与有爱的父母保持联结将有助于治疗师理解，为什么那么多来访者坚持采取适应不良的行为并留在使他们产生自我挫败的关系中。新手治疗师有时候会观察到，当来访者改善了某个症状，成功达成了某个目标，或者为他们自己做出更健康的选择时，有些来访者会感到焦虑或痛苦，甚至产生倒退。因此，坚守这些症状对不安全型依恋的孩子来说并非适应不良，因为这些适应不良的行为最初是为了应对父母"坏的"、让人痛苦又沮丧的部分而发展出来的。坚守症状维持了与"客体的联结"，或者与父母"好的"、有爱的部分的联结。如果来访者摆脱了那些被内化的"坏的"客体的症状（例如，来访者解决了进食障碍，或者终止一段与控制／妒忌的伴侣有问题的关系），将会激活他们被抛弃的、无助的和不被需要的依恋恐惧。人际过程取向的目标是通过提供体验性或亲身体验的再学习（也就是修正性情绪体验）帮助来访者调整他们的内在工作模型。通过与治疗师的真诚关系体验，来访者学习到，至少是有些时候，他们与治疗师所形成的关系可以是不同的，没有必要按照他们原本预期的、熟悉却有问题的方法来对待。

**认知行为疗法：早年形成的适应不良的图式。**贝克（Beck）在他早期的前沿研究中强调了抑郁图式的重要性。在贝克看来，图式是认知组织中的基本因素，是我们用以解释、分类与评估我们的经验的固定的或模式化的方式。简单地说，图式可被视为一些表面性的组织原则，帮助我们理解个体的生活或经验。贝克很重视当来访者以"图式偏差"的方式思考时呈现的重复性主题。"图式偏差"是一种在信息组织和事件解释过程中出现的持续选择性的偏差，它会使来访者呈现"典型的错误认知、扭曲的态度、无根据的假设和不切实际的目标和预期"。认知行为疗法从创建之初便强调认知的三个方面——自动化思维、认知扭曲以及基本假设。

贝克的开创性成果被近期的理论家加以扩展，他们进一步强调，孩子与照料者之间的成长经验会在情感上塑造"早年形成的**适应不良的图式**"。

杰弗里·杨（Jeffery Young）以一种丰富而实质的方式将认知行为治疗同客体关系、精神动力取向整合起来，并且更加强调治疗关系、情感体验及早期的生活经验。依据杨的观点，早年形成的适应不良的图式是一种从儿童时期发展出来的亲子互动模式，这种亲子互动明显是功能失调的，却被精心打造并沿用到成年时期，从而形成稳定、持久的关系互动模式。作为过滤后期经验的对照模版，这些图式也会被个体视为理所当然的真理。个体对这些图式感到非常熟悉，不会有什么怀疑——它们已经成为个体存在的基础，是来访者自我概念和对环境认知的核心。早年形成的适应不良的图式是会持久维持下去的，而且不幸的是，很难改变，因为个体会为了维持图式的有效性而扭曲一些信息。例如，能证实图式的信息会被放大，而与图式不一致的信息将会被贬低或被否认。

例如，具有拒绝／羞耻图式的丈夫只关注妻子对他表达的抱怨，但是没有听到她也会表达真诚的赞许。另一个来访者的例子可以被用来进一步说明早年形成的适应不良的图式如何有选择性地过滤与图式相符的经验：这位具有拒绝／羞耻图式的来访者，很有可能倾向于选择一个让自己重复证实"我不好""我是羞耻的""我是没有价值的"这些自我认知的人做自己的伴侣或配偶。当生活情境激活来访者早年形成的适应不良的图式时，这些图式会伴随着强烈的情绪，并激发出强烈的焦虑感（或其他感觉）。相似地，设想一位具有失败图式的研究生在和她非常苛求的、在现实中难以取悦的照料者的重复性互动中发展出这种图式，那么当她面临期末考试、论文答辩、申请工作或面试工作或实习及其他涉及评估／表现的情境时，她的失败图式可能就会被激活，她便可能会担忧并体验到强烈的焦虑。

对我们来说，最重要的议题，也是人际过程取向强调的，就是在这些图式或错误认知出现时，特别是当它们出现在对治疗师的回应中并伴随有强烈的情感时，在当下进行讨论时非常重要的。例如，在阿伦成长的环境中，父母染有毒瘾，并且常常不在家，即使父母在家时，常常也是人在心不在，表现得情感淡漠。阿伦八岁起先后被儿童保护服务机构安置到三个寄养家庭，直到最终被收养，之后他便生活在具有支持性的收养家庭中，过着稳定、可预期的生活。但是，他在以后的生活中依然要面对诸多挑战，其核心可能都是被抛弃的图式。阿伦是脆弱的，容易感到焦虑和抑郁，其他熟悉的症状也会扰乱他的生活，这让他备受折磨，特别是在那些出现分离的时刻。例如，她的女友说她想要跟其他人约会或者想和他分手的时候，或者他的女儿要上一年级或者要上大学的时候。

同样，来访者的空虚、孤独与绝望（被抛弃感）等情绪，在一些重要时刻也会被引发且指向治疗师。例如，当某次特别有力量的会谈结束时，当治疗师为自己生活中的困扰感到焦虑时，当治疗师要去休假前，当他们讨论终止治疗时，等等。此处以及后续各章的关键点是，当困扰来访者的问题正发生在治疗师与来访者之间（即治疗师和来访者不是在抽象地谈论问题）的时候，这正是帮助来访者改变的真正时机。这种即时性无疑会唤起新手治疗师的焦虑，但也可能是让来访者的生活产生改变的重要时机。

总之，不同的理论取向（如客体关系、依恋理论及认知疗法等）都能在影响来访者生活的图式或内在工作模型上让我们有更多理解。接下来，我们将进一步探索这些错误信念和有问题的预期，它们曾经是合理的，也曾准确地契合它们所形成的家庭关系中出现的情形，但现在又如何被过度类化，应用到来访者的成年生活中，却不再有助于他们目前的大部分关系。

## 家庭／文化领域

孩子必须适应他们的依恋对象，这种适应发生在家庭和文化背景下。家庭系统理论为治疗师提供了理解来访者资源和问题的宝贵方法：澄清影响来访者发展的家庭规则、角色、神话、沟通模式，以及边界议题。文化规范与价值通过日常的家庭互动得以传递，我们通过这样和那样的方式发展了自己的身份认同或"自我"，成为原生家庭里的某个角色。特别是家庭过程的研究者采用的多代际视角让我们对家庭的互动与关系方面有了很多的了解。

**家庭系统建构。**20 世纪 50 年代后期，格雷戈里·贝特森（Gregory Bateson）、弗吉尼亚·萨提亚（Virginia Satir）、默里·鲍恩及其他前沿学者开始研究家庭中的沟通模式。他们发现家庭中的沟通模式遵循一种确定但不成文的规则，这些规则支配着谁会和谁沟通、沟通什么、什么时候沟通。这些隐藏或不成文的规则也支配着家庭中的情感表达。例如，对于某些家庭成员，其难过或沮丧、恼怒或生气，甚至兴奋和高兴都是不被允许的。多年以后，这些关于沟通或表达情感的家庭规则仍然会在大多数来访者身上体现，也会影响他们成年后的人际关系。例如，来访者常常持续使用不当的沟通模式，这些模式是他们多年来在原生家庭中学到的。例如，他们可能会运用以下沟通模式。

- 通过第三方处理冲突，不是直接与当事人对话（例如，父亲："告诉你妈，我已经厌倦了，我受不了了……"）。
- 允许其他人成为自己的代言人，并替他们解释他们的想法或感觉（父母："不，那不是她真正的意思……"）。
- 从来不使用"我"作陈述，也不直接表达他们想要什么（例如，"你从不给我机会让我表达自己的想法"而非"我想要完整地表达我的想法"）。

早期的家庭研究者也阐述了，在功能失调家庭中成长的孩子是如何被限定在狭隘的角色里的。例如，成为一个负责任的乖孩子，麻烦的坏孩子，以及其他一些常见的角色，包括家庭英雄或明星，被忽视或迷失的孩子，拯救者或和平使者等。根据客体关系理论，在如此多的功能失调家庭中，最普遍的情况是出现"好孩子－坏孩子"的角色分裂。有些治疗师在原生家庭中是"好孩子"，但有一个扮演"坏孩子"角色的兄弟姐妹，这个"坏孩子"似乎没办法做对任何事或者总被视为是有问题的，无论他们实际做了什么。许多治疗师和其他一些进入助人领域工作的人，如护士或神职人员，都曾被"亲职化"，这么说对于受训中的治疗师可能尤其贴切。在这些反转的亲子角色中，孩子会代替父母充当照料者的角色。也就是说，他们常常成为父母的知己或最好的朋友，牺牲自己在当时那个年龄的情感需求，转而设法满足父母的情感需求。这可能包括试图保护父母或者照顾父母的情绪需要，他们的父母通常是焦虑、抑郁、依赖、酗酒或情感特别脆弱的照料者。对于其他选择从事咨询行业的人，在他们的父母或家庭中发生冲突时，他们可能被指派调停者或中间人的角色。

为什么家庭系统的视角对新手治疗师这么重要？大部分来访者仍然在扮演这些童年时被限定的角色，这些角色否定了他们真实自我的某些方面，阻碍了他们在更大程度上成为自己，阻碍了他们过自己想过的生活。因此，在适应原生家庭的过程中，孩子将这些角色"内化"成自我图式。这些有问题的家庭角色已经成为孩子的自我身份认同——那事关他们是谁及他们该做什么。即便父母现在已经远离他们的生活甚至已经过世了，他们仍旧用原生家庭的期望要求自己，并且在当前的生活中与其他人互动时重新创造有问题的角色与关系模式。例如，许多曾在家庭中扮演"好孩子"角色的来访者仍会要求自己达到完美，为做照顾自己的事情而感到内疚，他们过分担忧其他人的需求，他们害怕自己太自信和愤怒，他们会为自己的难过或空虚的情绪感到困惑。另一方面，"坏孩子"可能是具有挑衅性的，会将个人冲突付诸行动。例如，"坏孩子"可能会滥用物质、滥交，或者表现出其他叛逆的行为。相比之下，"好孩子"更有可能寻求治疗，他们愧疚、焦虑，没有能力做决定，或者不知道自己想要什么。

在"分离／联结"的平衡上，或者刚成年的人在被期待继续为父母承担责任还是追求自己的利益和需求上，存在着文化差异。在多样化的文化背景下，许多家庭对于青春后期的子女如何离开家、如何实现个体化从而建立他们自己的信念和价值观、如何选择工作和职业、如何组建家庭也有不成文的规定。例如，长女可能不被允许长大且独自成功地离家。她可能会通过怀孕寻求独立，结果却发现自己甚至比以前更依赖父母，最后被迫再度住回家里。为避免与父母发生冲突。儿子只好离开家庭，然后住在另一个城市，很少甚至不和家庭保持联系。但是，在功能运作更好的家庭里，年轻人能够得到家庭的支持与指导而独立生活，同时他们仍然与家庭维持紧密的关系与联结。除此之外，家庭规则、家庭成员的角色和错误的沟通模式可以被用来避免一些可能引发家庭成员焦虑的议题，因此常被用来维持家庭的谎言。以下列举几种常见的家庭神话。

- 爸爸没有酗酒问题。
- 我们的家庭是幸福快乐的，没有人会觉得伤心难过。
- 妈妈和爸爸从不吵架，他们的婚姻非常幸福。

总而言之，家庭神话和其他的家庭特性都是受到规范约束的内部平衡机制，这些平衡机制支配着家庭中各成员间的关系，并在家庭各成员的互动中建立重复、可预测的模式。这些之所以是内部平衡机制，是因为它们倾向于维持家庭系统的稳定性——一旦出现变化，便会让人觉得不舒服或者感受到威胁。

**文化背景。**萨尔瓦多·米纽秦（Salvadore Minuchin）和其他家庭研究者也探索了组成家庭关系结构的同盟、联盟和亚团体。例如，在一些家庭中，外婆、母亲和长女结为同盟，父亲便成了外人。当我们从三代的视角看待家庭动力时，家庭关系的结构图就会变得更加清晰。有趣（有时候也很恼人）的是，当我们画家谱图时，可以看到同样的家庭规则、角色、神话和关系结构能够跨越三四个代际，在高度模式化和受到规则控制的系统中一再上演。让这些变得更复杂的是，这些家庭规则、角色与沟通模式是在一个更广泛的文化背景下运作的。例如，在传统中国家庭中的长子或传统拉丁裔家庭中的长女可能会被期待对长辈或其他家庭成员承担重要且长久的责任。治疗师需要了解这些角色与行为模式在多大程度上受文化的支配和影响，这是非常有必要的。新手治疗师在治疗中会看到许多来访者在平衡自身需求与原生家庭的需求之间挣扎。治疗师通过和来访者一起工作，帮助来访者找到在他们的文化背景下或家族中更健康的角色榜样，即那些已经在他们个人需求和家庭义务与忠诚之间取得更好平衡的人。

为了帮助治疗师，休（Sue）描述了与来访者工作时治疗师需要具有的文化胜任力，包括以下三点：

1. 治疗师对自己的假设、价值观及偏见有所觉察；

2. 对来自不同文化的来访者，治疗师拥有理解其世界观的知识水平；

3. 治疗师进行干预时所运用的技术具有文化敏感度。

休与赞恩（Zane）建议，在与来访者一起工作时，治疗师要考虑的最关键的一点是获得性可信度，即治疗师展现出的能力使来访者获得希望和信心。这包括有能力与来访者一起合作，积极地使来访者参与治疗过程，以及有能力澄清来访者的核心困扰是什么。因此，治疗师可利用对来访者文化的了解获得其信赖。例如，研究发现，使用可以引起来访者经验共鸣的语言可促成更好的治疗结果。这样，来访者的文化特征或所在的文化群体不会限定来访者，但会警示治疗师那些可能影响其形成信赖感的潜在议题。佩德森（Pedersen）等人在其颇具指导性的《包容性文化共情》（*Inclusive Cultural Empathy*）一书中提供了非常有用的练习，以帮助新手治疗师提高其在文化议题上的自我觉察与敏感度。

人际过程取向运用这些基本家庭系统与包容性文化的概念，并且考虑了家庭经验与情境性因素对来访者人格优势和问题的影响。治疗师希望帮助来访者对其心理韧性与脆弱性进行现实的评估，这些特质在他们的原生家庭中也存在。但是，对许多来访者与治疗师来说，批判父母或者与家庭以外的人谈论他们的问题是一种文化禁忌。艾丽斯·米勒（Alice Miller）观察到，对某些人来说，这种行为甚至违背了十诫中的第四诫：荣耀父母。然而，这正是家庭系统理论的最大优势之一，即家庭系统治疗师努力帮助来访者理解具有伤害性的家庭互动，而不是责备任何一位家庭成员或让其成为替罪羊。家庭治疗师关心每一位家庭成员的健康，不论是父母还是孩子。相应地，只有来访者意识到治疗师是希望理解而非责备他们的照料者或以某种方式让照料者显得很糟糕，才能获得探索需要的安全感，才可以在治疗中探索那些充满威胁的内容，也才有可能有重大的收获。但是，有时治疗师会产生分裂的防御或产生二元对立的思维，这会使他们指责或排斥来访者的父母。

**无效能的治疗师**：你妈妈真可怕，我不敢相信她竟然那样对你！

由于内疚和与照料者分离的威胁，来访者与这样的治疗师一起工作就会更加困难，治疗也会难以取得进展。相反，如果治疗师避免指责，只是试着理解、共情来访者的体验，治疗会有效得多。

**有效能的治疗师**：当她那样对待你的时候，你这么受伤。这让人遗憾。

大多数家庭都有一些好的面向，即使是非常麻烦或存在虐待的家庭，这就像所有最健全的家庭也会有其局限与困难一样。许多来访者都会继续把父母理想化，否认父母实际存在的问题，像刚开始治疗时一样。他们这样做实际上是在顺从家庭规则的约束，以自己为代价保护自己的父母。然而另一方面，来访者无法简单地拒绝可能伤害他们的父母，也不能在情感上与他们割裂，因为他们想与照料者更健康的那一面保持联结。这意味着治疗师需要帮助来访者找到一些方式让照料者（或其更健康的、更仁慈的部分）可以作为"部分认同"活在来访者的内心。来访者怎样才能做到这一点呢？

为了解决问题并让咨询取得进展，来访者要能够在存在于原生家庭中的好、坏两部分之间达成妥协。但是，就像之前提过的，如果治疗师采用分裂防御或二元对立的思维，来访者就无法达成整合。换句话说，治疗师并不想认同或理想化来访者内心那个受伤的孩子，也不会将造成伤害的父母认为是"坏的"加以拒绝。治疗师也不支持来访者继续否认家庭问题或理想化父母。相反，治疗师恰当的角色是尝试理解在来访者的成长过程究竟发生了什么，并且帮助他们用更现实的方式整合他们成长经验中好与坏的两部分。

家庭系统的概念和其他在文化上的感悟力影响了人际过程取向，特别是它们帮助我们辨识来访者正在重演的与治疗师、与其他人之间的问题互动模式，并且帮助治疗师和来访者理解家庭与文化背景对当前许多问题的影响。这样的觉察赋予来访者力量，使他们能够在目前的生活中，在不破坏虽有冲突但重要的家庭关系的前提下，在与他人的互动中不再重演有问题的家庭角色。

**发展经验帮助治疗师理解来访者**。我们在此暂停一下，来了解家庭经验对个人有如此深远而持续一生的影响的两个原因。首先，在日常家庭生活中，同样类型的具有情感负载的互动模式被重演了无数遍。为了说明这一点，我们假设一位照料者因为自己的抑郁、嫉妒或竞争心理而很难对孩子的成功经验做出积极的回应。当年幼的孩子热情地寻求照料者对其成就的肯定时，照料者可能忽视孩子、转换话题，或者将孩子的成就与兄弟姐妹所取得的更大成就进行比较，或者难过、受伤地转头走开，或者把孩子的成功归结为自己的功劳。无论是孩子很热情地向照料者展示一幅画，还是告诉照料者自己交了一个新朋友、在学校赢得了一场比赛或者从老师那里获得了一颗星星，照料者都常常会出现同类型的反应。当照料者的这种模式持续多年甚至十几年时，就会对孩子产生无比深远的影响。成年后，这个孩子很可能感到内心的冲突。例如，当他完成学业的时候，当他因工作升迁而感到喜悦时，甚至是享受他的婚姻生活或者被好友称赞的时候。通过这些方式，人们生活中最重要且持久存在的问题会从这些习惯性反应模式中发展出来。与普遍流行的信念和电影所描绘的相反，重复的家庭互动模式（持续的紧张性创伤）对长久存在的症状与问题的影响远远大于单独的创伤事件（短暂的冲击性创伤）的影响。对许多受训中的治疗师来说，这代表一种范式的变化，他们要开始学习倾听日常互动中的模式与主题，而非一些关键性的危机事件。

其次，这些重复性互动的影响因为有强烈的情感卷入而被放大了。依恋对象是孩子世界的支柱，这种依赖关乎生死。在来访者与其生活中最重要的人之间具有高度情感负荷的关系中，这种重复性的互动模式一再被重演。先前例子中的孩子可能会极度渴望寻找一些方式，以赢得照料者的赞许，但同时，获得成功的努力或者与具有否定倾向的照料者接触却会导致其焦虑水平上升。因此我们与他人有关的自我感是从原生家庭里习得的，并且在很多方面延续至成年时期。

总而言之，家庭互动模式可能让人感到受伤和挫败，也可能让人感到被肯定和被鼓励，或者两种都有。这些家庭互动、角色和关系的重复模式无论是好是坏都会被内化，成为我们感知自我和社会的基础。当然，其他因素对个体也有影响。因为家庭关系是在更广泛的文化背景下被塑造的，这个文化背景可以肯定或者否定照料者的回应。

家庭经验为亲密关系提供了最初、最持久的具有情感负荷的模型。它会极大地影响个人对伴侣和事业的选择，也影响个体成年后如何养育自己的孩子，对其他持续存在的问题和成年生活的满意度也有影响。虽然原生家庭影响深远，但有问题的规则、角色和沟通模式是可以通过再学习加以改变的。改变的确是可能的，尽管常常并不容易，改变部分发生在体验性再学习的关系过程中，这也是我们接下来要探讨的内容。

## 结语

新手治疗师在阅读本书时，对自己的期待要切合自己的实际情况。对于即将要见第一位来访者的新手治疗师来说，本书在诸多方面会给他们带来许多实际的指导，对他们与来访者最初的工作十分有帮助。但是，本书所描述的信息很多，可能超过了一位新手治疗师能充分综合理解与运用的范围。人际过程取向中所呈现的概念虽然不难，但掌握起来十分具有挑战性。虽然新手治疗师能够将这些概念运用到实践中，但是，我们鼓励新手治疗师循序渐进，根据自己的节奏逐步推进学习和运用。特别是在第一年接待来访者时，有些人可能开始感觉到，他们学得越多，知道得越少。但是，第二年，新手治疗师有了更多的经验，对自己更加自信，于是开始发现在与来访者的会谈中，自己常常能有效地运用这些概念了。通常，受训治疗师需要两到三年的时间才能将这些过程取向的概念谙熟于心，自然而然地运用到和来访者的工作中。因为学习用这种方式与来访者工作需要花费一些时间，所以治疗师最好的学习方式就是保持耐心，享受学习的过程。

最后，在和来访者一起工作时，我们鼓励新手治疗师做自己，而非试图扮演治疗师的角色。卡恩（Kahn）对此做了很好的描述。

无论如何，在这份工作中，没有什么比我们愿意尽可能地把自己的本真带到治疗中更重要的了……这份工作最让人满足的一点是，在某个时刻，学生意识到，他们进入咨询室时不需要戴上治疗师的面具，不需要使用治疗师的声音，不需要摆出治疗师的姿势，也不需要运用治疗师的专业词汇。他们可以丢掉那些装备，因为他们能够给予来访者的远比这些装备能给予的多得多。

接下来让我们开始介绍初始访谈，以及使用共情性理解建立工作同盟。

## 本章练习

　　我们邀请读者写下自己对下面这些自我反思问题的回答：在开始与来访者会谈时，你也许会担心自己的助人技能（例如，"我担心我知道的东西太少而不能帮助我的来访者"）。在目前的临床训练阶段，和来访者会谈会唤起你的焦虑的最主要原因是什么？试着把你的焦虑具体化。例如，你不确定该怎么进行咨询；你不确定在咨询过程中，你的角色是什么；你担心自己还没有解决的个人议题会干扰自己的助人技能；你担心自己会"把来访者的问题带回家"；你担心自己容易受到来访者情绪的影响；你担心自己做错某些事而伤害来访者；你的督导师会因为你犯了一些错误而对你失望。

# PART
## 2

第二部分
# 回应来访者

# 第二章

# 建立工作同盟

## 概述

　　心理治疗是一种基于信任的职业。来访者带着自己的需求进入治疗室：他们无法依靠自己解决的那些议题让他们常常处于痛苦之中，为此他们前来寻求帮助。值得信任的回应是，治疗师本着尊重来访者寻求帮助的态度，以慈悲与共情性的理解回应他们的担忧，而不予评价。但是，最有效的治疗是，治疗师的回应方式能够让来访者感到是他们自己的主观能动性和内在声音在帮助他们自己。这意味着治疗目标不只是帮助来访者解决某个特定的情境问题，而是通过解决该问题，让来访者感到被赋能，从而更清晰地感到自己有能力应对未来人生中（可能引发问题）的困境和应激源。如同埃里克森所说，危机也会带来成长的契机。人际过程取向着重于通过帮助来访者解决当前的困境，让来访者对自身已有的个人能力有更清晰的感受，从而降低他们对焦虑和抑郁的易感性。

　　在一个具有等级性的或高低位置的治疗关系里，来访者无法实现这两个目标，即解决问题和获得更强的自我效能感。为了获得赋能，来访者需要共享改变过程的主导权，成为和治疗师共同合作的主动参与者，而非被动地"被治愈"或者被告知该做什么。来访者需要一位不仅具有回应性而且能够积极参与治疗进程的同盟的帮助。因此，在这一章我们将介绍针对合作关系或**工作同盟**的模型，即治疗师接纳来访者有被理解和被引导的需求，但同时也鼓励他们有自己的主动性和责任感。动机式访谈的实务经验及针对工作同盟的广泛研究都强调，治疗师和来访者的合作性参与是治疗的基本要素，这有助于强化来访者改变的动机和对改变的承诺，并且能增强治疗的整体效果。

让我们看一看研究者们在预测"成功的心理治疗结果"中发现了什么。虽然研究者已经做了很长时间的努力，但他们还是无法找到某种治疗取向的长程疗效优于其他治疗取向的一致的实证支持。相反，研究者却一致找到了在每种治疗取向中治疗师的治疗效果都不尽相同的有力证据。也就是说，相同治疗取向的不同治疗师（组内差异）的治疗效果比不同治疗取向治疗师（如人际取向与认知行为取向）的治疗效果的差异性要大得多。由此可见，我们从心理治疗效果文献中的有力发现是，那些跨不同理论取向的有效治疗师的共同特点是他们拥有在治疗早期就与来访者建立起强韧、稳固的工作同盟的能力。事实上，即便是参照手册进行的治疗，哪怕是治疗师和他们的来访者依据手册在做同样的事情，治疗师个人对治疗结果的影响仍然很大。因此，在这一章，我们将探索治疗师如何使用共情性理解协助建立一个强韧而稳固的工作同盟。同时，当不可避免的误解或问题出现而导致同盟破裂时，如何使用过程评述进行修复。

## 工作同盟

在后续的每个治疗阶段，治疗师都会有不同的总体目标，用以指导他们的治疗干预。在初期阶段，治疗师的首要目标是与来访者建立工作同盟。工作同盟建立的标志是，来访者在陷入个人的挣扎时能感知到治疗师是一个有能力的、值得信任的盟友，一个能关注他们的困扰、有能力帮助他们的人。为取得来访者的这种信任并成为对来访者重要的人，治疗师需要持续地传达自己的共情性理解，同时做到以下几点：

- 明白来访者的困境，理解他们的苦恼；
- 与来访者一同感受，共情他们的痛苦；
- 作为来访者同一战线的盟友，把他们的最大利益放在心上；
- 始终不渝地帮助来访者度过困境。

工作同盟的概念最初是由拉尔夫·格林森（Ralph Greenson）提出的。随后，伯丁（Bordin）与其他学者对此做了进一步阐述，表明在所有的治疗关系中，有三种不同但又相互关联的元素：**真实关系，移情和反移情**（如果可以轻易发展出这些关系），以及会影响治疗结果的**工作同盟**。

研究者将"工作同盟"定义为一种合作过程，在这个过程中，来访者与治疗师可以做到以下几点：

1. 都同意问题出在哪里，即问题是什么，并且有相同的治疗目标；

2. 能一同合作，且在如何达到这些目标的方法或途径上有共识；

　　3. 发展一段基于信任、接纳和胜任的合作关系。

　　在上述三种元素中，霍瓦特（Horvath）提出关系元素——治疗师和来访者之间的联结或感受——对治疗结果有最重要的影响，是能够解释大部分治疗结果的变异量。研究者发现，除了工作同盟之外，强有力的证据也表明"治疗性的同在"和"合作关系"对治疗结果的影响。无论在短程还是长程的治疗中，治疗师在最初阶段建立成功工作同盟的能力已经成为有效治疗的一个有力的预测因素。无论来访者有哪种症状或由于什么问题前来寻求帮助，无论治疗师采用哪种治疗理论取向，工作同盟是所有心理治疗中显著而重要的共同要素，与成功的治疗结果密切相关。虽然几乎在所有的治疗取向中工作同盟都以某种形式呈现，但它仍然最接近于卡尔·罗杰斯所称的核心概念：真诚一致、积极关注（或接纳）及准确共情。

　　强韧的工作同盟能够预测成功的治疗结果，但它只有在来访者感到安全且能够被治疗师理解时才得以建立。如果治疗师在情感层面与来访者同在，共情地投入，以不带评价的、肯定的方式真诚地回应来访者，那来访者便能建立起这种安全感。新手治疗师在与来访者一起工作时，发展和应用这些关系技能的能力比他们最终采用何种治疗取向更能影响他们治疗的有效性。在下一节和后面的各章中，我们会尝试阐明并示范治疗师如何在治疗中运用这些概念。现在让我们先聚焦在"合作"上，这是很早就被确认的治疗关系中的一个重要方面。

## 合作：指导风格和非指导风格之外的另一种选择

　　与来访者建立强韧的工作同盟的最佳途径是同来访者合作。在治疗的初始阶段，治疗师的首要目标是给来访者提供一种伙伴式的合作**体验**。如果治疗师能够在整个治疗中维持合作关系，那么这段人际过程将会对达到我们的两个治疗目标有很大的帮助，即帮助来访者解决当前的问题和让来访者获得更强的自我效能感。将工作同盟视为一种合作的伙伴关系并非指治疗师在治疗中对来访者"做"些什么，而是指需要双方共同参与、共同承担的互动，这样才能使治疗获得成功。在动机式访谈中，米勒（Miller）和罗尔尼克（Rollnick）对比了两种咨询风格。一种是以专家立场呈现的咨询师，专注于说服来访者改变，并主动面质来访者对改变的抗拒。他们发现，实际上这种方式反而增加了来访者对于改变的阻抗。相反，另一种是合作的治疗师，他们转而专注于以共情的方式从来访者的角度理解他们，描绘和引出来访者的担忧或改变动机，再和来访者一同探索他们可能想要采取的行动，这种做法取得了更好的结果。

　　新手治疗师如何促进这种合作过程呢？一开始，治疗师可以询问来访者对心理咨询的了解程度，探索他们对于治疗师和治疗过程的期待，对于双方如何更好地合作，邀请来访者提出一些想法和建议。若来访者先前有过治疗经历，治疗师需要询问哪些对他们是有帮助的，哪些是没有帮助的。这一点特别重要，尤其若来访者先前曾过早地退出治疗，感到治疗没有给自己带来改变，或者来访者当时体验到的存在于咨访之间的问题或困难未被讨论或者未被解决。治疗师询问来访者为什么退出之前的治疗，或者他们不喜欢先前治疗的哪些部分时，来访者常常有以下两种回应。

**来访者：** 她人很好，一开始我很喜欢去见她。但她话不多——她很安静，我一直不知道她究竟在想什么。我想我需要更多的信息或反馈，因为，过了一段时间，我发现治疗并没有给我带来多少改变。虽然停止治疗后我确实也感觉不太好。

或者

**来访者：** 那个治疗师没有很好地听我讲话。甚至有时候他好像还没有真正听懂哪里出了问题，就开始告诉我怎么做。我觉得不想再去见他了。

让我们看看为何指导性和非指导性这两种风格通常会失败。来访者普遍将治疗师误认为给他们通往心理健康之路"开处方"的医生。通常，治疗师的工作被认为就是简单地告诉来访者要做什么。事实上，帮助来访者明白治疗的过程是治疗师的责任，他们要主动与来访者建立联结，使彼此能成为伙伴或合作者。有研究支持这种合作立场，研究发现，能够促进关系、注入希望和鼓励"改变语句"（change talk）的治疗师会给来访者带来更好的治疗效果。为了与来访者建立合作关系，治疗师可以与来访者一起评估以下内容：

- 最重要的议题和担忧——目前最痛苦或最苦恼的是什么；
- 之前，来访者和其他人做了哪些有帮助和没有帮助的尝试；
- 共享的治疗目标——和来访者进行头脑风暴，一起分类整理出什么是真正的问题、他们想要改变并且能改变的是什么，如何合作以实现这些目标。

治疗师还可以向来访者解释，虽然他们还不能单独依靠自己而有所改变，但治疗师将会是一个主动的伙伴，同时，来访者有意愿与治疗师一同了解问题所在并探索解决之道也必不可少。除非治疗师与来访者讨论他们将会如何一同工作，否则治疗关系很容易发展为等级式的"医生－患者"或"老师－学生"的关系，这将减弱来访者的自我效能，且助长来访者的依赖性。治疗师需要告诉来访者什么是治疗过程，并且积极地邀请来访者一起建立合作性的伙伴关系，这虽然是在向来访者就治疗过程进行说明，但它本身就是一个更加重要的治疗过程，而且这对于来自具有等级结构的家庭或文化背景的来访者而言尤其重要。

**治疗师：** 瑟拉娜，对于这个选择的两面性，你有什么想法和顾虑吗？如果你选择继续跟他在一起，好处和坏处分别是什么？如果你选择离开，好处和坏处又会是什么呢？

上下级关系会带来一系列的问题。我们从"来访者反应的独特性"的角度可以预期"医生－患者"关系在短时间内对某些来访者会有效果。基于早年形成的适应不良的图式和成长经验，很多前来治疗的来访者相信，他们在亲近的关系中必须是顺从的。不论治疗师如何向他们说明合作关系，这些来访者始终相信治疗师会像他们生命中的其他人（如瑟拉娜现在的男友）一样，实际上只是想要他们"顺从"并且跟随治疗师的指导即可。这种类型的来访者会在治疗初期被动地跟随治疗师，通常甚至会主动地向治疗师寻求指导。例如，来访者会问："你认为我应该做什么？"然而，就如同其他关系一样，这种"顺从"最终会引发来访者被控制的羞耻感及对治疗师的愤怒情绪。虽然大部分来访者意识不到或不明白发生了什么，但这种不良的人际过程会妨碍他们从治疗师那里得到帮助，阻碍治疗的进展，甚至会妨碍他们继续进行治疗。即使是没有"顺从议题"的来访者，一旦这种等级模式出现在治疗关系里，他们就会一直依赖治疗师。只要他们维持这种失功能的信念，认为治疗成功的责任在于治疗师，而非他们自己，他们就无法增强自己的个人能力感。

如果人际过程取向不是指导性的，那么它是非指导性的吗？也不是。很多前来治疗的来访者的认知图式并不包含"合作关系"或"相互性"。在治疗初期，这些来访者会坚持认定治疗师的角色是指导性的或领导性的。例如，倘若来访者将专制型教养及等级式的关系图式带入治疗中，那么，治疗师仍坚持让他们接受一种更平等的过程将会是徒劳的。他们过去不曾有过这样的体验，并且大多数人曾因表现得有些强硬、毫无保留地表达出自己的观点，或者表现得较为坚定自信和独立自主而遭受惩罚。因此，治疗师可以灵活地随来访者的情况有所调整，接受来访者让他们提供更多指导和建议的请求，有时候这可能是来访者在治疗初期所能做的全部了。然而，与此同时，*治疗师可以对启动改变过程的方式做一些调整：允许来访者公开明确地表达他们自己的想法；在来访者表达或开始尝试表达时，治疗师都热忱地参与来访者的谈话。*

**治疗师：** 休，我喜欢你刚刚提到的，那听起来是一个我们可以一起讨论的重要议题。如果我们进一步讨论它的话，你觉得最好的方式是什么——当你提到它的时候，你有没有想到些什么？

治疗师也可以用其他方式让来访者主动更合作地参与治疗过程。

**治疗师：** 约翰，跟我说说你的优势和成功经验。这个问题是什么时候出现的？当时你做了什么？或者，其他人是如何回应的？哪些对你来说是有帮助的？

治疗师也可以通过使用过程评述开始与来访者讨论他们两个人之间是如何互动的，以此改变这种给来访者带来人际困扰的、等级式的、来访者并不想要的关系模式。例如，若来访者似乎拒绝了他刚刚从治疗师那里要来的建议或指导——这种情形经常发生——治疗师可以开始与他们讨论刚刚的互动或人际过程。

**治疗师：**约翰，现在我有一点困惑，我们一起试着把它弄清楚。你不断地问我应该做什么，但当我给你提出建议的时候，你往往会说"是的，但是……"。我在想，是不是你的一部分觉得你应该附和我所说的，但你的更健康的另外一部分其实不想让他人告诉你应该怎么做。你觉得，我们俩之间刚刚可能发生了什么？

指导性的立场在短期内可能奏效，而纯粹的非指导性的方式却常常在一开始就不太顺利。可以理解的是，当来访者需要治疗师帮助或指导的要求仅仅是被反映回来（如同"烫手山芋"的游戏）时，大部分来访者会感到挫败。随之而来的可能是一个恶性循环：来访者感到越来越挫败，并且向治疗师寻求更多指导，而治疗师可能更加回避承担这种角色，转而更多地谈论来访者自己的内在指引，让来访者寻求自己的答案。这样，来访者的挫败感会越来越强，因为在那个当下他们并不觉得自己对任何事情有什么答案，而只会将治疗师非指导性的意图视为推脱。

许多来访者提早退出治疗是因为治疗师过于沉默，治疗师在说出自己的观察、分享自己的想法、询问来访者许多看起来重要的信息，或者对自己感到困惑之处予以澄清等方面犹豫不决。如同第一章所述，治疗师对于"犯错"的顾虑常常会限制他们，并且阻碍他们更积极地投入治疗中和更积极地回应来访者，而这恰恰是大多数来访者需要和渴望得到的。治疗师需要在治疗关系中呈现出积极参与的姿态，这样来访者才能感受到在治疗室中他们拥有一个可以帮助自己的合作者。若治疗师想在治疗关系中对来访者采取积极的立场而非消极的或拘束的立场，那么他们怎么做才不至于转积极变成全盘包办、完全指导性的局面呢？以下这些回应方式是咨询师"积极但非指导性的立场"的示范。

- 对观察到的关系或认知模式予以反馈。例如，"我从你的讲述中听到，你好像一直在努力地照顾其他人。这让我不禁疑惑，那谁来满足你的需求呢？"
- 帮助来访者考虑另一种参考框架，并且从新的视角看待他们的处境，从而扩展他们的图式。例如，"我明白为什么你不喜欢那样——你认为她跟你那样说的时候，她的目的可能是什么？"
- 对来访者的感受提供共情性理解，肯定他们的经验。例如，"我明白为什么你觉得自己不重要了——你的感受被忽视了。你被告知'你的反应过度'，但实际上你的需要被认为无关紧要，这个时候你自然会感到痛苦。"
- 提供人际互动的反馈。例如，"詹姆斯，你现在跟我说话的声音很大，也很严厉。我在想之前有没有人也这样跟你说过话？当你以这种方式说话的时候，其他人都是怎么回应你的呢？"

- 使用过程评述让当下的互动更明显地呈现出来，并且利用治疗关系作为社会学习的实验场所。例如，"蒂娜，你刚刚问了我一个问题，而当我回答这个问题的时候，你打断了我的话。这种情形出现了好几次。我在想，在这个过程中，你的内心发生了些什么呢？你对这有什么想法吗？"

- 核对来访者对治疗师的反应。例如，"你刚刚冒险跟我分享了一些敏感的信息，我在想，不知道这会不会让你下周再来这里变得艰难？"

我们会进一步阐述这个更加平衡的治疗立场，这是一种主动的、有回应性和参与性的，但又无法被精准地描述为指导性的或非指导性的立场。我们介绍的这个中间地带兼具跟随或反映的治疗模式，以及在某些时刻会转换为治疗师主动帮助来访者向前迈进的引导模式。在米勒和罗尔尼克的《动机式访谈》（*Motivational Interviewing*）和格林伯格（Greenberg）的《情绪聚焦治疗》（*Emotion-focused Therapy*）两本卓越的著作中，这种指导式和非指导式风格的平衡和整合得到了巧妙的展示。大多数新手咨询师并未接触到这种平衡的取向。

在最初的实习阶段，新手治疗师常常因自己不够主动或缺少回应或害怕"犯错"或太担忧或满脑子被"该做什么"的念头占据，从而使来访者脱落。更不易察觉的是，新手治疗师担心自己表现得太强势，不敢表露自己的想法和观察，害怕在这一个小时的治疗中只是他们自己在说话，而这会让他们把更多注意力放在自己身上，让他们缩手缩脚。还有新手治疗师会因为害怕自己成为来访者很重要的人，担心承担起对来访者生活有影响的责任，从而产生退缩。正是出于这些或其他我们已探索过的缘由，新手治疗师常常因强烈地担忧自己做错事而变得被动、安静，或者在情感上疏远来访者，从而失去对其产生影响的机会。这是很可惜的，因为来访者是从与治疗师的积极联结中受益的。此外，若治疗师致力于"角色引导"并帮助来访者了解治疗过程，就很少会有来访者中途退出治疗。至此，非常重要的一点是，我们需要意识到，来访者在有些时候确实需要一些指导，尤其当他们处于危机之中时。总之，治疗师可以就互动过程给来访者一些指导性的原则，从而避免咨访双方陷入一种等级式或上下级式的关系中。如何才能最好地做到这一点呢？在治疗的初始访谈中，治疗师可以公开提议与来访者建立一种合作性的关系，由治疗师和来访者一起工作，以解决来访者的问题。例如，治疗师可以通过以下提议传达合作的立场。

**治疗师**：我们一起合作，看看是不是可以找出问题出在哪里。可不可以告诉我，你觉得问题是什么，我会跟随你的思路，跟你一起来看看。

**来访者**：我不确定从哪里开始说起。

> **治疗师：** 听起来似乎发生了很多事。在所有这些事情中，对你而言，最困难的是什么？
>
> **来访者：** 嗯，我想是关于我和我太太。我们的关系不再像以前那么好了，我想我是在担忧这个。
>
> **治疗师：** "担忧"。多说说这种"担忧"的感受吧。

　　治疗师尝试通过语言和行动传达出自己是一个积极、有回应的盟友。为此，治疗师需要主动创造一种合作的伙伴关系，鼓励来访者表达他们最重要的担忧，让他们谈论对自己问题的看法，从而共同决定治疗的议程。治疗师可以通过以下话语表达自己对来访者的观点和意见感兴趣。

- 当你那样回应时，你的目的／意图是什么？
- 你认为，当她那样说的时候，她是怎么想的？
- 就你的理解，你觉得她是什么意思呢？

　　当被主动邀请参与治疗时，来访者会开始感到他们的意见被聆听、被重视、被接纳。这非常重要，因为许多来访者前来治疗时都会感到无能为力、没有联结感。创建一种工作伙伴关系是一个治疗目标，即在咨访关系中建立一个崭新而共享控制权的中间地带。这个平衡的治疗立场是积极且有回应的，是极具参与性和投入性的，同时也是合作性的。在全权负责地给予来访者指导与完全被动地跟随来访者这两极立场之间存在宽广的中间地带。

　　对于许多来访者而言，这个合作的伙伴关系本身就提供了一种修复性的情绪体验。这种人际过程是许多来访者在他们的其他重要关系中从未体验过的新的互动方式。这将挑战和拓展来访者早年形成的适应不良图式，并且提供一个现实的榜样，帮助他们了解在日常关系中自己可以如何用不一样却更有效的方式回应。无论治疗师采用何种治疗取向或技术，影响治疗结果的决定性因素之一便是治疗师和来访者能否持续该合作过程。让我们进一步探索共同合作的方式，以便治疗师可以立即（甚至是在初始访谈中就开始）促进和建立强韧的工作同盟。

## 合作从初始访谈开始

　　对新手治疗师而言，来访者在第一次治疗之后是否还会回来并持续接受治疗是他们最重要的担忧之一。许多来访者确实在初次访谈（阶段）后就退出治疗了，此类经历会加剧新手治疗师对自身胜任力与表现的担忧。要想成功地进行初始访谈，最有帮助的指引原则之一是治疗师在与来访者首次接触时就提出建立一种合作性关系。正如我们即将阐述的，治疗师就访谈中会发生的情况给来访者提供一些指引和方向（即角色引导），可以使治疗过程具有框架性。

然而，至关重要的是，要让来访者感到自己的痛苦和担忧可以被理解且治疗师以合作的态度对之予以回应。治疗师的意图是关注来访者认为最重要的议题。换言之，治疗师主动尝试引导来访者澄清问题所在，并且与他们一同面对他们的担忧。当然，对于"问题是什么"，来访者之后会有进一步的想法，但是治疗的关注点及关于"什么是最需要改变的"，必须与来访者的个人情境（即其对自己问题的主观体验）紧密联系起来，否则，我们将会因为共情失败而破坏与来访者的伙伴关系。治疗师实现上述过程的最佳方式是培养一种合作性的态度，对来访者呈现的一切保持敏锐，表现出尊重、温暖和开放的立场。当治疗师心中怀有该立场时，便可以通过开放式的邀请帮助来访者开始谈论对他们而言最重要的议题或担忧了。

> **治疗师：** 你遇到了什么困难让你想来寻求治疗？是否可以帮助我了解一下你遇到了什么事。
>
> **来访者：** 发生了好多事，想说清楚不太容易。
>
> **治疗师：** 嗯，事情很复杂。或许你可以从你现在觉得最紧急的或最重要的担忧说起。

这类询问向来访者传达了几项重要的信息。它结束了治疗师与来访者在接待室里的开场阶段出现的社交互动——互相认识并走进治疗室。实际上来访者知道生活中的大部分人并不会真正想深入地倾听他们面临的问题，所以，治疗师界定这种新的关系十分重要。治疗师可以说："事实上，对于讨论你的生活中究竟发生了什么事、你的感受和需求是什么，这里是一个合适地方，我也是个合适的人选。"这也告诉来访者，治疗师愿意直接与他们讨论他们所经历的或感知到的个人问题，并且已经准备好了仔细聆听并回应他们的帮助需求。然而，以上所采取的方式，仍然是给来访者选择他们想要从哪里开始的自由，并且给他们想要袒露多少及袒露什么的控制权。从一开始，来访者就可以选择什么是他们想谈论的，从而与治疗师共享谈话的控制权。同时，作为一位主动的参与者，治疗师会对将要发生什么提供一些方向。倘若治疗师给予来访者太明确的指示，告诉来访者应该谈论什么，那这种合作式的人际过程就不会出现。

> **无效能的治疗师：** 之前我们在电话里交谈的时候，你说你与伴侣的关系出了问题，具体发生了什么呢？

这类形式的开场看起来很好，其实不然。治疗师应该传递给来访者的信息是，他们应该谈论他们想要谈论的内容，而非觉得他们需要跟随治疗师的议程，这很重要。从一开始我们就希望来访者主动承担指引整个治疗过程的作用，同时仍然体会到，治疗师是作为一个支持性的盟友参与其中。在治疗的最初阶段，形成上述人际过程比讨论的内容更加重要，而且它会从根本上影响治疗的过程与效果。

在大多数情况下，来访者会欣然接受治疗师的开放式邀请，并且开始谈论他们的担忧。然后，治疗师可以跟随来访者的引导，开始更加了解这个人及其面临的困难。这个过程表明治疗正在进行中。在继续下一步之前，我们需要审视来访者在一开始不接受治疗师邀请的三种例外情况：

1. 第一次初始访谈是由另一位治疗师进行的；

2. 感到督导师仿佛在场；

3. 来访者对发起某个议题有冲突。

**之前的初始访谈**。如果之前的初始访谈是由另一位治疗师进行的，那来访者可能还未准备好开始。

**来访者（不耐烦地）**：在初始访谈中，我跟史密斯医生已经都说过这些了，我还得跟你再原原本本说一遍吗？

或者

**来访者（犹豫地）**：我不知道你对我了解多少。关于我，史密斯医生都跟你说了什么？

我们最初的目标是在治疗师与来访者之间建立一个工作同盟。但在上面这两个例子中，在来访者的心理层面，与其进行初始访谈的治疗师似乎与他们一同存在于治疗室中，成为咨访之间的第三者。如果来访者来自三角化的家庭，即第三个人总是不断地被拉入婚姻关系中充当某种角色，特别是当这种关系充满矛盾时，那么这种由另一个治疗师进行初始访谈的工作方式便为治疗同盟的建立带来问题。三角化家庭大多呈如下样貌：当父母或其他家庭成员对关系中的矛盾或孩子的独立及其与自己的分离的程度感到难以应对时，第三位家庭成员会被拉入其中，以便转移和分散矛盾或冲突，或者让其成为调解人。为避免这种常见却功能不良的家庭模式在治疗过程中重演，治疗师和来访者的关系从一开始就应该是一种稳定的二人关系。如同家庭治疗师所教导的，重要的是维持稳定的两个人之间的治疗关系，避免他人介入而扰乱他们两个人之间的治疗同盟，这种扰乱常常发生在许多来访者的原生家庭中。

**治疗师**：我知道你已经跟史密斯医生都讲过了，我也从他的初始访谈的记录中对你有了一些了解。但是，从现在开始，就只有我和你一同工作，所以，我想听你用你自己的话说说你的情况。对你来说这可能有一点重复，但这样可以让我们从同一个起点上一起开始。

**感觉督导师仿佛在场**。对新手治疗师而言，在治疗的最初阶段，因那位没有现身但感觉在场的临床督导师的存在，在治疗师和来访者的关系中也可能形成三角关系。正如我们将看到的，它可能会因治疗师或来访者的顾虑而形成。因为感到不安全、觉得必须顺从督导师或者由于其他因素，新手治疗师会将督导师引入治疗关系中，从而形成三角关系。例如，治疗师可能会告诉来访者："关于这个，我必须问一下我的督导师的意见。"更常见的是，新手治疗师可能会不自觉地想起他们的督导师，例如，猜想他们的督导师会在治疗中的某一特定时刻说什么或做什么，或者督导师会如何评估治疗师在那一刻的表现。这种自我批判的监督不仅无法促进治疗，反而剥夺了治疗师和来访者在一起的乐趣！同时它也减弱了治疗师的自信心，以及他们在情感上与来访者同在的能力。这尤其会妨碍新手治疗师在治疗中做他们自己，如发现自己的语词、按照自己的想法进行干预、运用自己的感知能力、倾听自己的直觉并发展自己的治疗风格。所有这些都会让他们感到自己缺乏效能感。因此，我们鼓励新手治疗师相信自己是能够成为一位分享他人生命故事的人。虽然督导师的反馈和指导是必要且有助于新手治疗师的，但它通常在治疗时间之外进行会更有成效。

虽然我们不让治疗师将督导师引入咨访关系中，让治疗中仿佛多个第三者，但来访者可能会好奇或担心督导师会如何看待他们，或者如何看待他们在治疗中取得的进步。这就是另一种情况了，此时治疗师需要给予治疗性的回应。当在治疗中使用录像或录音时，这种情况尤其可能会出现。在这个时候，治疗师探索来访者对录制设备或督导师的想法的担忧可以获得非常有用的信息，因为来访者类似的好奇和担心常常透露了他们带入治疗关系中的认知图式或移情上的扭曲。例如，如果治疗师让来访者想象督导师会如何看待他们，来访者常常透露出类似下面的一些担忧。

- 我担心他可能会跟其他人谈论我。
- 他可能会认为我是一个懦弱的人，因为我很担心这个。他不会尊重我，因为我总是担心所有的事情。
- 她可能会觉得我很无趣吧——就像其他人对我的看法一样。
- 我想她可能会很挑剔——你知道的，可能会评判我。

通过这种方式，来访者得以表露出他们有问题的图式或预期，治疗师进而有机会在治疗中突出它们并予以处理和解决。这样做有四个好处。第一，避免某些来访者过早地退出治疗。第二，当来访者在与治疗师之间的人际互动过程中呈现出早年形成的适应不良的图式时，该图式不会得到印证，这会为来访者提供一种修正性情绪体验，从而帮助来访者开始改变。

**治疗师：**不会的，我不认为她会挑剔或批评你。事实上，我想她可能会对你这些年所遭遇的一切深感同情，而且敬重你每周都愿意过来，如此努力地面对自己的问题——这就是你一直都在做的。

第三，治疗师可以借此做过程评述，将来访者的错误图式或有问题的预期与"其如何造成他们跟治疗师或其他人之间的关系问题"相联系并对之进行处理。

> **治疗师：** 你觉得他会挑剔地评判你。嗯，那肯定让人觉得不舒服。我在想，在生活中是否也有人总是评判你，或者你是否有时也担心我可能会挑剔地评判你？我们能花点时间一起了解一下这件事吗？

此外，有些来访者不太确定受训中的治疗师是否有能力帮助他们，所以会带有挑衅意味地挑战或试探他们。

> **来访者：** 那你的督导师会告诉你该说什么，还是说有时候他们也会让你说出你自己的想法？
> **治疗师：** 我会咨询我的督导师，但同时我也有自己的想法，而且我会说出我的想法和信念。

第四，许多来访者在成长的过程中被亲职化，即牺牲他们自己的情感需求，转而照顾他们的照料者的情感需求。这些来访者通常会持续扮演这个家庭角色，也尝试保护或照顾新手治疗师。为了让治疗师感到能胜任或者让督导师满意，来访者在治疗中会格外努力地做出改变，谈论他们正在做出的正向改变，淡化那些没有改变的部分，对治疗师能如此帮助或理解他们表达感谢，等等。根据本书的主题思路，这种现象是有问题的，但常常重演，如果在咨访关系中没有对之进行讨论和处理，来访者在日常生活中与其他人相处时承担的照料者角色将很难改变。通过所有这些方式，当来访者能够与治疗师谈论此类担忧，并且确保在咨访关系中没有微妙地重演这些长期的、有问题的关系模式时，治疗才能取得进展。总体而言，不论治疗师何时在心理上感到有他人存在于治疗室中，最好将之公开，探讨此人对咨访关系的影响，重建只属于二人的咨访关系。

**关于主动开始的冲突。** 针对来访者没有回应治疗师最初的开放式邀请还有另外一种情形。对有些来访者而言，促使其前来治疗的问题涉及主动开始的冲突。这类来访者无法从治疗师的邀请中选择自己想从哪里开始。当治疗师邀请这类来访者谈论什么是他们最紧迫或最重要的问题时，治疗师已经在无意间让来访者面对他们最主要或核心的问题了。决定要谈论什么、迈出第一步、开启任一项活动，或者分担治疗进程或方向的责任，对这类来访者而言都很困难，而且通常会导致其高水平的焦虑唤醒。回顾前面提过的来访者反应的独特性，即便治疗师出于最良好的意图，但是不带任何指导地等待来访者带领治疗进程，实际是将不容置疑的要求置于该类来访者身上。

另外，一个指导性的治疗师掌控并告知此类来访者治疗从哪里开始或者谈论什么，实际是在重演来访者与重要他人经历过的同样的问题情境。无论是以真诚友善的语气进行交流，还是在经过长时间尴尬地等待来访者开始之后变得不耐烦，治疗师（如同来访者生活中的其他人）再次告诉其该做什么。因此，若来访者本身对主动参与存在困难，无论治疗师是以指导性还是非指导性的方式回应，都会让治疗从一开始便停滞不前。对于这类拘谨的来访者，治疗师该怎么做呢？过程评述是在指导性和非指导性的两端之间找到更有效的中间地带，并且建立一种更具合作性的关系的最好方式之一，如直接表达好奇或询问在那一刻可能正在发生什么。

> **治疗师：**对你来说，开始这个谈话好像挺难的。也许，我们可以就从这里开始。是开始这件事情本身对你而言比较困难，还是因为我或这种治疗情景让你觉得难以开始？

治疗师从一开始便识别出这个问题并鼓励来访者对之进行探索，这样就给来访者提供了一个关注点并协助其前进。然而，治疗师并非以全盘包办的方式提供关注点，也不会告诉来访者该做什么，因为那样只会让其熟悉而有问题的人际模式再次重演。治疗师开放式的询问是支持性的，因为回应了来访者当下的担忧。然而，来访者可以在自己有意愿的任何时候讨论关于主动开始的议题，分担治疗该往哪个方向走的责任。这种类型的回应为来访者提供了一个新的机会，让他们得以在支持性的关系情境下探索他们的问题。若来访者体验到与治疗师之间的互动是合作性的，而非仅仅谈论共同工作的需要，我们的第一个目标就实现了。仅仅谈论共同工作的需要通常无法让来访者取得很多的进展。相反，从一开始就有一种新的、合作式的体验通常能让来访者对治疗师、咨访关系及改变的可能性产生希望。

从来访者反应独特性的观点来看，"主动参与"对于某些文化群体具有一定的挑战性，因为在这类群体中，家庭结构或文化认同更加具有等级性的"教师–学生"（治疗师–被指导者）互动。年龄、种族、经济阶层、性别、宗教和其他多元化议题都需要被考虑。在有些情况下，与长辈、受过教育的人或像治疗师这样的权威人物共同引领可能会被视为不尊重他人。治疗师最佳的回应是承认这些差异，并且邀请来访者表达或一同探索这些顾虑。"来这里治疗，对你而言意味着什么？你是什么感觉？"向来自不同文化背景的来访者询问这类问题尤为重要，尤其当来访者所在家庭的成员都小心翼翼地守护家庭信息时，因为与其他人谈论家庭议题通常会让他们感到对家庭不忠。

例如，一个 20 岁的韩国籍来访者前来治疗，后来治疗师却发现，她是为她 12 岁的弟弟寻求帮助的。她的父母已经离婚两年，但实际上家里的其他人不知道这件事，因为他们还是"像一家人"一样参加家庭活动。然而，她的父亲已经在外面与另一个女人同居了，而他的弟弟在家中和学校里都出现了"见诸行动"的表现。治疗开始一段时间之后，她才能够表明她前来咨询的真正原因。

> **来访者：**我们家有些问题，但是没有人知道。
> **治疗师：**跟你不熟悉的人谈论你的家庭，对你来说有些困难。

> **来访者：**是的……
>
> **治疗师：**如果你跟我谈论这些，你最担忧的是什么？
>
> **来访者：**我会说出家里的秘密。
>
> **治疗师：**明白，谈论家里的秘密感觉好像不太应该。我在想，从另外一个角度看，如果谈论这个秘密可能会有什么帮助？
>
> **来访者：**我就不再独守这个秘密了。
>
> **治疗师：**是啊，家庭秘密是一个沉重的包袱，对你而言独自承担会是一个很大的负担。如果你想跟我分享这个秘密，你可以等到对我有更多的了解之后再做决定。现在，关于你的家庭，有没有哪些是你觉得可以安全地谈论的，你可以跟我说说这些。
>
> **来访者：**有的，我可以只描述他们吗？比如他们多大、在哪里出生之类的。
>
> **治疗师：**当然可以。那听起来是一个很不错的开始。我觉得挺好的。

　　一旦来访者开始谈论她的家庭，咨访关系的安全感就开始得以建立。这样的交流帮助她发觉，她的家庭中原来还有另一段安全的关系：与姨妈的关系。由此，她可以在治疗师的帮助下联系她的姨妈，并且她们一起帮助她的弟弟。

## 共情性理解：工作同盟的基础

　　如前所述，在治疗开启时，治疗师会向来访者发出开放式邀请，以讨论任何来访者觉得最重要的内容。作为回应，大部分来访者会开始与治疗师分享他们的感受，并且澄清他们面临的问题的背景和内容。治疗师此时的目的是找到来访者连续讲述的不同内容对其的主观意义，并且从来访者的角度提取其中最重要的部分。此时，治疗师需要有"去中心化"的灵活性，能够进入来访者的主观体验并理解这一特定议题对来访者而言的核心意义。当治疗师能够做到以下两点时，来访者将会感到自己被深深地理解了。

　　1. 治疗师不断从来访者所说的内容中理解并反映出其最基本的感受、主要的顾虑或核心意义。

　　2. 治疗师可以识别一个共同的主题或模式，将来访者不同的担忧归纳整理成连贯、有逻辑的叙述，这样便可帮助来访者在更广阔的生命脉络中更好地理解此议题，并且当来访者的某个议题被识别出来或者被"命名"时，来访者就可以开始就此做出改变。

　　这些议题通常是来访者在与早期照料者和依恋对象互动的成长体验中形成的，同时又塑造了来访者的世界观。当治疗师和来访者一同探索这些主题和成长体验时，共情性理解能让治疗师获得来访者的信赖。与任何其他的因素相比，共情性理解或许是建立工作同盟的基础：

来访者感到自己被看见和被理解，并且与治疗师有更深入的联结，进一步投入治疗过程中，并且更大胆地冒险探索自己的问题。

这里所使用的"共情性理解"包含一种温暖的、为来访者着想的真诚感受——治疗师在意来访者的痛苦。这不是一项技术，而是对来访者尊重的态度和不加评判的立场。这也与友善或亲切无关。相反，共情性理解是治疗师在行动上向来访者表明，自己在以一种他人无法做到的方式"理解"或看见来访者。如同我们将要探讨的许多其他重要概念，具有依恋体验的人对此通常能够有最好的理解。当治疗师可以准确地识别和理解来访者两难的困境并且阐明或表达这种理解时，他们实际上是在通过同频回应抱持或抚慰来访者的痛苦。虽然共情性理解不足以解决来访者的问题，但通常可以缓解来访者的初始痛苦，甚至减轻其呈现的某些症状。当安全依恋的格局建立后，治疗师的同频回应有助于为来访者创造**安全的避风港**，这通常能够开始缓解其由于不安全的依恋关系产生的各种负面情绪。

- 因为这种令人感到安心的情感联结，来访者不再感到孤单，其焦虑可能会降低。
- 来访者的抑郁可能会减轻：被看见和被接纳的体验替代被忽视、被评判，来访者重燃希望。
- 来访者由于不被看见或感觉不被他人认可而产生的沮丧情绪因治疗师的同频回应而得到安抚。
- 来访者因走进治疗室或寻求帮助而引发的对自己情感需求方面的羞耻感会因治疗师给予的共情、尊重的回应而得以缓解。

共情性理解是成功建立工作同盟的基础，也是人际过程取向中的一个关键概念。然而，研究者一致发现，在使用共情性理解这一治疗技术时，有些治疗师的效果比其他治疗师的更明显。为了说明这些研究，拉弗蒂（Lafferty）、博伊特勒（Beutler）和克拉戈（Crago）从11个探讨来访者症状改变程度的不同研究中总结了有效能和无效能的治疗师的不同。他们发现，无效能的治疗师很少让来访者感到自己被理解，而有效能的治疗师在来访者的眼中则更具有共情性。同样，米勒和罗尔尼克也发现，在使用同样的动机式访谈治疗手册时，共情较多和共情较少的治疗师的治疗效果有很大的不同。

对于治疗师而言，稳定或可信赖地给予共情性理解具有高度的挑战性。再重申一遍，我们不是在说要表现得亲切或友好，虽然这些确实很好，但并非我们在这里想表达的意思。共情性理解超越表相且触碰来访者隐藏的、有所需求的或不被自己接受的那一面。这是一种高度甄别性的回应，要求治疗师仔细觉察来访者话语中关键的议题或其核心意思。在这里，治疗师需要做到以下两点。

1. 准确地觉察来访者的想法和感受。

2. 有效地传达其对来访者的理解，使来访者感觉到"我的治疗师真的很懂我！"

这种深刻的理解会给来访者带来安全感，如果没有这种安全感，许多来访者就无法深入到他们自身的体验中，无法忍受探索或分享痛苦的感受和经历。下面我们将做具体的阐述。

尤兰达没有目标，没有方向，只是随波逐流地读完了社区大学，然后做着"无任何目标感"的工作。她长得很漂亮，但体重接近 130 千克。当压力很大的时候，她会在手臂上"刮伤"自己。在成长过程中，当她还是个小女孩时，她曾被她的教父性骚扰。当时她把这件事告知了母亲，但母亲说她"不想听这个"并告诉她，如果她再谈论这件事或者向其他人提起这件事，那将会"给整个家庭带来麻烦"。这让 6 岁的尤兰达因说出这件事而感到愧疚。不明白母亲为何不帮自己的尤兰达感到极其孤独，并且觉得自己是一个"坏女孩"。她只能默默地顺从并继续承受被骚扰带来的折磨。两年后，当母亲的男友开始"触摸"她时，她知道试图说出真相是没有用的。

治疗师努力与这位讨人喜欢却又脆弱的年轻女孩建立联结，并很快感到自己所听到的内容已经足以理解尤兰达的困境，于是表达了自己的共情性理解。

**治疗师**：尤兰达，你已经独自承受了太多痛苦的体验——你一直那么孤独地与它们共处。你说你很讨厌自己的外表，特别是自己的体重。现在，你觉得"胖"对你有什么意义吗？

**来访者**：你的意思是？

**治疗师**：如果你开始减肥的话，会发生什么？

**来访者**：男生会开始谈论、注意我。我讨厌那样。他们让人讨厌……

**治疗师**：所以，当你超重的时候，那些来自男生的注意会怎样？

**来访者**：它们停止了。

**治疗师**：所以，我在想，是否"胖"对你来说有某种意义？

**来访者**：（哭泣）是啊，我知道，它保护了我。我想我一直隐约知道是这样，但从没说过。在发生教父那件事之后，我的身体就变得圆滚滚的，然后我母亲的男友……我真的变得……（哭得更厉害）是的，我想我需要在减肥之前先处理这件事……第一次发生的时候，我试过跟我的妈妈讲，但她……（声音逐渐降低）

**治疗师**：是的，尤兰达，我明白一直以来你有多孤独。在"被侵犯"这个问题上，你一点错都没有。你一直是一个值得被呵护的小女孩。我很荣幸你让我一同来面对它。

治疗师希望自己能做到尊重来访者，抑制做评判的冲动，并且探寻来访者的生活经历和情境，从而帮助来访者理解自己的症状和面临的问题。就如同我们刚刚在尤兰达的案例中看到的，新手治疗师帮助来访者的能力在很大程度上取决于他们使用共情性理解和建立稳固工作同盟的能力。在接下来的四个小节中，我们会讨论这个关键概念的不同方面。

### 来访者感觉不被理解的方式

大部分来访者会担忧他人并不是真正想倾听他们，或者认真对待他们，或者理解他们在说什么。来访者常常用"感到孤独""不被看见""与人不同""不值一提"形容自己。大多数来访者之所以有这种感受，是因为他们的主观体验在原生家庭中没有被肯定。大部分有明显和持久困扰的来访者在其成长过程中都会反复地接收到照料者对其感受的否定及对其体验的不认可。

- 你不该有那样的感受。
- 为什么那么小的事情也能让你这么生气？
- 你不可能现在就饿了。
- 我觉得很冷，你赶快穿上你的毛衣。
- 你怎么会觉得累呢，你什么都没做？
- 你不该生你妈妈的气，她那么爱你。
- 你不会真的想要那样做吧。
- 我们不讨论那些事情。
- 你怎么了——你怎么可以有那样的感受！

或者有时候，当来访者表达一些感受或担忧时，家庭成员转移话题，或者不予回应。正如卡尔·罗杰斯、弗吉尼亚·萨提亚和欧文·亚隆所展现的，治疗师可以帮助来访者的最有效方式之一，就是肯定他们的主观体验。家庭治疗师的先驱 R. D. 莱恩（R. D. Laing）甚至提出，当人们的主观体验被肯定时，他们就不再感觉自己"疯了"。

当来访者持续不被原生家庭肯定或者不被同频（依恋理论的术语）时，这会给其造成深远而长久的影响。有些作者甚至将这种伤害的最恶劣情况形容为"灵魂的谋杀"，因为当来访者无法肯定自身的感知或体验时，他们就失去了自己，即难以感知到自我或自己的声音／话语权。虽然在大多数家庭中，孩子不被肯定的情况在某种程度上都会发生，但在大多数存在问题症状的家庭中，它们是无所不在的。例如，在酗酒、饮食紊乱、高度权威和虐待的家庭中，孩子在日常生活中最重要的体验是一再重复的不被肯定。例如，照料者说："他当然没有那样做，以后你不准再这样说！"或者只是转移话题，或者假装好像什么也没有说过。孩子接二连三地体验不被肯定的最严重后果之一便是无效能感或无能为力感。当基于现实的感受和知觉反复被否定时，孩子变得无法设定界限，无法说"不"，也会顺从那些对他们来说不太对劲的事情而难以拒绝。更重要的是，来访者的体验持续被否定，他们就不再确定在他们身上到底发生了什么及这些事情所蕴含的主观含义。也就是说，他们失去拥有自己主见的能力，即相信自己的直觉、倾听自己的内在感受并了解自己所知的能力。他们不再相信自己所感知到的正在发生的事情或者什么让他们觉得不舒服。通常，若有人说了或做了什么事情给他们带来了困扰，他们也感受不到，即使能感受到，也是在有问题的互动结束很久以后。当来访者的体验被否认时，即便对他们来说很重要的事情，他们也会惯常地对自己说："噢，没什么事情发生。""也没有那么糟了。""真的无关紧要。"如此一再重复，他们将无法清晰或明确地表达他们的自身体验或任何观点，即便他们可以，他们也不会期待他人会理解自己或者对自己所说的话感兴趣。

当来访者的主观体验被反复否定时，他们就会生活在困惑、脆弱和焦虑不安之中。他们不知道自己的感受是什么，不知道自己真正喜欢什么，或者不知道什么是有价值的，也不确定自己想做什么。在许多功能运作不良的家庭中，此类"不被肯定"的体验在采访者的日常生活中无处不在，贯穿其整个童年到青春期，而且通常还会继续影响他们往后的生活。最终，清晰的感受和确定的感知被一种含混的、对内在不协调的痛苦感受取代了。幸运的是，倘若治疗师能够一直以尊重的态度倾听来访者，理解来访者言语中最核心或关键的信息，并且肯定他们的体验，所有的情绪状态都可以被清晰且更有力量的声音或自我认同感取代。在治疗过程中，治疗师做出这样的反映和肯定将会让这些来访者形成强有力的修正性情绪体验。当治疗师不再坚持会谈过程应以某种特定方式进行，转而进入来访者的主观世界时，治疗师就能更好地抓住来访者言语中的核心意义，并与来访者一同探索和理清其在治疗中所呈现的议题。

治疗师将来访者在治疗中呈现的议题放入其成长的过程及其生活体验的情境中，可以帮助来访者对这些困扰和议题有更清楚的认识。当来访者被专注地聆听、认真地对待时，当他们的担忧被理解并被明确地反映出来时，他们就会感到被肯定而且充满了力量。虽然此类简单的共情和肯定听起来可能如同一般的回应，但实际上并非如此。大多数来访者最重要的感受和知觉在他们的重要关系中没有得到过肯定，这导致他们并不期待它们会被治疗师看见或理解。因此，治疗师的关注点是持续地努力做出此类肯定性的回应。例如，在以下反映中，治疗师并不是对来访者表示同意或不同意，而是尝试理解来访者话语中的情绪意义或者提炼出其中的关键议题。

- 这好像对你不公平。
- 我在想，当他那么做时，你是不是感到害怕？
- 你遭遇的事情太多了，有时甚至超过了你所能承受的范围。
- 这么有效和有控制的感觉太好了！

- 这太令人失望了，你想要的不仅是这一点点而已。

- 在这里，你会不会又一次觉得自己要照顾好每一个人？

- 是的，我听到你正在困境中挣扎——做也不对，不做也不对。

治疗师可以放下对自己表现的不切实际的要求，我们不必成为一个异常敏锐的人才能理解来访者的体验。新手治疗师可以安心的是，我们无法总是准确无误地理解来访者也很正常。例如，在谈论教养方式时，温尼科特有一个非常令人宽慰的词汇，它足以打消我们对自我表现的焦虑：孩子只需要"够好的母亲"。来访者也只需要治疗师"够好"就可以了。来访者需要的是，治疗师传达出真诚且努力地想要更好地理解他们，并"明白"这些体验对他们的意义。比起"正确"，治疗师的共情、真诚的关注及促进工作同盟的努力对来访者而言更有意义。因此，如果治疗师感觉自己没有完全理解来访者所说的内容，那他们就不该假装明白而只说"是的""好的"或"我知道你的意思"。相反，他们可以承认自己的不确定，并且让来访者尝试澄清或重述。这会传达出治疗师并非只是走形式，而是在努力尝试，以便真正理解来访者想表达的意思。治疗师这样做会加强咨访间的同盟关系，并且将之转变成一个与来访者更好地建立联结的机会。邀请来访者予以澄清是治疗师正在运用一种更加合作取向的共情方式。以下是一个相关的示例。

**治疗师：** 苏西，这听起来很重要，但我还是没有完全理解。你能再说一次吗？或者用其他的方式表达？

或者

**治疗师：** 听起来，你似乎十分气馁，以至于想要放弃。我这样说对吗——或者你能帮我把它说得再确切些吗？

在这两个示例中，治疗师邀请来访者进行合作性对话，通过咨访双方这样的互动，治疗师和来访者一同澄清来访者要表达的意思。这种合作性的共情方式减轻了治疗师认为自己必须做得"正确"的压力，降低了对"犯错"的不必要的担忧，也巩固了工作同盟。

卡尔·罗杰斯和其他以来访者为中心疗法的先驱，最早强调了准确共情在改变过程中的重要角色。可惜的是，后来共情似乎被视为治疗师必须具备的一种稳定或持久的性格特质。研究者已经发现，有效的共情源于治疗师和来访者一起在不断呈现的、共享的参考框架下合作性地努力理解来访者的体验，而非源于治疗师相对稳定的人格特质。也就是说，研究表明，不论是以来访者为中心的治疗师，还是认知取向或心理动力取向的治疗师，相互探索的治疗模式（伴随着治疗师和来访者之间主动的相互协调）是来访者的体验能够被理解的关键所在。

> **治疗师：** 当你冒险说出那些话的时候，他是怎么做的？
>
> **来访者：** 他只是继续说话，就好像我什么也没说一样。
>
> **治疗师：** 很遗憾他没能更好地聆听你。这让你的内心感觉如何？
>
> **来访者：** 我不知道……（停顿）……我讨厌他这种做法。
>
> **治疗师：** 嗯嗯，你"讨厌"这种做法……就像你是隐形的或者无关紧要的？
>
> **来访者：** 是的，就是那种感觉。
>
> **治疗师：** 嗯，听起来用"隐形"这个词似乎还不足以表达这种感觉。还有其他更好的词吗？
>
> **来访者：** 我不确定……（停顿）可能就像被抹掉了。对，就像我这个人的存在全部被他抹掉了。
>
> **治疗师：** 被抹掉了。这样说是一种更准确的表达——你说被抹掉的时候，感觉其中包含了很多情绪。可不可以告诉我更多关于"被抹掉"的感受，帮助我了解那对你而言像什么。
>
> **来访者：** 噢，我最讨厌那种感觉了，而它却一再地出现……
>
> **治疗师：** 帮我理解下，感觉"被抹掉"对你来说怎么有这么大的影响？
>
> **来访者：** 嗯，作为一位非裔美国女性，你知道的……我曾经很努力地工作才取得我现在的位置……并且……获得尊严……

在上面的合作探索中，治疗师和来访者像伙伴一样，一起澄清这个经验对来访者而言所具有的特定意义。**通过这种方式表达的准确共情更像一个充满相互探索和合作的人际过程，而非治疗师的人格或性格特质。**

总而言之，治疗师的干预是通过肯定来访者的经验、理解其核心信息、肯定其所传递的重要含义进行的。有时候，准确共情会被误解为仅仅表现得亲切、友好或令人安心。这些是善意的、仁慈的回应，但对大多数来访者的改变没有太大的帮助。准确共情更加具体、更具有影响力，它表明治疗师有能力从来访者的言语中反复地确定和识别什么是其讲述的核心信息、对其而言什么是最重要的。普遍而言，对来访者体验的准确共情性理解和对他们感受的肯定都会让他们体会到自己的感受被看见或被理解，并且被接纳而非被评判。

再次重申，当与少数族裔、性少数群体、身体残障人士、经济弱势群体或其他感到不被主流群体认同的来访者一起工作时，治疗师给予其肯定更加重要。这些来访者常常因为其个人经历而不被主流文化认可，所以他们会把压抑、偏见和不公的议题带到治疗过程中。尤其是，这些来访者已难以期待被治疗师聆听或理解。与这些人一起工作的第一步是走进他们的主观世界，共情地聆听，从他们的角度倾听什么对他们来说是重要的。

### 公开且明确地传达理解

为了能使来访者融入工作同盟，治疗师需要倾听来访者的体验，寻找来访者连续讲述的不同内容所承载的感受和含义，并且准确地反映或捕捉来访者体验中重要或关键的部分。显然，这不是一种鹦鹉学舌式的对来访者话语的简单复述（简单反映）。一个有效的反映更像是准确的诠释或具有创造性的重新建构。这种反映表明，治疗师是在来访者的参考框架下理解来访者表达的核心信息、领会其中的情感含义，或者提取其中最重要的部分（这被称为"复杂反映"）。例如，一名 19 岁的亚裔学生因期中考只取得了 A⁻ 而萌生了自杀念头，因此前来学生健康中心咨询。有的治疗师可能会如此回应："你太小题大做了……实际上，取得 A⁻ 并没有那么糟糕。"而另外一些治疗师可能会考虑到这位来访者的生活情境（例如，他所处的文化对教育的重视，如果考取低于 A 的成绩会被视为一种失败），可能会更温和地回应，好奇地探索。

> **治疗师：** 所以，在你的家庭里，任何未达到完美的事都是难以被接受的吗？我这样说符合实际情况吗？
>
> **来访者：** 是的，我的失败让我和我的整个家庭都蒙受羞耻。
>
> **治疗师：** 我能明白你正陷入多么痛苦的挣扎中——你在告诉我，你想成为一个好儿子，且得到父母的尊重和认可。当我试着跟你一起体会这些感受，让你不再独自承担这些痛苦体验的时候，你现在的感觉是什么？你想到了什么吗？

在更广泛的成长和生活情境中理解来访者时，治疗师就能明白，某个看起来很小的事情对来访者而言有更重大的意义。罗杰斯相信，治疗师不带评判地传达此类理解，以向来访者提供深层次的接纳，这是重大改变的先决条件。新手治疗师将会发现，如果他们能够以这种明确的方式肯定来访者，或者诠释他们对来访者的理解，他们将取得来访者的信任，这证明他们具有胜任力或有能力帮助来访者，同时也巩固了工作同盟。

不幸的是，大家对治疗师一直存在一种错误的刻板印象，即治疗师只需停留在表面上，说一些粗枝大叶的话即可，如"我听到你说的了""我知道你的意思"或"我能理解"等。然而，这类概括性的、无差别的回应是无效的，不仅如此，反而更让来访者感到他们没有被看见或被听到。治疗师不能简单地说"我理解"，而是要表达来访者话语中的核心意义，以此表明他们真正地理解来访者。24 岁的苏珊幼时有被虐待的经历（被外祖父施虐、被家庭成员忽视或否认，他们仍有定期的家庭聚会），现在她为即将到来的感恩节聚会感到矛盾和挣扎。

> **来访者：** 我希望有人可以告诉我应该怎么做……给我一些指引……
>
> **治疗师：** 对于你想怎么做，你有没有一些想法和感受，但感觉难以按自己期望的方式去做？

**来访者**：是的……因为我常常不确定什么是真实的……我能确定的是我的想法和我知道的一切是错的……

**治疗师**：从你跟我谈到的关于你的家庭，我可以了解为什么这会让你感到矛盾和挣扎……你之前描述过他们怎么不断地否定你的话语和体验……所以，显而易见，要理清楚"什么是真实的"和"什么是你知道的"是件很困难的事。

**来访者**：就是这样！我知道我的感受，也知道发生了什么事……但是，从表面上看，一切似乎是完美的，就像这个完美的、融合的家庭……然而我的表妹也曾被骚扰过，但之后他们继续相处，好像一切都没有问题……我开始觉得是我疯了，特别是当他们举行家庭聚会且外祖父还被当作很重要的人时……

**治疗师**：我可以理解那有多令人困惑……

**来访者**：是的，就像……什么是真的呢？

　　正如我们在上面的对话中看到的，治疗师能够理解并表达来访者话语中的具体含义、肯定来访者的体验，这比仅仅提供善意但模糊的保证更能向来访者传达他们有能力帮助来访者。而且，治疗师和来访者确认自己的理解是否准确就是在与来访者共同合作，这反过来也巩固了工作同盟。下面我们用示例加以说明。

**无效能的治疗师**：是的，我知道你刚才说的话的意思——那也曾发生在我身上。

对比

**有效能的治疗师**：让我们一起看看我是否真的听懂你说的内容了。一旦你意识到同事在认真对待你，如倾听你的想法和建议，你就会变得焦虑，担心自己会被忽视或者被看不起。所以，你就变得很安静，顺从他人的想法，不再发表自己的观点。最后，当离开会议室的时候，你很讨厌自己。我这样说对吗？你能帮我表述得更清楚一些吗？

　　让我们更仔细地看一下，受训者如何在实践中开始运用这些概念。在接下来的示例中，我们会探讨一个简短的案例，一开始这位来访者感到没有被第一位治疗师理解，但随后感到自己被第二位治疗师理解。

　　在成长过程中，玛莎不曾体会过被父母亲听到或看见。她的父亲很疏离，无法与处在青春期的女儿自在地交谈，并且认为他的妻子应该"照顾好孩子"。她的母亲长期处于焦虑和忧郁状态中，常常对孩子进行挑剔，愤怒地提出要求，也常侵犯孩子的隐私。特别是无论何时，只要她的母亲感觉到或相信某些事情，就会期待自己的孩子也是如此，而不允许他们有不同的观点。例如，如果玛莎体验到一些她的母亲并未感觉到的感受，母亲就会责怪她："那太荒唐了。你是怎么回事啊？"进入青春期之前，玛莎痛苦地处于局促不安与不安全感之中。在如此不被肯定的体验中成长，让她对自身的主观体验感到困惑和不确定，她不明白为什么她总觉得自己如此糟糕。令人难过的是，玛莎常常想："只不过是我自己有什么问题吧。"玛莎经常在自己的房间里哭，却始终不理解是什么让她如此痛苦。

玛莎经常想，等到自己离开家去上大学时，一切就会好起来，一切都会正常了。然而，令她沮丧的是，大一的第一学期过去了，她却发现自己变得更抑郁了。她时常要忍住不流眼泪，假装没事，同时她发现自己很难与其他人接触或交谈，并且开始变胖。玛莎比之前更加不安，对自己感到更加困惑，她开始向学生咨询中心寻求咨询。虽然玛莎实在不知道该怎么表达哪里出了问题，但是她尝试做一个好的来访者，并且帮助治疗师了解自己面对的问题。

**玛莎：**我不确定我怎么了。可能我只是很孤单……但我心里总有点空虚感。

**无效能的治疗师：**你有朋友吗？你的同学们怎么样？

**玛莎：**我想我是有一些朋友吧。我的室友人都很好。

**无效能的治疗师：**你和你的朋友都做一些什么呢——一起看电影、逛街？

**玛莎：**是的，我们有时候会。我还加入了一个外语社。

**无效能的治疗师：**你喜欢你的朋友吗？你刚来上大学，或许你需要在这里交些新朋友。认识新朋友有很多方式……

**玛莎：**嗯，我有朋友，但有时候我觉得与人相处很难。可能是我觉得孤单，但我不知道自己怎么了。我一直哭——一直像个大宝宝一样。

**无效能的治疗师：**你只是刚离开家来上大学。你肯定是想你的家人了，才会觉得孤单。出门在外感到孤单是很正常的事情。住校的大多数孩子都有这样的感受。我确定我上大学的时候也是如此。

**玛莎：**哦。

**无效能的治疗师：**这没有什么不正常的。一旦度过这个转变期，你就会觉得其实还好。

**玛莎：**希望如此。但是可能是我的家庭不一样。读高中的时候，我总认为我家比我朋友们的家有更多问题。而且好像我妈妈总是因为我做错事而生我的气。

**无效能的治疗师：**是的，但就像我说的，你在你人生的这个阶段有这种情绪很正常。

**玛莎：**是吗？但我还是觉得自己跟其他人不太一样——好像是我自己有什么问题……

**无效能的治疗师：**确实，感到自己跟他人不一样也很正常。青春期后期、离开家上大学，这些都是一些艰难的时期。你会没事的。你有男朋友吗？

**玛莎：**有，算有吧。我曾试过跟他说，但没有什么用。然后他挺烦我的，因为他的建议对我没有任何帮助。我不知道自己为什么会这么抑郁（停顿）……可能是因为我妈妈过去总是对

> 我大喊大叫……或者也许因为我"太敏感"，我的家人总是这么说。
>
> **无效能的治疗师**：你的饮食和睡眠怎么样？
>
> **玛莎**：饮食上没有问题，所有人都能看到，我已经胖了十多斤。我有时候半夜会醒来，然后会担心一些其实不重要的事情，试着忍住不要哭，我在想，我是不是哪里有问题……
>
> **无效能的治疗师**：你一个人吃饭吗？或许你应该跟朋友们一起吃饭。
>
> **玛莎**：（无可奈何）可能那样有用吧。

玛莎无法准确地说出原因，但她不喜欢见那个治疗师。在取消几次治疗，又错过几次治疗后，她没有继续治疗。然而，随着第一学期慢慢过去，她变得越来越抑郁，一直考虑自己究竟有什么问题，而且在上课时也开始纠结这个问题。在一次关于第二学期的课业指导中，一位有心的教授见她很痛苦，听她说了在之前的治疗中令人失望的体验，鼓励她试试另外一位治疗师。教授建议玛莎可以先去一次，如果她还是不喜欢，就停止，她勉强同意再去试一下。

这次治疗开始得比较缓慢。玛莎发现她感到不耐烦，对治疗师很性急，不愿意分享太多。她表现得时而无动于衷、时而苦恼，却不愿意让治疗师和她在同一个话题上停留太久。然而，治疗师并没有因为她表现出忽近忽远的混乱状态而感到气馁，依旧有效地持续传达他对她的兴趣。几个星期之后，玛莎意识到这个治疗师或许跟之前的那个不一样，于是开始再次袒露自己的感受。

> **玛莎**：我就是一团糟。我不知道我的感觉是什么，或者为什么我总是哭。
>
> **有效能的治疗师**：你的内心有很多不舒服的感受，而且你无法将它们整理好。让我们在一起坐一会儿，然后看看是否会有其中一种感受在你的脑海中浮现。
>
> **玛莎**：好的……嗯，我想我感到有点焦虑和难过，谁知道还有什么。
>
> **有效能的治疗师**：嗯嗯，你的内心有很多不舒服的感受。现在对你来说哪一种感受是最强烈的或最重要的？关于那个感受你可以告诉我一些信息吗？
>
> **玛莎**：我不知道……我只是觉得焦虑……心里紧张不安，我总有这种感觉。
>
> **有效能的治疗师**：这种焦虑和紧张不安的感受很重要。听起来，这种感受好像导致你长时间处于痛苦中。让我们一起试着接近它。带我离它更进一些，我不希望你再一个人独自面对它。
>
> **玛莎**：（长时间的停顿）我不知道该说什么……不知道怎么开始。
>
> **有效能的治疗师**：开始确实会比较难。或许你可以只挑一个形容词或摆出某些姿势，那样也可以帮助我了解这种焦虑和紧张不安。或者你也许已经注意到，当你开始感觉到它的时候，你跟谁在一起或当时发生了什么？
>
> **玛莎**：我只是觉得焦虑，害怕自己总是做错事，大家好像不是真的喜欢我或者想跟我待在

一起。

**有效能的治疗师**：你因做错一些事情而感到焦虑，感觉没有人要你了。这的确让人很痛苦。好像大家都不喜欢你，而且不知道为什么，好像还都是你的错？

**玛莎**：（没有说话，点头，眼中开始泛着泪花，看着治疗师）

**有效能的治疗师**：（友善地迎着她的凝视）当你跟我分享这些时，我可以了解你此刻承受着多么大的痛苦。发生了一些让你感到焦虑和糟糕的事情，这真让人难过，但你愿意冒险与我分享这一切，我感到很荣幸。

**玛莎**：（哭得更厉害了）可能是我自己有什么问题吧，一直都是这样。

**有效能的治疗师**：嗯……听到你说一直都是你"有问题"，我感到很难过。多告诉我一点，是什么出了问题？感到什么是有问题的？

　　玛莎这一次被听见被理解了。这打破了她过去的关系模式，她不再是一个人在房间里哭泣了。在随后的治疗中，治疗师继续充分聆听，对玛莎认为什么是重要的保持回应。当然，这个过程时好时坏，但共情性理解在他们之间铸造了一个工作同盟，最终让玛莎开始澄清自己的想法和感受。当她在关系中逐渐找回自己内心的声音时，她开始变得更加坚定，并且当与他人在一起时感到更加自信和放松，而她长久以来的忧郁心境也缓解了。

　　理解来访者，这个概念听起来很简单，简单到让我们不禁要问，我们现在是不是可以讨论下一个话题了？毕竟，这只需要治疗师仔细地聆听、理解来访者的重要感受或核心信息，并把这种理解明确表达或反馈给来访者。然而，在实际操作中，以这种方式表达我们对来访者的理解并不是那么简单就可以做到的。**大多数人都已经被强大的社会化塑造成以一种很局限性的、表面的方式"倾听"，从而忽视了来访者所表达的情绪含义，也避开了其中所蕴含的人际信息。**

　　玛莎的第一个治疗师无法听懂她真正在说什么，也不断地劝她远离那些她想要阐述和传达的矛盾感受和个人担忧。然而，玛莎坚持尝试回到她的核心信息——"有问题"，这反映出她的韧性。然而在真正理解问题到底出在什么地方之前，这位治疗师只是一直聚焦在表面的议题上，安慰玛莎，这实际上是在试图说服她从自己的感受中跳出来，转向表面问题的解决上。这位治疗师的人际过程实际上重演了玛莎不被看见或听见的成长经历。

　　大多数新手治疗师发觉他们拥有"第三只耳朵"——一种从人们的话语中听到关键议题或核心含义的能力。然而，他们总是觉得应该避免承认这些潜在的且通常是非言语信息的真实含义，因为这些信息中有很多情感成分。出于如下列举的各种原因，治疗师会对来访者情感信息或潜台词中隐含的关于"你和我"关系的陈述或轻描淡写，或予以回避。

- 自己感到尴尬，或者担心会让来访者感到难堪。

- 当他们想超越表象而回应更重要的感受或议题时，会觉得自己无法胜任或者不确定该怎么回应。
- 感到自己很难违背那些直率的反对或更直接的沟通方式的文化规范或家庭规则。
- 认为需要保护或照顾来访者，让他们不感到痛苦或悲伤。
- 如果他们冒险将自己这个真实的人投入治疗关系中，他们害怕会违反潜在的治疗边界或者感到跟来访者太过亲密。
- 进入来访者的痛苦或悲伤会引发自身的问题或议题。

因此，大多数治疗师善于自动地转换到较为表面的、社交层次的互动，以避开来访者的（某些时候是他们自己的）脆弱。当来访者传达隐含的信息夹杂了治疗师或许不想听或许不想处理的咨访关系时，也会出现这种情况。也就是说，**来访者通常会对咨访关系做出隐晦的表述，或者间接指出彼此之间正发生什么，特别是那些他们在当下跟治疗师的互动中正在经历的问题或困扰**。让我们看一个示例，当来访者针对咨访关系中出现的问题表达出隐含的信息时，治疗师做出的无效能的回应和有效能的回应。

**来访者：** 在与来访者一起工作时，治疗师也会因为他们的个人问题，而去见他们自己的治疗师吗？

**无效能的治疗师：** 是，他们可能会。但我们还是回到你刚刚说到的……

对比

**有效能的治疗师：** 是的，大部分治疗师有时会就他们自身的议题寻求帮助。但我在想，你是不是对我，或者对我们一同开展的工作，或者对我们谈论的内容有一些疑问？如果有，我很乐意和你讨论——这将对我们的工作很有帮助。

不同于第一位治疗师，玛莎的第二位治疗师打破社交规则，直接回应她的核心情感信息——"我感到焦虑"。结果，玛莎感觉自己被理解、被回应。这是一段修正性的情绪体验，虽然微小却意义重大。治疗师愿意有意义地参与她的体验，这展现出他对玛莎的生活中真实发生的一切持真诚关注和关切的态度，而这在她的成长过程中一直没有人能做到。他没有远离她的感受，或者尝试说服她从那些感受中出来；相反，他由衷地欢迎她的感受，且鼓励她更充分地进入她的感受。这时候，她对有问题的人际模式的预期没有得到印证。当治疗师能够持续提供这种修正性体验时，来访者的信任感就会建立起来。同时，来访者也意识到他们早年形成的适应不良的图式并不适用于现在她和治疗师的关系，而且也可能不适用于某些其他的关系。具体来说，当来访者越来越相信治疗师会看见且听见他们时，他们的行为就会率先有所改变。然后，在治疗师积极的支持下，这个新的、拓展的图式和更有弹性的相处方式就得以迁移到来访者的日常生活中。我们鼓励新手治疗师尝试以这样更直接的、共情的方式给予来访者回应，运用自己已具备的能力聆听对来访者而言什么是最重要的，同时保持尊重和灵活变通，有洞见地冒险说出自己的所见所闻。很多新手治疗师太过犹豫，导致他们止步不前。我们可以先以这样积极主动的方式向来访者明确表达我们的好奇，分享我们所听到的与观察到的，或者我们想进一步询问的，但我们不要全权掌控咨询的方向，不要提建议，也不要告诉来访者应该做什么。

**治疗师：**吉纳，你刚刚告诉了我三件关于你男朋友罗伯特的事，我在想，你是不是已经发现这三件事有一些共同的地方。他想让你停止工作，让他照顾你。然后，他在你面前跟另一个女孩调情，但当你因为这个生气的时候，他说你很"蠢"，怨你反应过激。然后，争吵不断升级，当你试着让自己离开时，他用身体挡住了你的去路。关于这个，你有什么想法吗？

**来访者：**我觉得不被尊重，而且被逼得很生气……

**治疗师：**不被尊重……这是有道理的。你跟他说过不要调情，但他照做不误，而且当你试着要处理这件事的时候，他还说你"蠢"。

**来访者：**我讨厌他说我蠢，这让我感觉他好像比我厉害。

**治疗师：**比你厉害？关于这一点，你能多说一些吗？

**来访者：**好像他知道得比较多，或者他比较强壮。你知道的，更有权力……

**治疗师：**更有权力……这是一种很有力的表达……

**来访者：**是的，就像当我生气时，他不让我离开。我觉得很无力，我想尖叫，想打他，但我不想让他有理由打我或者对我说："知道我为什么跟其他女孩调情了吧，她们比你好多了。"

**治疗师：**你没有办法到其他地方冷静一下，而且，听起来好像你连为自己说话都觉得困难，甚至或许还感到不安全？

**来访者：**是的，他开始大吼大叫并辱骂我，这感觉有点吓人，我不想让他发脾气并因此而责怪我……

**治疗师：**所以你觉得没有被尊重，觉得害怕，而他还想要你辞职，在经济上变得依赖他。当你听我这么说的时候，你的感觉是什么样的？

**来访者：**哇，你知道吗，当我们这样讨论的时候，我开始纳闷儿，为什么我总是回到他身边？为什么我要跟他在一起？就因为他那句"宝贝，我很抱歉骂了你"吗？但过段时间，他又回到老样子，我们就重新再来一轮……

**治疗师：**这一轮又一轮的重复，有很多让人受伤的事发生。我也有些担心你的安全。之前你要离开，是挺难的……

> **来访者：** 是的，一直都很难……可以谈论这个事情，而不是想着隐瞒，这让我觉得好些了。我试过跟我妈妈说这些事，她立刻就会说："离开那混蛋。"但她的话没有能让我想通，我到底想怎么样。而且她自己还不是跟我爸爸在一起，尽管我爸爸一直吸毒且从不工作……
>
> **治疗师：** 我想听听你所有的想法……这个复杂问题的不同方面。是什么让你一直跟他在一起？又是什么让你不想跟他在一起？我们可以一起找出你想要的，以及对你而言最好的。
>
> **来访者：** 我觉得这样很好……

在最佳状态下，治疗过程给来访者提供一个比在其他关系里可以更充分被理解的机会。在初始访谈阶段得到这种理解时，来访者感到他们不再是隐形的或孤单的、特殊的或有缺陷的、被拒绝或不重要的，如此等等。在那一刻，来访者开始意识到治疗师与他们生活中的其他人是不一样的，且可能是能帮助他们的人。换句话说，当治疗师理解并表达出来访者连续讲述的不同内容对来访者的个人意义时，希望感便产生了。带着这个目标，我们来看一些指引，以帮助治疗师澄清来访者所呈现的核心意义，并且学习更准确地共情。

### 识别反复呈现的主题，促进共情性理解

大部分来访者不会与让其感觉不安全的治疗师进行太深入的分享或者冒险探索他们脆弱的方面。这种安全感来自他们体会到治疗师是理解他们的。帮助治疗师更好地理解来访者的最好方式之一就是从他们的相关叙事中识别反复出现的模式和主题。接下来我们仔细探讨如何识别这些模式，这将会帮我们建立更有用的治疗焦点。

在治疗的一开始，治疗师的目标可以放在以下方面：

- 鼓励来访者主导谈话且选择对他们而言最重要的内容进行讨论，从而支持他们积极主动地参与治疗过程，帮助他们承担治疗过程的主导权；
- 积极与来访者一起探索他们的担忧，帮助他们讲述自己的故事；
- 从来访者所传达的内容中识别核心信息或辨认核心意义；
- 准确理解来访者并将此共情性理解反映给他们；
- 开始识别来访者所呈现议题中的共同模式或主题。

虽然这些基本的干预目标听起来很简单，但实际并非如此。其中的困难是什么呢？它要求治疗师放弃大部分的掌控权，包括对治疗方向的掌控、对来访者提出议题的时机和内容的掌控。对来访者所谈论的内容"放手"，不知道来访者接下来会说什么或做什么，这会引发很多治疗师的焦虑。大部分新手治疗师在他们的日常生活中擅长人际关系，且能轻易巧妙地取得掌控，可以善意地、悄无声息地改变和引导他们的大部分社交互动。当新手治疗师尝试应

对他们在治疗中产生的焦虑和不确定感时，他们通常会回到"朋友关系"中的那个熟悉的角色——那是他们已学会且容易做到的。然而，"做朋友"并不是与来访者一起工作的有效模式。同样的社交技巧可能可以促进友谊和治疗外的其他关系，但对来访者而言却是无效的。巧妙地引导或塑造对话的走向、填补尴尬的时刻、转换对话或把对话停留在愉快的话题上、以互惠的方式满足我们自己的情感需求，这些做法有助于友谊，却常常会限制来访者的治疗进展。例如，在治疗过程中，新手治疗师处于一个对他们而言全新的位置上，对来访者提出的各种不同的、无法预计的内容进行回应，对新手治疗师是一个很高的要求。鼓励来访者积极主动参与并掌控治疗过程能够增强来访者的自我效能感。然而，这也要求治疗师具有弹性，他们需要能够做到以下几点：

- 放弃对治疗关系里接下来会发生什么的控制；
- 容忍不确定性，即不知道来访者会提出什么或者目前的话题会如何进行；
- 理解来访者所呈现的各种无法预测的内容。

毫无疑问，这是一个非常高的要求。采用这种方式工作时，有两个重要的层面。其一，在个人层面，治疗师需要"了解自己"。自我觉察也是多元文化文献中的一个重要概念，它能够帮助治疗师更充分地识别，当他们被激发某种反应时，这是因为他们生活中自己的议题，还是因为来访者的体验。督导师可以帮助治疗师区分自己的体验和来访者的体验。其二，最有帮助的方式之一是开始在来访者的叙述或故事中追踪反复出现的主题。学习识别模式将会帮助治疗师理解来访者的体验，并且更好地理解来访者所呈现的广泛内容中什么是最重要或最核心的。这种对来访者的共情性理解继而能够帮助治疗师对自己的反应有所控制，而这可能是治疗师在治疗关系中唯一可以有的、正当合理的控制了。这和那种不留痕迹地指导或控制来访者谈话的内容但实际上没什么效果的策略完全不同。另外，在这种共情性理解的基础上，治疗师对自己反应的适当合理控制也可以帮他们提高对治疗工作中出现的不确定性的耐受力。因此，我们面临的挑战并不是改变或间接地引领来访者往哪走，而是我们如何能够跟随来访者，不论他带我们去哪里，如何用一种合作的态度理解他们所呈现的任何担忧。

## 来访者的模式和主题能够帮助我们更好地理解他们

举例来说，假设来访者告知治疗师其前来治疗的原因。在聆听来访者告诉治疗师关于其生活的各个方面的回忆和描述时，治疗师的目标是找到一个整合的焦点，把来访者所呈现的如此多样的内容贯穿起来。这样做的最好方式是识别贯穿在来访者生活中的、反复出现的模式或一致性的主题。一般来说，这些整合的主题会在三个相互关联的范畴中出现。下面我们逐个说明。

### 1. 重复的关系主题或人际模式

虽然运用的专业术语有所不同，但是人际关系取向和当代基于关系的治疗取向的基本原则都是识别来访者那些反复出现的人际关系情境，聚焦在那些始终贯穿于来访者的症状和问题中的、反复出现的人际模式上进行工作。受训中的治疗师努力培养他们的模式识别能力，即锻炼他们的眼睛和耳朵，在来访者的不同叙述中，识别反复出现的关系主题。

*他们对我有很多期待，不管我多努力，永远都不够。为了符合这些期待，我常常放弃我自己想要的。这是一个"双输"的情况。要么顺从地做他人希望自己做的，要么选择孤单一人。*

治疗师将这些关系模式凸显出来，对它们加以命名，这让来访者感到自己的问题确实被治疗师深深地理解了，此时，改变过程也就开始了。这也帮助来访者开始识别并预期这些人际模式什么时候会出现，并且探索新的、更好的回应方式，以改变旧的、常见却有问题的人际情景。例如，来访者的关系模式可能是觉得被他人控制、总让人失望或被抛弃，或者来访者容易感到被批评、被贬低、被忽视或被疏离，或者觉得自己不那么重要，或者被他人理想化。当治疗师理解并能够识别出现在以下三种不同情况下相同的人际模式时，往往就能对来访者产生影响。

- 在目前的日常生活中与他人的互动。
- 在成长过程中与家人的关系。
- 目前与治疗师此时此刻的互动。

治疗师需要以一种试探性的方式与来访者分享自己所观察到的，这样来访者就可以很容易地对之加以调整、修改，甚至拒绝它们。治疗师用这种合作的方式与来访者共同探索，来访者就能体会到他们在其他关系中从未有过的被理解。于是，他们通常会发生类似下面所列举的改变。

1. 发展出一种更具体的觉察力，了解这些问题模式是如何运作的。

2. 开始观察这些熟悉但有问题的人际情景何时出现在他们与他人的互动中。

3. 开始意识到他们自己在这些人际互动过程中的参与或责任。例如，来访者可能对自己说："看，我又这么想了。我开始觉得他其实并不是真的想跟我在一起，然后就努力弄明白他想要什么，我可以怎么讨好他。我需要改变我现在正在做的，更多地关注我想要什么。"

现在，让我们继续在认知和情感范畴识别这些主题——这三个范畴同等重要，而且密不可分地交织在一起。

### 2. 病理性信念、自动化思维、错误预期及图式扭曲

治疗师通过识别来访者在人际关系上表现出的一致性主题，形成对来访者有更好的共情性理解。同样，对认知模式和思维过程的识别也是准确理解来访者和进行有效干预的重要元素。例如，来访者适应不良的人际模式与他们对自己的错误信念、对他人不准确的觉察、对人际关系中会发生什么及未来会发生什么的错误预期都是紧密相关的。埃利斯（Ellis）提出的两个最常见的功能失调信念都与被喜欢／被爱（我必须一直都被我生命中的重要他人所爱、所认可）和有能力（我必须一直都在所有的情境中展现我的能力）相关。在整合性认知－心理动力取向的工作中，韦斯（Weiss）和西尔伯沙兹曼（Silberschatz）强调，病理性信念在创造并维持上述提及的适应不良的关系模式方面有重要作用。例如，对具有过度的、不符合现实的愧疚感的来访者，他的病理性信念可能有以下几种。

- 当我说"不"或做我想做的事情时，我是一个自私的人。
- 他人会被我的独立所伤害。
- 我不能为我的成功感到高兴，我不能超越我生活中的重要他人。

类似地，对于习惯感到羞耻、感到其他人会忽略或拒绝自己的来访者而言，其病理性信念可能有以下几种。

- 我不重要，我无足轻重。
- 我不够好，如果他人真的了解了我，他们会觉得我很软弱、不中用。
- 如果我有所要求，人们会忽视我，或者因我的自私和过分的要求而感到不满。

我们鼓励受训中的治疗师聆听诸如此类的错误信念。如果我们仔细留意，可以在来访者不同的叙述中听到熟悉的主题。当治疗师可以捕捉这些主题并协同来访者识别和澄清它们时，来访者将会感到被理解，意识到这个治疗师是可以帮助他们的。

### 3. 反复出现的情感主题或核心感受

治疗师也可以在来访者的情绪反应中识别出一致的主题。识别且回应这些反复出现的情绪实际上就像治疗师给来访者送的一个礼物。通常，来访者的基本或核心情绪会一次又一次地出现在许多不同的情境里。在倾听来访者时，治疗师就会发现他们的某种主要感受（如悲伤、愁苦、怀疑或羞耻等）会弥漫在其整个心境或其描述的不同体验里。例如，治疗师可以通过以下情感反映捕捉这个主题。

**治疗师：** 你这样说的时候，听起来好像你活在一种被重担压得很绝望的情绪里。我这样说是不是理解了你的一些情绪和感受呢？

或者

**治疗师：** 这听起来不太像持续出现的担心或焦虑，好像这种情绪比那些更强烈！我好像听到一种更令人厌恶的恐惧？

当治疗师可以识别这种特质化情感并对其准确命名时，这将对来访者产生意义深远的影响，因为一些来访者体验到的重要或核心的感受是界定他们自身存在的重要方面。来访者感到治疗师明白他们实际上是什么样的人，而且治疗师以他人不曾有过的方式看待他们及他们的生活。建立治疗师的可信度和促进工作同盟的一个关键点是治疗师有能力识别这些持续出现的关键或核心感受，并且准确地反映这些感受对来访者生活的深远影响和意义。

回应这些主要的感受和捕捉在来访者生活中反复出现的情感主题是治疗师最重要的干预方式之一。遗憾的是，无论是新手治疗师还是资深治疗师，对于回应来访者的强烈情绪，通常都会感到不安全。新手治疗师需要督导师帮他们识别这些情感主题并对之做出回应，特别是通过角色扮演或者由督导师演示当这些主要的感受出现时可以说什么或做什么。因为这个主题很重要，且在临床培训中通常很少受到关注，所以，我们会在第五章中对如何回应来访者的感受提供一些明确的指引。完成附件 A 提供的过程记录，也能帮助治疗师识别来访者在情感范畴中反复出现的模式。

来访者在这三个范畴中的一致性模式会在其大部分叙述中呈现出来。对之进行识别可帮助治疗师明白来访者的问题，从而提供共情性理解。在一开始，来访者呈现的散乱内容看起来可能彼此断裂而没有关联，这可能使治疗师感到迷失、困惑，甚至产生难以承受的不良感觉。然而，随着练习及持续有意地发展这项技能，新手治疗师的这一能力就会有所提高，从而使他们能聆听和识别在这三个范畴中呈现的对来访者叙述的内容而言具有合成作用的主题。如同我们会在以下案例示范中看到的，关注来访者成长过程中和家庭中的体验（情境化、脉络化）常常是理解来访者所呈现模式和主题的关键。

28 岁的萨拉是由她的主治医生转介过来的。她是三个孩子中最年长的，她的妈妈长期患抑郁症和疑病症。萨拉 10 岁的时候，常常要给家人做晚饭，给她自己和弟弟妹妹准备带到学校的午餐。她在这方面的表现被她的父亲"强化"了，他将她视为"得力助手"，这让她在成年后会被那些要求高且她擅长的工作吸引。虽然她被赞赏和表扬，但她所获得的经济报酬与她所付出的时间和精力并不匹配。她选的搭档也常常是那些一开始表现积极，之后需要她额外照顾的人。28 岁时，她患上了严重的偏头痛和高血压。她的上司刚刚给她"升职"——头衔改变了，有了更多的责任，却没有配备额外的工作人员和助手，也没有加薪。上司一贯的论调是："你当然是最棒的员工。不要担心，我们迟早会给你涨工资的，也会给予你更多的支持。耐心点，至少你现在有一个更好的头衔了。"

与成长经历一致的是，萨拉感到很矛盾。上司的称赞让她想起了跟父亲的过往，她觉得自己应该心存感激，但也觉得被利用，也感到不满。她刚被要求承担更多本该她的上司承担的责任，但工作上并没有得到相应的支援，也没有因此而获得经济上的报酬。她的困境还在于，她的私人生活正变得不堪重负。她的男友期待她为他们的关系提供主要的支持，抱怨她总是把所有时间都投入在工作上。

**治疗师：**听起来你似乎再一次成为那个需要照顾好一切的人，结果到最后你感到疲累又气愤。我在想，在你的生活中，这是不是一个熟悉的模式。类似于这样的"习惯"的情景，经常会出现吗？

**来访者：**（愤怒地哭泣）不是听起来像我的生活——这就是我的生活！我的工作，我的私人生活，我的童年！那是我在整个生命一直扮演的角色——照顾好所有人——就好像那都是我的事。如果我不停止这么做，我会被折磨死的，我现在已经筋疲力尽了！这不公平，从来没有人回应我的需求。

在这个示例中，治疗师"理解"了她，并把这种理解共情性地表达了出来。萨拉的成长经历提供了富有启发性的脉络，使治疗师可以理解她的相关模式标题，正是这些导致她陷入痛苦的生活困境。进一步而言，治疗师的共情性理解创造了安全的氛围，让萨拉可以更深入地探索自己的需求以及自己的选择带来的结果。通过倾听及强调来访者的想法、感受和行为的整体模式，治疗师帮助他们理解自身长期存在的问题。将来访者的叙述与在治疗中被识别出的模式联系起来有助于在更广阔的脉络下理解来访者当下的症状，这可以帮助来访者发展出更一致的关于他们是谁、他们来自哪里的生命故事或叙事，从而让他们发生改变。当考虑到来访者的成长经验并理清症状的表现和重复模式时，治疗师便可以整合这些主题，以直觉的或可能性的方式试探性地分享给来访者，从而提供共情性理解，形成共享的治疗焦点。

在来访者整个生命过程的视角下识别其呈现的模式、理解其症状是十分重要的技术。新手治疗师如何发展这项重要的技术呢？每一次治疗会谈后撰写治疗过程纪录是新手治疗师学习在来访者的叙事和咨访关系中识别模式及共同主题的方式之一。附件 A 中有针对这一工作的指导，我们也将会在下文中做进一步的阐述。总体而言，如果治疗师能够识别来访者适应不良的人际模式、病理性信念及贯穿于其生活中的主要感受，并且把问题跟其过往经历联系起来，来访者就更能明白发生了什么。通过这种方式，来访者也可以确信，治疗师是以他人无法做到的方式在理解他们。治疗师给予来访者这样丰富而细致的共情性理解具有"一针见血"的效果，能给来访者带来明显的帮助。这不是一项单独的、偶尔为之的干预方法或技巧，而是治疗师应持续秉持的立场。这种立场表明他们是如何与来访者一同工作的，而且这些识别和理解贯穿于每一次治疗会谈，在整个治疗过程中都在持续进行。

## 表现焦虑使建立工作同盟更困难

让我们坚持治疗师也是人的立场。他们无法总是听到或完全理解来访者所说的内容，或者总是做到准确地共情。所有治疗师都会在某些时候错过来访者体验里的感受和意义，这是可以理解的，只是在受训中的治疗师身上体现得比较明显。因此，在这一节中，我们将再回到治疗师的表现焦虑及新手治疗师对错误的担心上，因为这些会让治疗师太过关注自我而无法很好地聆听来访者并与他们同在。

如同我们在第一章中看到的，当新手治疗师对自身表现的要求过多时，他们就无法有效地与来访者一起工作，而学习了太多互相冲突的概念和不同的回应方式也可能放大这个问题。我们已经看到，新手治疗师往往过于努力。例如，希望对来访者有帮助，获得督导师的认可，向自己证明自己能够胜任，希望被来访者喜欢，避免犯错误和伤害来访者，或者避免被批评，等等。如果治疗师在上述任何一个方面表现得过于努力，他们几乎就不可能做到去中心化，也无法以准确共情的方式进入来访者的主观世界并在情感上与来访者同在。

新手治疗师往往也会担心治疗会谈应该往哪个方向进行，琢磨接下来说哪个词是最好的，尝试为来访者构想其他的选择或建议，或者担心督导师会不会期待他们在会谈的这个时刻应该做什么。这类苛求性的自我监控通常会让治疗师无所适从，从而限制他们自身的创造性，让他们无法享受这份有价值的工作。此外，这也让治疗师无法停止内在的自我对话，在倾听来访者时也无法处于接收的状态，所以便难以识别来访者呈现的模式，难以与他们建立联结，难以尽己所能地理解来访者。因此，我们鼓励新手治疗师放松他们监控自我表现的过程，更多地聚焦于当下，即关注来访者，而非关注他们自己和他们的焦虑；更多关注他们当前跟来访者的互动，理解来访者某个特定的经历在此刻对于他们的意义。这才是我们应该如何开始建立这个重要的工作同盟的过程。

最后，新手治疗师会对他们自身的助人能力感到担忧。新手治疗师常常体验到一种不想要的、内在的压力，这让他们觉得需要做些什么，以促使来访者改变。他们通常认为，他们应该在初始访谈（阶段）让来访者有不同的想法、感受或有所改变。结果，他们常常会突兀地转换话题（至少在来访者的角度看来是这样），把来访者从他们自身的关注点转移到治疗师认为最重要的事情上，而这恰恰失去了与来访者共同合作或探索的意味。最恰当地处理这些对自身表现的担忧的方式是开诚布公地与可信任的督导师讨论，将之正常化并将之视为常见的、预料之中的情况。治疗师不需要背负压力，认为自己需要一直知道"什么是对的"或

"来访者怎么了"。他们只需要与来访者开展合作性对话，探索来访者的生活中哪里出了差错，形成对来访者更好的理解，明白做什么可以帮助来访者弄清楚他们自己想要的改变。

## 共情性理解是改变的先决条件

当然，治疗师确实需要帮助来访者改变，但只有来访者能先体验到治疗师是看见、理解且尊重自己的时候，改变才最有可能发生。如同之前所说，在治疗的最初阶段，治疗师的主要目标是建立工作同盟，而工作同盟的建立需要治疗师不断地给予来访者共情性理解并与其保持情感上的同在，传达出对来访者的安全和福祉的真诚关心。为了准确地理解来访者的体验，治疗师需要对来访者表达关爱并表现出对其问题不带评判的关切。赛尔马·弗龙贝里（Selma Fraiberg）及其同事在其经典文章《保育室中的幽灵》（*Ghosts in The Nursery*）里优美细致地阐述了治疗师以精准和关怀的方式表达对来访者体验进行理解的能力。在这篇文章所列的案例中，治疗师在给一位抑郁的年轻妈妈提供治疗。社会福利局判定这位母亲可能对尚在褓褓中的女儿有施虐的风险。治疗一开始，治疗师便感到困惑，她观察到，这位母亲怀中的宝宝至少哭泣了五分钟，她却并没有尝试进行安抚的意图。这位母亲没有在宝宝的耳边低声说些安抚的话，也没有摇一摇她；她只是心不在焉地把目光从哭泣的宝宝身上移开。治疗师尝试做出个案概念化，尝试制订治疗计划，所以问自己："为什么这位母亲听不到她的宝宝的哭声？"

当这位年轻的母亲被忽视和被虐待的过往经历在治疗中呈现出来时，治疗师意识到，没有人曾听到或回应过这位母亲灵魂深处如孩童般的哭喊。治疗师假设这位母亲已经对其内在哭泣的小孩关上了门，就像她现在对哭泣的宝宝关上了门一样。这个概念化的理解引导治疗师做出治疗方案：当这位母亲自己内在的哭声能够被听到时，她将会听到她孩子的哭声。

治疗师开始聆听并充满关爱地表达自己所听到的这位母亲的童年经历。在她5岁的时候，她的母亲去世；在她11岁的时候，负责监护她的姨妈也"离开"了。经历这些巨大的丧失后，来访者随之产生了"没有人要我"的感受。治疗师聆听这些感受并替这位母亲把她儿时的感受用语言表达出来，作为对这些感受的回应。

这一定让你非常难受……这一定深深地伤害了你……当然，你需要自己的妈妈。你不知道可以向谁求助……是的，有时候大人并不理解这一切对一个孩子来说意味着什么。你一定很需要哭泣……一直都没有人听见你。

在治疗过程中多次恰当的时机，治疗师准确地理解了这位母亲的体验，允许她有自己的感受。于是，这位母亲对于自己作为一个被抛弃和被虐待的孩子的哀伤和痛苦开始浮现。这位母亲哭了，治疗师对此传达自己的肯定、理解并安抚她。就在接下来的几次治疗中，值得注意的事情发生了。当宝宝哭泣时，这位母亲第一次用双臂抱紧她，紧紧地抱住她并在她耳边轻声哼唱。治疗师的假设是正确的：当这位母亲自己的哭泣能够被听到的时候，她就能够听到她孩子的哭声。当她和孩子之间的依恋关系开始建立时，虐待的危险性也就降低了。

这个让人心酸的案例研究阐述了治疗师如何使用共情性理解化解来访者的症状，并且（在本案例中）停止了代际虐待的传递。修复性情感体验产生于治疗师以关爱和理解的态度对这位母亲的痛苦进行回应时，即她在孩童期极度需要却从未得到的东西。这个案例研究表明，治疗师以充满关爱的方式明确表达对来访者体验的理解具有多么强大的威力。

这样的角色榜样可以鼓励受训中的治疗师探索他们自己的沟通方式，以传达他们被来访者的痛苦触动的感受并对来访者表达关爱。缺乏自我照顾的能力是许多来访者困扰的核心，而且大部分来访者直到他们感到有其他人关心他们时，他们才能开始关心自己。治疗师需要识别什么对来访者而言是重要的，然后给予这种关心，表达他们对来访者苦痛的真诚关注，让他们在这段关系中感受到他们是有价值的，也会被有尊严地对待。这些都是治疗师在治疗初期的目标。

## 结语

人际过程取向是整合性的，汲取了不同理论传统的概念和技巧。本章的基本概念"通过共情性理解建立工作同盟"是基于罗杰斯创立的以来访者为中心的疗法，特别是其中的准确共情。

人际过程取向尝试从增强来访者自我效能感的角度解决问题。这种培养独立性的治疗取向可以通过共同合作的伙伴关系更好地实现。来访者需要积极地参与每次治疗会谈，而不是做一个"好病人"，等着被治愈或被告知要做什么。治疗师与来访者共同合作的过程维度比他们讨论什么或治疗师的理论取向更重要。

在本章中，我们讨论了与来访者同频共同合作，聆听其感受从而理解对其而言什么是最重要的。我们探讨了这种做法带来的治疗性影响。此处所描述的给予深刻理解是每种取向的治疗师都能够给予的最重要的干预之一，那对来访者而言是很棒的礼物。或许由于它们是如此简单，这些基本的人性反应反而很容易被忽视。然而，它们是所有助人关系的基石，更是建立工作同盟的基础。

## 本章练习

当你生命中的重要他人正处于痛苦之中或遭遇危机时，你会如何回应？你能否指出自己的回应是试图提供安慰，或者试图提供解决问题的方式，还是试图给予肯定和共情性理解？回顾一下，你觉得自己的回应有帮助吗？

　　同样，回顾自己生活中近几年曾出现的一个特定危机。回想一下，你从其他人那里获得的哪种类型的回应是有帮助的，哪种是没有帮助的？在那个对你而言颇感压力的时期，你接收到怎样的肯定或共情性理解？

# 第三章

# 尊重来访者的阻抗

对于接待自己的第一个来访者，琼感到很紧张，所幸首次面谈进行得很顺利。来访者花了很长时间讲述自己的担忧，琼也觉得自己可以和来访者轻松地交谈。当来访者谈到一些不舒服的感觉时，琼也觉得自己能理解他正在经历些什么。她觉得他们之间已经建立起良好的咨访同盟，他看起来很友好，咨询结束后他离开时也表示很感激。然而，一周后，琼收到了一个简短的电话语音留言，这位来访者说自己"现在没法继续接受治疗"。琼一个人呆坐在办公室里，感到迷惑和沮丧，回想治疗中到底哪里出了问题。

## 概述

正当治疗师感到有些重要的部分开始出现时，有些来访者却"刹车"了。来访者取消预约或者干脆失约，或者迟到 25 分钟，或者把咨询时间改到星期天早上的 7 点。这些阻抗的出现让新手治疗师感到不解和挫败："为什么她不来了呢？！我们的首次咨询很顺利，她也分享了那么多……"尽管绝大多数来访者不会以这种方式表达阻抗，但其他形式的阻抗也会在治疗的过程中不时出现，甚至是那些求助动机强、有责任感、努力改变自己的来访者也会出现阻抗。尽管绝大部分新手治疗师开始参加培训时没有预料到来访者会出现阻抗，但对阻抗进行工作是治疗过程中可以预见的一部分。因此，这一章的目的是帮助新手治疗师学习面对阻抗，即如何对阻抗进行有效的识别和回应，以便让来访者继续接受治疗并从中受益。

在开始接受心理治疗时，绝大多数来访者往往有积极的情绪体验，然而，他们会同时存在正面和负面的感受。来访者寻求治疗是为了让自己从痛苦中解脱出来。然而，我们需要更深入地探索来访者感受的复杂性。通常，当来访者求助并尝试做出改变时，他们可能会同时对这种尝试予以抗拒或反对，或者很难继续接受治疗，尽管他们觉得这个治疗师不错，对自己也有帮助。从最开始的心理治疗到当代整合取向式治疗，如动机式访谈，临床治疗师一直尝试理解和应对在改变过程中出现的这一自相矛盾、具有阴影的部分。导致这种情况的原因有很多。对于很多来访者而言，当寻求帮助或者出现了自己无法处理的情绪问题时，其羞耻感会随之出现。在一些文化中，向家庭以外的人暴露自己的问题会遭到家人的强烈反对或者被视为"不忠"。对其他来访者而言，向他人求助或者做些什么事情以满足自己的需要会让他们感到内疚。还有一些来访者将他们扭曲的认知图式付诸行动，他们预期治疗师会和生活中的重要他人一样，用其熟悉但并不想要的方式或者可能带来伤害的方式回应自己，对治疗师的这种预期会引发他们的焦虑。因此，如果来访者因某个问题或需要前来求助，这常常会激发其羞耻、内疚、焦虑的感受或其他心理上的不适，或者让他们感到有威胁，尤其当其内心深处相信治疗师最终会与自己过去生活中的其他人那样，以一种自己不想要的方式对待自己时更是如此。除了在开始接受治疗时遇到的那些困难以外，我们将发现，来访者感觉有所好转、治疗出现进展及他们在现实生活中成功做出改变，同样可能引发其相互矛盾的感受。

　　治疗师试图找到让来访者难以进入治疗的那些特定议题，并针对这些议题进行工作，以使来访者在治疗后期维持行为的改变。在许多情况下，对来访者而言，他们表现出的阻抗曾是有效的应对策略。例如，来访者在儿童期非常独立，从来不向大人提出自己的任何需要和要求，这可以让其免受被抛弃、嘲笑、打击或某种伤害；但长大后，他们就不再需要这种策略了。治疗师的目标是找出一种接纳和尊重这种策略的方式。例如，治疗师可以通过类似下面的语句承认这种策略在来访者成长过程中曾经具有适应性：在以前，寻求帮助是不安全的，因为当你表现出脆弱的一面时，他人可能会嘲笑你"不知足"或讥讽你"太苛求"，这是可以理解的。治疗师帮助来访者看到，这种解决问题的策略已经不再适用了（事实上它现在已经影响到来访者人际关系的健康发展）。根据来访者反应的独特性，在其开始接受治疗、向治疗师求助、与治疗师或家庭以外的人交谈或做出改变并觉得自己变得更好时，他们可能会有不同的担忧，这些担忧必须针对每个来访者的具体情况加以澄清。然而，来访者也会表现出一些共同的主题。

- 如果我信任或依赖这个治疗师，他可能会批判或评价我、尝试控制我、开始依赖我或对我有所求，或者以一些我不想要的方式利用我，就像以前我向其他人求助时他人所表现的那样。
- 我没法寻求帮助，因为我必须时刻保持独立，具有掌控能力。
- 我不值得任何人帮助我，我并不是那么重要。

- 我不需要他人的任何帮助，因为如果我不完美，就会给我的家庭丢脸。
- 求助就是承认这件事真有问题，也证明我真的有问题。
- 如果我停下来进行自我探索，我担心自己会看到什么，也害怕一个敏锐的治疗师将从中了解我。
- 如果我自己解决不了这个问题，就表明我真的像他们经常说的那样，有太多的要求或太敏感了。
- 我是一位治疗师，我不能有问题，我应该知道答案的。
- 我会开始哭，而且停不下来，这太丢人了。
- 如果我向他人求助，就会欠人家人情，那我就没法保持独立自主了。

　　困难或阻抗会以上述或其他数不清的方式出现。对很多来访者而言，仅仅是给治疗师打个电话或者参加首次访谈这样简单的行为，就能激活其内心那些不舒服的感受。尽管对每位来访者而言理由千差万别，但来访者的阻抗和防御背后最大的驱动力是羞耻感，如同我们前面看到的许多例子一样。为了帮助我们理解这些阻抗，进而对发生的事情更好地共情，我们需要暂时停下来，回想一下自己在现实中经历危机事件时的情形。问问自己："当我自己出现个人或情绪问题需要向某个人求助的时候是怎么样的？"悲哀的是，对于很多人而言，这是不容易的。对于某些人，哪怕仅仅想象一下与助人者或其他人谈起某个重要的问题都让其感到不可思议。

　　个体如何应对其脆弱是一个具有深远意义的议题，它能引领我们看到很多方面，但特别值得一提的是，它带领我们进入依恋关系的核心。当我们说一个孩子是安全型依恋的时候，我们到底指的是什么？这其实非常简单：**安全型依恋的孩子具有安全感，当面临伤痛时，他们能够安心地期待，相信照料者会持续关注或倾听自己的困惑并以可靠的方式努力帮助自己面对伤痛、渡过难关。** 换言之，他们面对自己的问题的时候并不是孤军奋战——他们有可以信任的伙伴或同盟；当他们出现状况时，这些值得信赖的人会真诚地希望知道发生了什么事情，并且无论发生什么情况，这些人都会出手相助。相反，当出现阻抗时，我们往往要对非安全型依恋的经历进行工作。这些来访者缺乏安全型依恋的两个组成部分：一个是**安全避风港**——遇到困难时能安抚他们的人；另一个是**安全基地**——有需要时可以给他们支持、帮助他们进行探索和冒险、让他们变得更独立的人。也就是说，基于自己以往的生活经历，很多来访者学会对现实抱有的期待是，当他们处于困难中或有需要的时候，治疗师和其他人都不太想或者没有能力回应他们；如果他们成长和独立的需要与其他人的需要产生了矛盾，那他们的需要便不会得到鼓励。这一信念最早是从他们与自己早年的照料者之间不断重复的现实生活体验中习得的，继而在以后的重要关系中又不断地被证实。这种信念在治疗的不同阶段，特别是在治疗刚开始的时候，也会出现在与治疗师的关系中。

　　来访者通常因害怕或痛苦的情绪而决定前来求助并开始接受治疗，所以治疗师很容易回应其这部分情绪。如果我们只着手于表面，这个部分往往是显而易见的。来访者一方面希望我们能给予回应，但通常另一方面又不想如此。这个阴影的部分，即那些对立的或相互矛盾的感受（源于过去的互动，在来访者遇到困难或需要求助时，他人给予的回应往往是来访者不想要的）会成为一股对抗的力量。正如我们在本章开始提到的案例，如果这些感受没有被看到和处理，这种阻抗会让一些有求助动机且很有可能改变的来访者无法成功地投入治疗。

## 对处理阻抗感到犹豫

　　想象一下，第二次咨询时，你的来访者预约了却没有出现，或者迟到了很久，或者改了两次时间。这可能并没有什么显著的心理上的意义。毕竟在现实生活中确实会出现汽车抛锚、交通堵塞、孩子生病、最后一刻接到电话要处理工作等各种情况。然而，如果这些行为反映的是来访者对于接受咨询有某些顾虑，而不仅是受现实因素所限，那么治疗师则需要找出一种有效的方式予以应对，否则来访者很有可能早早地脱落。最开始，治疗师通常不清楚来访者的行为是出于现实层面的原因还是心理上的原因，或者二者兼有。然而，正如我们将看到的那样，寻找一些不带威胁或不带指责的方式与来访者探讨这些行为，可以大大提高来访者的持续参与度。在探索的过程中，与治疗师所说的内容同等重要的是治疗师抱有好奇心及不判断的态度。否则，来访者可能会产生误解，把治疗师的观察视为指责或批评，这对来访者的阻抗毫无帮助，只会造成其进一步的阻抗。

　　具体而言，我们可以按下面两个步骤处理阻抗。步骤一，治疗师可以抱着支持性的态度进入来访者的参照体系，**确认或肯定来访者提到的现实层面的原因**，灵活地予以回应，并且针对这些原因做一些合理的调整或者帮助来访者应对现实中的困难。

**来访者**：我的孩子 2:30 才放学，还有……

**治疗师**：嗯，我周三没有时间，但每周四 4:30 可以。这样的话你的时间可以吗？

　　步骤二，只有治疗师认真地看待来访者基于现实的担忧后，才能开始询问来访者对进入治疗的矛盾感受。治疗师可以用**一种尝试性的态度**对来访者表达自己的好奇，和来访者一起探讨：进入治疗后是否也引发了其心理上其他的担忧和不安。

**治疗师**：我想知道，你打电话预约并来找我谈话时，你的感觉是怎样的？你因为有这个问题决定来找我，看我是否可以提供帮助，这对你而言，是什么样的感受？

或者

**治疗师**：来这里和我会谈，让你感觉最害怕或最担忧的是什么？

如果治疗师没有遵循以上两个步骤，大多数来访者会觉得自己被误解或者受到指责，从而妨碍他们参与治疗的能力。例如，一位指责型的治疗师可能会说："上次会谈你没有来，为什么呢？"而另一个极端是，一位回避型的治疗师可能会说："啊，你又迟到了，但是我很高兴你还是来了。让我们直入正题吧，从哪里开始呢？"接下来让我们看看，如果治疗师和来访者都不愿谈论潜在的阻抗，那将如何导致来访者的流失。

## 治疗师对处理阻抗的困难

出于许多原因，对新手治疗师而言，阻抗并不是一个受欢迎的概念。它会让人产生不适感且容易被误解为对抗，但是处理阻抗是一项必要的技能，现在我们开始学习一些有效处理阻抗的方式。每个来访者或多或少都会感到矛盾、防御或阻抗。阻抗表明来访者一方面具有真正改变的愿望，另一方面也有维持现状的需要，他们在这两种同时出现的需要的冲突中挣扎。这种推—拉会出现在治疗的开始阶段，并且在整个治疗中会不断地变化，或强或弱。普罗查斯卡（Prochaska）等人针对来访者在改变过程中经历的阶段做了大量工作。他们报告称，大多数脱落的来访者可以被描述为处于"前沉思阶段"。处于该阶段的来访者通常认为自己没有问题，他们来治疗主要是迫于他人的压力。例如，他们的配偶扬言要离开他们，雇主威胁要解雇他们，以及法官要惩罚他们或者父母威胁不再为他们提供经济支持，等等。来访者因为受到这些外在压力的胁迫才觉得自己不得不改变。

当法庭强制来访者参与治疗时，阻抗便会成为一个更大的议题。尽管被强制接受治疗的来访者可以通过与治疗师的合作找到他们真正希望改变的问题，但对治疗师而言，这类来访者通常更具有挑战性，所以不适合新手治疗师。然而，每个来访者前来寻求治疗时，治疗师都要注意他们出现阻抗的迹象，并就此与他们讨论和处理而非予以回避或否认。研究发现，如果治疗师认识到阻抗并对之进行回应和处理，以使来访者可以积极合作地参与治疗过程，那么来访者便会在治疗中取得进展且治疗效果会更好。接下来让我们看看，为什么许多初学者甚至经验丰富的治疗师，在处理和探索作为治疗过程一部分的阻抗、矛盾和防御时会感到困难。我们认为主要有以下三个原因。

第一个原因是，许多新手治疗师，特别是那些自己从未接受过治疗的治疗师，并不清楚接受治疗时的矛盾感受。这些治疗师经常惊讶地发现，在最初的会谈中，一些来访者对他们当初公开寻求的帮助实际上予以拒绝。通常，治疗师不乐意探索和处理阻抗，因为他们担心只能用责备或批评的方式进行探讨，这可能会激怒来访者或者让来访者感到内疚。治疗师也可能认为，这样探讨阻抗会让自己处于优势位置，否认来访者自身体验的有效性，而这从来不是我们想做的。以下是一位治疗师对有三个孩子的单身母亲说的话，而这显然是无效的。

**治疗师：** 嗯，我注意到你今天迟到了 5 分钟。

这位治疗师的问题是忽视了我们之前讲到的第一步，即先确认来访者迟到是否出于现实中真实存在的原因。阻抗不一定必须以这种不受欢迎的、等级式的咨访关系来处理。治疗师在谈论阻抗的同时仍然可以对来访者的社会情境和现实中的困难保持敏感。例如，如果来访者使用公共交通工具，那就不能保证每次很准时。来自不同文化背景的来访者也有不同的时间观念，有些文化背景的来访者可能会认为，对于 50 分钟的会谈而言，迟到 5 分钟并没有什么大不了的。对某些来访者而言，准时出现甚至可能是不礼貌的，因为迟到几分钟可以让主人有额外的时间做准备。治疗师可以告诉来访者有关治疗的程序，并且就像我们将看到的那样，用协作、非责备的方式回应阻抗，这会加强来访者对治疗的承诺，巩固治疗同盟，并给来访者赋能而非否定来访者。

治疗师不愿意处理来访者阻抗的第二个原因可能更加个人化。大多数新手治疗师强烈地想让来访者喜欢自己。这是可以理解的，新手治疗师非常希望新的来访者能够发现自己能为他们提供帮助，从而继续前来治疗。如果来访者出现缺席或迟到的现象，新手治疗师通常会产生挫败感。如果这种情况同时也发生在其他来访者身上，新手治疗师往往会对自己的助人能力产生怀疑，感到不自信，从而对自己有更多的要求，并且在处理下一个来访者的问题时会过度取悦来访者或者过度表现自己。这对一个新手治疗师来说并不是好现象。

第三个原因是，通常治疗师不询问来访者表现出的一些潜在的阻抗迹象是为了避免引来不必要的批评。由于不想听到他人批评自己可能做错了，新手治疗师就很难做过程评述并邀请来访者表述一些表面上看似不好的信息。接下来的示例及书中的其他示例都是为了给新手治疗师提供一种语言表达示范，让他们可以尝试与来访者进行既坦率直接但又不会让来访者感觉到对抗的交流。

**治疗师：** 针对今天我们进行的讨论，你感觉怎么样？哪些部分你觉得还不错，哪些部分觉得不那么好？

或者

**治疗师：** 我们之前的合作有没有哪些部分让你感觉不太舒服？如果有的话，希望你能告诉我。你知道，只有这样我们才能做一些调整和改变，让我们的会谈对你有更大的帮助。

就像他们的来访者一样，大多数治疗师并不情愿靠近这些会引起他们自身焦虑的议题，如提出与他人之间潜在的冲突及直截了当地对之进行讨论。因此，新手治疗师可能会在以下方面显得迟疑：邀请来访者表达他们可能对治疗师的回应产生的任何负面反应，讨论来访者因为不得不寻求帮助而引发的担忧或者对于需要治疗的矛盾情感。对大多数人来说，邀请他人给出批评性的反馈或者与其讨论人际冲突都是困难的，但是如果治疗师可以用非防御性的方式做到这些，就会对来访者非常有帮助，因为许多来访者从来没有在其他任何关系中感受过这些。

如果来访者对治疗师或治疗关系的某些方面隐晦地提供了一些信息，并且暗示与治疗师之间有一些冲突或者对于进入治疗有困难，那么治疗师与来访者一起探索潜在的阻抗或者他们之间出现的关系裂痕就变得更加重要了。

**来访者：** 在我长大的地方，我们从来不在家庭之外讨论自己遇到的问题。

**治疗师：** 谢谢你告诉我这些。因此我猜，你的意思是，对你来说，来到这里并同我讨论你面临的问题并不容易，让我们讨论一下这个困难吧。

或者

**来访者：** 我的家人确实很重视自立。如果在我们家，你不应该有任何问题。如果你真遇到什么问题的话，也要自己搞定。你不能跟任何人说这些问题，当然也不能跟治疗师说。

**治疗师：** 这样啊，所以你想跟我说的是，对你来说，来这里跟我说一说很不容易，因为这违背了你的家庭的价值观。我很感激你愿意冒险和我一起做不一样的事情。现在，当你告诉我在你们家这样是不可接受的，你的感觉怎么样呢？

**来访者：** 感觉有点复杂。我喜欢跟你说这些，因为你似乎能理解我，但是我想我也会有些内疚。

**治疗师：** 你这两部分感受都很重要。很高兴你觉得我能理解你，我想这可以帮助你。同时我也欣赏你希望尊重家庭的价值观且不想背叛家人。我想你是否可以决定做一些与你的家人所做的不一样的事情，这些事对你来说会更有帮助；同时，你仍然可以找到其他的方式继续表达对家庭的价值观和家人的尊重。

进一步来说，当来访者暗示其与治疗师之间有些问题，或者对治疗师有一些个人的担忧时，治疗师处理这些潜在的问题或误会就变得更加重要了。

**来访者：** 你多大了？你从事心理治疗已经很长时间了吗？

对许多新手治疗师来说，其临床受训中最有挑战的部分之一是学习运用一种直截了当的、非防御性的方式解决人际间的冲突，而非予以回避，假装什么都没有发生。来访者的这种具有挑战性或挑衅性的话语很可能会引起大多数新手治疗师的焦虑。然而，我们需要对此有所预期，并且准备好对之给予治疗性的回应。当选择进入这个行业时，大多数新手治疗师并没有意识到，用一种直截了当的方式处理人际关系冲突也是他们工作的一部分！矛盾的是，如果治疗师因为自己的焦虑而没有与来访者讨论这些阻抗、矛盾或关系裂痕的潜在迹象，来访者就极有可能把这些担忧付诸行动并提早结束治疗。新手治疗师需要通过深呼吸放松，让自己可以用非防御性的方式冒险对之给予回应。他们只需要邀请来访者一起充分地讨论这个担忧就可以对之进行有效的处理。

> **治疗师**：我很乐意回答你的问题。只是我有些好奇，你问这个问题是因为你担心我是否有足够的经验可以帮助你，还是我们之间发生了一些什么让你想到了这个问题？

过程评述是一种有效的方式，因为过程评述指出一种可能性，即来访者进入治疗或者与治疗师一起讨论某些议题可能是有困难的，也邀请治疗师和来访者一起探索这种可能性。如果来访者确实比较年长，而且确实在意治疗师的年龄，直截了当地回应其疑问通常是需要的，也是恰当的。然而，这个问题通常是关于治疗师的胜任力的。不久之后，新手治疗师就会发现，自己能够用一种不会让来访者感到被指责、被责备或不被肯定的方式做到这一点，而且自己非防御性的、希望来访者参与治疗进程的意愿可以巩固工作同盟。

> **治疗师**：你今天似乎有些沮丧，并且来这里好像也有些困难。我想是不是我们之间发生了什么？你有什么想法吗？
>
> **来访者**：我不太懂你的意思。
>
> **治疗师**：我猜想，我们之间的关系或者目前治疗的进展是不是不太顺利。我们似乎在某种程度上会错过彼此的意思。你对我们之前发生的事情有什么想法吗，或者我可以做些什么不同的事情让我们可以更好地合作呢？
>
> **来访者**：嗯，可能你可以多说一些，或者多给我一些反馈。你太安静了，大部分时间我真的不知道你在想什么。
>
> **治疗师**：我很高兴你告诉我这些，谢谢你的坦诚。当然，我也乐意开始与你分享更多我的想法，这些是容易改变的。我想知道，当你不知道我在想什么的时候，你会有什么感觉呢？
>
> **来访者**：嗯，当你特别安静的时候，我就觉得你好像会评判我或怎么样。
>
> **治疗师**：评判你？这种感觉确实不太好。让我澄清一下，我从来没有评判过你说的内容，如果曾经有，那也一定是我的不足或问题。另外，可能你也正在告诉我，你生活中的其他人经常评判你吗？
>
> **来访者**：是啊，我的丈夫就经常这么做。而且，我想我妈妈对我做的任何事情都不赞同……

用以上这种方式冒险探索来访者的阻抗，通常会"打开"或揭示其核心困扰（如上例所示的"评判"）。这个核心困扰会阻碍来访者参与治疗，是来访者的核心问题，也是治疗需要聚焦的方面。

## 来访者对处理阻抗的困难

不幸的是，和治疗师一样，来访者通常也不愿意直接讨论阻抗。来访者通常不会意识到自己的阻抗，并且会将其外化到其他人或其他事情上。例如，来访者可能会说类似下面这样的话。

**来访者**：是的，我迟到了，但是交通状况实在太差了。

尽管这种表述在某种程度上具有一定的真实性，但如果这是一种持续的行为模式，那就需要进一步探索了。这一方面可能有现实层面的原因，而另一方面可能更多的是来访者个人或心理上的阻抗。当治疗师意识到这些时，就可以询问来访者下次是否可以早些出门或者是否需要更换其他的会谈时间。同时，治疗师也可以开始探索来访者对治疗或治疗师可能持有的任何担忧或想法。

**治疗师**：关于上周我们的会谈，你去取车或开车回家的路上，或者回家以后，你还记得自己都想了什么吗？

或者

**治疗师**：我比较好奇在这一周里你对我有什么想法吗？或者对于我们一起工作有什么担忧吗？

或者

**治疗师**：我好奇你的家人或朋友会怎么看待你来进行心理咨询并讨论个人问题这件事呢？

这些话没有任何批评或责备的意思。即使来访者没有准备好认识或讨论任何基于心理原因的阻抗，治疗师也已经邀请来访者考虑阻抗具有心理因素的可能性，并且为之后的讨论打下了基础。这是对来访者实施教育的一部分，让他们了解治疗的过程，也改变了咨访互动的社交规则。也就是说，治疗师把讨论他们之间的关系和探索双方之间发生了什么变得"正常化"，而这也让来访者有了新的期待，那与来访者日常生活中的大多数其他关系都不一样。

**治疗师**：我知道其他人一般不会这么直接与你进行讨论，但是我能给你提供帮助的最好方式就是我们可以讨论你的任何担忧，不论是对我们之间的关系，还是我们一起工作的方式。

有时候来访者认识到他们很难投入治疗，并且他们会对自己的这种矛盾行为感到困惑和沮丧。例如，来访者可能会发出类似以下列举的诧异和感叹。

- 我经历了很多麻烦、花费了很多金钱才来到这里，但是为什么一到这里我却不知道可以说些什么呢？
- 上周的会谈明明进行得那么顺利，为什么我会忘记预约下次会谈呢？这完全说不通啊。
- 我一直找你要建议，然后却对你的任何建议说："是的，但是……"这是为什么？我到底是怎么了？

如果来访者明白自己正在以某种方式抵制并破坏自己的努力，他们通常会严厉地批评自己，并在某种程度上认为自己是糟糕的或者失败的，所以他们认为治疗师对他们也会持这种批判的看法。因此，当治疗师开始探讨阻抗时，大多数来访者会想避开这个主题，因为他们害怕治疗师会责备他们，责备他们没有付出足够的努力、作为来访者很失败、没有动力，等等。让来访者感觉自己被责备和被批判，永远不会对他们的进步有什么帮助，所以治疗师可以尝试把来访者的这种自我批判的态度公开，帮助他们在新的框架下看待其对自己的阻抗的批判性态度。怎么才能做到这一点呢？首先，治疗师需要帮助来访者学习将自己的阻抗视为不再具有适应性的应对策略，这些策略在产生之初确实发挥了自我保护和适应环境的功能，而且实际上可能是他们在早期发展阶段能够运用的最好的应对方式。其次，治疗师要帮助来访者意识到在目前的大多数关系里，他们不再需要这种应对策略，如当下在和治疗师的关系中；相反，他们可以和治疗师一起学习更灵活的应对方式，先是在与治疗师的关系中，其次是在与其他人的日常互动中。把来访者的阻抗置于来访者成长情境的框架下加以理解并重新看待，在许多方面会对来访者有帮助，尤其会帮助来访者建立自我接纳和自我理解，而不是自我批判和自感羞耻。这是一种复杂且具有深远意义的干预。治疗师以关爱的态度处理来访者的阻抗或应对方式，帮助来访者理解其形成这种阻抗或应对方式的原因，这是至关重要的，因为这给来访者提供了一个机会，让他们可以进行自我关照，从而开始改变的过程。

通常，来访者的阻抗，甚至那些促使他们前来治疗的症状，曾经是他们赖以生存的一种机制。这种生存机制不仅是必要的、具有适应性的，有时甚至是富有创造性的。例如，焦虑症状是向来访者表明存在危险的信号，这种危险或许不是来自当前存在的威胁，而是来自过去或者来访者成长过程中确实存在的问题。同样，抑郁症状可能反映的是来访者关于来自被照料者保护和关爱的渴望没有得到满足时应对痛苦的一种方式。阻抗也可能是来访者在应对他们以前被剥削或被嘲笑的经历，并且他们预期以后还会被他人这样对待（例如，阻抗的形式可能有封闭自己、回避与退缩、停止感知，等等）。换句话说，与照料者所形成的体验及目前与重要他人的人际互动，让来访者有充分的理由不愿意寻求帮助，不愿意与他人分享自己的脆弱感，同时也不愿意冒险信任他人。如果治疗师和来访者一起探索其与他人当前和过去的互动中的反应模式，来访者的阻抗就变得有意义了。阻抗并不是非理性的行为，从发展的角度来看，阻抗是可以被理解的行为。这样看待来访者的阻抗是对来访者的巨大肯定和赋能。

例如，假设一位来访者对进入治疗存在困难，我们会鼓励治疗师使用过程评述的技术并聚焦在此时此刻，以凸显或澄清这些在治疗过程中出现的不良但可预期的关系模式。

- 如果我们开始一起解决你的问题，你认为我们之间可能会出现什么情况呢？
- 如果你愿意让我尝试帮助你，那么我做哪些事情可能会伤害到你，或者让事情变得更糟糕呢？
- 在治疗过程中，我们的宗教、种族或性别之间的差异会怎样阻碍我们，成为我们之间或我们一同工作的问题？

类似这样的问题通常可以揭示来访者生活中最有意义的议题，这些议题突出了来访者害怕或不希望出现但同时又预期会出现的事情。因为这些就是来访者的重要他人过去在与来访者互动时的反应方式。换句话说，这些聚焦于过程的提问具有评估功能，也有助于形成治疗的焦点。这些问题澄清了来访者在生活中的关键议题，让治疗师和来访者都明白到底发生了什么。

这种以过程为导向的提问有助于治疗师与来访者确定，过去来访者在日常生活中寻求帮助时所产生的令其厌恶的后果。通常，来访者会对这些问题给出非常具体的答案，并详细地描述过去经常发生的人际关系场景。例如，当他们在家庭中寻求帮助时，他们被忽视、被取笑，他们感到无能为力和羞耻，或者他们被家人认为自私或要求太高。有些来访者直接被否定、被告知他们并不是真的需要他们所要求的东西，他们应该停止抱怨。其他一些来访者可能已经感觉到，为得到想要的东西，他们必须承担一些不必要的责任和义务，或者他们收到的非语言信息暗示他们所需要或要求的东西加重了家人的负担，从而引发来访者的内疚感。运用过程评述，治疗师和来访者可以一起探讨和明确原因：为什么来访者曾经以这些方式做出反应是有效的，而如今这些反应失去了作用且变得具有一定的不适应性。

45 岁的玛乔瑞是一位教师，她来进行咨询是因为她的抑郁症状越来越严重。目前她的症状表现为长时间与外界隔绝、时不时地哭泣，同时她担忧自己这种表面的常态能维持多久。在第一次咨询中，她描述了自己长期以来受到的情感剥夺和忽视：玛乔瑞的母亲可能患有严重的抑郁症，她总是喝醉酒后入睡，并且到第二天下午才会醒过来。那时，玛乔瑞才 10 岁，她总是自己做饭，一个人看电视，然后独自上床睡觉。由于玛乔瑞非常渴望与他人建立联系，所以她开始帮助许多邻居做家务和杂务，并成为"社区小帮手"。有些人看到了这个年轻女孩的困境，并好心地邀请她一起共进晚餐。然而在现实生活中，每当有人对玛乔瑞好，玛乔瑞就会过度回馈他人，用玛乔瑞自己的话来说就是，她总是"奴役"自己感激他人对自己的关心。45 岁时，玛乔瑞因为这种"奴役"而感到身心俱疲。当咨询即将结束的时候，治疗师意识到玛乔瑞似乎松了口气，可以放松下来仔细地讲述自己的故事了。治疗师很想知道，玛乔瑞在得到这样的肯定和共情之后会有什么感觉。这种肯定和支持是否会让她担心自己必须尽力回馈治疗师，使治疗师成为另外一个她需要用原来的方式进行回应的人？

**治疗师：** 玛乔瑞，我们这次的会谈时间就快结束了。你今天来这里咨询感觉还好吗？下星期可以再来和我见面吗？

**来访者：** 你很认真地听我说话，这让我感觉自己被理解了。

**治疗师：** 这很好，很高兴你有这种感觉。

**来访者：** 是啊，我很高兴今天和你说这些。因为我觉得自己被孤立了很长时间，现在很害怕接近他人。

**治疗师：** 考虑到我们今天谈论的内容，我想知道，对你来说，下星期再来跟我会谈会有困难吗？你会不会担忧你也要照顾我的感受？

**来访者：** 嗯，你这么说我才想到这一点。我真的很喜欢和你聊天，因为我觉得很孤单。但你的猜测是对的，我可能会开始担心我要怎么报答你。虽然我知道跟我谈话是你的工作，但我不能太依靠你，我感觉我真的亏欠你太多了（流泪）。

**治疗师：** 是的，那么你现在又在"奴役"自己了，只不过这次是对你的治疗师。我真的很高兴我们现在可以如此直接地谈论这件事情，这样我们就能尽量避免让它在我们之间发生。我们可以一起努力，尝试着改变这个让你精疲力竭的旧模式。这种模式曾经帮助你成为一个让人喜爱的好孩子，也让你与一些关心你的邻居建立了联系，所以这种模式在以前是有意义的。但如今你不需要它了，至少目前与我在一起时不需要。你和我已经建立了一种不用过度消耗自己的关系，你也不需要为我"奴役"自己。

**来访者：** 我很愿意再次进行咨询，但同时我又感觉害怕。我怎么知道我们之间的关系与之前我和其他人的不一样呢？

**治疗师：** 那我们就一起继续讨论，确认你不会感觉对我有所亏欠，或者看看我是否正在做一些事情让你感觉不得不来照顾我，就像你之前不得不照顾其他人一样。

通常，用这种方式对来访者的阻抗情绪进行探索可以揭示出来访者使用的过时的或不适应的应对策略，而非来访者缺乏改变的动机。玛乔瑞继续接受心理咨询，并取得了显著的进展。尽管玛乔瑞非常喜欢她的治疗师，但如果不认真探究她和治疗师之间可能会出现什么问题，进行下一次的治疗对她而言可能依然是一个挑战。治疗师可以通过以下四个步骤学习如何改变来访者的这种过时的或不适应的应对策略：辨别、肯定、追踪和类化。

步骤一，治疗师要尝试帮助来访者辨别他们与他人之间交往时存在的一些过时的应对策略（如追求完美、退缩、恐吓、服从等）。就像上面案例中的玛乔瑞，她总是牺牲自己的需要去照顾他人，在工作中感到疲惫和被人利用，在家庭中也感到不满。在这个步骤中，治疗师还需要帮助来访者明白，为什么他们最初需要使用这些方式才能应对他人或者保护自己。例如，玛乔瑞的照料者存在焦虑、吸毒或抑郁的情况，所以玛乔瑞不是在被照顾的环境中长大的，她反而要照顾父母。辨别这种过时的应对策略的另一个方面是，要明确来访者在当前的人际关系中，包括在与治疗师的关系中，仍在使用这个策略。例如，这些来访者通常不愿意与治疗师分享痛苦的感觉，因为来访者不想"打扰"治疗师或者成为治疗师的负担。

步骤二，治疗师要肯定这种人际应对策略曾经给来访者提供的保护。在目前的咨询关系中，这种策略（总是照顾他人的感受而忽视自己的需求）造成了问题，就像在与他人的关系中造成了问题一样。然而，这种应对策略曾经是对现实问题的一种有效的、适应性的回应。例如，玛乔瑞总是照顾他人，这使她能与冷漠的照料者形成一些依恋，而这也成为玛乔瑞自我认同的基础，成为她发现自己还有满足他人需求的能力而获得些许自尊的来源。通常，肯定这种应对策略的有效性和最初对这种策略的需求对来访者是一种赋能性的解放，因为这种全新的理解使来访者感到的更多是自我接纳，而不是自我谴责。例如，来访者会说："我觉得我不只是愚蠢和绝望，我现在意识到我为什么故意阻碍自己获得成功了。"

步骤三，治疗师要以一个稳定的意图追踪治疗的过程，保证在治疗关系中不会重复来访者的人际互动模式（这种经常发生在重要他人身上的有问题的互动模式）。治疗师可以提供一种修正性情绪体验，而非重演问题模式。治疗师可以和来访者一起澄清和核查。

**治疗师：**在工作中，你关注和照顾每一个人和每一件事，在家里你也是这样。你感到不满和精疲力竭，这是可以理解的。所以，当我们在澄清和明确你不想要的人生剧本时，我很想知道你是否也在用某种方式照顾我？

许多来访者对这类过程取向问题的回答都是肯定的，这常让治疗师感到难以置信。来访者会继续解释，他们所描述的这种与他人的人际互动的旧模式的某些方面，的确在他们和治疗师之间以治疗师意想不到的方式重现。

**来访者：**嗯……我有时候很担心我的问题会给你增加负担。因为我从你桌子上的照片看出来你是一个母亲，所以我知道，你的家庭也有很多需要你付出和投入精力的地方。

步骤四，治疗师的最终目标是帮助来访者类化，或者将这种与治疗师一起学习到的新经验迁移到生活中与他人的人际交往中。例如，像玛乔瑞这种照顾型的来访者也可以学习做出不同的反应并学会说"不"，从而使有问题的旧模式在其与治疗师的互动中不再重复。

**来访者：**不，你和我的老板、丈夫和女儿不一样——我不需要特别照顾你的感受。这让我感觉很好，我觉得你很好地回应了我。

**治疗师：**我很高兴这是一个让你感觉舒适的地方。在这里你可以放下那个让你精疲力竭的角色，让自己的需要得到照顾。那么在你的生活中，还有谁让你觉得你可以打破这种模式，也就是说对方与你相互回应并照顾你的需求？

**来访者：**嗯……我和妹妹在一起时会有这种感觉，还有我的一个同事也会很好地回应我。

**治疗师：**好，那我们在这些关系的基础上开始积极地寻找生活中的其他人，继续发展这种让你感到更平衡的关系。

通过一遍又一遍地重复这四个步骤，治疗师可以为来访者提供真实的体验，让其至少在治疗关系中不再需要继续使用过时且不适应的应对策略。更准确地说，治疗师可以帮助来访者学会区分何时仍然需要用这种旧有的方式进行回应（例如，在工作中与古板、苛刻的上司共事的时候），何时不需要用这种旧有的方式进行回应（例如，与支持他们的朋友或合作的同事互动的时候）。

这里有许多复杂但重要的信息，我们之后会再回到旧的人际应对策略这个关键主题上，并且继续探讨来访者的变化是如何通过这四个步骤发生的。总体而言，我们已经了解到，如果不以支持性和协作性的态度对待来访者的阻抗、矛盾或治疗关系中的裂痕，来访者就很容易在治疗中停滞不前或脱落。在治疗中，我们需要使来访者积极参与到成功的治疗同盟中，也需要识别他们生活中关键的、需要在治疗中干预的冲突。做到这些的一个最重要的方法是邀请来访者讨论他们的任何担心，可以是针对治疗过程中的任何方面，也可以是与治疗师所做的任何事情有关的任何问题。在这一点上，罗兹（Rhodes）等人询问了一些对治疗感到满意的来访者：治疗师是怎么消除他们之间的误解的？拥有更高满意度的来访者报告说，治疗师会询问来访者，对于此刻他们之间发生的事情有什么感觉；治疗师不带任何防御地倾听，并且愿意倾听来访者表述他们觉得治疗师正在做的哪些事情不正确；而且，治疗师如果犯了错或者伤害了来访者的感受，治疗师会道歉。总体而言，指导原则是，如果我们让来访者感觉在治疗过程中可以轻松而又安全地讨论他们参与治疗的害怕、矛盾或担心等情绪，他们就不会轻易将这些情绪付诸行动或者干脆脱落。在继续阐述具体怎么做之前，我们首先需要更好地了解如何在阻抗出现时识别它，以及如何把它与来访者出现的基于现实原因而需要肯定的行为区别开。

## 识别阻抗

　　新手治疗师会遇到一些来访者在前几次咨询时就脱落的情况，这很正常，尤其是在刚开始受训的时候。这确实让人感觉不舒服。但是就像我们已经开始了解的，我们其实能做许多事情防止这种情况发生。治疗师常常没有考虑在治疗中自己对来访者的共情性理解是否有效，是否邀请来访者坦诚地讨论关于参与治疗和对治疗师本身的各种疑问及担心。相反，治疗师可能只是将责任归咎于来访者，从而得出结论：来访者没有足够的动力或者没有准备好面对自己的问题（其实通常并不是这样，除非来访者被迫参与治疗）。或者，治疗师可能会错误地把责任归于自己，认为自己在之前的治疗中糊里糊涂地犯了一些不可挽回的错误，实际上也并不是这样。一般而言，与这些脱落真正有关的是其他一些因素。研究人员访问了参与治疗后的来访者，发现他们经常对治疗师有一些负面的或矛盾的情绪，他们也会向治疗师隐瞒这些情绪。我希望大家牢记这一点并从中学习。具体而言，来访者报告他们经常感觉自己表述这些负面的感受是不安全的。而且他们认为，一般来说，治疗师不想讨论"你和我"之间的关系，不想询问双方之间存在的潜在问题或误解。因此，许多来访者脱落是由于他们对参与治疗的矛盾感受没有得到直接表达的误解，或者与治疗师开展工作的困难；来访者还没来得及将这些感受与治疗师透彻地讨论和处理，他们就付诸行动了。这个不幸而又普遍的结果事实上是可以避免的。治疗师可以轻松地做很多事情帮助来访者成功地参与治疗，并且消除常见的误解和困难。例如，治疗师可以做以下事情。

- 在阻抗可能出现时帮助来访者识别阻抗。
- 用一种非评判的、欢迎的姿态讨论这个议题，积极地鼓励来访者充分表达对治疗师和对治疗的任何担心。
- 以接受和非防御的姿态倾听，对来访者愿意讨论问题的态度表示感谢，向来访者表达自己的意愿，即自己会以灵活的态度认真对待其担心，与其一道找寻双方都认同的解决方法。这些都可以帮助来访者消除他们的担心。

　　让我们从上面列出的第一项开始讨论。在阻抗出现时，治疗师如何才能识别或者知道它正在发生呢？治疗师或许永远不知道某个具体行为对某个特定的来访者意味着什么。但是，如果来访者一直持续地难以参与治疗，那么阻抗可能正在发生。例如，如果已经考虑过基于现实的原因（如时间安排上的冲突或费用问题），但以下任何一种行为仍持续出现，甚至一起出现，那么基于心理原因的阻抗就很可能正在发生，例如，接受治疗不符合家庭或社会的标准，或者来访者担心被治疗师评判或控制——如同他们在其他的重要关系中所体验到的一样。

- 来访者几次错过咨询时间或者多次迟到。
- 来访者只有极少的时间段能进行心理治疗。
- 来访者经常提出更改治疗时间，或者多次取消治疗。
- 来访者不想明确表示会参加下一次的治疗（例如，"我大概下周会来见你"）。
- 来访者虽然持续参与治疗，但是咨询的问题比较模糊或者表现得很逃避。
- 来访者不再愿意畅所欲言（例如，"我感觉今天不想说任何事情"）。
- 来访者回避已经在治疗中呈现的某些特定的和重要的议题，或者只在治疗即将结束时提出非常重要的议题。
- 来访者参与治疗一直都很有成效，但突然在还没做出改变的情况下想停止并终止治疗。

在这里需要强调一点，同样的行为对不同的来访者往往具有完全不同的意义。但是，当来访者出现以上某些行为时、难以参与及投入治疗时，通常某些形式的阻抗正在发挥作用。在这种情况下，治疗师可以开始形成工作假设，思考这些阻抗可能具有的意义。

## 形成工作假设，澄清治疗阻抗

在已经收集到的来访者现在和过去关系的信息的基础上，治疗师可以开始推测，哪些进入治疗的方式可能会让来访者对治疗产生厌恶感。治疗师可以形成工作假设，包括来访者的议题和他们的担心，可能正是这些议题和担心让来访者难以继续治疗。以下是一些示例。

- 这个信奉基督教的来访者如果不能通过祷告解决自己的问题，她是否觉得背叛了自己的信仰呢？
- 这个很负责任的家长从小就开始照顾她那个焦虑和依赖的母亲。她为自己争取利益是否会引起她的内疚呢？
- 这位年长的拉丁裔男性是否会因为向比自己年轻的女治疗师寻求帮助而感觉尴尬和难为情呢？
- 这位蓝领工人无法靠自己解决情绪问题，这是否正是自己弱小和无能的证据而让他感到羞耻呢？
- 对这个亚裔来访者来说，与家庭以外的人讨论个人问题是否意味着对家庭的不忠呢？

治疗师也要谨记，阻抗和防御是来访者在努力管理他们的羞耻、内疚、无力和焦虑等不良的感受。虽然来访者可能意识不到，但他们的内心却时常因这些担心而挣扎：如果继续治疗，或者与治疗师一起更加投入治疗，治疗师将会像以前关系中的其他人一样伤害自己。来访者的这种思考模式导致的担心并不会出现在日常的人际交往中，但会在他们感到难过、脆弱或者陷入困境时被唤起（"热认知"在危机时会被唤起）。我们将会看到咨询师如何使用过程评论做到以下几点：（1）帮助来访者澄清和更好地理解他们与治疗师在一起时的心理安全；（2）学习如何评估治疗师是否在不知不觉地用一种熟悉但不良的方式回应来访者，而这正是来访者学会的、预期在亲密关系中出现的方式（重演）；（3）明确地告诉来访者，治疗师如何与他们一起共同创造一个新的、不同于来访者预期的关系模式（修正性的或问题解决性的）。以这种方式思考是新手治疗师学习心理治疗的过程中要经历的非常重要的一步。当刚开始与来访者见面时，大多数新手治疗师并不会意识到，来访者对治疗师的许多强烈的看法和反应并不是基于治疗师对来访者实际说了或做了什么，而往往是基于来访者的内在工作模型以及在他们的依恋关系中所体验到的过往经验。

接下来，让我们思考下面这个关键问题所传达的更广泛的含义：如果你和我直接讨论这个问题，会出现什么样的威胁或危险？换句话说，我们之间将会出现什么样的问题？

治疗师不希望与来访者一起工作时"谨慎行事"，只是把工作停留在表面。他们需要让自己与来访者之间的互动超越日常社交对话的层面。友善地对待来访者虽然值得肯定，尤其在刚开始治疗的时候，但这并不能让治疗走得更深远，也不足以帮助大部分来访者在他们长期遭受的或严重的问题上取得进展。因此，我们需要一直保持的意愿是，不断寻找机会让来访者更深入地参与治疗。通过反映来访者话语中更深层的含义、邀请来访者产生更强烈的感受、一步步靠近来访者话语中暗含的核心问题，我们就可以做到这一点。治疗师需要以参与来访者生命中最重要事情的意愿探索来访者的阻抗，询问来访者一些本书建议的、此时此地的、即时化的问题，所有这些都不是一个胆小而缺乏勇气的人能做到的。这些问题列举如下。

- 这里的威胁是什么？如果你不同意我的想法，我们之间会出现什么问题呢？
- 如果你冒险与我分享，你觉得我可能会对你做什么或者说什么而让事情变得更糟糕吗？
- 你分享的时候我可能会回应你，有没有一些回应是你预期我会给出而你不想要的？

以这种方式回应来访者将会突出来访者的核心议题，把它们放到桌面上坦诚地讨论。这会使治疗关系中的咨访双方更有真实的参与和共享的意义，也会使来访者对治疗关系的感受更加强烈。所有这些都有助于巩固治疗同盟。我们已经知道，治疗同盟是取得积极疗效的关键。此外，阿克曼（Ackerman）和希尔森罗思（Hilsenroth）阐述了治疗师的主动性、对来访者保持兴趣、与来访者一起投入治疗过程这三点与建立稳固的治疗同盟之间的关系。因此，我们鼓励新手治疗师从治疗开始到治疗结束都能大胆地用这种更强烈、更坦诚的态度回应来访者——即使这种做法超越了来访者的家庭和文化常规。如果治疗师一直对来访者保持共情和非评判的态度，愿意打破社会常规，与来访者用这种直接的方式交谈，并核实来访者对这种谈话方式的感觉，大多数来访者都会对这种诚实的交流方式表示欢迎。实际上，大多数来访者会觉得更加安心，因为治疗师在行为上表明了来访者不必再独自面对他们的问题，他们已经找到一个准备好和他们一起真正解决问题的人。像本书建议的其他想法一样，如果新手治疗师想在实践中使用这种方法，通常需要先观看督导师的演示，然后用角色扮演的方式进行练习。

治疗师也可以形成假设，预测来访者最有可能用什么方式把他们对治疗或治疗师的担心付诸行动。例如，假设治疗师已经了解这个抑郁的来访者会因做有益于自己的事情或者他人为其做事情而感到内疚，觉得自己是自私的。于是，虽然治疗师并不知道是不是这样，但她可以尝试性地进行假设，即也许这个来访者会在刚开始好转时脱落；或者当来访者发现治疗师真正关心他们的成长和治疗时，来访者会远离治疗师，不再积极地参与治疗进程。

治疗师知道这些初始假设可能是不正确的，所以需要准备好在了解来访者的更多信息后修正或放弃它们。但是，如果治疗师尝试预测来访者的哪些担心可能导致脱落，以及每个来访者可能使用什么方式表达这些担心，那么治疗师就能做出更有效的回应。有了这些假设，新手治疗师就能更快地理解来访者的担心，并且能够在当下更好地识别——而不是在两小时或者两天后，回顾治疗录音时才发现——咨访之间正在发生的事情。这样治疗师就能更有效地回应来访者，在来访者把自己的担忧付诸行动和脱落之前，帮助来访者探索他们的阻抗。

当治疗师识别出来访者生活中一直重复出现的议题时，也就找到了后续治疗的焦点。和之前讨论的一样，治疗师需要试探性地突出这些议题，当它们出现时，观察它们，对来访者说出自己对这些议题的想法。治疗师将这些假设中的模式试探性地呈现给来访者，并且邀请来访者共同修正或舍弃这些假设。当治疗师用合作性的态度提出这些假设时，这些假设也就发挥作用了，来访者也会对它们感兴趣。于是这就创造了共同的治疗焦点，并且为接下来的治疗提供了方向。这是构建和完善个案概念化的一部分（也就是说，究竟哪里出了问题），为治疗计划提供指导（例如，治疗师想怎样帮助来访者解决这个问题）。我们以后会再回到这个与治疗聚焦相关的话题上。但现在，我们先讨论一下怎样与来访者一起将这些与阻抗有关的概念应用到治疗过程中。

## 回应阻抗

我们在生活中需要运用防御保护自己。在应对日常生活中的困难时，这些防御通常是适应性的，也是必要的。我们在治疗中看到大多数来访者在儿童时期就学会了一些应对策略，当时他们确实都需要这些特定的应对策略，以减少焦虑、维系依恋纽带，在面临真正的危险、威胁时保护自己。现在，来访者已经成年了，但基于现实的需要，他们在一些情境和人际关系中仍需要这些策略。对几乎所有来访者而言，治疗师的一个主要治疗目标就是帮助来访者学习如何分辨应对策略：什么时候来访者需要这些防御性的应对策略，以便保护自己；什么时候这些策略不再适用，对来访者是没有帮助的。来访者在治疗中呈现的大部分症状和问题在很大程度上是因为他们不能很好地区分这两者。在本书中，我们将阐明治疗师如何帮助来访者评估其应对策略：什么时候是必要的、对其有帮助的，什么时候是不必要的、对其没有帮助的。例如，来访者拥有让自己变得安静和像变色龙一样隐藏自己的能力，这些能力能够让来访者在一个有许多人的房间中不被发现、不被看见，这样就能避免自己被波及。这曾经是一个有效的应对策略，但现在是否仍然有效呢？如果来访者以前的成长环境中有一位脾气暴躁的父母，这个策略就是必需的，是具有适应性的。在来访者现在的工作中，如果其上司吹毛求疵、爱挑剔、爱发脾气，这个策略依旧适用（至少在帮助来访者找到一份新工作或换一位新上司并停止继续重演童年困境之前）。相反，在目前来访者与治疗师的关系中，用这样的方式隐藏自己，让自己不被看见就不再具有适应性，也不是必需的。而且，这样的方式几乎肯定会导致来访者在其他人际关系方面出现问题。

在这一节中，我们会学习治疗师怎样有效地回应来访者通常表达的阻抗。下面呈现的治疗师和来访者对话的案例，在三个关键时间点上分别展现了有效能和无效能的回应：首次与来访者通电话中来访者难以决定首次会谈的时间时；首次治疗的结尾时；在后续治疗中，来访者难以继续参与治疗时。像之前一样，新手治疗师应该找到自己的方式，用自己的话表达下列对话中所蕴含的原理。

## 第一部分：处理首次电话交流中的阻抗

在决定初次会谈的时间时，治疗师会期待来访者明确承诺准时参加治疗。但是，来访者可能对参与治疗的感觉是矛盾的，并且会在首次电话交流中公开或含蓄地表达这种感觉。治疗师的目标是当某些方面的阻抗可能出现时，留意阻抗的潜在迹象，并用非批判、非指责的方式与来访者一起讨论。如果不这样做，来访者不参加首次会谈的概率会升高。

**一个不确定的承诺。**在第一个示例中，来访者对参与首次治疗只表达了极低的不确定性。

**治疗师：**和你谈话很开心。我们下周二下午四点见。

**来访者：**好的，我想我会去的。

**治疗师：**我有点疑惑，在你说"我想"的时候，你是不是有些不确定？也许这没什么。但是我也在想，我们是不是需要简单聊一聊参与治疗的感受呢？你有没有什么疑问和担心呢？我会试着回答你。

**来访者：**嗯，可能我对大多数新的尝试都会有点小心翼翼，但是我确实想来。我会在下周二过来。

**治疗师：**好的，我期待与你见面。如果你想的话，到时我们可以聊一聊这一点点的"小心翼翼"，以及任何关于我和治疗的问题。下周二下午四点见。

这个对话展示了对来访者犹豫（"我想……"）的一个有效回应。治疗师听到了在来访者模糊的承诺中潜在的不确定性，并且用一种探索、非指责的态度直接而敏锐地加以处理。无效能的回应是，治疗师假设这没有什么，然后让这句话一带而过。也许确实没什么，而且大部分来访者仍然会准时到来。但是，如果治疗师没有意识到来访者承诺中不确定性的信号，也没有用一种非防御性的态度对这个潜在的阻抗进行讨论，那么来访者不来参加首次治疗的概率就会大大增加。此外，尽管这句含糊的话不易觉察、微不足道，但它涉及治疗师和来访者之间的治疗关系。尽管大多数新手治疗师还不习惯这样做，但如果他们能发现来访者对治疗关系的评论，邀请来访者一起开放、深入地探索它们，就会对治疗有所帮助。

此外，治疗师可以把来访者的迟疑不决记在心里，把它当作一个可能的阻抗信号，即来访者对开始治疗的感觉不太舒服。这时治疗师可以根据我们给出的三个定向性的问题开始建立工作假设，解释这个"小心翼翼"可能包含的意义。当治疗师与这一类的来访者一起工作，倾听他们对自己生命过程的陈述时，治疗师就可以开始尝试性地针对来访者生活中其他与"不确定性"有关的材料进行假设。或者，如果这个主题在来访者生命中的其他领域没有出现，那就舍弃这个假设。

**一个更加矛盾的来访者。**现在，请想象一个类似上述电话沟通的情境，但这个来访者有所不同，他的阻抗更大。

**来访者：**好的，我想我会去的。

**治疗师：**我有点疑惑，当你说"我想"的时候，你是不是有些不确定？我们可以再聊一下关于你过来见我和参与治疗的感受吗？

**来访者：**嗯。在我的家庭中，我们一般不和其他人讨论家庭问题。

**治疗师：**我尊重你对因忠于家庭而产生的担心，我知道这对你来说很重要。同时我也希望我们能找到一种平衡的方法。也许我们可以聊一聊，你可以通过什么样的方式，既能让你向其他人寻求帮助从而满足自己的需要，还能尊重你家庭的传统。也就是说，找到一种不会让你感觉对家庭不忠的方式。

**来访者：**好呀。我的家庭对我来说非常重要。也许我的一部分担心是，好像心理治疗师什么事情都责怪父母。我感觉这是不对的。

**治疗师：**我明白你的担心。我很高兴你把它说出来。我也感觉这样是不对的。我希望我们能

> 更好地理解你生活中的问题及其原因。这样你就能选择你想要的改变。所以，我期待能更好地理解问题，而不是责怪谁。这很不一样。
>
> **来访者：** 我喜欢这样。好，我下周二会去的。
>
> **治疗师：** 好的。我期待周二下午四点和你见面。

　　一种无效能的回应就是接受来访者不确定的承诺（"好的，我想到时候我会去的"），并回避以下可能性，即来访者正在面对一些问题，就这个问题寻求帮助或进行治疗对来访者来说意味着什么是来访者的一个重要议题，而这一议题此刻正在重演。在上面的对话中，治疗师努力倾听并回应来访者的担心。通过肯定导致来访者犹豫不决的两个方面的情绪（平衡个人需求和对家庭的忠诚），将自己与来访者心目中的其他心理治疗师区分开（尝试理解而非指责），坦率地接受并尊重来访者的冲突，治疗师在帮助来访者走出第一步并进入治疗方面已经做了很多。但如果治疗师没有抓住并跟进这个微小而模糊的陈述，这个原本能参与治疗的来访者就很可能无法成功地进入治疗。

　　我们进一步看一看治疗师在这两个对话中为何需要采取这样的态度，强调和来访者进行讨论，直至得到一个清晰的承诺。如果来访者需要对治疗采取一种尝试性的态度，那么允许他们以这种态度进入治疗难道不是对来访者更具有支持性的表现吗？不是的。来访者需要为做出参与治疗并解决自身问题的决定负责，否则治疗性的改变很难出现。但治疗师确实需要灵活处理。例如，治疗师可以允许来访者做一个非常有限的承诺，即只参加一次或几次治疗，这会让来访者对治疗或这个特定的治疗师是否适合他们有更好的了解。但如果没有这个承诺，治疗师几乎什么都做不了。实际上，与其让来访者在没有给予承诺的情况下参与治疗并产生不好的治疗体验，还不如让他们待在治疗室之外。就像亚隆强调的，治疗师需要避免让来访者对治疗产生失望的体验。如果来访者有一次或多次不成功的治疗体验，这可能会让他们不再为解决问题而寻求帮助。当来访者做出承诺时，即使他们只参加了一次咨询，治疗过程就变成了共同的努力，治疗师和来访者在治疗中成为搭档或合作伙伴，而这会对治疗效果有促进作用。

　　**尝试把责任推给治疗师的来访者。** 我们继续讨论这个话题，这是另外一个与来访者沟通的电话，也是新手治疗师可能会遇到的一类来访者。这类来访者会尝试把做决定的责任推给治疗师（及其他人）。

> **来访者：** 我不确定我是否要开始治疗。你觉得我应该怎么做呢？

　　虽然与来访者接触并主动邀请他们进入治疗是重要的，但是治疗师并不想通过承担来访者做决定的责任，或者成为鼓励来访者的"拉拉队员"为其提供参与治疗的动力并消除其犹豫。对这些外化的来访者，下面的回应可能会有帮助。

**治疗师**：从刚才你告诉我的内容看，对你来说这确实是一个困难的决定，我也愿意尝试帮助你。但是，因为你对参与治疗并不确定，所以我建议你可以选择先只来一次，看看你的感受是什么。当我们讨论在你身上发生的事情时，我想你就会对治疗过程有更好的了解，对和我谈话是什么样的感觉有更好的了解。这样你就可以决定是否要继续治疗。你觉得怎么样?

或者

**治疗师**：我不能给你保证，但是，我确实相信治疗是有帮助的。我愿意尝试与你一起工作，但是我建议我们可以先只见一次面。在我们有机会一起讨论之后，我想你会对我有很好的了解，知道我是怎么工作的，这样你就能决定你想要什么。在这次治疗的结尾，我们可以再回到这个问题，坦率地聊一聊对这次见面的感觉，以及你是否想要继续治疗。如果我们不是很匹配，我也可以把你推荐给其他治疗师。

基于来访者反应的独特性，我们可以预期这些直接的邀请有时是有用的。当治疗师觉察到来访者在成长过程中可能感觉被忽略、被抛弃或被拒绝，或者认为其他人对自己不感兴趣、不关心自己时，对来访者来说，治疗师表现出与来访者一起工作的兴趣甚至是热情就变得非常重要了。但是，即使治疗师努力尝试不重复来访者描述过的、有问题的关系模式，他们仍然希望自己的回应能确保来访者自己承担进入治疗的责任。在此期间，治疗师不希望以哄骗、威胁或说服的方式让来访者接受治疗。但同时，治疗师也不能对来访者是否参与治疗表现出冷淡或漠不关心的态度。因此，治疗师正在试图与来访者针对此时此刻的感受进行工作，即以支持的态度与他们讨论对参与治疗的犹豫和冲突，但不替来访者承担做决定的责任。在很多情况下，当来访者对进入治疗有疑虑时，以下回应可能是有效的。

**治疗师**：看起来一部分的你想留在治疗中，但另外一部分的你似乎并不想。你可以说说这两部分的感受吗?

或者

**治疗师**：听起来一部分的你想尝试一下，而另一部分的你并不想。要不先只做一两次治疗?让我们看看我们是否能一起工作，并梳理你的这两个部分。这样你就能自己决定怎么做了。

在接下来的对话中，另一位来访者给治疗师提供了潜在的重要信息。像之前一样，治疗师可以开始形成工作假设，推测来访者行为的可能含义。有了工作假设后，治疗师就能对假设中的主题在来访者日常生活的其他领域中的表现保持警觉。举例来说，如果来访者不断有涉及不确定性或者逃避个人责任的叙述，而且它们被证实是来访者长期存在的人际议题，那么治疗师就可以运用这些已经得到进一步支持的假设，帮助来访者确定治疗的焦点。

**治疗师：** 你知道吗，玛瑞，在你谈论你的房东时，我再次听到了这个议题，这和你上周谈论你男朋友时一样——当你不同意时，你会沉默，附和他人而不是发表自己的意见。你对这一点是怎么看的呢？

但是治疗师并不想固守这些早期的假设。如果这个议题没有再出现，或者来访者对此没有感同身受，那也要做好放弃这些假设的准备。新手治疗师需要确信，随着他们的经验越来越丰富，他们的初始假设也会变得更加有成效。治疗师的这种建立初始假设的能力会不断得到发展，成为治疗师在进行短程治疗和危机干预时一个非常重要的辅助手段，因为治疗师需要在初始阶段的治疗中对来访者做出更快、更准确的评估。

正如我们在人际过程理论中强调的，治疗师最重要的目的是尽量避免在治疗关系中不断重复来访者有问题的模式。然而，这种情况很容易以某种隐喻或者被包装过的方式出现在治疗师和来访者最初的商讨中。这也是治疗师不能承担来访者的责任、告诉寻求建议的来访者该做什么的另一个原因。例如，在下面的对话中，治疗师回应的出发点是好的，但这种回应对很多来访者而言并没有帮助。

**无效能的治疗师：** 根据你和我说的这些内容，我认为治疗对你是有帮助的，你应该试一试。

如果治疗师以这种指导性的态度回应来访者，那会重演许多来访者有问题的关系情境，并且再次确认这种适应不良的图式。对于许多来访者而言，他们的生活被这种错误的观念阻碍：他们认为他们不能按照自己的想法做事，不能追求自己的目标，也不能争取自己的利益。另一些来访者在早期的依恋关系中习得，照料者需要他们的依赖，因为这会减轻照料者自己的焦虑。现在，这些来访者已经成年，但他们仍然依赖他人，允许他人替自己承担责任，为自己做决定，用这种方式和他人保持联结。

虽然这样的来访者也会认为他们需要治疗师告诉他们该做什么，但矛盾的是，他们更健康的那部分又想成为一个更独立的自我，进而会抵制刚刚引发的、来自治疗师的控制。因此，这种来访者虽然有顺从的动力（有时又被称为"过度顺应"），但又不得不抵制治疗师，拒绝治疗师提供的可能有效的帮助；或者会进一步顺从治疗师，在治疗中接受帮助和变得更好，但也失去了更多的自我独立性。当这种常见的顺从继续时，来访会感觉自己越来越糟糕——他们很困惑，不明白自己刚刚为什么拒绝了想要得到的帮助，同时也对拒绝试图帮助自己的治疗师感到内疚。如果治疗师的回应允许来访者自己决定是否愿意进入治疗，让其承担做决定的责任，就可以防止重演上述模式。这也是给一些来访者提供一种新的、矫正性的体验，对旧的图式形成挑战，让来访者开始尝试改变长期存在的问题。

## 第二部分：在首次治疗会谈的结尾探索阻抗

在首次治疗会谈的结尾，无论治疗看起来进行得多么顺利，我们都鼓励治疗师询问来访者对首次治疗的感觉，以及他们对治疗过程和治疗师有什么担心。如果治疗师不愿意以直截了当的方式询问来访者这些潜在的问题，那它们很可能会被隐藏起来而不被提及。对来访者治疗后的跟踪研究显示，有很多来访者确实对治疗师或治疗的某个方面感到失望或困难，但是他们往往不会主动说出来。如果治疗师没有询问来访者对进入治疗的担心，并理清来访者可能会有的任何担忧，那治疗师便会错失良机。很多来访者对参与治疗感到寡言少语，不愿意说什么。而且，几乎所有的来访者都会误解治疗师如何看待他们，或者感到治疗师误解了他们说的一些重要事情。这些误解在所有关系中都是不可避免的一部分。这也许是因为来访者适应不良的图式导致的感觉扭曲，也可能是好心的治疗师确实误解了来访者的意思，没有理解对来访者而言重要的事情。同样，大多数来访者会在治疗中的某些时刻对治疗师回应的方式感到不舒服。例如，来访者觉得治疗师太安静了，或者太喜欢发号施令了，等等。但是，如果治疗师能做到以下几点，上述这些来访者就更容易继续接受治疗，更容易在治疗中取得进步。

- 向来访者解释，在治疗中出现这些误解是可以预见的，并且直接明确地告诉来访者，他们可以讨论任何他们可能会有的担心。
- 明确地表示自己欢迎来访者讨论任何对于治疗的担心，而且会非防御性地、充分地倾听这些担心。
- 认真对待来访者的担心，并展现自己真诚的努力，即努力理清并解决他们冒险表达出的任何担心。

**处理人际冲突**。举个例子，在第一次治疗结束前 5 ~ 10 分钟（为了让来访者有足够的时间讨论他们对治疗师和治疗的反应），治疗师可以像以下示例中这样询问来访者。

**治疗师**：今天来这里感觉怎么样？

当然大多数来访者会回答"挺好的"。可能来访者会觉得，是新手治疗师自己感到不安，所以在寻找来访者的认可。所以，他们可能会继续说治疗给自己带来了什么帮助。如果来访者这样做，也许治疗师可以像以下示例这样回应。

**治疗师**：好的，很高兴你觉得我们第一次治疗对你有帮助。你今天告诉我很多你自己的事情，我也觉得这是一个好的开始。作为我们一起工作的一部分，我认为如果我们能建立一个重要的规则，即比在日常生活中更直接地讨论我们之间的关系，会对我们有帮助。我希望你觉得这里足够安全，可以告诉我在我们的互动中你感觉好与不好的地方，告诉我怎么做让我们一起工作更有帮助、更有成效。所以，我在想今天我们一起工作时，有没有发生一些让你感觉不太舒服的事情呢？如果有，我真诚地希望你和我进行讨论，这样我们就能做出改变，让治疗变得更好。

**来访者：** 啊，没有。我渴望参与治疗，你在治疗中很友善，很理解我。

**治疗师：** 好的。在以后的治疗中，如果你觉得有不太舒服的感觉出现，其实这很可能会出现，我们一起讨论它会对我们的治疗有帮助。你觉得这样做可以吗，还是感觉有些困难呢？

**来访者：** 嗯，我不知道……可能那对我来说有点困难。你知道，在我家我们一直被教育要有礼貌。

**治疗师：** 是的，有礼貌很重要。但我希望我们两个人都能对彼此不仅礼貌，还有坦诚，这样我们就能解决我们之间的任何问题。针对治疗我很看重的一点是，这里是一个我们能讨论对我们而言最重要的事情的地方，包括我们的关系以及在我们的关系中让我们感觉好和不好的事情。我们往往不能在治疗外和其他人轻松地讨论这些事情。但在这里，我们可以这样讨论。这样我们就能始终保持坦诚、尊重，也始终了解我们彼此的立场。你觉得怎么样？

（这里，来访者可能会有多种反应）

**来访者：** 我喜欢开诚布公的讨论……但我不习惯那样做，所以刚开始可能有点困难。

或者

**来访者：** 嗯，如果我想告诉你一些你不喜欢的事情，怎么办？

或者

**来访者：** 嗯，我不知道。我信基督教，我觉得尊重他人很重要。

或者

**来访者：** 所以你的意思是我们可以直接切入正题，讨论真正重要的事情，而不是拐弯抹角，或者过于担心你会怎么想，也不用尽量表现得友好一些。

在这个示例中，治疗师帮助来访者了解治疗过程，尝试给他建立重要的预期，让来访者知道在治疗中将会发生什么。治疗师告诉来访者，自己与其他人不同，他希望倾听来访者的期待和担心，直接解决两个人之间潜在的问题。由于在来访者的家庭中不允许这种直接的沟通，尤其是直接地讨论"你和我"之间的冲突和个人问题，所以很多来访者会对这样的邀请感到惊讶，但同时也很欢迎这种做法。在这里，治疗师正在为一段比来访者过去更直接、更真诚的关系打下基础。在治疗的早期，治疗师希望用他们的行为而不仅仅是语言建立这些重要的预期。正如我们之前强调的，在治疗同盟中会出现裂痕和误解。这是治疗过程的一部分，而不是治疗的错误。有效能的治疗师会通过过程评述询问并理清潜在的问题，以修复不可避免的关系裂痕。

治疗师需要有讨论这些可预见的裂痕的意愿，并且冒险把它们讨论清楚，否则治疗关系就会只停留在表面。这对大多数新手治疗师来说都是具有挑战性的，因此进一步帮助新手治疗师处理裂痕这个意义深远的问题并做好后续的修复是成功治疗的关键。

**一个更自我肯定的来访者。**像之前所说的，处理人际冲突的这种方式对于新手治疗师来说常常是全新的，会引发他们焦虑，因为这些方式可能违反了其所处家庭和文化的规范。让我们继续讨论如何与一个更自我肯定的、具有批判性的来访者一起工作。

**治疗师：**时间快到了。今天和我谈话，你感觉怎么样？

**来访者：**嗯，大部分时间感觉还可以。但是有几次我感觉你在催促我。

在临床培训中会面临许多挑战，但是对很多新手治疗师而言，没有一个挑战比学习如何在治疗师与来访者冲突发生的当下处理人际冲突更重要的了。我们不想对冲突视而不见或者回避冲突。例如，转移话题、用惩罚性的回应打断来访者、含糊地表达自己被来访者伤害、表达来访者的抱怨太难处理或者不希望看到这些抱怨。相反，最佳的处理方式是鼓励来访者更充分地表达他们的担心，并尽可能以非防御性的、接纳、开放的心态倾听来访者。

**治疗师：**感谢你把这些说出来——你提出这些问题，对我们的工作是有帮助的。让我们一起讨论一下这个问题，看看是否能弄清楚对于我们两个人来说，分别发生了什么。请多告诉我一些"被催促"的感觉。

当然，新手治疗师往往难以做到这一点，就像很多工作场所中的管理人员、课堂上的老师，甚至可惜的是那些有经验的治疗师，也都难以做到这一点。这样直接讨论"你和我"的冲突，可能会引发治疗师本身的焦虑，尤其是当治疗师很需要来访者的肯定时。如果治疗师准备处理这些会引发自身焦虑的裂痕，从而修复治疗同盟，就必须对自己处理人际冲突时的典型回应有所觉察。例如，像"膝跳反射"一样，一些治疗师在人际冲突中的自动反应是回避来访者的抱怨并继续治疗，仿佛没有什么重要的事情发生一样；另外一些治疗师的初始反应倾向于轻易认同来访者的抱怨并很快道歉，从而避免被来访者批评；还有一些治疗师会不由自主地开始向来访者证明自己，给出冗长的解释，澄清自己的善意，从而阻止来访者对自己进行批评。让人感到不安的是，很多研究人员都发现，很多非常有经验的治疗师实际上在用敌意和惩罚对抗来访者，并且反过来批评来访者。学习如何更有效地回应来访者的第一步，是了解自己对批评、负面评价和让人不舒服的对抗的典型回应倾向。研究显示，裂痕修复对来访者继续治疗很重要，并且与多种流派的治疗结果都有正相关。

回想冲突在自己的原生家庭中如何被应对是发展自我觉察的一个好方法，也可以让自己更多地了解自身在人际冲突中的习惯性的回应方式。无论年龄大小，我们对冲突的第一反应往往与我们的父母应对婚姻中的冲突的方式，以及他们分别在自己童年时应对冲突的方式相似。治疗师可以学习如何更开放地处理冲突，而不是不由自主地跟随最初的反应倾向。在一位支持性督导师的帮助下，新手治疗师可以在一两年内学会如何有效地做到这一点，并且在不远的将来，对误解和冲突感到自在，预期它们的出现并把它们视为治疗良机。

在让来访者充分表达他们的担心后，治疗师不用着急解释他们之间"真正发生了什么"，或者否认来访者的看法。来访者往往是正确的，治疗师确实当时在"催促"来访者。更常见的是，来访者的看法一部分是正确的，另一部分是被扭曲的——这里面是有意义的。因此治疗师的目标是用非防御性的态度检查自己的行为，尝试思考来访者的知觉有多准确。如果我们能从来访者的视角看待，就不需要害怕向来访者承认这一点。

**治疗师：** 你知道吗，我想你说的也许是对的。我知道时间快到了，但我当时是想在我们结束之前，能再谈一些其他问题。我很可能当时确实在催促你，我也知道这为什么会困扰你。我很高兴你让我意识到这一点，我会尽量不再这样做。你知道，我喜欢你的坦诚——这是你真正的优点。

我们一直在强调，在最初几年的训练中，新手治疗师承受了很多担忧，他们害怕犯错，害怕给来访者造成伤害，害怕对来访者没有帮助，等等。不幸的是，因为这些担忧，很多新手治疗师没有体验到临床培训的乐趣。也是因为这些担忧，另外一些新手治疗师不敢冒险尝试用新方法思考和回应来访者。因为这些担忧，有些既有同情心又负责任的新手治疗师不能享受他们这些年的临床培训。新手治疗师需要知道，他们不用害怕犯错，他们只需要对犯错的可能性保持开放的态度，且愿意承认错误，那么这对他们来说是就一种解脱。在前面的示例中，治疗师以基于现实的、平等的方式回应来访者。治疗师确认来访者的看法，让来访者知道治疗师愿意展开真诚的对话，愿意冒险进入一段真实的关系。这也表明治疗师将以尊重的态度回应来访者的担心。但是，十分常见的情形是，治疗师和来访者会上演这样一段关系，即来访者扮演弱势、有需要的角色，而治疗师扮演不会犯错、没有问题、健康的角色。我们在这里建议的回应会打消这种幻想。治疗师愿意冒险开展一段真实的关系，这对很多来访者而言是一份礼物。在这种新的关系中，来访者会发现，至少在某些时候，他们和他人之间的问题是可以说得清楚并得到解决的。这样，来访者与治疗师之间的互动会产生修复性体验，这种体验性再学习往往会对他们产生强大的影响，并促成来访者在与其他人的日常交往中做出改变。例如，来访者通常会在下一次回到治疗中时告诉治疗师，他们在日常生活中和他人交往时更有力量了，如对之前感到害怕的某个人现在可以说出自己的想法了，就像他们在之前与治疗师的互动中一样。

相反，治疗师处理负面反馈的方式也会导致双方的关系只浮于表面，或者把治疗师放在更优越的位置上。

**无效能的治疗师：**噢，你觉得我刚刚在催促你，这对你来说感觉怎么样？

或者

**无效能的治疗师：**这很有趣。你在其他关系中也曾经有过这种感觉吗？

这些回应都是对以来访者为中心的反映技术和治疗中立性的错误应用。这种"偏差回应"（defection）向来访者传达的信息是"永远是你的问题，我不会关注我做错了什么。这根本就不是一种坦诚、真实的关系"。这种回应把关系限制在表面的接触上，挑起了一场来访者与治疗师之间隐藏的权力斗争。只要这种有问题的人际过程继续进行，就几乎不会有任何治疗成果。

但如果该治疗师不认可来访者的抱怨，那会发生什么呢？我们不想说任何言不由衷的话。因此，治疗师可以不同意来访者的评价，但仍然接受来访者看法的有效性。

**治疗师：**我很抱歉你觉得我对你没有耐心，这肯定会让你产生不舒服的感受。我没有意识到我很着急、在催促你，但我会在之后注意这一点。如果你再有同样的感觉，请马上阻止我，我们可以一起讨论它。

在这个例子中，治疗师向来访者传递以下信息：

- 虽然我不认为你说的是对的，但我会认真对待你的担忧；
- 我们之间可以有分歧，但仍然可以保持联结，并且以相互尊重的态度继续治疗；
- 你对我们之间的关系和对我们一起工作的感受，对我来说非常重要。

这些回应不仅在言语层面上告诉来访者他们之间的问题是可以解决的，也在行为层面上向来访者展示了这一点。这反过来也会给来访者带来希望，让来访者相信自己与其他人之间的问题也是可以解决的。治疗师通过直接处理他们之间的冲突，给来访者提供了一个用一种新的、更具有建设性的方法解决人际冲突的重要示范。不同的治疗取向用不同的术语指代这个强大的"体验式再学习"，这包括暴露性尝试（exposure trail）、示范（modeling）、亲身体验的再学习（in vivo relearning）、修正性情绪体验（corrective emotional experience）等。尤其对待拥有"人际冲突是危险的或无法解决的，所以我们要回避它"这个信念的来访者而言，这种体验式再学习就是一种赋能。与仅仅通过语言的学习相比，这种体验式或关系中的再学习更具有程序性和内隐性，所以它可以迅速带来行为改变。

> **来访者**：你猜怎么着？我在一个大型的工作会议上发言了！我想都没想，直接参与进去并说出了我的想法。这感觉很好——我的老板看起来确实很惊讶——我觉得从此之后，他对我多了一份尊重。

最后，也有这样一种可能，即来访者完全误解了治疗师的行为，而这与他们早年形成的适应不良的图式相符。例如，某个来访者常常认为治疗师（以及大多数其他权威人士）的要求太高了，自己无法做到，无论自己做什么他都会不满意。如果是这样，这个来访者的成长过程中可能有这样一对父母，即反复要求来访者按照其安排的时间表做事，而忽略了来访者本身的成就。即使治疗师收集到更多资料支持这个假设，在治疗师和来访者解决他们真实关系中的分歧之前，治疗师都不应该提出这种对过去关系或移情的解释。如果来访者认为治疗师正在回避有现实基础的冲突，治疗师提出这个假设就不会成功。但是，治疗师可以利用这个信息形成工作假设，推测来访者的认知图式和错误期待，这些假设在以后会被用到。

**试探治疗师是否胜任的来访者**。对于大多新手治疗师来说，直接处理与来访者的人际冲突、修复治疗同盟的裂痕十分具有挑战性。因此让我们继续看看另一个示例。在接下来的情境中，来访者在首次治疗中质疑治疗师的能力，这会迅速、直接地引起大多数新手治疗师的焦虑。然而，接下来我们将看到，这个坚定的治疗师仍然能保持足够的非防御性态度，邀请来访者充分表达担心，从而坦率地处理问题并做出有效回应。

> **治疗师**：你那样说的时候我在想，是不是在我们的关系或治疗中，有一些让你现在感觉不舒服的东西？
>
> **来访者**：嗯，你说过你是这里的新手治疗师。这难道不是我们第一次通电话的时候你说的吗？
>
> **治疗师**：这确实是我说的，我是一名学生，正在攻读硕士学位。
>
> **来访者**：嗯，虽然我不觉得自己是一个实验用的小白鼠或其他什么。但你确实只是在我身上练习，对吧？我不想不友善或怎么样，但是我怀疑你是否有足够的经验帮助我。
>
> **治疗师**：谢谢你提出这个事情。让我复述一遍，确保我听清楚并且明白了你的意思。也许你的意思是，你在担心如果你每个星期都不厌其烦地来这里和我谈一些难以启齿的问题，但是

到头来我却没有足够多的知识帮助你，是这样吗？

**来访者**：嗯，是的，就是这样。毕竟你只是个初学者，而我肯定比你大 20 岁以上。你真的觉得你能帮助我吗？

**治疗师**：当然，我不能保证，但是我会尽我所能。在我们继续进行两到三次治疗之后，你对我和我们一起开展治疗会有更多的了解。我觉得到时候你就能自己判断我和你是否匹配——我们也可以一起真诚地谈论这件事。但是现在，我们看看我能否解答一些你对我的受训状况以及我们的年龄差异可能会怎么阻碍治疗方面的疑惑。

在这个小插曲中，治疗师能够直接面对来访者的担心。治疗师用非防御性的态度做出了有效的回应，虽然这会让治疗师很焦虑。治疗师没有把最初试图消除来访者疑虑的冲动见诸行动，没有基于让来访者觉得自己能胜任的个人需求而回应，相反，治疗师围绕来访者的担忧进行回应，邀请来访者充分、直接地表达其对治疗师的保留意见。治疗师很好地忍受了个人不舒服的感受，从而能讨论来访者的担心，同时在行为上展示了自己的胜任力。这肯定比口头保证更有用，因为口头的保证只会让来访者觉得空洞，也会让治疗师承担一直需要证明自己的责任并因此感到有压力。

**来访者对参与治疗的担忧**。在之前的小节中，治疗师询问了阻抗，来访者表达了自己的担忧，那让治疗师感到有挑战性。在接下来的示例中，治疗师询问来访者潜在的阻抗（例如，"对你来说，今天来这里开始和我讨论这些问题感觉怎么样？"），而来访者表达对参与治疗的担忧——但不是对治疗师的担忧。新手治疗师可以放心的是，这种担忧远远比挑战治疗师要普遍得多，当然也更容易处理。

**来访者**：这有点难。我想我不太习惯讨论自己，我也不喜欢寻求帮助。

治疗师的目标是让来访者知道，治疗师已经听到了他的担忧，并正试图抓住其中的关键信息、核心意义或者最强烈的感觉。治疗师的目标也是展示他在认真对待来访者的担心，愿意灵活处理，如果可能，也会尝试做一些事情予以改变。再重复一遍，展示这种同理回应的最佳方式是让来访者更充分地讨论他们的担忧。

**治疗师**：你刚刚说了很多，那些听起来确实很重要。能不能跟我说一说，当把话题聚焦在自己身上的时候，聚焦在自己的体验和需求上的时候，当你带着担忧寻求帮助的时候，这些对你都意味着什么？

**来访者**：我都不知道从哪里开始……好像我总是在担心其他人，所以我好像从来没有真的停下来，关注在我自己身上正在发生什么。或者可能我不应该这样做……你知道的，那样太自私了……

> **治疗师：** 我了解你的家庭对你而言有多重要，也了解你有多尊重你的家人。或者我们可以达成一个共识，在治疗中，你决定我们谈什么以及你想和我分享多少。在这里，你决定我们怎么做，我会跟着你的脚步走。我们不需要讨论任何你不想讨论的东西。我会和你讨论你决定想说的事情。你觉得这怎么样？
>
> **来访者：** 太好了，我喜欢这样，这听起来很好。如果这件事让我觉得我背叛家人了，我就不必提起；但如果我认为我还是需要聊聊，那你也觉得不错。
>
> **治疗师：** 是的，这听起来是我们合作的一个好方法。

**当存在文化差异时。** 在治疗师和来访者之间存在种族和文化差异时，用这种肯定化的回应方式倾听并回应来访者的担忧也很重要。文化差异是敏感的话题；处理文化差异时，来访者和治疗师可能都会觉得不舒服。这些差异对来访者的自我认同和自我感知至关重要。像之前一样，处理这些重要差异最好的方式是用一种开放的态度承认它。治疗师想要在言语上明确给予来访者这样一种许可，即他们可以表达他们可能有的任何担忧。在以下示例中，来访者和治疗师在种族、年龄、社会地位或宗教信仰方面都有明显的不同。

> **治疗师：** 我希望和你确认一下，对你来说，和我见面是什么感觉。关于今天你来这里和我一起讨论，你觉得有没有什么事情会妨碍我们一起工作呢？
>
> **来访者：** 嗯，我不想不尊重你，但我不知道你是否能理解我的处境，因为你和我来自不同种族……
>
> **治疗师：** 我很开心我们能讨论这个问题，我们的文化背景确实不同。可能会有一些对你来说重要的事情是我不能像我希望的那样理解得那么好的。当出现这种情况时请你帮帮我，在我没有理解时告诉我。我们可以一起讨论这件事，直到我们都清楚为止。那今天有没有什么事情是我错过或者我没有理解而需要我们重新审视的呢？

　　这位治疗师做出了肯定的回应，他接受了来访者的担忧，确认了来访者的看法，并且愿意进一步对之予以探索。治疗师在和与自己在性取向、社会等级、精神信仰、种族等方面不一样的来访者一起工作时，能够意识到自己和来访者存在这些不同很重要。例如，有些少数族裔会觉得在白色人种为主的学校和工作环境中被区别对待，尤其当很少有人尝试跟他们接触和包容他们的时候。在一些情境下，与大众不同的人会被认为有缺陷。治疗师愿意承认自己与来访者的差异并让来访者表达任何担忧和误解，这对建立治疗同盟有很大的帮助，并且可以防止觉得自己与众人不同的来访者过早地脱落。

　　就像我们看到的那样，当咨访之间存在明显的种族、宗教信仰或者其他文化差异时，治疗师争取得到来访者的帮助是更恰当的处理方式。种族、等级、性别和宗教方面的差异是非常复杂的，如果治疗师认为自己有责任理解与治疗师拥有不同文化背景的来访者的各个方面，这种错误观念将取得适得其反的效果。但是，治疗师确实有责任自己学习和了解来自不同社会环境的来访者，如通过阅读或请教见多识广的同事等。特别是，如果治疗师能够在来访者觉得治疗师理解错误或没有理解自己的时候，邀请他指引自己会对治疗更有帮助。治疗师对这种澄清的方式保持欢迎和开放的态度，而不是因为这种方式感觉受到威胁，这样就会向来访者表明他在真正地接受双方的不同，并且展现了对与来访者开展真诚谈话的开放态度，同时也是在邀请来访者进入一段真实的关系。这样，治疗师便可以获得来访者的信任并巩固工作同盟。

治疗师同样需要与来访者更充分地探索，来访者觉得自己的文化和社会环境是如何影响他们现在的问题和他们的主观体验的。

> **治疗师：** 就你的家庭或者你所在社区的期待这两个方面，你可以帮助我理解这个问题吗？
>
> **来访者：** 我不知道怎样用我想要的同时不会对我的妈妈不敬的方式教育我的孩子。我是拉丁裔，我的妈妈和我们住在一起——她认为我仍然是她的女儿。你知道的，她认为她的角色就是帮忙照顾孩子。我很爱她，也很感谢她的帮助。但是她对我的儿子太溺爱了，当我让她不要这样做的时候，她根本不听。我和她说的时候她几乎要发火了，这让我觉得，她才是孩子的母亲，所以她可以决定怎么抚养孩子，而不是我！

回溯我们在第一章中提到的核心概念，即使显而易见的文化差异没有显现出来，治疗师如果能试着更充分地理解来访者的主观世界，治疗对来访者也会更有帮助。

综上所述，治疗师的目标是鼓励来访者表达对治疗和治疗师的任何担忧，然后真诚地尝试容纳这些担忧。这样做对消除这些担忧十分有益，也会让更多来访者进入治疗并成功获得帮助。

## 第三部分：在后续治疗中的阻抗

**理解来访者无法做出改变：三个 R。** 当治疗继续进行时，有些动机强的来访者会进入这样的一个阶段，即在某个议题上，他们觉得很难深入或者停留在这个议题上，或者觉得自己被卡住了，无法在治疗中有所进展。更多时候，督导师观察到的是，新手治疗师脱离了治疗，他们在这个时候悄悄地放弃了来访者，却质疑来访者是否有足够的"动机"、是否为开始行动做好了准备并开始做出真正的改变。然而，更有效能的治疗师会乐于看见这些可预见的僵局，利用它探索旧有的人际关系是如何在治疗关系中重演的，或者借助这个僵局揭露、辨识来访者的核心议题，让来访者走得更深入。有效能的治疗师不会责怪来访者，不会对他们进行判断，也不会放弃并停止做出改变的尝试。相反，他们使用过程评述，邀请来访者和他们一起以合作和非指责性的方式进行探索，理解其中的阻抗和阻碍。

> **治疗师**：在我看来，我们好像卡住了。你知道，就是我们没有像之前一样继续往前走。你有什么想法？你怎样看待目前发生的情况？

我们预期来访者的反应具有独特性，同样，造成来访者阻抗的原因也是复杂多样的。然而，当治疗停滞或者来访者无法在某个问题上取得进展时，治疗师可以围绕下面三个议题开始构建工作假设：裂痕、重演和阻抗。

第一个 R，裂痕（Ruptures）。我们已经看到，当治疗师和来访者之间存在的误解或冲突已经破坏了工作同盟时，裂痕就出现了。但治疗师需要把这些误解和冲突提出来，与来访者讨论治疗中或他们的关系中存在的潜在问题，这样就可以修补或"修复"这些可预见的裂痕。这种主动参与的、开放式的提问，以及对来访者主观体验的确认也会改善治疗同盟，有助于让来访者继续接受治疗。

> **治疗师**：詹姆斯，当你这么说的时候，听起来是对我很生气。我在想我们之间是否出现了什么问题？如果是的话，我很希望我们能谈清楚。你知道，这样我们就能理解哪里出了问题并解决它。

再次强调，无论治疗师的临床经验有多么不同，无论他们使用哪一种治疗流派，咨询领域中一个长期存在的问题就是治疗师不愿意面对和解决这种经常发生的误会和误解，但这种误解又会经常破坏治疗同盟。就像我们在上述对话中看到的，治疗师对于潜在冲突的表达非常直接但其做法又是合作性的，即秉持一种非责备、不批判的态度。我们希望新手治疗师可以进行角色扮演，并且在训练课程里练习这个技巧。

第二个 R，重演（Reenactments）。重演也会阻碍来访者在治疗中获得成功以及在生活中做出有意义的改变。就像之前强调的，我们鼓励治疗师考虑这样一种可能性，即来访者同其他人之间的问题或不良的人际互动方式的类型，正在以某种实际或隐喻的方式在来访者和咨询师之间上演。也就是说，治疗被阻碍了，因为来访者问题的某些方面正在通过治疗师和来访者之间的人际互动得以重演，而不是被解决。举例来说，基于早年形成的适应不良的图式，来访者相信治疗师对她是评判性的，或者非常肯定地认为治疗师已经对自己感到深深的失望，就像配偶或父母对自己感到失望一样。如同前面讲过的一样，治疗师能提供的最好的干预就是探索治疗师和来访者之间此时此刻正在发生的互动。

> **治疗师**：简，当你告诉我这些事情的时候，你觉得我现在可能会怎么看你呢？

或者，假设治疗师选择暴露自己的一个个人问题，但没有意识到这位来访者在成长过程中已经被严重**亲职化**了。于是现在，这位来访者就可能感觉她再次扮演了过去她在家庭中照顾父母的角色，不得不"照顾"治疗师。重演对所有治疗师来说都是可以预料的。当治疗师与来访者明显陷入困境或者治疗进展缓慢时，治疗师可以使用过程评述改变治疗中的互动。在下面这个示例中，新手治疗师同来访者分享了自己的家庭信息，最近这位来访者正受困于父母离婚一事，并且她对这种家庭"失败"感到羞耻。治疗师同她的督导师讨论这个自我暴露，治疗师解释她的本意是为了与来访者的分享自己离婚的经历，从而把离婚的事实"正常化"，进而减少正在困扰来访者的耻辱感。督导师肯定了治疗师的良好意图，但同时提醒治疗师，这位来访者在过去的原生家庭里被严重亲职化了，直到她上大学后搬了出去，但依旧会频繁地接到母亲的电话为母亲提供情绪上的支持。督导师建议治疗师寻找机会与来访者探讨其可能正在扮演的"照料者"这个角色。

**治疗师**：你曾问过我的生活以及养育的经验，我告诉过你我去年离了婚，似乎从那之后你就变得沉默了。这可能只是我的感觉，但我感到似乎你和我有些距离或者开始有所保留。你可不可以帮助我看看我的感觉是不是正在告诉我们一些重要的事情？

**来访者**：嗯，我想我为你感到伤心，并且会担忧你也承受了许多痛苦。

**治疗师**：感谢你想要真的关心我，我挺好的。但我有些好奇，这个时刻是不是让你再次承担那个熟悉的、但其实有问题的照料者的角色？

**来访者**：嗯，可能吧……我猜这就是我在做的，我总是照顾他人。

**治疗师**：嗯，所以这确实把你推向了过去的、熟悉的位置，让你也不得不照顾我。我想，如果我们继续这样，这一定会让你失去学习并改变过去角色的机会，是不是这样？我很高兴我们今天讨论了这些内容，这样我们就可以确保在我们的治疗关系中不会发生这些。过去你一直都是一个照料者，自己却失去了很多，所以你不需要这样对治疗师。但是现在，我确实看到，讨论我离婚一事引发你进入了你熟悉的角色。之前在我们之间还发生过类似这样的事情吗，在某种方式上让你感觉到你也不得不照顾我？

用这样的方式和来访者一起探索并且讨论两人之间可能发生了什么，治疗师和来访者可以很容易地修复他们的工作同盟，阻止旧的不良人际互动继续重演，从而再次投入有成效的治疗工作中。

在受训的前期，大多数新手治疗师不具备这样一种客观性，以便辨识这些可预测但难以觉察的重演。所以当潜在的重演发生时，他们需要督导师的帮助。另外，不论是新手治疗师还是有经验的治疗师，都可以从他们的个人体验过程的自我探索中获益：由此他们更能觉察到自己的回应方式，以及更好地预测自己所倾向的回应模式如何同来访者的人际模式相互影响。当治疗师和来访者之间正在重演来访者的问题时，来访者的治疗被阻碍了，因为他们适应不良的认知图式没有在体验上被推翻，而是在行为层面上被证实了。当早年形成的适应不良的图式被确认，来访者会失去和治疗师之间的人际安全感，并且不再冒险进一步探索他们自己的问题，因此治疗通常会停滞，并且停在一个比较表面或理论化的水平上。然而，一旦回到正轨，治疗关系就可以再次为来访者适应不良的关系模式提供解决方案。在和治疗师的互动中，来访者的这些错误信念和家庭角色被挑战而不是得到确认，他们从而发展出新的模式和角色，这个时候改变就会重新出现。

第三个 R，阻抗（Resistance）。阻抗将在整个治疗过程中不断被重新唤起。在治疗中探索不同的议题时，来访者可能不会充分意识到这些不同种类的冲突和觉察是被特定主题激发出来的。尤其在成长经历中自己的感受和看法总是被忽略的来访者，他们很快就会对自己主观体验的许多内容（他们感受到的和看到的内容）变得意识不到或者"迷茫"。产生阻抗的来访者并没有撒谎或欺骗治疗师，也没有失去动力——虽然也可能会发生，但这通常是另外的治疗议题。当来访者完全没有意识到自己的多重甚至矛盾的情感被激活的时候，阻抗就发生了。这些多重甚至是矛盾的情感被激活可能有以下原因，或者在以下情况中发生：他们承认了现实中确实存在的问题；寻求帮助；和治疗师更具体地探讨某些困难的议题；令许多新手治疗师惊讶的是，甚至在治疗取得成功时；甚至在来访者做出有意义的改变或者变得更好的时候。以下列出一些可能的情况。

- 获得进一步的帮助虽然可以减轻困扰，但也会激起对自己有很多需求的恐惧和感到自己太脆弱的恐惧。
- 感到治疗师的真心关怀是舒适的，但也会引发自己的这种需要在很多时候都没有被满足的悲伤。
- 用一致、可靠的方式被倾听被理解让人安心，但是如果他们离治疗师更近，就可能引起其被控制的担心。
- 变得更加成功是有力量的，但是也会引发害怕被嫉妒、被使坏或被孤立。

来访者的这些常见的反应若不得到解决和澄清，就会导致其产生阻抗。它们会让一些来访者提早结束治疗，让更多的来访者阻碍治疗获得成功或者消除他们已获得的改变，对其他来访者，治疗会停滞，并且变得重复或者理性化。然而在临床培训初期，许多治疗师并不熟悉来访者的模棱两可、拉扯或自相矛盾的表现。让我们结合第二章提到的玛莎的案例做进一步的探索。

当玛莎的第二位治疗师直接靠近她的感受，"听到"她并且确认她的体验时，玛莎感到极大的安心。同时，这种积极的体验也唤起了其他相反的、让她"痛恨"的感觉。玛莎现在感到被倾听、被理解，但是有时也会有以下感受：

- 伤心，因为多年来没有被承认的孤独涌现出来；
- 愤怒，因为自己长时间没有被"听到"，而是被诋毁；
- 内疚，因为对父母感到愤怒，从而感到对他们的不忠；
- 焦虑，因为打破了潜在的家庭规则，并且和其他人讨论这些问题，以及指出自己的家庭到底出现了哪些问题。

玛莎不想体验上面任何一种感受，她甚至没有觉察到这些感受。因此，当这些感受被激活时，让她聚焦于这些与家庭相关的治疗议题实在是太困难了。她并不理解这些感受，并且因为这些感受而感觉自己受到威胁，但是她无法让这些感受消失。幸运的是，她的治疗师并没有回避她的这些冲突和纠结，而是持续帮助她理解这些感受中不同的或矛盾的部分。治疗师具有接纳性的回应帮助玛莎辨识并且整合了这些冲突的感受，并且逐渐化解了这些感受。通过这种方式，这位治疗师给玛莎提供了"情感容纳"。用依恋理论的术语讲就是为玛莎提供了一个其需要的"抱持性的环境"，在其中玛莎可以感受到一种心理上的安全感，因此她可以第一次尝试处理和探索自己的核心议题，更充分地体验与这些议题有关的感受，并且和治疗师分享这些议题。随着在治疗关系中出现这些改变，玛莎开始告诉治疗师她发现自己"变得更加自信"了，她的学业成绩也提高了，并且在学校还交了新朋友。

在治疗中的不同节点，来访者经常不会意识到改变过程中引起的一系列矛盾或冲突的感受，也会对这些感受感到焦虑。因此，当治疗师想要探寻可能是阻抗表现的信号时，来访者可能会感到被误解、被责备。一些来访者可能觉得，治疗师的问题在暗示来访者做错了什么或者在治疗中还没有做出足够的努力。考虑到治疗师可能会对他们感到沮丧或失望，来访者可能会努力解释他们的好意。

**来访者：**不是的，你没有明白。我确实想来咨询并且想准时到这里，仅仅是因为……

就像前面已经强调的，治疗师从来不想让来访者感到被责备或被评判。治疗师是邀请来访者与自己合作性地共同探索，以便理解治疗的某些方面让其感到的威胁或危险。一旦来访者理解治疗师的本意在于探索这些威胁或危险的感受，而不在批评、指责，大多数来访者就会乐意加入这种富有成效的共同探索中。

对于来访者表现出的潜在阻抗信号，治疗师最好本着好奇的态度和合作的精神进行探索。尽管新手治疗师经常担忧这样做可能过于直接或者会被来访者误解为批评，但事实上并非如此。有很多治疗师担忧会伤害来访者的感受或者引起他们的不满，其中一些治疗师会回避这些议题，另外一些治疗师尽量不对这些议题做出直截了当的回应，许多新手治疗师为了降低自己对来访者的影响，会有意"稀释"对来访者说的话，在表达上有所保留。如果治疗师担忧他们的这种探索对来访者而言过于直接而显得有些侵入性，或者来访者不喜欢，他们可以试着运用另外一种方式回应。也许更好的方式是直接询问来访者，以便澄清他们的感受并予以讨论。

> **治疗师：** 我想讨论一下出现在我们之间的这些议题，因为我觉得这会有助于我们的合作。但是我也想和你确认一下，这种直截了当的讨论会不会让你觉得不舒服。所以，我想知道，我们之间这样直接、坦诚的讨论让你有什么样的感受，我们可以这样讨论下去吗？
>
> **来访者：** 开始我觉得很不同，因为我很少这样说话。但是我喜欢这种方式，我感觉终于可以和他人讨论到底发生了什么，我的妻子也喜欢。她说我现在比以前更能直接地表达并且讨论一些事情，因此她觉得她能真的了解我。

　　研究者在评估被广泛使用的动机式访谈法的有效性时发现，当治疗师反推或抗拒来访者的阻抗时，结果会适得其反。相反，治疗师的合作与共情会促进来访者的改变。因此，治疗师秉持好奇、探索性的态度意在探寻来访者潜在的阻抗表现时，实际是在邀请来访者一起进行合作性的对话。如同前面所说，治疗师要用尝试性的方式进行。治疗师只需要对来访者的特定行为所表示的含义表现出明显的好奇，而不需要和来访者争论，或者坚持自己对来访者某个行为可能表达的含义的判断。治疗师可以通过一系列步骤逐步以越来越直接的方式处理来访者的阻抗，从而避免引发来访者的防御。例如，下面这三个步骤通常是有效的。

### 步骤一：给予许可和教育性的回应

　　第一步，治疗师给来访者提供一个"给予许可和教育性的回应"，目的是鼓励来访者讨论，其在治疗过程中出现的关于治疗过程或治疗师本身的任何正面和负面的反应。尤其是治疗师可以提前说明，出现这些问题或者对治疗师产生误会是不可避免的，来访者把它们提出来将会对治疗过程有所帮助。

> **治疗师：** 我们可以讨论一下对你来说，到这里见我的感觉怎么样呢？我注意到今天你迟到了20分钟，而且上周你改了会谈的时间。可能这并没有什么，只是我有些好奇，是不是我们在一起工作的过程中发生了一些让你感觉不太舒服的事，你有想到什么吗？
>
> **来访者：** 没有，我确实想来咨询。就是我的工作太忙了。你真的对我很有帮助。上周我是有一个工作到了截止期限，今天我正要走的时候老板给我打电话。
>
> **治疗师：** 好的。但是如果将来你发现自己对治疗或我们工作的方式有任何担忧，我都很欢迎、也很感谢你提出来，告诉我具体是什么，让我知道出现的任何问题或者可能的误会。像在其他关系中一样，我们之间也会发生这些问题或误会。如果让你告诉我，我做的一些事情可能是你不喜欢的，或者治疗中某些事情让你感觉不太舒服，你觉得会怎么样呢？

**来访者：** 嗯，可能对我来说会有点困难。

**治疗师：** 哦，跟我说一说，你认为是什么让你觉得有点困难呢？

**来访者：** 好吧，我并不想伤害你或者说你有什么不好，尤其你是一个这么友好的人。对我来说，告诉其他人不那么好的事情是困难的，我想我尽力对每个人都保持友好。我需要确认我对他人都是尊重并且友善的，这对我非常重要。也可能我担心得太多了。

**治疗师：** 是呀，也许要求自己总是保持友善已经给你带来了太多烦忧。我可以坦诚地说，我真的很乐意听你讲对于我们之间或者咨询的任何担忧。我会觉得你正在努力和我一起工作来帮助你自己。我当然不会觉得你对我是不友好的。我很欢迎我们之间能够有这样的开放性。但是你可能也正在告诉我，我这样做与你生活中重要的他人的做法都不同。

在这个示例中，治疗师给予了来访者许可和教育性的回应，这样来访者就可以自在地讨论关于治疗的任何矛盾感受，以及针对治疗师的冲突感受。对许多来访者而言，这就是他们需要的。如果这样的邀请还不足够"打动"来访者，治疗师可以采取第二步，进一步鼓励来访者探索潜在的威胁。也就是说，如果来访者持续表现出抗拒的迹象（如爽约、取消会谈、更改会谈时间、迟到、只讨论表面的问题等），却没有就此提出讨论，治疗师可以采取第二步，即探索人际间的威胁。

**步骤二：探索危险 / 识别威胁**

**治疗师：** 在我们一起合作探索的过程中，你可以和我讨论出现在我们之间的任何困难或问题，这很重要。这些困难或问题必然会发生在任何一段关系中。我想知道，你是否会告诉我关于我们之间的关系或者治疗给你带来的一些困扰呢？

**来访者：** 我想我应该会这样做的。

**治疗师：** 好的，但是想到你之前告诉我的你日常生活中的其他一些内容，我猜想对你来说这样做可能有些困难。你知道，让你告诉我你不喜欢我做的一些事情，或者治疗中发生的一些让你感觉不太舒服的事情，对你来说可能是新的尝试，或者并不容易。有时候人们觉得自己不应该感到沮丧或失望，或者至少他们不认为自己应该把这些感受表达出来。

**来访者：** 嗯，是的，确实是这样。

**治疗师：** 让我们一起明确一下。假如治疗中发生了一些让你感觉不太舒服的事情，你可能很难提出来同我讨论。我很好奇，假如你直截了当地告诉我关于治疗中让你感觉不太舒服的部分，你觉得可能会遇到什么威胁或危险呢？过去你和其他人之间出现了什么问题，或者我们之间可能会出现什么问题呢？

**来访者：** 嗯，你可能不想再见我，我太麻烦了、太挑剔了、需要的太多了，类似这样。不管你是不是会说出来，可能你心里都希望我走开，并且不要再打搅你了。

> **治疗师：** 你刚刚说的这些非常重要，可能你想要说的最重要的是，如果你说出自己的想法或者为自己发声，以及没有赞同我说的或者服从于我想的内容，我将会离开你或者终止我们的关系，是这样吗？
>
> **来访者：** 是的，我想我一直都是这样的，人们不都是这样的吗？

在这个示例中，治疗师正在尝试识别这种威胁，它阻碍了来访者讨论其感受和担心，正是这些感受和担心造成了阻抗，构成其与他人之间关系的核心问题。治疗师需要强调的是过程而非内容，换言之，治疗师并不是找出来访者没有来咨询的原因，而是探讨来访者不能讨论这些感受的原因。在这里，来访者呈现了其病理性信念，也就是，如果其不同意治疗师或者说出自己的想法或自己不喜欢的部分，治疗师（或其他人）就会离开自己。对于新手治疗师来说，这看起来并不像一个工作契机，但是发生重大改变的可能性就在这个时刻出现了。治疗师澄清即使他们之间发生分歧，自己也并不想结束这段关系，从而开始给来访者提供一种修正性情绪体验。随着这种病理性信念（不服从就被抛弃）在咨访关系中凸显出来并随后被推翻，治疗师和来访者也会看到这些信念在过去其他的重要关系中的现实意义。就像我们将会看到的那样，随后来访者接下来就会回忆起她之所以预期被治疗师抛弃或拒绝，是因为她此时的体验正如她在自己的原生家庭和第一段婚姻中实际体验的那样。来访者说："在我们家，你要不就顺从，要不就孤独一人。"如果治疗师可以帮助来访者第一次意识到其顺从的应对策略在他们的治疗关系中是过时的、不再具有适应性的并予以改变，那么治疗师就可以进入下一步的改变过程，即帮助来访者把这些在治疗关系中出现的改变迁移到其日常生活中。治疗师可以帮助来访者开始探讨，在与其他人的关系中，来访者也是在焦虑地讨好他人，不能为自己发声，不能说出自己的想法，为了和他人保持联结只能保持顺从，同时帮助来访者开始质疑并且挑战其与他人之间有问题的关系模式。这样，来访者就会把在治疗关系中出现的改变迁移到日常的人际关系中。

> **治疗师：** "要不就顺从，要不就孤独一人。"这很令人心酸。跟我说一说它怎么样造成了你和他人之间的问题，它在我们之间也发生了吗？
>
> **来访者：** 我想它让我很难对任何人说"不"。就像现在，我们说话的同时，我就在想，我自己是一个多么糟糕的妈妈，因为我不能管教好自己的孩子。我不想让他们因为我而不开心，所以我会满足他们的要求，并且仅仅试图讨好他们。
>
> **治疗师：** 你刚刚做得很棒。我们现在就开始在理解这一点了，让我们一起看看怎样帮助你做出改变。你也知道，对待孩子们要有坚定的立场，要容忍他们的反对，以及要遵循并且执行你所设置的规则，而不是因为害怕他们不理你就选择屈服。对你来说，现在在这里和我说话开始更加坚定，然后我们一起帮助你更有效能地管教孩子，你觉得这样做怎么样？

**来访者：**好像我的生活就要改变了，如果我能这样做，我就会成为一个不同的人。

案例中的来访者在治疗中继续富有成效地参与治疗，并且在这次会谈后不再错过或者取消治疗。类似的，对于大多数来访者而言，治疗师用这种方式探索其感受到的威胁或危险不仅可以消除其目前对于治疗的阻抗，还可以揭示其所呈现的症状和问题的核心议题。

**治疗师：**纳丁，今天我感觉你似乎再一次从一个主题跳到另一个主题。尤其当你说和姐姐一起吃晚餐之后。我比较好奇的是，假如你没有这么频繁地转换主题，而是在一个主题上停留时间长一些，并且允许我加入讨论，对你来说会有什么样的威胁或危险呢？

**来访者：**我不知道，我经常听到这样的反馈。我猜我只是不想长时间考虑一些事情……

**治疗师：**你是说不想长时间考虑一些事情？我很好奇对你来说这样有什么不安全的吗？如果这样，那会发生什么状况呢？

**来访者：**嗯（停顿），我想可能我会开始哭或者怎么样。

**治疗师：**唔，对你来说或许哭是不安全的，让你感觉不好。请你帮我更多地理解这个部分。如果你感到悲伤并开始哭泣，你觉得我做些什么会让你感到不舒服或者对你来说让事情变得更加糟糕了？

**来访者：**好吧，我不确定我为什么会这么想，但是我害怕你可能会看不起我或者批评我之类的。

**治疗师：**看不起你、批评你？

**来访者：**是的，你会认为我在为自己感到难过，我表现得像个孩子一样……但是你可不会直接说出来，毕竟治疗师知道他们不应该这样说。

但是，当反复聚焦在威胁上的尝试没有作用时，也就是当治疗师和来访者无法成功地合作并辨识出威胁或危险时，治疗师可以进入第三个步骤。作为下一个选择，治疗师可以尝试解释来访者阻抗的内容。例如，如果治疗师认为来访者的阻抗与来访者退出治疗有关，而且来访者无法和咨询师继续合作并讨论其中的困难，治疗师可以形成工作假设，试探性地给出关于阻抗的可能原因或解释。

**步骤三：试探性地对阻抗的可能原因予以解释**

**治疗师：**对你来说接受治疗真的很不容易，你已经错过了两次会谈。可能只是你"忘记"了，同时我也会好奇，是不是来这里同我讨论让你感到有些不安全，或者可能我们之间发生了一些什么，再或者你认为我曾经说的什么内容不太合适？我知道我曾经问过你这些，现在关于这些你有想到些什么吗？

**来访者：**没有。

> **治疗师：** 这样啊，那让我分享一些我想到的可能性，然后你可以告诉我，关于这些可能性，你是怎么看的。我想起你告诉过我的关于你的一些事情，我在想你是不是担忧我可能也会像你生活中的其他人那样"评判"你？
>
> **来访者：** 嗯，我想可能是这样。但可能不是你评判我，而更像如果你越了解我，可能就会越不尊重我。
>
> **治疗师：** 谢谢你澄清这部分。原来不是关于评价，而是我可能"不尊重"你。我非常感谢你愿意冒险和我分享这些。我们之间曾经发生过这样的事情吗？也就是说，是不是曾经某个时间，你感觉可能我不太尊重你？
>
> **来访者：** 没有，并没有发生。但是我还没有告诉过你太多关于我的事情。
>
> **治疗师：** 好的，我很高兴还没有发生这样的事情。我真的从来不希望你感受到我不尊重你，但是，如果这真的在我们之间发生了，我希望你可以立即停下来，并且告诉我，这样我们可以一起看看发生了什么。但是现在我听到了你的担心，你害怕如果你告诉我更多关于自己的事情，会失去我对你的尊重。这确实会让你每周来这里和我讨论变得很困难，也许这也会让你和其他人走得更近变得很困难。
>
> **来访者：** 是的，我想得到他人的尊重这个事情在很多方面都妨碍了我的生活，但是我就是不能忍受任何人批评我或者看不起我……
>
> **治疗师：** 那我们可以怎么做，才能让你觉得足够安全，这样你就可以讨论所有你在这里想要说的话呢？

　　为什么治疗师要把这种解释性的（尽可能是试探性的）立场作为最后一步呢？因为这种解释无论是不是准确，都是治疗师的议题，也是治疗师的责任。只要有可能，更好的方式都是尝试跟随来访者的引导，或者聚焦在治疗过程上，而不是把来访者拉到治疗师的方向上。换句话说，通常更有效的方式就是探索为什么来访者的阻抗是有意义的，或者进行过程评述，以及讨论当下的互动，而不是做出解释或者告诉来访者该做什么。为什么这么说呢？因为治疗师的目标一直都是保持工作的伙伴关系，以及尽其可能让这段关系是合作性的。步骤一和步骤二对大多数来访者而言非常有效。步骤三，即试探性地提出阻抗的可能原因或解释，并且邀请来访者一起修正或改进这些解释，以使它们更符合来访者自身的情况，这有时候也会有成效。

## 羞耻感引发的阻抗

　　误解、阻抗、防御、矛盾及关系裂痕会发生在治疗的每一个阶段，都构成我们工作的一部分。然而阻抗最常见的来源是羞耻感。直到最近几年，治疗师才开始意识到在许多来访者的症状和问题中，羞耻感所扮演的广泛而跨诊断的角色。羞耻感比其他任何议题都更容易让来访者产生阻抗，导致其脱落，或者使来访者停止改变，导致问题复发。在一些使人很不愉快的互动中，羞耻感也是治疗师最想避免的与来访者在一起时的感觉。当来访者面对这种难以忍受的感觉时，对治疗师来说，哪怕只是坐在来访者旁边都会变得非常困难。通常，在这种情况下，不管是新手还是有经验的治疗师都会感觉到自己的不足，苦于不知道该做些什么才能帮助来访者。可以预见的是，这也引发了治疗师自己的羞耻感，而且他们也像来访者一样尽可能逃开这种感受。随着治疗师学习更多的关于这个核心议题的知识，他们将逐渐发展出敏锐的"眼睛"和"耳朵"，能敏锐地辨识这个出现在如此多来访者所讲述的内容中有关羞耻感的主题。举例来说，治疗师将会更能够辨识来访者羞耻感的不同表现：完美主义；总是责备或批判他人；发脾气；烦躁不安和暴躁；对他人的评判或蔑视；自我批评、低自尊或者慢性抑郁；进食障碍或其他成瘾作为；在他们的外表、表现、获取他人认同等方面有严重的焦虑；社交退缩和回避；不能接受表扬、批判，难以忍受任何建设性的意见；从来不会感到脆弱或需要他人；专注于让自己永远被视为强大、有力量或独立的人，等等。在具有支持性的督导师的指导下，受训中的治疗师可以开始刻意聆听并识别这些与羞耻感有关的主题。它们不仅暗伏于治疗伊始来访者对是否参与治疗的矛盾与纠结中，也隐藏在随后可能阻碍治疗进程的来访者的议题和担忧中。

### 羞耻感和内疚感

让我们从最基本的开始说起：羞耻感和内疚感不同，羞耻感是一个更重要的需要处理的议题。具有内疚感的来访者仅仅是感觉自己做错了什么事情，他们通常感到后悔并且想办法道歉或弥补。而具有羞耻感的来访者则与之形成鲜明的对比，他们对自己的看法不是"我做错了什么事情"，而是"我很糟糕"。羞耻感激活了这种糟糕的感觉，这通常会导致来访者想隐藏自己，回避他们以为的来自其他人的评判。与具有内疚感的来访者不同，具有羞耻感的来访者没有任何解决或修复这种羞耻感的想法和希望。羞耻感对来访者的影响远比内疚感更加深远和广泛。这种影响涉及来访者的整个自我，囊括了自我中所有的情感。与日常生活中无害的自我意识或尴尬不同，我们在这里讨论的羞耻感是有害的，对来访者具有核心性的影响。在讨论这个议题的过程中，我们需要记住的是，所有形式羞耻感中的核心情绪是蔑视。来访者承受羞耻的感觉，就是感到其真实自我中所有的缺陷都赤裸裸地暴露在他人面前，为此他们不得不承受他人的评判和批判以及由此带来的脆弱感。当来访者正在经历一种巨大的羞耻感时，他们可能不知道用什么语言表达这些体验（"我的大脑一片空白"）。有时候他们所能说的仅仅是类似于这样的话："我令人厌恶""我不重要""我有一些问题"或者仅仅是"我恨我自己"。充分而完全的羞耻感体验让人难以承受，这也让富有同情心和悲悯心的治疗师很难和来访者保持同在并分享他们的感受。在这些充满羞耻感的时刻，当自我被摧毁时，一些来访者可能会表达想死的念头。

通常，羞耻感表现在两个主题或者两个不同的领域。首先，有一个维度是"**自己是坏的**"，主要反映出自己是无价值的、有缺陷的、不被爱或不被需要的，或者自己存在的核心就是有缺陷的。这类来访者有时被称为"被讨厌的孩子"，他们通常被照料者公然拒绝或愤怒地诋毁，进而对自我感到厌恶和愤怒。可能儿童遭受性侵害最令人心碎的结果就是他们内化了这种对自我的蔑视，以及由此带来的自我耻辱感（如"被毁掉的""肮脏的"等）。第二个维度是认为"**自己是无能的**"，这反映在持续地感到自己是弱小的、无力的、无助的或没有力量的、没有能力的或无法胜任的，以及失败的。特别是，这类来访者经常感受到失败、不胜任及低人一等（如"愚蠢"等）。

研究者们也对内在和外在的羞耻感进行了区分。更多受困于外在羞耻感的来访者经常忧心自己在他人眼里的样子，顾虑他人如何看待或评价自己。而更多受困于内在羞耻感的来访者将自己的注意力都集中在自我贬低和自我批判上，而有些来访者则需要同时应对内在和外在的羞耻感。关于羞耻感的研究有非常丰富的文献，其中也有人对羞耻感进行了其他的区分，即一些来访者几乎不会觉察到他们自己具有感到羞耻的倾向，而另一些来访者对羞耻感则高度敏感。有一些来访者可能会被描述成不同的样子，如自恋、自大或控制欲强等，他们对自己的羞耻感没有觉察，但常评判他人，并且容易引发他人的羞耻感。与之相反，另一些来访者则是对自己的低自尊有更多的觉察。他们具有惩罚自己的倾向，常进行严厉的自我批评，随时讨好、照顾或顺从他人。令人伤心的是，因为想到"她并不想要我""他们并不想雇佣我"等，这些来访者会从生活中许多好的、有发展前景的社会关系和机会中退缩出来。

### 具有羞耻倾向的自我

我们使用"羞耻倾向"这个概念区分两种不同的体验：一个是有害的或核心性质的羞耻感，它是许多来访者症状和问题的中心；另一个是对每个人来说都可能在日常生活中碰到的尴尬场景，它并不是重要的治疗议题。在一些令人难堪的情境中感觉尴尬及在特定的时刻自感惭愧很常见。当然这是令人不快的感受，但并不是我们作为治疗师的重要工作或者在此讨论的重要内容。与这些特定情境下的感受相反，羞耻感经常出现在来访者的重要关系中，也就是说，来访者不断地被他们所依恋的照料者轻蔑地对待，从而发展出一个**基于羞耻感的自我，并且具有羞耻倾向**。

这种羞耻倾向普遍存在于大多数类型的心理病理中，是我们同许多来访者工作的核心。例如，具有羞耻倾向的个体不能接受建设性的批评，因为这会威胁到他们，让他们感到自己更深、更广泛且长久体验到的羞耻感暴露了出来。甚至是来自家人或朋友的善意取笑也会引发这些感受。对于具有羞耻倾向的来访者而言，他们这种被削弱、被拒绝或被遗弃、被暴露的深深的羞耻感很容易被诱发出来。如前所述，这些强烈的有时甚至是极具波动性的反应会在日常生活中许多不同的情境下被触发，但通常不会引发其他人这么强烈的反应。为了应对这些不断被引发的羞耻感，具有羞耻倾向的来访者发展出许多不同的应对策略，以让他们的羞耻感不被人发现，也许更重要的是，让自己也浑然不觉。通常，这些来访者用下面的方式保护自己免于体验到这种**羞耻的自我价值感**：

- 傲慢地、自以为是地对待他人；
- 恐吓、控制他人，引发他人的羞耻感；
- 采用完美主义的标准对待自己的工作、清洁程度以及宗教修行；
- 出现进食障碍或其他成瘾行为；
- 过度忧虑自己的外表和获得社会认同；
- 变得对自己有嘲弄性的批判及社交退缩；
- 对他人品头论足或具有批判性；
- 回避他人并且避免许多人际互动。

### 羞耻 – 愤怒循环

通过观察，治疗师会发现来访者发展出一些错误的策略，以应对这些可怕的感受。可能最令人不安的就是可观察到的羞耻 – 愤怒循环，这表现在"路怒症"上，也体现在许多家暴和身体虐待过程中的暴力情景中。带有羞耻倾向的个体一旦感到自己被他人轻视或贬低，他们就可能在几秒内爆发，而引起这种爆发反应的其实通常都是毫无恶意的甚至是善意的评论，如他的妻子只是让他倒垃圾（或者孩子问"为什么"）。发火或充满愤怒的反应实际上是在企图反驳充满羞耻的价值感（"我不弱小""我并不是一文不值""你不能那样把我呼来唤去"），但这是绝望而徒劳的尝试。它实际上并不是一种真正的努力，而是一种通过攻击或者轻蔑地贬低他人而恢复自我力量感的防御性的努力。

需要强调的是，在成长过程中遭受照料者轻蔑对待的来访者会发展出基于羞耻感的自我。例如，父母经常用厌恶的口吻说："你到底怎么回事，怎么总是做错事？"或者"你正在毁掉我的生活……我希望没有生下你。"这些来访者通常会记住这些痛苦的成长体验，这些体验把他们的自我感碾碎，他们却将自己的感受分裂开来，即他们会防御性地使自己体验不到这些感受。举个例子，一位来访者被其喝醉酒的父亲命令舔厨房的地板，旁边受惊吓的兄弟姐妹只能无助地看着。来访者通常会记住发生了什么事情，如谁说了什么或做了什么，并且可以向治疗师重述这种屈辱的经历。然而，在重述的时候，他们却体验不到伴随这段经历的羞耻感或其他其不想要的情绪。换言之，行为事件可以被回忆出来或记起，但当时的感受却因为太痛苦而无法被承认或被体验，这就导致事件与感受的分裂或隔离。同样，来访者通常无法识别或辨识出是什么样的当下体验（感觉被抛弃）引起了刚刚发生的脾气爆发。在接下来的对话里，治疗师正在帮助一个具有羞耻倾向的来访者在"扳机事件"（即感到他人对自己失望或看不起自己时）和其所呈现的需要治疗解决的问题（总是因为发脾气而失去亲近的关系）之间建立联系。

> **治疗师：** 就我在这里听到的情况来说，似乎就在你妻子让你倒垃圾之后，你的脾气就爆发了。上周你告诉我当你的同事决定你应该做哪些工作时你也发脾气了。事后你说实际上它确实不是什么大不了的事，但当时你的第一反应就是对同事大发雷霆。我不知道这些是不是正在告诉我们，好像如果他人告诉你该怎么做的时候，你就会觉得被他人贬低或者被他人支配，这个时候你的脾气就会爆发？
>
> **来访者：** 我没有这么想过，有可能……你知道，这让我想起上周我差点跟他人打起来，当时有人在高速公路上对我竖中指，在那一时刻我想杀了他。我的那个叫我"斗牛犬"的哥们说，当我朝对方大叫时，我的脸特别红，他甚至都能看到我脖子上的青筋……
>
> **治疗师：** 这跟我刚才说的有点相似，就是当有人对你竖中指，或者只是用合理的方式告诉你该做什么时，对你来说都是一种羞耻，然后你的脾气就爆发了。对你来说，它几乎成了生死攸关的事情，你就会对自己说："我被看不起了，我不能忍受了。""无论如何，没有人可以再这样对我。"然后你就"爆炸"了。
>
> **来访者：** 是的，就是这样，我从来没有想到过"羞耻感"这个词，但是当有人看不起我时，我确实会变得有些疯狂。
>
> **治疗师：** 嗯，我也认为你会这样做，并且我在想，这会不会让你的妻子感到尴尬和吓到你们的儿子呢。也许当其他人没有看不起你时，你有时也会体验到羞耻感。就像我听到的，你的妻子确实只是让你倒垃圾。因此，现在我们想一下，你真的认为她是对你发号施令或者看不起你吗？让我们一起想想她当时是怎么想的，当这一切开始时，她的头脑里可能发生了什么？
>
> **来访者：** 她是个好人……她没有看不起我。（长时间停顿）我必须改变我的暴脾气，这正在毁掉我的生活。
>
> **治疗师：** 是啊，它正在破坏你的生活，我很愿意我们俩一起继续工作，帮助你改变这些。因此，让我们继续讨论这个"羞耻感"，似乎就是这种感受会引发或者引爆你的脾气。当我说"羞耻感"时，你想到了什么吗？
>
> **来访者：** 嗯，我的继父过去经常打我们……他已经死了，但是我仍然恨他……

## 羞耻 – 焦虑

和愤怒及脾气暴躁不同，在许多不同的情境下，其他一些有羞耻倾向的来访者会体验到强烈的焦虑。因为对他们来说这些情境是一种威胁，会暴露出他们的毫无价值感和充满不胜任感的自我，让他们感到其自身存在的缺陷感。虽然治疗是一种新的情境，但当可怕的羞耻感被引发后，通常治疗师还是会看到来访者的这种羞耻 – 焦虑表现。举个例子，一些类似于邀请某人约会、工作面试、轮胎漏气需要寻求帮助、迷路了需要问询方向，或者在工作中犯了小错，这些没有恶意的、寻常的事情都会引发来访者的焦虑，因为他们担心这些事情会暴露出让其感到羞耻的自我的无能、贪婪、苛求等。在这些来访者的生活中，他们严重的焦虑感会经常因为担心暴露自己的不足、缺陷以及糟糕的自我而被反复引发。对于许多具有羞耻倾向的来访者而言，这发生得特别频繁，以至于他们在生活中一直处于一种普遍的、焦虑的警惕中，而这表现在让他们治疗中的诸如焦虑发作、社交恐惧、回避型人格障碍、广泛性焦虑障碍等焦虑症状上。换言之，这些焦虑传达了一种信号，即来访者对自己羞耻感的防御在这些情境中遭到威胁，他们感到自己充满羞耻感的自我被暴露的可能性正在一步步逼近。来访者会发展出一些应对方式管理这些焦虑，避免羞耻感可能被暴露，如退缩或回避、讨好或顺从、特别努力保持完美、从来不需要任何人或不要求任何东西等。这些应对反应逐渐成为他们特征性的或习惯性的应对方式，也就使他们的生活具有了同样的色彩。

随着我们的进一步探索，治疗师可以帮助来访者识别和改变这些为了防御羞耻感而形成的有问题的应对策略（例如，大喊大叫和击打，回避和退缩，控制或支配他人，压抑或从关系中撤回，当自己想说"不"的时候却顺从了他人，每天喝得酩酊大醉，暴食，等等）。治疗师鼓励来访者体验和分享他们对自己的憎恨和轻蔑，进而帮助来访者削弱其羞耻倾向以及伴随而来的其他症状表现。来访者获得了修正性情绪体验，发现治疗师对自己充满关怀和同情，而不是品头论足和批判，这个时候改变就发生了，而且来访者也开始对自己和自己曾经陷入的困境有了同理心、关怀和悲悯。

以上这些干预方式最大的问题就是，治疗师对于见证和回应来访者赤裸裸的羞耻感通常会感到很困难，就像来访者要承受这些羞耻感一样难。当然，许多治疗师也具有羞耻倾向，他们自己在羞耻感上的动力会被来访者的羞耻感激发。常见的是，这些治疗师会努力让来访者安心、使来访者的问题显得不那么严重、提供理性化的分析或解释、改变讨论的话题或回避特定的议题，以及给予其他充满好意但无效的回应方式。这些回应方式实际上是治疗师在试图应对他们自己被引发的羞耻感。在第五章中，我们将会针对回应羞耻感及帮助来访者容纳这些感受和其他痛苦情绪提供进一步的指导。我们需要一步步地学习如何应对这个极具挑战性的主题。目前，治疗师可以开始先学习怎样聆听并识别来访者叙述中出现的羞耻感，并开始考虑阻抗是如何保护来访者免遭羞耻感的困扰，避免其看似不可接受的那部分自我被暴露。这一概念说起来简单，但是因为我们自身的羞耻动力和对讨论这些议题所具有的文化方面的禁忌，大多数新手治疗师需要花费多年时间才能整合并应用这个概念。对于帮助针对新手治疗师开始同来访者就羞耻感一起进行工作，拥有一位具有支持性的、随时准备可以讨论有关羞耻感的督导师是至关重要的。我们看看下面这个示例。

苏西的男朋友在约会时爽约了。苏西感到绝望和空虚，于是她在厨房一勺勺地吃花生酱，直到整瓶花生酱都被吃光。第二天在咨询室里，苏西和她的治疗师说了这些事，她开始觉得自己被羞耻感淹没。苏西的治疗师想要把她从这个话题上转移开，治疗师一直在想自己可以做些什么让苏西感觉好一点，怎么才能停止这种令人生厌的痛苦。治疗师担心，如果自己询问苏西暴食花生酱的场景，就会使其产生难以置信的自我厌恶，而这只会使这种自我厌恶感迅速达到不可控制的状态。几乎就在同时，治疗师自身关于体重和外形的羞耻感也开始把她自己淹没了。治疗师很想做些什么事改变整个会谈，并且尽快结束这个难以忍受的时刻，因为这太令人痛苦而且呼之欲出。幸运的是，治疗师能够回忆起督导师具有支持性的话语，并且尝试让自己的思维放慢并做了一个深呼吸。与其想要逃离自己的羞耻感，并且试图让来访者停止感受羞耻感，不如提供一种修正性情绪体验，于是治疗师说了这句话："你能够与我分享这部分脆弱的自己，我感到很荣幸，能让我在这时陪伴你也是我的幸运。"苏西哭得很厉害，并且在接下来的三次会谈里，分享了她过去被遗弃、感觉孤独，以及迫切想要获得一些支持的故事。苏西和她的治疗师开始能够讨论其价值感议题和深刻的羞耻感之间的关系，以及当这些感觉被激活时，除了暴食还有什么其他更好的应对方式。

治疗师学习同来访者的羞耻感一起工作确实不容易。但如果治疗师能够同来访者在羞耻感方面更有效地工作，就会发现来访者在治疗中会保持投入状态并在自身问题上获得真正的进展。更具体地说，就像苏西的治疗师所做的那样，当治疗师承认并且"命名"羞耻感，以及给予来访者共情性的回应时，这将会有效帮助来访者减轻甚至消除其羞耻感。令人激动的是，当来访者基于羞耻感的自我感（"低自尊"通常是羞耻感的委婉说法）得以改善，其重要的改变通常也会随之而来。例如，具有羞耻感倾向的来访者之前过度关注自己的外表和体重，如今就会变得更加自我接纳；另一些人之前不怎么关心自己的外形，但当他们的体重下降时，他们开始注重自己的穿着，并为这些行为引以为豪。当来访者发现他们的治疗师看到了他们自己不能接受的部分，但仍然给予充满关爱的回应，而不是像他们预料的那样予以批判或评价，他们担心自己以羞耻感为基础的自我被暴露出来的焦虑情绪，以及自己糟糕的感受带来的抑郁情绪都会显著地得到缓解。

## 治疗中的成功也是威胁

许多来访者会因为在治疗中获得成功以及新的行为改变而体验到焦虑或冲突。对于大多数新手治疗师来说，这种悖论或事与愿违的情况让他们感到困惑。即使来访者做出新的、健康的改变，我们也可以预料阻抗会再次发生。例如，一些来访者对于治疗中的进步和取得的成功会有内疚感或不忠感。治疗师会发现，一些来访者会退出原有的治疗进展，或者放弃刚做出的成功改变而回归原来的状态。通常，来访者难以维持他们刚取得的积极改变，因为这种健康的新的行为同他们的认知模式不相符。根据依恋理论和内在工作模型，以这种成功的新方式行事（如停止暴食、离开没有支持性的关系等）会威胁到他们和照料者之间的依恋联结，这些照料者并不支持他们的独立或成功。甚至有些来访者会主动破坏自己取得的成功和进步，或者因为自己的成功和进步惩罚自己。这是因为在治疗中变得更强或更好，会让一些来访者感觉切断了父母的认可及其与他们的情感联结，觉得对他们不忠诚，或者因为伤害、离开或超越了父母而感到内疚。所以，随着来访者获得重大的行为改变，或者报告对自己的感觉更好了，治疗师也可以预期来访者会报告以下感受：

1. 孤独、空虚，或者在有意义的改变后断开了与治疗过程的联结；

2. 内疚感，感觉自私，或者感觉糟糕。

当以上这些反应发生时，治疗师需要使来访者感到他们会继续与来访者同在，对他们刚出现的这个更强的自我一直给予支持。否则，来访者就不得不自己应对这些内疚感，或者自己修复他们不安全的和受到威胁的依恋联结，这表现在他们会破坏自己刚取得的成功上。例如，治疗师可以挑战来访者的适应不良图式，打破有问题的期望，并且提供一种修正性情绪体验，下面的对话就是这样的示例。

**治疗师**：你刚刚在工作上取得了很大的成功，我有些好奇，是不是随后发生了一些事情让你感觉到焦虑或孤独，你怎么看呢？

**来访者**：当你这么说的时候，我觉得确实是这么回事儿……昨晚我很兴奋地打电话给哥哥，想着他也会为我感到开心，你知道，上个月他获得晋升后我带他去了高档餐厅吃饭。可昨晚他只是说："哦，好。"而且他很快就挂了电话。通常他都会说很多，所以他昨天这么快挂电话让我挺伤心的。我确实感觉或许我不应该成功……或者不应该这么快就成功……

**治疗师**：我很高兴你可以谈论这些。我希望你和我之间的关系体验会和你与哥哥之间的不同，可能同过去你与曾经亲近的人之间的也不同，因为我确实为你的晋升感到开心。我很乐意听你说所有和你的成功有关的事情，在这次会谈中你想用多少时间讨论你的这次成功体验都可以，我也想听你说说，对你来说，做得这么好是一种什么感觉。

> **来访者：** 我喜欢这样，如果有人能帮助我学习如何庆祝生命中美好的事情也是挺棒的。

这些常见的阻抗和阻碍改变的来源我们将在下一章进一步探讨。而且在第五章我们会再回到羞耻感这个核心的情绪。

## 结语

在治疗的初期阶段，以和来访者同在的、尊重的态度倾听来访者是治疗师最重要的干预方式。对来访者保持共情的立场并持续领会来访者所讲述内容中最重要的感受或核心困扰，是治疗师和来访者建立工作同盟的最基本的工具。治疗过程的下一步就是对来访者的矛盾心理保持警觉。为维持刚刚建立的关系，治疗师要用一种非责备性的、探索性的方式探询阻抗的潜在信号。与其他一些来访者相比，阻抗对有些来访者更有可能是一个问题，但在某种程度上，每一位来访者都可能出现阻抗。就像我们已经看到的，如果来访者可以讨论这些冲突的感受，而且治疗师给予肯定的回应，那么这些感受就不可能让来访者从治疗中脱落。在此过程中，阻抗会减弱和消退，但是当来访者更深入地进入困难的议题时，当他们尝试了新的行为并取得改变时，阻抗会再次出现。为了维持治疗进展，治疗师需要持续地对不同类型的阻抗进行有效的回应。治疗师对来访者的潜在阻抗形成工作假设有助于他们预测阻抗什么时候最有可能发生，以及当它发生时如何进行有效的回应。总而言之，治疗师的目标有以下几点：

- 鼓励让来访者带领，让他们拥有治疗过程的自主权；
- 提供尽可能准确的同理，以促进工作同盟；
- 对阻抗的潜在信号保持警觉，并使用过程评述进行过程合作性的探讨；
- 形成工作假设，从而开始制订治疗计划。

阻抗、矛盾及防御为我们提供了一个窗口，让我们可以观察到人类纷繁复杂的内在冲突是如何工作的。人们并非拥有统一的自我，我们是如此复杂和多面，以至于我们常常觉得自己的一部分正在对抗另一部分。通过处理其中的内在冲突，就像我们前面讨论的这些，一个人可以变得更加整合或者形成整体。整合自我的不同部分通常是来访者行为改变的一个重要过程，是其提高自我效能感的路径。与来访者一起就阻抗有效地工作会向来访者表明，他们拥有内在资源，他们也可以得到他们想要的帮助，进而在生活中做出他们想要的改变。

## 本章练习

1. 在我开始感到糟糕、无价值、无能，以及开始有任何一种基于羞耻的感受时，哪些情境最容易引发这些反应（例如，当我的伙伴没有满足我的需要时，当我感到脆弱或受到批评时……）？

2. 当这种基于羞耻的感受在我身上被引发时，我最初的回应是什么（如退缩、吃东西、喝酒、变得讨好、发脾气……）？

# 第四章

# 通过内在聚焦寻求改变

在年复一年地督导这些聪明、有潜力的新手治疗师时，我们总是不断地指出他们如何始终把对话停留在表面的话题上。在这个最常见的问题上，我们允许一些治疗师这么做，也会向其他一些治疗师提出挑战，让他们超越这些表面的话题和日常生活式的对话，使来访者更深入治疗过程中。治疗师需要不断努力，力争和来访者一起深入探讨，到达那个对他们来说最有意义的点。本章将为治疗师提供一些达成这个目标的工具，请治疗师考虑以下场景。

在第一年的实习课上，达纳汇报了她正在会见的一个新的来访者并播放了自己上一次治疗的一段录像。录像中她的来访者正抱怨她的两个前夫、母亲、上一任治疗师及其他人。达纳不知道如何理解来访者的这些行为，她急切而近乎乞求般地问实习课的老师："我该怎么办呢？"老师诙谐地回应说："好吧，你们总是问我怎么办，这一次我就告诉你。达纳，下周你告诉你的来访者她有两个选择，一个是她身边的每一个人都需要治疗，所以她可以建议生活中的每个人都来治疗；或者她自己来见你，并且开始探索自己做的决定和选择，以及她对造成这些问题所发挥的作用。"所有同学都笑了起来，并且明白了老师的意思。

## 概述

当治疗师和来访者建立了工作同盟并且开始就来访者的问题一起工作时，治疗的第一个阶段就完成了。良好的合作关系对于治疗的第二阶段是一种必要的铺垫：第二阶段就是来访者的内在旅程。为了达成改变，来访者需要减少对他人问题行为的关注，开始探索他们在自己问题中的角色。尽管他人的问题真实存在，也很迫切，但是来访者不能把心力都放在过去的事件、各种关系及他们生活中其他人的问题行为上。相反，当来访者开始厘清自己的想法、感受，和他们对自己问题的回应后，他们才会发生改变。为什么呢？因为来访者试图改变生活中其他人的努力通常都会失败，但他们可以通过改变自己解决问题，即改变他们回应和参与自己问题的方式。

在这个过程中，来访者会做以下几点。

1. 检查他们在问题情境中的习惯性反应模式。例如，我是否在退缩并回避这种情境。

2. 评估在现在的生活中，当和其他人发生冲突时，他们的反应模式的有效性。例如，我是否会变得安静，在问题没有得到解决时就走出了房间？

3. 开始尝试新的和更具有适应性的回应方式。例如，尝试就目前和妈妈之间存在的问题进行对话。

内在聚焦着重于改变来访者自己的回应方式，而非着眼于其他人或试图改变他们。这种内在聚焦会让来访者获得更大的自我效能感，也会减轻其焦虑和抑郁的症状。治疗师的任务是帮助来访者实现转变，即采用向内聚焦的视角，而不再视他人为问题的根源，从而意识到问题的解决之道并不在他处。这是一个双重过程。首先，治疗师帮助来访者开始关注自己。治疗师需要小心，避免不认可来访者或者使用任何让来访者感到"被责备"的语言。在这个前提下，治疗师寻找机会让来访者的焦点从抱怨和试图改变他人转向理解和改变自己不良的反应和应对模式。心理治疗过程研究表明，在不同类型的治疗中，治疗师鼓励来访者投入自我觉察和内省都会促进治疗产生积极的效果。本章介绍的临床方法以卡尔·罗杰斯的来访者中心理论为基础，也结合了其他特别有才华的同事在帮助来访者建立内在聚焦、探索他们自己的主观体验和感受方面的深入研究。

其次，治疗师需要帮助来访者承担更多关于改变的责任，即帮助来访者在治疗过程中把对话从日常生活中的表面议题转换到他们内在的核心冲突。也就是说，治疗师需要帮助来访者成为他们自己治疗工作中积极的主导者。如果来访者逐渐且更多地意识到，在目前的生活情境中，他们的认知模式并不总是准确的，他们的常用应对方式和行为模式并不有效，他们就会开启改变的过程。随着他们对自己的反应有更多的觉察，意识到他们如何参与或促成了自己目前所面对的问题，来访者会越来越认识到，他们不必以旧的和熟悉的方式继续做出不再有效的回应。当拥有这种新的视角时，来访者通常会随时和治疗师一起探索新的行为选择，开始更积极地改变他们内在对自己的、外在对他人的有问题的回应方式。在这个过程中，来访者会越来越清晰地意识到他们自己对问题的责任，发现改变自己的反应可能会使他们与他人关系中相互影响的无效的互动模式随之改变。这个时候，他们更能够致力于这个赋能的改变过程，而这会进一步促进行为的改变。在本章中我们将看到，当来访者在与他人互动的问题情境中改变自己的这一部分问题时，与他人之间的互动会发生变化，即使其他人没有改变并继续给出相同的令人受伤或失望的回应。治疗师帮助来访者改变其内在的和在人际问题中的角色，并且利用治疗关系支持来访者的自我指导和主动性参与，来访者就会被赋能，从而发生改变。

自我效能来源于治疗师和来访者之间的这种合作过程。治疗师不是要自己独立解决来访者的问题或者治愈来访者，来访者需要对治疗过程拥有决定权。为什么这种人际过程如此重要？治疗师的目的是给来访者赋能，而非仅仅给出答案或者告诉他们该怎样过自己的生活。我们的目标是帮助来访者了解他们自己的想法，允许他们有自己的声音，信任他们自己的直觉或勇气，支持他们，使他们更加能够为自己做决定。大多数来访者无法将治疗师给出的答案或处方式的问题解决方案变成他们自己解决问题的方式，他们仍然无法将治疗师给出的建议应用到下一个情境中。在没有人告诉他们该做什么、该怎么做的时候，他们还是无法解决以后遇到的问题或者进行自我安慰。通过帮助来访者发展内在聚焦，即聚焦于他们自己所感受到的、所期待的及自己所做的，我们正在教他们可以延伸到他们日常生活中的技巧。即便治疗结束，来访者仍然可以自己使用这些方法应对遇到的困难。因此，只要来访者积极地参与治疗过程，对这个改变的过程拥有主动权，持久的改变就会出现。

如果来访者成为治疗的积极参与者，而不仅仅是依靠治疗师解释事件间的关联性或事件的意义，他们就会产生新的行为和想法。当这个过程发生时，治疗效果会在治疗结束后更好地保持。当然来访者的反应具有独特性，并不是所有来访者都具有上面描述的这种外部聚焦的倾向。举例来说，一些来访者感觉自己对于生活中的问题负有全部责任。这些来访者几乎沉浸在自我批判和自我责备中，具有这样一种病理性信念，即"我很糟糕"。他们几乎意识不到其他人对自己的痛苦实际上也有一定的责任。然而，对许多其他来访者而言，将注意力从他人转到审视自己在问题中扮演的角色是困难的。在没有治疗师的支持下，一些来访者审视自己的内在是有挑战性的。为了开始这个有价值的内在旅程，来访者需要和治疗师建立稳定的关系，而治疗师则肯定来访者，并且愿意不断邀请来访者立足于内在聚焦，用合作的方式与来访者共同进行探索。在本章，我们会看到治疗师是怎样同时做到这两个部分的。

## 帮助来访者向内聚焦于自己的体验上

在治疗的初期阶段，许多来访者总是看到其他人对自己问题产生的影响。来访者常常花费很多时间讲述他人的问题行为，而非讨论他们自己的体验及其对问题的回应。在前几次会谈中，许多来访者表示说问题真的在他人身上，以下是一些示例。

● 我的丈夫从来不关注我。

- 我的妻子总是对我喋喋不休。
- 我的孩子真让人受不了，他们从来不按我说的做。
- 我的老板是个苛刻的"暴君"，我总是达不到他的要求。
- 我的妈妈总是批判我，在她眼里我做什么都不对。
- 我今年 27 岁了，但是我的爸爸还把我当小孩对待。
- 我的男朋友总是欺骗我。

治疗师有必要肯定来访者这些抱怨对其而言确实很烦心。在帮助来访者解决他们最紧迫、最活跃、最突出的问题方面，治疗师需要表达出持续的意愿，找到来访者的"紧迫点"并以此为出发点。即使这些担忧和抱怨可能是过度反应或含有扭曲的认知模式的成分，但是从来访者的角度看，这些都是真实的。就像我们在第二章中强调的，治疗师此时要进入来访者的主观世界，肯定他人的问题给来访者造成的影响，甚至帮助来访者更清晰地描述其他人的问题行为是怎样让他们感到困扰的。

然而，在一些案例中，治疗师与来访者对于情境的评估非常不同，以至于治疗师不能发自内心地肯定上述他人的问题给来访者带来的困扰。不过在这种情况下，治疗师至少可以肯定来访者自己知觉到的主观经验。

**治疗师：**听起来你感觉你的老板和你的女朋友一样，对你过于苛刻。所以从你的角度来看，这次他们似乎又没有公平地对待你。

如果治疗师没有先提供这种肯定，许多来访者就会觉得治疗师并没有理解他们所遭遇的受其他人问题行为困扰的现实，不相信他们，或者并不关心到底是什么在困扰他们。这样就会给治疗带来适得其反的结果，因为这往往是再次重演来访者成长过程中的体验，即他们不被倾听、被认真对待、被相信。因此，为了避免发生这种否认来访者体验的可能，治疗师的首要目标就是倾听以及肯定来访者的担忧。在整个治疗过程中，治疗师需要持续不断地努力"与来访者在其所在的地方相遇"。要与来访者建立这种真正的共情性联结，治疗师必须不再以自己的视角为中心，而是需要从来访者的主观视角看待问题。只有做到这一点，他们才能开始下一步的工作。

下一步的工作就是开始帮助来访者聚焦于面对他人问题时自己的想法、感受和回应上，而非随着来访者仅仅关注这些外在的问题。通常，治疗师很容易将这两个步骤联系起来。

**治疗师：**父亲总是这样对你，这让人感到很遗憾。当你说这件事的时候，我能看到它给你带来的影响。当他这样做时，你一般怎么回应，会说些什么或者做些什么呢？

或者

> **治疗师：**不论你做什么，你的老板总是一次又一次地用那种方式回应你，我能看到你有多沮丧。当他这么做时，你感觉怎么样，内心会想到什么呢？

当治疗师接待的来访者是弱势群体、权利被剥夺的非主流群体（包括少数族裔、女性、"男同志"和"女同志"）时，上述原则更加重要。通常，他们可以准确地描述现实社会给他们带来的问题。需要再次提醒的是，治疗师在帮助来访者进行内在聚焦（即聚焦于他们对这些不公平待遇的反应和应对方式上）之前，需要与来访者一起进入他们体验到的社会情境所处的现实世界。在探索之前需要先进行肯定和共情。

为什么治疗师聚焦于来访者的内在体验和反应会使治疗更有成效？在许多情况下，当来访者因为他人的行为而感到焦虑、不信任、愤怒或无助的时候，他们会谋取治疗师与他们一起批评、指责他人或者试图改变他人。然而，如果治疗师仅仅随着来访者聚焦于其他人的行为上，不管这种行为到底多有问题，治疗都不会有很大的进展。为什么？就像存在主义治疗师告诉我们的那样，来访者改变对方的企图通常都会失败；而来访者更有可能通过改变自己的回应方式并且找到自己真实的声音解决问题。亚隆强调说，一旦来访者意识到他们自己在造成其生活困境过程中扮演的角色，就会意识到自己身上的这种改变的力量。治疗师可以用一种支持性和非责备性的方式帮助来访者思考以下问题：我自己可能如何促成了自己的痛苦；或者当她这样做时，我怎样才能改变我的回应？一旦明白了这一点，他们就能够建立不同的内在对话和不同的行为反应从而在发展人际关系上找到新的方向。对于那些因创伤或虐待而造成问题的来访者，可以与治疗师建立伙伴式的合作关系，采用内在聚焦看待自己的问题，开始质疑自己的羞耻感或自我憎恨中不良的认知图式，并且对自己有更多的慈悲和关爱，这些都是治疗过程的重要组成部分。

因此，治疗师的任务通常有两个：（1）扩展来访者的注意力，使其不仅放在他人身上，也放在自己身上；（2）帮助来访者发展自我关怀的态度，以探索他们的内在工作模型（如内化的关于自我和他人的观点等）。治疗师在协助来访者进行内在聚焦时应该具有灵活性。这里的目标不仅是澄清现实中他人在做什么，同时也需要觉察来访者无效的个人内在回应方式和在人际互动中的回应方式。如果治疗师可以帮助来访者理解他人的有问题的行为，或者更灵活地思考他人的潜在意图，大多数来访者会受益良多。例如，假设有位成年来访者的父母被诊断为边缘型或自恋型人格障碍，来访者被父母弄得晕头转向，那么如果让他看一下精神疾病诊断准则中对这些症状的描述，可能他就会感到自己的经历被深深地肯定了。这种外部肯定可以帮助这些来访者意识到，所有这些都不是他们的错，而且知道这种被弄得晕头转向的感觉并不仅仅发生在他们身上。

**来访者：** 这些列出来的行为表现真是熟悉又准确。我的父亲确实是难以预测，而且以自我为中心——原来不仅仅是我这么看。这不是我编造或想象出来的。

然而，与此同时，治疗师也要帮助来访者提高当他们处于具有挑战性的情境中时，他们对自己的想法、感受和反应的认识并对之进行理解。回想一下本章开头引用的来访者针对他人行为的外化性的评论。以下每个问题都可用于让这些来访者将重点放在他们自己身上，帮助他们开始考虑自己在这些问题中的角色，找到更好的方法来予以回应。

- 当你的丈夫无视你时，你自己在想什么？
- 当你的妻子唠叨你时，你的感受是什么？
- 当你的孩子不听你说的话或按照你的要求做时，你会怎么做？
- 当你的老板对你要求严格并总批评你时，你通常如何回应？
- 当你母亲批评你时，你有什么想法？
- 当你父亲那样贬低你时，你希望如何回应？
- 当你发现男朋友再次欺骗你时，你的想法和感受是什么，你希望你能说什么或做什么？

这种简单的问询有两个重要功能。首先，这告诉来访者，治疗师正在倾听并看到他们的核心困扰。治疗师并没有改变话题，而是在直接回应来访者看到这些问题时体验到的忧虑。其次，在邀请来访者更多地表达他们的担忧时，治疗师也在鼓励他们将注意力从他人身上回到自己身上，更靠近自己的内心感受。对于来访者而言，越来越意识到自己的认知、情感和行为反应是一种强有力的干预，它将给来访者带来强烈的感受，揭示对他们来说最重要和最困扰他们的议题是什么。澄清这些核心和持久的问题对来访者而言是关键步骤，这是来访者和治疗师拥有共同的、进行内在聚焦的基础。

在许多情况下，来访者会接受治疗师关于多谈一谈他们自己的提议，在问题情境中主动积极地探索自己的期望和反应，这会让他们越来越意识到他们重复使用的范围狭窄的回应方式，发展出更宽泛的应对方式。来访者不仅对他们旧有的反应模式有更多的觉察，他们也在治疗师这里学到新的或更灵活的回应方式和更多的问题解决技巧，他们的自我效能感也得到提高。然而，并非所有的来访者都能积极地回应治疗师在一开始的邀请，从而更仔细地审视他们自己。一部分来访者可能会回避进行内在聚焦，而持续讨论他人的问题。在这种情况下，治疗师并不想挑起争论，或者固执地要求来访者审视自己的内在，因为这些来访者正在用行为告诉我们，他们目前还做不到这一点。幸运的是，我们接下来还有一系列其他的选择。例如，治疗师可以等待下一次机会来临时再尝试进入来访者的内在体验。

**来访者**：和我的丈夫一起生活很艰难，他总是抱怨，几乎没有什么东西可以取悦他。

**治疗师**：听上去同他一起生活很难，对你来说最困难的事情是什么呢？

**来访者**：同一个爱生气、要求多的丈夫一起生活，并且他总是试图告诉你该做些什么，你知道这有多艰难吗？

**治疗师**：你听起来非常生气。我可以看到，如果有人在你身边一直这样做，对你来说有多么艰难。

**来访者**：他就是不能停止，总是这样。

**治疗师**：当他这样做的时候，你都是怎么应对的？当他总是这样做时，你一般会做些什么呢？

**来访者**：我会气得发疯，并且我想我要吼回去。

**治疗师**：你是说你会生气，然后开始向他吼回去？

**来访者**：因为他就是停不下来……

**治疗师**：大吼大叫对你来说意味着什么呢？你是怎么理解他所有的大喊大叫呢？

**来访者**：他就是一个容易愤怒的人，不只是他，你知道，包括他的整个家庭都是这样，他的家人总是挑剔他人的错。这简直太无聊了。我已经厌倦了总是听到他说哪里又是我的错，似乎我做所有事情都是错的，也总是做不好。

**治疗师**："做所有事情都是错的，也总是做不好"，这感觉真的很糟糕！听起来，他和他的家人总是批评和指责你，你也觉得自己没达到他人的标准或者不够好，这两种痛苦的感受似乎连在一起了。当这些觉得自己不够好的羞耻感被激活时，那可能真的很令人愤怒……

**来访者**：是的，我痛恨他们让我感到这些。如果我能让他们停下来，我想我的整个生活都会变好的。

**治疗师**：这对你来说很重要，我们需要在这一点上一起工作。我想更好地理解，当他们批评你时，你都做了些什么，这样我可以帮助你学习一些更自信的、设定界限的回应方式。但是，你觉得自己总是"不够好"的感受，也是我们需要解决的问题的一部分，这样当他们对你发火时，你就不会立即有一种火上浇油的反应。如果我们能改变你内在产生强烈反应的那部分，也就是说你的反应好像你相信他们说的是真的，这样你应对他们的指责就会更加容易。我可以看到他们的批评如何让你感到不安，但更重要的是你自己最终的内在感受，关于你自己的那部分感受。如果这一部分得不到处理，那它就可能正在变成更大的问题。

**来访者**：我不确定你说的是什么意思。

**治疗师**：关于他人的期待，我们能做的确实很少。但是我们可以探讨你对自己的感受，把自己的感受与他们对你的感受区分开来，我们也可以探讨你对他们的回应，这些可能也会对你有帮助。

**来访者：** 嗯，或许吧，我有些明白你的意思了，但我不知道做些什么。

**治疗师：** 告诉我更多关于你觉得"不够好"的感觉，让我们一起努力调整这种感觉，这样你就不会被他们带着走。我们可以进行角色扮演，对他们的批判或者要求练习做一些更能设定界限的回应。

**来访者：** 好的，我想我总是感觉自己不够好……

在这段对话里，治疗师肯定了来访者的体验，鼓励来访者反思在问题中她自己的反应和扮演角色。尽管来访者依旧想聚焦在她的丈夫及其家人身上，但是治疗师重复、耐心且温和地邀请来访者也聚焦在自己身上，从而逐渐降低了她的防御。由此，来访者可以更贴近自己有问题的感受和信念，它们让她变得脆弱，使她对婚姻中的冲突产生不良的应对方式。实际上，之前来访者对自己难以胜任的感受总是被她的丈夫和婆婆放大，现在来访者对此有更好的理解，就可以减少其羞耻倾向，对他人的批评也不再有过度的反应。有了这种能力，来访者就会学习更加自信和肯定的回应方式，对他人的行为设定更有效的界限，而不再只是对他们大喊大叫或者从冲突中退缩出来，这些只会加剧冲突。

许多来访者并没有被鼓励过聚焦在他们自己身上。一些来访者最开始会抵制这种内在聚焦，因为这会让他们和困难的感受面对面，而这些感受是他们自己不能理解或解决的（例如，"我感觉难以胜任"）。对另外一些来访者而言，聚焦在其他人身上可以避免他们已经预料的来自他人的责备或批评（例如，"你什么事情都做不好"）。然而，矛盾之处在于，只要来访者回避关系冲突中内在或个人的方面，只是通过把问题外化到其他人身上，那么他们就会感到无力和沮丧。

尤其是许多进入治疗的来访者对改变他人过于投入，他们用这种方式管理自己的问题或者回避自己的不安全感。也就是说，对本来可以通过内在管理更好地加以解决的问题，他们总是寻找外在的解决方案。但现实是，除了可以清楚地表达我们自己的喜好和个人限制（"我喜欢……""我将不会……"），我们做不到影响其他人的想法、感受及行为。然而我们可以通过改变自己对他人的回应，从而改变不断出现的有问题的人际关系。例如，来访者努力让他们的配偶戒酒、戒烟或停止暴饮暴食的行为，但这些努力通常都会失败；与之类似，一些来访者常年致力于从其他人那里获得他们从来没有从父母那里获得的赞赏或认同；另一些来访者试图让成年子女选择不同的伴侣、宗教信仰或职业，他们为此努力多年都没有成功。这些想改变他人的失败尝试让许多来访者进入治疗时感到无助、绝望和抑郁。

总而言之，为了提高自我效能感，减少焦虑和抑郁，许多来访者需要更多地聚焦在理解和改变自己身上。当一个人想要尝试改变另一个并不想改变的人，感到无助是不可避免的。但是聚焦于自己的内在反应和对他人的回应，识别和改变自己的回应方式可以让来访者更有效能感。因此，持续具有治疗性的干预就是治疗师以共情或肯定的态度回应来访者，邀请其聚焦在自己身上。例如，"发生这些我也觉得遗憾。当他下次这样做时，你想要怎么回应呢？"下面这些问题可以帮助来访者探索他们自己的回应。

- 你在……的时候，主要的感受是什么？
- 你在……的时候，有什么想法？
- 当……时，对你来说最困难的事情是什么？
- 你希望在……的时候自己能够怎么做出回应？

### 当来访者向内聚焦时，治疗会加强

使来访者聚焦在他们自己的行为上，通常会揭示出造成其问题的原因中有哪些是他们自己的，或者他们是如何促成自己的问题发生的。就像我们将会看到的，如果来访者能够聚焦在自己身上，并且在人际冲突中能看到他们自己的责任，那么他们通常会更有动力改变自己的那部分。这会转而促进一贯的人际互动过程的改变，又会让其他人用不同的方式给予其回应。为了进一步说明，让我们回到前面带有羞耻倾向的妻子的案例，她总是抱怨她的丈夫、公公和婆婆带有批判性。

尽管来访者开始探索自己一直都具有的自我缺陷的感觉和那些对丈夫的无效回应方式，但她还是不断地抱怨自己"令人讨厌"的丈夫和"带有优越感"的公婆。就像前面提到的，治疗师表现出共情、见证她的经历，肯定她的愤怒。但是，治疗师在做这些的同时，并没有与来访者一起只关注其丈夫，或者和来访者一起指责其丈夫是问题的唯一来源。相反，治疗师寻找机会让来访者不只是关注丈夫的行为，并且也让来访者关注她自己对丈夫的反应。

**治疗师：** 如果只是辱骂他，对你来说也并没有什么好处，当下次他再这样批评你的时候，你会用什么其他方式回应吗？你可以用什么方式既能为自己说话，也可以说出自己不喜欢的东西？

如果治疗师没有采用这种方式，接下来会发生什么呢？如果治疗师顺应了来访者想和咨询师一起责备其丈夫的诱发拉力，那么她仍然是一个愤怒而无助的受害者。相反，如果治疗师只强调来访者对其现实冲突扮演的角色和造成的影响，而没有从一开始就肯定来访者的经验，这会重复来访者的有问题的关系模式，即觉得自己总是被责备，他人总是和自己作对。探索来访者的缺乏自我感，有助于咨访双方了解来访者的羞耻感是如何在其更广泛的成长背景下形成的。也就是说，这些感受来源于其在成长过程中很少从父母那里得到支持，并且不管在什么情况下，她总是被责备，即在她的记忆里，"每一件事都是我的错"。因此，治疗师首先要做的是肯定来访者的经验，其次才是聚焦于她的内在，这样，对于遭受丈夫过度指责的这个老问题，治疗师就可以帮助来访者发展出一种新的、更自信决断的回应方式，这种新的回应方式也会最终迁移到对其公婆及其原生家庭上。例如，来访者先是同治疗师一起演练，然后尝试直接对她的丈夫表达。以下是两个示例。

**来访者：** 你说了很多话，说我错了，但我不同意。我想我处理得挺好。我想我们对此有不同的看法。

以及

**来访者：** 当你这样说的时候，我感到被看不起，这很伤人。请你停下来，不然我会离开这个房间。

治疗师不仅在帮助来访者澄清并更加觉察到她的内在对丈夫的反应，以及在和丈夫互动时自己的反应，治疗师还建议她采取不同的回应方式，以改变她在婚姻冲突中的角色。具体而言，这位妻子开始向丈夫更直接地表达，什么时候她想讨论或互动，而什么时候她想一个人待着。例如，她向丈夫说清楚，当她下班回到家后，想要 30 分钟自己的时间，因为工作一天后她感觉很疲惫。所以，她在准备晚饭的时候也想放松一下。但是晚饭后，她更乐意一起坐一坐，分享一下各自这一天的经历，但不是看电视或玩手机，而只是两个人在一起待一会儿。

更重要的是，当妻子对自己倾向于满足每个人的需求的责任有更好的理解时，她就会感到自己不再是"被控制"的，在面对丈夫的要求时，自己的反应也就没有那么强烈了。她的这种倾向过去曾让她因为满足他人的需求而筋疲力尽。随着她越来越强烈地意识到，过去她既不能对丈夫的要求说不，也不能表达自己的意愿或者设定界限，因此感到遭受丈夫羞耻的"统治"，重要的改变就发生了。从另一方面来讲，即使丈夫对她有需求，但如果自己没有服从或者没有按照他的时间表或他的方式做，她也会认为自己是失败的。治疗师也帮助来访者逐步认识到，她是用了一种委婉的方式向丈夫表达怨愤，即对自己苛刻、令自己感到羞辱和压抑的方式。在接下来的几个月，这种新的意识让她可以更频繁地回应丈夫的要求，而不再感到自己是在顺从他或被他统治。随着来访者越来越能意识到自己以前的观念是必须服从丈夫或他人，她开始挑战这些错误的观念，开始尝试更坚定地给予回应。她发现自己的怨恨和烦躁情绪减少了。当然，这并不是一个简单的"原来如此"的顿悟体验就能快速带来的变化。随着来访者持续设定界限，开始为自己发声，与治疗师之间进行积极的角色扮演，使自己体验到从未真正接触的新的回应方式，来访者的境况就会逐步改善。考虑到新手治疗师的情况，我们简要介绍一下角色扮演这种干预方式，即来访者可以扮演其丈夫的角色，说出最让来访者困扰的话，然后治疗师扮演来访者，示范新的更加肯定的回应方式。这可以使来访者开始意识到，原来还有许多其他选择，来访者就会变得充满希望，并且看到他们的生活可以改变。

## 内在聚焦的阻力

在接下来的三个小节中，我们会讨论治疗师和来访者在进行内在聚焦时遇到的困难。对大多数新手治疗师来说，接近并试图进入来访者的内在世界不同于最小化、安抚或避免来访者的冲突、痛苦或强烈的个人困扰。就像接下来我们在第一小节中强调的，受训者会说："我不习惯这样做，在家里我们从不这样说话。"而对另一些受训者来说，主动触及来访者刚刚笼统和模糊地提到的恐惧、羞耻或丧失都会引发他们的焦虑，让他们不知道接下来该怎么做，以及如何与来访者一起面对这些对来访者而言更加强烈的情绪上的挣扎。在第二小节中，我们会帮助治疗师了解如何通过寻找"切入点"接近来访者的核心议题。在第三小节中，我们会探讨为什么来访者不愿意停止自己的"外化"倾向，以及此时治疗师可以给出哪些最好的回应。

### 治疗师的不情愿

大多数新手治疗师对谈论表面上的事情感到很自在，这也许就像他们如何学习在社交场合与他人互动，但对来访者刚刚说的内容中涉及的重要情感和关系信息却听不到或者不知道怎么回应。一般来说，新手治疗师在会谈中会带入自己所在家庭和文化秉持的社会化规则，试图安抚来访者的恐惧或担忧，致力于问题解决，或者远离以及回避来访者刚刚表达或有所暗示的恐惧、痛苦、脆弱及困扰。这些都是善意的、好心的社交技巧，但这种熟悉的"朋友"角色并不适用于治疗师。因此，聚焦在来访者的内在通常意味着治疗师正在指出或凸显来访者的核心担忧，而不是安抚来访者或者"大事化小"。

**无效能的治疗师：** 不要担心，你的医生会搞清楚哪里出了问题，都会好起来的。你有没有问问其他医生的意见呢？

对比

**有效能的治疗师：** 你的医生还没有做出诊断，所以还没有告诉你哪里有问题。你只是不知道会发生什么或者该准备些什么。所以你现在感到害怕很正常。让我们一起讨论一下你的恐惧或者最担忧的可能结果吧。

治疗师通常会在涉及来访者所说内容的个人含义或困扰方面具有困难。他们不愿触及这些方面的内容，不能针对它们进行讨论或者做出共情性的情感反映。这其中有很多原因。对许多治疗师来说，这种直截了当的方式违背了他们所在家庭规则或文化中不成文却根深蒂固的规范。然而，在治疗中，治疗师要做的不只是跟随他们从小习得的但具有限制性的社会规则和规范。在和来访者交谈的每一个环节上，只要出现一些对来访者而言有意义的内容，治疗师都需要指出这些内容，对它们进行反映，突出其中对来访者而言最重要的议题或担忧的核心，即来访者真正说的是什么，而不是维持一种聊天式的或表面上的对话。这样做会帮助来访者，让他们觉得被听到、被看到和被理解，即让他们觉得治疗师"懂"自己。这就像研究依恋的学者说的那样："把来访者的想法、感受和经验都放在自己心里。"换句话说，治疗师与来访者完全在一起，给予来访者充分的关注，即辨识出来访者所说内容中最突出的信息，或者理解来访者最想说的或者表达的意思。如果治疗师可以不断地捕捉到来访者刚刚说的内容里最重要的感受或核心议题，那么来访者离开会谈时就会有类似以下体验："我们真的在接近一些关键的东西。"或者"我还不确定我想做些什么，但我确信我们讨论的内容很重要。"这完全不是要带着来访者面对更有威胁性的内容，或者迫切要求来访者呈现自己更困难的情绪和情感，或者让他们更进一步披露自己；相反，这样做更多是为了接近来访者自己刚刚所讲的或者选择呈现的内容中更加重要的议题。

　　治疗师在使用内在聚焦这种重要的方式帮助来访者持续参与治疗过程方面具有困难的另外一个原因可能是，他们感到自己在这方面的能力不足或缺乏胜任力。虽然内在聚焦的方式给治疗互动过程带来意义和张力，但当来访者进行内在聚焦，更靠近自己的感受、选择及核心困扰的含义时，新手治疗师通常不确定下面该做些什么。这个时候，新手治疗师常常感到令人不快的表现焦虑，因为他们错误地认为，当来访者的问题显现得更加清晰时，他们需要"修复"或"解决"这些问题。而实际上，这个时候真正需要的是一种持续的伙伴关系，并且在这种合作关系的框架下澄清来访者的核心困扰以及它们对来访者的含义，然后与来访者一起合作性地设定治疗目标。这个过程涉及帮助来访者表达清楚以下列举的内容。

- "这就是持续伤害我的……"
- "这对我来说意味着……"
- "这就是我需要或想要的……"
- "这就是我要改变的……"
- "这就是我想停止做的……"
- "这就是我希望能够做到的……"

　　也有一些其他原因让治疗师难以听到或接近来访者的情绪困扰及其更重要的含义。例如，一些新手治疗师可能将这种内在聚焦等同于侵入或暴露来访者的问题，因为在治疗师的个人经历中，他们看到这种诚实的交流只能以非共情性的、伤害性的方式进行。也有其他一些治疗师不愿意听到或回应来访者的情绪信息，或者帮助来访者探索他们自己在关系冲突中所扮演的角色，因为这些治疗师并不想让来访者"感觉糟糕"。这些治疗师会通过安抚来访者的不安全感，只强调他们的优势和成功以让来访者感觉更好。不愿意对来访者的担忧或痛苦进行准确的反映通常是无效的。尽管治疗师是出于良好的意图，**但这种做法只会让治疗停留在表面，使来访者不能探索并澄清到底哪里出了问题。**于是，来访者便错失了解自己真正的问题以及探索自己对这些问题能做些什么的机会，也无法通过解决和处理这些问题发展自我效能感。我们在治疗上应该做的是提供卡尔·罗杰斯所说的准确共情。我们并不想把来访者的问题描述得比实际更大或者更小。为了做到准确共情，我们需要和来访者协同工作，并且询问来访者："我是否准确地理解到了这一点，或者你能帮助我更好地理解吗？就是用你自己的话来说是什么样的？"沿着同样的思路，法伯（Farber）等人引人入胜地描述了那些经历过创伤的来访者在他们的治疗师对他们表现出支持和肯定并倾听他们的经历的所有方面的体验时，他们如何通过自我披露发展出更好的自我觉察和更整合的自我认同感或更具内聚力的自我感。

有一些治疗师回避内在聚焦可能是为了取悦来访者并且维持其对自己的认同。这些治疗师可能担心，如果治疗师探索来访者的困难感受或刚刚识别出的、他们可以做出的不同选择，这会让来访者感到尴尬、不舒服及愤怒。特别是许多有潜力的新手治疗师也担忧，当来访者表达强烈的情绪时，他们可能无法让自己与来访者保持同频并对来访者做出回应。对于一些治疗师来说，他们在内在聚焦上有这些困难和担心是可以理解的，但重要的是他们需要与具有支持性的督导师分享自己的这些困难和担心，寻求督导师的帮助。新手咨询师应当和督导师一起讨论那些影响他们开展咨询的情绪，与督导师进行角色扮演，在督导师的帮助下对自己的情绪进行更好的管理。当他们的担心非常强烈，而这些担心又与其重要的个人议题有关时，寻求个人体验可能是最好的方法。

新手治疗师需要他们的督导师就如何进行内在聚焦进行示范或角色扮演，也需要从督导师那里获得允许和明确的支持，以冒险尝试不让咨询仅仅停留在表面上，而是探索来访者刚刚所说的内容背后的真正含义。正如我们看到的那样，新手治疗师对来访者可能表达的情绪感到担心，或者担心自己在面对这些情绪和感受时不知道应该怎么做或者怎么说，这些担心常常会对他们的工作造成干扰。然而，对来访者而言，最重要的是他们的治疗师和他们建立联结，并传达一种意愿，即和来访者一起努力理解他们所说的内容中那些最重要的和最困难的部分。在来访者有需要或者感到脆弱的时候，治疗师的这种意愿往往比得到一个"明智的"或"有学问的"答案或解决方式更重要，因为这给来访者一种伙伴式的感觉，让他们感到有人愿意理解和回应自己的需求。依恋理论的学者经常发现这种同频回应可以承载并有助于其缓解来访者的困扰。就来访者而言，得到治疗师共情性的同频回应让他们感到很安全或受到保护，从而促进他们聚焦于自身，让他们开始尝试新的思维和行为方式。

如果治疗师重复出现下列行为，他们实际上就是在和来访者一样将其问题外化，而不是进行内在聚焦。

- 给出建议，告诉来访者应该怎么做或怎么回应。
- 解读或解释某个事情有什么含义。
- 反复保证他们的问题会消失或者他们不应该担心这些问题。
- 告诉来访者，治疗师在面对其他相似的来访者或处理类似的问题时是怎么做的。

因为来访者的反应具有独特性，因此上述回应方式有时确实有效。然而，如果治疗一直采用这种方式，那就会阻碍来访者进一步理解自己，最终导致他们无法解决自己的问题。非常重要的是，在整个治疗过程中，治疗师需要努力帮助来访者更多地觉察到自己在问题情境下的内在反应及其在人际互动中的反应。尽管有时让来访者进行内在聚焦令新手咨询师感到困难或不适，但这通常都会巩固治疗同盟，因为治疗师获得了一种信誉，即他们正在展现与来访者在那些最重要的部分建立联结的能力，而这是来访者日常生活中的其他人做不到的。

## 切入点

因常年担任见习老师和督导师，我们会为学生示范首次访谈及如何与个案工作。我们不希望显得自以为是，然而我们从学生那里最常听到的反馈是，我们能够和来访者快速进入谈论实质性的和引人关注的议题，帮助来访者分享伴随这些议题的深层情绪和感受。尽管受训者通过单向玻璃或录像带观摩我们的咨询，但他们"不理解"我们是怎么做到在最短的时间内捕捉到那些更为重要的情绪、感受和关键议题的。我们和很多其他治疗师之所以可以做到这一点，其中一个原因是我们善于迅速捕捉到"天时、地利、人和"的切入点。我们意识到自己不能充分理解来访者所说的内容，所以会跟随他们，和他们一起铺展他们故事的画卷。但我们往往全神贯注地倾听，目的是找到这样的切入点。切入点通常可以带我们找到来访者的核心冲突。要找到切入点，就要在倾听中寻找下面的内容。

- 伴随来访者当下正在谈论的话题而出现的痛苦感受，特别是恐惧、悲伤或丧失，以及羞耻感。
- 悲伤的体验，例如，感到失望或被人看不起，面对问题时感到无助或孤单，以及不被认可或不被倾听，等等。
- 或多或少与成长过程中或家庭事件相关的话题。例如，在成长中目睹了家庭暴力或父母间长期的冲突，遭受躯体虐待或性虐待；照料者没有给予足够的支持，以至于挫败孩子的自信、破坏孩子之间的友谊、阻碍孩子独立性的发展，等等。

- 那些反复出现的、给来访者带来冲突的人际模式或人际关系情境。例如，感到被抛弃和被背叛，不得不优先满足他人的需要而忽略自己的需要；在关系中不得不屈服或被控制以及要求自己必须跟随和遵从他人，或者要求自己必须承担责任、照顾他人，等等。

- 内在冲突或矛盾。例如，来访者会说："我想减肥，但我越来越没有决心。"或者"人人都说这段感情不适合我，我也同意，但我就是没办法分开。"

如何培养治疗师敏锐的"听觉"，从看似微不足道的话题中找到可能的切入点，与暗含情绪和情感张力的重要议题或者一个生活中更关键的主题建立联系，这种能力的培养对教学者和受训者都十分具有挑战性。接下来我们会通过两个个案进行阐述。在这些示例中，来访者呈现出一个很有价值的切入点，而新手治疗师却错失良机。在第一个示例中，受训者没有听到来访者以一种概括和笼统的方式呈现出的关于拒绝和丧失的主题。在第二个示例中，受训者从来访者陈述的担忧中听出了一些更重要的问题和更深层的意义，却没有足够的自信和来访者一起继续探索这些问题及其意义。我们也会就这两个示例的切入点提供一些有效的回应方式，以此说明如何超越表面化的对话，带动来访者参与治疗过程。

莎拉是一位 19 岁的白人女孩，到学生心理咨询中心求助，因为她"抑郁"了。她的父母都吸毒，所以在小学和初中阶段，她都是在寄养家庭里度过的。莎拉 16 岁那年，她的姨妈决定收养她，但她一过 18 岁，就不再有资格继续获得寄养家庭的照顾。姨妈告诉她，她的年龄已经"足够可以照顾自己"了。莎拉深深地感到被父母拒绝，也从来不被待过的几个寄养家庭需要，她感觉自己被姨妈利用完就被"抛弃"了。

**来访者：**上周我朋友说她不想和我出去了——她不像以前有那么多空闲时间和我待在一起了[**切入点**]。刚开始我很生气，但我还是接受了。我决定，我应当照顾好自己并整理好房间，但我这里就是一团乱麻，我甚至完全不知道从哪里开始。

**无效能的治疗师：**嗯，你在尝试学着照顾自己，这一点我觉得很不错。我有一些想法可以帮你着手重新把房间收拾好。一下子收拾整个房间似乎有些无从下手，也许你可以试着从一个位置开始，每次只整理一个部分。你的房间里哪里最乱呢？或者你觉得哪里可以一会儿就能收拾干净？

**有效能的治疗师：**哎，莎拉，听到你说可能要失去这个朋友，真让人感到难过。确实，你当然会生气了，也会觉得很受伤吗？可以和我多谈一谈与这种丧失或被拒绝有关的事情吗？

失去一个朋友当然与失去父母不同，但失去这段友谊，会激发莎拉生活里所有让她感到痛苦的丧失经历，正是这些经历塑造了她的人生。前面那个无效能的、问题解决导向的治疗师尽管也了解莎拉的成长史，但她没有抓住来访者所呈现的切入点，并且将其与这个关于拒绝和丧失的主题建立联系。和很多新手治疗师一样，她还没有学会在倾听中寻找或者在来访者说的当下识别切入点，发现那些不起眼的小事如何引出对来访者更具重要意义的生活模式。相比之下，有效能的治疗师则"听到"丧失和被拒绝这个痛苦的主题在莎拉目前的生活里再次出现，于是将其作为切入点，并且以共情性理解接近这个主题。

在第二个示例中，来访者经历过家庭暴力，她在父母的争吵声中长大，看到他们互相拳打脚踢。她是家中的长女，有时妈妈会向她倾诉。

**母亲**：你爸爸变成了一个可怕的老男人。在我们恋爱和刚结婚的时候，他是那么可爱和细心。后来他失业了，嫉妒心和控制欲变得越来越强。

来访者是一名 22 岁的墨西哥裔美国女性，最近刚刚和一个警察完婚，妈妈的故事让她感到焦虑。在她和先生恋爱期间，先生很爱她，对她很体贴。但是从伊拉克回来以后，先生开始出现一些妒忌和控制的迹象。他试图控制她的时间和活动，开始查看她的手机和电子邮箱。她把这些告诉了治疗师。

**来访者**：我先生的控制欲开始变得越来越强了。一旦有任何男性看我——甚至是年老的男性，他就会吃醋。但是我没办法控制谁看我啊。他还说我的穿着在吸引他人的关注。他甚至妒忌我去学校。他觉得我读完书以后就不会再想和他在一起了。他甚至下班回家后翻看我的手机和邮箱。**[切入点]**

**无效能的治疗师**：他妒忌你去读书吗？他为什么觉得你读书会影响你们的婚姻呢？是不是自从你开始上学，他就不能像以前那样随时找到你了？

**有效能的咨询师**：谢谢你可以和我分享这些。很遗憾听到你说你要面对一个嫉妒心和控制欲都很强的老公。当他这么做的时候，你有什么感受呢？

**来访者**：我很担心我们最终会像我父母那样——时刻都在争吵。我不希望同样的事情发生在我的孩子身上，不希望他们像我那样，无时无刻不生活在恐惧中。**[切入点]**

**治疗师**：我能理解。你在担心自己的婚姻会变得跟父母的一样，让我们一起降低这件事发生的概率。

**来访者**：那我们怎么做呢？

**治疗师**：我头脑里最开始冒出来的三个想法是：首先，你不是那么孤立，你有一个支持系统，这个系统了解你的担忧，在你需要帮助的时候愿意给你回应；其次，我们可以看一下，你如何与他谈论你担忧的事情；最后，我们可以进行角色扮演，看看怎么设定限制和边界，并且看他是否能够充分地回应这些。我们先处理你已经发现的你们关系紧张的预警信号，这样你就不会在你们的关系中遇到更多的困难。这些是我的想法，你听起来觉得怎么样？

## 来访者的不情愿

为什么有的来访者倾向于回避内在聚焦呢？正如我们看到的，治疗师把来访者的注意力从他人身上转开，会让他们感到治疗师不能真正理解他们。这让来访者感到挫败，因为这样看起来，治疗师似乎并没有意识到其他人的行为让他们多么难受，或者治疗师对他们担心的情况一点也不同情。其他来访者会害怕，如果他们放弃改变他人的想法，只会出现两个结果：不得不接受他人的责备，自己就是他人眼里的"坏人"；或者永远任由他人打压。还有一些来访者，由于尚未感到咨访间有稳固的工作同盟，所以去触碰那些因内在聚焦带来的困难感受和选择对他们而言还不足够安全。如果治疗师和来访者重演来访者在成长过程和目前依恋关系中的人际冲突，来访者也可能无法进入那些触发他们脆弱感的特定议题。最后，来访者不愿进行内在聚焦的最重要原因是他们基于以往经验的预期或误解，他们认为其他人不想听他们的经历，或者会以令他们不舒服的方式做出回应。

**治疗师**：听起来好像你经常被你的丈夫、孩子和其他人误解……

**来访者**：是的，好像没有人听懂我的话。[**切入点**]

**治疗师**：似乎没有人能理解你，这可真是个问题。看看我们在这里能不能做一些与之不同的。我想要理解你，所以请告诉我更多关于你的事——你希望他们或者我要理解的事情。

**来访者**：像和我丈夫之间的？

**治疗师**：是的，有哪些是你丈夫不知道或者没有看到，但你特别希望他知道或者看到的？

**来访者**：比如我喜欢安静，还有我早晨处理问题的能力比上一整天班后所能做的要好，还有我也累了……

文化因素也可能阻碍内在聚焦。例如，来自以集体主义文化为主的美国原住民、亚洲人和其他一些来访者对治疗师发出的通过内在聚焦的角度看待自己的邀请最初可能会做出负面反应，因为这听起来可能是以自我为中心的。如果来访者察觉到这种价值观上的差异，他们可能会质疑治疗师的可信度。治疗师可以帮助来访者了解治疗过程，并以一种与来访者世界观相一致的方式做出回应。休和赞恩强调了与不同文化背景的来访者一起工作时可信度和"礼物"这两个成分。他们指出，当治疗师表现出对来访者问题的敏感度并向其传达自己是值得信任且有能力提供帮助的人时，就可以在来访者心中形成可信度。例如，在一个成员角色具有等级性的家庭中，用角色扮演的方式让来访者学习如何进行不失尊重的回应，或者看看是否有符合来访者文化规则的方式表达自己的观点或不同意见将是有帮助的。他们对于"礼物"的定义是，在治疗过程中向来访者传达希望，或者给他们提供一些帮助。这可能包括许多不同的干预方法，来访者看到并且体验到这些方法是有用的，而且对他们来说，这些干预方法同其所处的文化理念是一致的。例如，这可能包括帮助来访者从新的框架看待父母那些让人不舒服的、伤害性的行为，把它们视为父母在表达他们移民经历的伤痛和尚未解决的丧失，而不是简单地认为父母"不爱我"。

也许对于这些不愿意采用内在聚焦觉察自己的行为或者自己在问题中扮演的角色的来访者，同他们一起工作的最佳方式就是以一种非责备的、好奇的方式探索他们不愿转向自己内在的原因。

> **治疗师：** 每次我问你，妈妈很苛刻时你的感受或反应是什么，你就转移话题。如果我们谈论这些感受，可能会有什么问题呢？
>
> **来访者：** 我担心我会难过，也许还会生气，你知道，我可能会变得太难过。[ **切入点** ]
>
> **治疗师：** 嗯，怕太难过。能不能帮助我理解一下，如果你变得太难过，可能会有什么问题？或者你担心会发生什么吗？
>
> **来访者：** 是的，我怕自己会爆发……但之后我可能会哭得很厉害，停不下来。我会完全失控，这会让我感觉很丢脸……
>
> **治疗师：** 愤怒，还有悲伤，这两种感觉都很强烈——它们让你觉得没有控制感，没有尊严，让你感到可怕的羞辱。这里有很多可以讨论的内容，跟我多说一说这些感受吧……

如果一位来访者讲到如此重要的情绪和感受，那就给治疗师提供了一个工作的切入点，一个可以更加全面地探索这些感受的机会。例如，她对哭泣和不能停止哭泣的想法从何而来，这是否曾经发生过？以及如果发生过，其他人在来访者暴露自己脆弱一面的时候是如何回应她的。外化通常是一种防御方式，从表面上可能表现为愤怒，但在愤怒之下通常掩盖着深深的恐惧、悲伤或羞耻的情绪。这可能源于被忽视、不被在乎、被贬低等经历而形成的悲伤情绪或羞耻感。然而，如果治疗师帮助来访者承认并面对这些情绪和感受，然后选择对自己和他人做出不同的回应，而非重复那些仅仅助长无望和无助感的旧有的循环行为，那来访者就可以被赋能。因此，采用内在聚焦的方式探索这些情绪有助于来访者理解，这些困难的情绪和感受对于一个表现出脆弱却被忽略或者表现出寻求安抚却被嘲笑并被视为软弱的孩子而言，是可以被理解的。这样，来访者可能就能够意识到他们的外化防御方式实际上使他们断开了与家庭、自我以及其他方面问题的联结。

在大多数案例中，来访者会欢迎和接受治疗师的邀请，谈论更多关于自己的事情。然而，如果来访者还是不能对此做出回应，治疗师可以允许来访者按照自己的节奏进行自我披露或者面对这些问题。

> **治疗师**：看上去，你和我分享这么多内容让你感到不自在，但是我确实认为，由你决定分享什么和分享多少非常重要。你知道，你拥有治疗的主导权。我这样说的时候你感觉怎么样？

然而，渐渐地，治疗师可以不再坐等来访者的外在立场开始改变，而是做出过程评述，让他们之间的互动变得公开，使之作为一个现在可以公开讨论的话题。

> **治疗师**：我注意到，你谈论自己的丈夫和女儿非常容易，但你不会说太多关于你自己的事情，你意识到这一点了吗？

或者

> **治疗师**：最近两次会谈，我想我们在错过彼此。我总是问，在某个特定的情况下，你在想什么或者想要尝试什么，但你通常会回答更多关于其他人的情况。你觉得我们两个人之间发生了什么吗？

这样的过程评述将帮助来访者意识到他们与治疗师互动过程中的外化模式，以及他们可能也会以同样的方式对其他人做出回应。例如，来访者不能以个人化的方式分享自己的经历，因为那往往会被他人认为是无聊或冷漠的。在这种情况下，来访者所呈现的问题（如抱怨孤独或与他人缺乏有意义的关系等）也可能会在他们和治疗师的关系中重演。当来访者开始意识到他们在治疗中正在重演自己的冲突时，他们往往会感到沮丧，但这种重演提供了一个机会——如果来访者能在治疗关系所创设的安全氛围中开始改变自己疏离、冷漠的状态，那他们就能够开始解决这个问题。这种来自治疗师的人际反馈通常是一份礼物，它帮助来访者意识到他们是如何与他人互动的，以及通常是第一次意识到**在互动中他人对自己有何感受**。现在，治疗师需要做的是帮助来访者开始建立一种不同但更有效的与他人联结的方式。在下面的示例中，治疗师使用过程评述（具体来说是一种自我卷入式的评述），以呈现来访者此刻是如何影响他的，并且使用这种即时化的干预突破流于表面和形式的日常对话，邀请来访者进入更有意义的对话和治疗关系。

> **治疗师**：当你总是谈论他人却很少谈论自己时，我觉得我们之间的距离被拉远了。我希望你能够感觉这里很安全，我们可以讨论更多你的担忧或者对你来说重要的事情。我们可以在这一点上一起合作吗？

当治疗师使用过程评述或建议来访者将注意力聚焦于自己的内在时，来访者通常会提及一些他们以前没有谈过的、新的、重要的担忧。就像在以下来访者回应的示例中，我们可以看到，有意义的议题开始出现，这使咨询师和来访者可以共同探索。

- 好吧，我想人们想知道的关于我的事情真的不太多。
- 我不习惯告诉他人我怎么了，我想通常都是我关心和照顾他人。
- 每次我试图接近他人的时候，我都会感觉他们背叛了我。
- 如果你了解我多一点，你就不会那么喜欢我了。
- 当我开始接近他人时，他们都会试图控制我。所以我感觉一个人的时候更好。

在上述每一种情况下，治疗师的过程评述都引出了来访者重要的、新的担忧，这些实际上都是来访者生活中特别重要的部分，但现在有机会在咨询过程中得以解决。当做到这些后，治疗关系就会得到巩固，一些关于来访者的症状和问题的至关重要的新信息也会浮现出来。很明显，帮助来访者进行内在聚焦，探索他们对进入自己内心世界的阻抗，可以为咨询过程提供一些非常重要的材料。如果治疗师做不到使用不同类型的过程评述帮助来访者进行内在聚焦，这些对来访者影响深远的忧虑就很难被发现、被提出，也就无法在咨询过程中得到解决。当治疗师能够在咨询关系中向来访者提供这种安全和理解的环境时，来访者就可以放松自己的戒备，允许自己了解并感受他们之前不愿感受的情绪。

## 培养能动性：让来访者成为改变的核心

### 促进来访者的能动性

对于任何时长的咨询而言，有效能的咨询都应该促进来访者的自我效能感和能动性，我们希望来访者通过咨询过程发展出更强的行动力。治疗师不能只与来访者谈论关于选择、责任和个人力量的话题，他们需要与来访者一起共同创造一种安全的关系，在这种关系中，来访者能够在咨询会谈中表现得更加坚强。当来访者首先能够在治疗师面前这样做时，治疗师就可以帮助他们将这种更有力量的行为方式迁移到其他的生活场景中。因此，治疗师要首先允许来访者在治疗中谈论他们自己感兴趣的话题，然后积极地鼓励他们尽可能展示那些与自己联系最密切的内容。治疗师可以参考以下的示例。

**治疗师：**今天你想从哪个话题开始？

**来访者：**我不确定，你觉得什么话题才是最好的呢？

**治疗师：**我想和你一起探索现在对你来说最重要的事情。你能不能告诉我，对你来说最重要

> 的事情是什么呢？
>
> **来访者：** 我不太确定。
>
> **治疗师：** 没关系，我们可以先坐一会儿。你可以做一个深呼吸，让自己平静下来，然后想一想你希望以后的生活会有什么不同。现在你想到的是什么呢？
>
> **来访者：**（停顿）我想谈谈我的太太。前几天我们一起度过了很长时间以来感觉最美好的周末。
>
> **治疗师：** 非常好，我真的为你高兴。那你可以描述一下这个周末对你来说有什么特别之处吗？或者你有没有做一些特别的事情？
>
> **来访者：** 我觉得我跟她说话的方式越来越像你跟我说话的方式。我直接问了她的想法和她想做什么。我感觉她喜欢我这样跟她交流，也许我应该继续这样做……

　　就像上面案例中的方式一样，治疗师允许并积极地鼓励来访者开始按照自己的计划进行治疗会谈。在这之后，治疗师可以成为一个积极的参与者，帮助来访者更充分地探索他们自己的担忧，使来访者能够更好地理解自己的问题，并且产生一些潜在的解决方法和更多供来访者选择的行为反应方式。鼓励来访者的主动性并和他们一起在他们最需要解决的问题上工作非常重要，哪怕是现在治疗会谈次数受限的情况下。为什么呢？因为在很多情况下，许多来访者都无法按照自己的兴趣生活，或者在追求自己的目标时得不到他人的支持。在来访者过去的人际关系中，他们都缺乏重要他人支持他们的兴趣或者帮助他们做自己想做的事情。因此，无论治疗师采用哪种理论取向，如果他们能够支持来访者自己的生活目标，帮助他们意识到对他们来说最重要的事情是什么，那么来访者就会感觉受到了鼓励，虽然他们也会感到焦虑。因此，当治疗师能够成功地让来访者追求自己的兴趣，意识到对他们来说什么是最重要的事情时，咨询过程就会变得更加紧凑和富有成效。这个时候，来访者对咨询中的改变过程就拥有了更多的主动权。通常来说，这表现在来访者更充分地投入工作同盟中。

　　当治疗师能够帮助来访者探索自己、更好地理解自己想要聚焦的内容，而非引导他们关注治疗师选择的内容时，来访者往往会开始有所改变，并且其所呈现的问题也可以得到改善。无论治疗师使用何种干预措施或技术，如果能够根据来访者自身的兴趣或忧虑，而非治疗师、老板或伴侣的意愿进行干预，效果就会好得多。这种过程维度是咨询关系最重要的特征之一，但是由于它在治疗开始时就十分具有挑战性，所以我们将会进一步探索这一过程。一旦新手治疗师能够"悟到"这种人际过程维度的重要性，并将其应用到他们的来访者身上，那么他们所使用的各种类型的治疗干预便会更加有效。当治疗师和来访者可以投入这种互动的人际过程并在后续的会谈中持续予以保持，大多数来访者都会对治疗过程变得更加尽心尽力，也会告诉治疗师，他们和其他人之间的互动也开始出现了一些有意义的变化。这种对来访者的成长具有重要意义的人际过程是我们作为治疗师的一个主要挑战，但它也是我们作为治疗师获得满足感的主要源泉。接下来我们一起看一个示例，在面对更加具有挑战性的或挑衅性的来访者时会是什么情况。

**来访者：** 我需要你对我多一些指导，告诉我该怎么办，因为你是这方面的专家。

**治疗师：** 我确实有几个想法想和你分享，但我觉得还是先听听你的想法比较好。

**来访者：**（不耐烦地）如果我知道该怎么做我自己就会做了。我来这里就是为了得到你的帮助！

**治疗师：**（争取来访者的主动性）好的，那我们来交换一下意见吧。你先把你的想法告诉我，然后我告诉你我的想法，最后我们一起看看能不能把我们的想法整合在一起，可以吗？

**来访者：**（拒绝按照治疗师的建议行事）就像我刚才说的一样，我不知道怎么办，我真的没有任何想法。

**治疗师：**（第二次争取来访者的主动性）那我们再等一会儿吧，看看你会不会出现什么想法。如果真的没有，我很乐意先开始。

**来访者：**（来访者接受建议，并开始聚焦于自己的内在）（20秒停顿之后）嗯……也许我害怕独处或类似的情境。

**治疗师：**（来访者出现了内在聚焦，袒露自己的脆弱，治疗师意识到这是一个切入点）这很有意思，也符合我目前的想法。你可以告诉我你所说的"独处"是什么样的情况吗？这看起来非常重要。

**来访者：**（来访者回应了治疗师的建议，开始给出更详细具体的阐述）我觉得我一直在担心"独处"这件事。

**治疗师：**（随着来访者开始一起合作探索，治疗师以试探的方式提出了一种可能性）从你提到的其他事情中，我会想到，如果你做了你想做而不是家人期望你做的事情，或者让他们感到失望的时候，你的父母是否会忽视你的情绪，或者在情感上疏远你？是不是这样的事情导致你如今即使有其他人在场的情况下，还是会有一种孤独的感觉？我知道对一个孩子来说，这真的很容易让他感到困惑。

**来访者：**（继续合作性地投入咨询中，修正治疗师的假设）是的，更糟糕的是，这一切似乎都是我的错。他们远离我是因为我让他们失望了。你觉得是这样吗？

**治疗师：**（肯定来访者的优势，并将之作为进一步探索的切入点）我觉得你的想法很好，但有些事情似乎经常阻止你，让你无法用刚才那种强有力的方式表达自己。

　　治疗师和来访者之间这种相辅相成的合作性互动是一种促进独立性的治疗取向。由于治疗师积极地鼓励来访者解决他们自己的问题，来访者在咨询过程中便有了共同承担责任的体验。治疗师鼓励和支持来访者在治疗中采用这种更加积极的立场的同时，也在以一种促进工作同盟的方式向来访者提出自己的想法和建议。在之前的对话中，治疗师非常投入和积极，但并不是给予来访者直接的建议。她跟随来访者的引导，但并不是完全的被动。我们想要努力获得的人际过程就是通过这种促进合作的努力形成的。长期以来的实证研究表明，这种具有合作性的人际过程是有效咨询关系的一部分。

有一个常见的误解，即长程的、动力学的和基于关系取向的治疗会促使来访者产生依赖性，而短程的、问题解决的或严格的行为取向却不会。实际上，咨询促使来访者依赖性或独立性取决于咨询过程，而非咨询的时间长短或治疗师的理论取向。在短程或长程的咨询中，当治疗师反复指导咨询过程、给来访者提供建议并为来访者指出问题解决方案时，来访者的依赖性就会不恰当地增加。让我们进一步讨论这种咨询中的协作同盟，因为这种关系为治疗师在无效的完全指导和完全被动地跟随之间提供了一个有效的中间地带。

**在咨询关系中共享控制权。**正如我们已经开始看到的，当治疗师和来访者共同控制治疗的议程和方向时，治疗将会是最成功的。在大多数情况下，如果治疗师在设置治疗结构和引导治疗过程中扮演主导的角色，那么治疗师就太过于控制了；而完全没有指导地让来访者独自面对自己的困惑和冲突，也是没有帮助的。在一段更有成效的咨询关系中，治疗师会鼓励来访者发挥带领作用，但也会积极地对来访者所述说的内容提供自己的看法和指导。对许多来访者而言，体验一种双方都承担责任的关系将会是有益的。治疗同盟中的这种合作是提高来访者自我效能感的关键，并且能为来访者提供他们需要的支持，使他们在生活中以新的、更有效的方式与他人进行人际交往。正如刚才提到的，治疗师可以做到以下几点。

1. 鼓励来访者的能动性，并且对任何他们认为最有用的内容发起讨论。

2. 跟随来访者的带领，体会他们对问题的感受或者参与讨论他们认为最重要的事情。

3. 当来访者表达了某种重要的情绪或感受、担忧或问题时，寻找切入点并积极邀请来访者更充分地投入这个重要的主题。

这样做可以使来访者和治疗师从日常对话转向探索有意义的信息。例如，治疗师可以考虑下面这种表达。

> **治疗师**：每次咨询开始时，我很乐意让你先提出最想谈的话题。然后我会加入你的话题，和你一起讨论你认为最重要的事情。当然，我也会分享我的想法、做出回应和提出建议。我认为这是开始一段良好的伙伴式咨询关系的最佳方式。

一些治疗师会对上述这种表达方式感到沮丧。特别是当治疗师们感到会谈次数有限，面临尽快解决问题的压力时。他们会转而直接指导来访者采取行动和寻找解决方案。

面对这些争论，以问题解决为导向或指导型治疗师可能会反驳说："如果你听从来访者的建议，结果却一无所获那该怎么办呢？"这种类型的治疗师可能还会担心，非指导性的咨询方法会浪费咨询时间，导致咨询过程混乱和缺乏咨询重点。如果从重演有问题的人际模式和主题来看，完全的非指导性的方式可能会重演那些在纵容型家庭中长大，或者其照料者非常被动和消极的来访者的人际经历。与此同时，纯粹的指导型方法对于那些在权威型家庭中长大且父母高度控制的来访者而言，也会重演其问题关系模式。然而，正如我们在示例对话中反复尝试说明的那样，治疗师与来访者之间存在一种有效的中间地带，即治疗师和来访者共享对治疗进程的控制权，构成一种合作关系，米勒和罗尔尼克的动机式访谈法对此进行了详细的说明。有了这个共享控制和合作关系的中间地带，下面这个示例中的治疗师就不会完全被动地等待来访者提出更多的相关信息，或者直接引导来访者进入一个新议题。相反，治疗师会对他们当前的互动做出过程评述，并且邀请来访者一起重塑彼此之间的互动关系。

**治疗师：** 在我看来，这个话题好像并不能让我们马上触及问题的实质。也许是我没有明白你想告诉我的信息，或许会不会有更好的方法使用我们的咨询时间呢？你觉得我们还能用其他方式谈论这个问题吗？或者你是不是觉得对你来说还有其他更重要的事情可以谈论？你对我的想法和提议有什么看法吗？

治疗师需要有针对短期和长期目标的咨询计划和干预策略。然而，只有和来访者发展出合作的互动模式，让来访者同样承担治疗成功或失败的责任，对治疗过程拥有所有权，这些治疗计划和干预策略才能对来访者产生持久变化最为有效。为了实现这种人际互动过程，治疗师需要对缺乏确定性的情境具有耐受性，避免以不易觉察的方式和来访者互动。他们要努力为来访者创造机会，让其可以表达自己的担忧，按照自己想要的方式采取行动。因此，治疗师的任务是能够去中心化，进入来访者的主观世界，使用共情性理解突出某个议题对来访者的核心意义、其重要的情绪感受或人际关系模式。这就是我们所说的，治疗师寻找切入点，以突破表面的对话。这种方法需要积极的治疗师，这样的治疗师既不是指导性的，也不是被动的，而是具有灵活性，既能够耐受不确定性，也能和来访者共享对治疗过程的控制。在这种方法中，治疗师可以通过以下方式给予来访者积极的回应。

- 与来访者一起沟通他们对来访者问题的理解，并且肯定来访者的经验。
- 与来访者一起进一步探索其刚才所说内容的关键含义。
- 使用自我卷入式的评述或在与来访者的互动中形成的对来访者的感受，给来访者提供反馈，帮助他们意识到自己是如何影响治疗师的，甚至如何影响自己与他人相处这类问题的。
- 对来访者突破了旧有模式的新行为，以及他们与治疗师或其他人互动方面呈现的变化予以肯定。

● 通过凸显来访者叙述中重复出现的人际互动过程、核心情绪或感受及错误信念，为治疗提供焦点。

此外，治疗师可以使用过程评述技术处理咨询过程中出现的"僵尸"，如来访者的阻抗或外化聚焦的倾向，从而避免治疗师和来访者之间重演不良的关系模式以及出现不易觉察的关系裂痕。例如，来访者对治疗师有这样的错误信念却对此保持沉默，即认为治疗师和生活中的其他人一样，对自己感觉到不耐烦、无聊或者认为自己是一种负担。治疗师就这些可能的不良关系的重演或者潜在的关系裂痕进行此时此地的工作，并且询问当前他们的互动中发生的事情对来访者意味着什么。

**治疗师**：和我讨论这一点时，你的感觉是怎么样的？

**来访者**：嗯，因为我一直卡在这里，所以你很可能会对我感到不耐烦，就像其他人一样。

通过这种方式进行干预，治疗师让来访者从抽象地讨论和他人在"那时那地"的问题中抽身出来，同时寻找机会把来访者在与他人关系中出现的问题和他们当前的互动方式联系起来，即聚焦在此时此地和来访者之间的即时性互动上。

**治疗师**：不，我完全不觉得我对你不耐烦。是不是我正在做的什么事情，或者我们之间正在发生的什么事情让你有这种感觉呢？如果是的话，让我们一起把它找出来，然后改变它。我知道这个问题对你来说很复杂，我也很感谢你为这个问题做了这么多的努力。

**来访者**：真的？你没有在我身上感到挫败？你知道吗，那种感觉让我快哭了，好像在生活中所有的人都对我感到失望。

对大部分治疗师来说，能和来访者在此时此地工作是他们的一个显著的新的进步。像上述示例那样，这个做法能让治疗师和来访者脱离一般的日常社交互动模式，快速地把我们带到问题的核心。在这个过程中，来访者的重要感受出现了，来访者的重要议题现在成为治疗的焦点。而且，来访者与治疗师的关系也变得更紧密，这段关系对双方来说都变得更重要。

我们将在第六章看到，**权威型教养方式**结合了父母对孩子的爱和对孩子明确的限制。这种教养方式介于更广为人知的、更多人使用的**专制型教养方式和溺爱型教养方式**之间，却比它们更有效。同样，治疗师会发现，与来访者共享治疗控制权比用指导性和非指导性的方法更容易产生有效的治疗结果。新手治疗师需要有人给他们示范治疗师和来访者如何以这种主动和相互合作的方式参与治疗。那么，让我们详细看一看，哪些干预方式能够促进形成牢固的治疗同盟，然后我们将详细阐述关于共享控制权的中间地带。

我们将会看到，治疗师努力在每次治疗中建立并维系人际进程，在鼓励来访者引领治疗进程的同时仍然积极参与改变治疗进程的讨论。要做到这一点，关键在于治疗师在干预的同时不让来访者失去能动性。下面的示例详细展示了达到这一点的有效和无效干预方法。

**无效干预。**假设来访者叙述无关的事件以消耗治疗时间，那治疗师就无法从来访者的叙述中找出共同的主题，也不能找到这些叙述对来访者自身的意义。看起来，这个时候治疗中并没有什么有意义的事情发生。在这种情况下，治疗师很容易打断来访者，并让他们转向治疗师认为更有收获的另一个主题。有时这种让来访者重新聚焦的方法是有效的。但是如果治疗师能够在不把内在动力从来访者身上转移到治疗师身上的情况下使他们之间的互动重新变得鲜活生动起来，那么重新聚焦的方法就会更容易成功。在以下对话中，当治疗的责任从来访者身上转移到治疗师身上的时候，来访者就失去了促进自我改变的内在聚焦。

**无效能的治疗师：**我在想，如果我们这样下去治疗会是什么样子。我好像找不到我们谈话的焦点。

**来访者：**我也不知道我想表达什么。你觉得我应该说什么？

**无效能的治疗师：**过去你在坚持自己的意见上有些问题，我觉得我们需要再仔细地讨论一下这个方面。上周你说，你想向老板申请把两周的休假换成三周。你打算怎么和老板说这件事，怎么处理这个冲突呢？

**来访者：**我不确定。你觉得我应该怎么说？

**无效能的治疗师：**首先，你需要安排一个机会和他见面。重点是这个见面只有你们两个人，这样你就能抓住他所有的注意力，如果谈崩了，也不会让双方没面子。然后用我们练习过的，以"我"开头的陈述句，直接说出你想要什么。

**来访者：**这听起来很好。你觉得我首先要和他说什么呢？

我们来评估一下在这个对话中来访者的回应。虽然治疗师已经把来访者带向一个更有现实意义、更重要的话题，也给来访者提供了如何进行有效协商的有用信息，但很明显这个干预是无效的。治疗的支点已经从来访者身上转到了治疗师身上，同时这也构建了一种分等级的，像老师和学生之间的人际关系。大部分来访者在重新拾起改变的动力和再次主动参与治疗之前，都不能在现实生活中使用治疗师提供的有用信息。而且，在治疗师继续教他怎么做时，他一直处于被动接受的角色，他也不会感觉其自我效能感在逐渐增强，因为自我效能增强的感觉通常来自他们对治疗过程更加合作的积极主动参与。因此，一种更有效的干预方法就是邀请来访者更主动地参与治疗，而非继续重演这种错误的人际过程。但是，如果来访者没有变得更主动，治疗师也不是毫无指导性地被动等待。治疗师可以运用过程评述，同时仔细地观察并讨论他们之间发生的事情，实行主动干预。现在，让我们详细阐述这种更有效的方法。

**有效干预**。治疗师可以让来访者重新聚焦到更有成效的议题上，但要以一种把治疗动力维系在来访者身上的方式。这种过程评述会把来访者与治疗师当前的互动呈现出来，并且在这些情况下往往会有效。

> **有效能的治疗师**：我感觉不到你刚才说的事情对你来说很重要。是我没有理解你的意思吗？这真的对你来说很重要吗？可以帮我理解一下吗？
>
> **来访者**：嗯，你是对的。我也不知道我想说什么。你希望我说什么呢？
>
> **有效能的治疗师**：我想我们应该先试着找出对你来说最重要的事情，然后一起讨论它。你觉得现在对你来说最重要的事情是什么？
>
> **来访者**：嗯，我不太确定。
>
> **有效能的治疗师**：好的，让我们一起静静地坐一小会儿，你先跟自己保持联结，然后和自己待在一起。看看你会想到什么。
>
> **来访者**：（停下）嗯，我想说一些让我感到很羞耻的事情。如果我是双性恋，或者如果有时我对男性会产生性兴奋，你觉得这是不是一种罪孽？

新手治疗师往往对沉默感到不舒服，可能会很焦虑地想填满这些沉默。如果治疗师能克制自己不这样做，即使只是一小段时间，就给来访者创造了一个机会，就像上面的对话那样，让他思考自己要讨论的事项，或者将更有意义的新信息带到治疗中。此外，这种过程评述既能让来访者接触自己更本质的东西，又不会把治疗的动力从来访者身上转移到治疗师身上。这和我们的目标是一致的。虽然治疗师通过分享自己的观察询问来访者对于当前互动的想法，直接对治疗进行了干预，但是，在激活这个讨论时，治疗师仍然使来访者保持主动而有参与感的合作者角色。一般而言，如果能让来访者用这种方式引领治疗，他们带入治疗中的信息远比作为跟随者带入的重要得多。和往常一样，治疗师可以在来访者身上尝试使用这种方法，评估他们的反应，然后看看怎么做对他们来说才是最有帮助的。

让我们看看关于这些治疗准则的其他例子，但对新手治疗师来说，这次的来访者可能十分具有挑战性，他会挑战治疗师。想象以下情况：一名 19 岁的白人来访者正在大学的心理咨询中心接受治疗，他告诉治疗师他在青春期早期偷看他的继母脱衣服。来访者正在长篇大论地描述他偷窥的所有细节，但是治疗师觉得这对来访者而言不重要。除非治疗师能从中找到与来访者相关的意义，否则就无法把话题转移到来访者当前生活中更突出的议题上。在以下的对话中，治疗师使用过程评述，让来访者成为改变的核心，使来访者重新聚焦到治疗上。然后新的、更突出的治疗议题在这个过程中出现了。

> **治疗师**：我在听你说的时候，我不觉得你对刚才说的事情真的感兴趣。是这样吗？还是我没

有理解这件事对你的意义？

**来访者**：我以为治疗师都会对这种有关俄狄浦斯的事情感兴趣。我以为你想听这些。

**治疗师**：我很惊讶你告诉我你以为我想听的事情，而不是讨论对你而言最重要的事情。在这里可能有一些东西我们要讨论一下。我在想，你是否发现，在和其他人的关系中你也会这样做吗？

**来访者**：（讽刺地）可不是嘛！当然会，每个人都应该这样对待老师、父母和治疗师，难道不是吗？找到你想要什么，顺着你的意思说？

**有效能的治疗师**：嗯，确实，有些人从以往的经验中学到，他们必须这样对待某些老师和治疗师。但你不用对每个人都这样，你也不需要对我这样。我喜欢有独立想法的人。

**来访者**：（再次讽刺地）是吗？

**治疗师**：是，我确实喜欢这样的人。告诉我在你生命中谁是你以诚相待的，你能和他说你真正在意的事情；谁又是你必须表面奉承的，和他谈话要顺着他的意思？或许，就像刚刚你这样对待我的时候，你对他们是不是也有一点点怨愤？

**来访者**：所以你认为我是个坏蛋，我在侮辱你。

**治疗师**：不，我不认为你是个坏蛋。但我确实感觉你在挑战我。你会用这种方式和谁说话呢？

**来访者**：嗯，（停止）有时可能是对我妈妈。

**治疗师**：如果你和她说你在意的事情，会发生什么？

**来访者**：她会发疯——就像我让她感到难堪似的。

**治疗师**：噢！我为你们俩感到遗憾。你曾经和她说过这一点吗？你刚刚很清晰地对我说了。

**来访者**：（带着鄙视）当然没有！你也相信圣诞老人和牙仙子吗？她是不会改变的！

**治疗师**：当你那样和我说话的时候，尤其用那种轻蔑的语气时，我会觉得被侮辱了——就像你觉得我是个白痴一样。这是你想表达的意思吗？

**来访者**：（停止）呃……

**治疗师**：我在想，你是否发现自己有时候会用这种讽刺和轻蔑的语气和其他人说话呢？

**来访者**：我觉得也许是有一些吧，也许也不是。但是在你说出来的时候，我觉得这可能是个问题。

**治疗师**：嗯，我不认为其他人喜欢被这样对待。有些人会以牙还牙，你知道，会回骂你。有些人会躲开你，或者甚至终结和你的关系。

**来访者**：是，所有这些都发生过……（暂停，沉默）我和我妈妈也会这样对待对方。

**治疗师**：我觉得挺遗憾的，我知道可能你们俩都会觉得不舒服。虽然我不知道你妈妈是否能改变，但我觉得下面这个方法值得一试。如果你换一种方式和她说话，用一种更尊重和更直接的方式说出你们之间究竟发生了什么，而不是用你刚刚和我说话的那种讽刺的语气，她可能会给予你更好的回应。你觉得呢？

**来访者**：嗯，可能吧。但是如果她还是觉得我什么都要按照她的方式和要求做，我的情况怎么会好转呢？

**治疗师**：我有一些想法，就是你可以换一种方式对待她，无论她能否改变，都会让你对自己的感觉好一些。

**来访者**：如果到头来我发现我妈妈没有改变的希望，我的情况又怎么可能好转呢？我想她又会说那些话——所有的事情都是我的错，我总是犯错。

**治疗师**：遗憾的是，她非常有可能这样。但如果你尝试用更尊重的方式对她说出你的感受，我想你会对你自己、对在这个让人受伤的互动中你自己的那部分有不一样的感受。你可能甚至不再认为所有事情都是你的错。因此，即使你和你妈妈的关系没有改变，你与其他人的关系也会变得更好一些。

**来访者**：比如和我女朋友的关系？

**治疗师**：是的，确实会。告诉我这对你女朋友有什么影响……

综上所述，在这段对话中，治疗师在冒险而谨慎地和来访者讨论"你和我"之间的关系。治疗师以非指责的态度，让来访者知道他人对其这种侮辱态度的回应，也让来访者更多地承担引起和解决问题的责任。卡克哈夫（Carkhuff）把这个回应称为"个人化"，他也鼓励治疗师通过这种回应让来访者意识到，他们对自身问题的产生和持续都负有一定的责任。让来访者承担更多的个人责任是一个挑战，如果治疗师回避这个挑战，一般就会失去来访者的信任，工作同盟也会因此解体。支持和理解的对话可能是治疗性的，但这不足以让我们走得更远，不足以让这种具有挑衅性的来访者改变。因此，我们鼓励治疗师用这种个人化的方式回应，并且对来访者说诸如下面这样的话："你觉得不安是由于他们欺负你，也是因为在他们欺负你的时候，你没有为自己反击。"

## 让来访者参与解决自身问题

就像前面介绍的，如果来访者能够向内探索并分享自己的内心世界，参与理解和解决自己问题的过程，那他们就能最大限度地从治疗中获益。换言之，让来访者拥有改变过程的主导权，从失败中学习，从成功中获益。新手治疗师往往有不切实际的期待，他们期待自己必须是一个能给来访者问题提供深刻答案的专家。而他们又为自己没有足够的能力实现这个期待而感到苦恼。而且，这种错误的观念会把改变的动力转到治疗师身上，而来访者则成为被动的接受者，等着被治疗师治好。与其采用这种等级模式，不如把合作性的治疗同盟延伸到问题解决的过程中。当治疗师促使来访者积极参与合作和解决自身问题时，治疗就会更有效。例如，治疗师可能会问类似下面所列的问题。

- 要让你的生活变得更好，你最想改变的是什么？
- 你曾经做过什么有用的尝试？
- 回想一下，以前在这种情况下，其他人做过什么事让你的情况变得更好或者更糟？
- 你和我在一起能做些什么让你的情况变好？
- 你认为在你的生活中，是什么造成了你现在的情况？
- 如果你明天醒来，发现所有问题都改善了，你觉得是你做出了什么改变让事情变得更好了？

治疗师往往会建立这样的期待，到了某个阶段，治疗师要告诉来访者如何生活——通过解释事情的意义、提供建议并给出解决方案。但是，如果来访者参与到一种合作性的伙伴关系中，那么他们就会被赋能，就有机会变得更能掌控自己的生活。治疗师如果能帮助来访者学习如何思考并探索自身的问题，如何多角度考虑问题，以及自己如何想出解决方案和替代措施，而不仅仅提供建议，那么治疗就会更有效果。当治疗不仅仅解决了来访者呈现的问题，而且促进了他们的自我效能感时，真正的改变就会发生。为了说明这点，让我们一起看看对一个来访者的梦的两种回应方式。尽管这两种方式对梦的解释是一致的，但第一种方式重演了来访者的问题，而第二种方式产生了一种新的人际过程，这个过程不同于来访者自身的关系模式，使来访者有了修正性情绪体验。

## 解决来访者的冲突

24 岁的安娜和父母一起生活。她的父母长期吵架，生活得并不开心。在这几年里，安娜都在为脱离原生家庭这个发展性转变而感到痛苦。作为成年人，她不能建立自己的独立生活。安娜几乎没有朋友，几乎没有约会过，也没有正式的学历和工作。她"常年受苦"的母亲和酗酒的父亲经常吵架。安娜觉得自己有责任留在家里，帮助母亲应对这段失败的婚姻。安娜因为抑郁而前来治疗。

几次治疗后，安娜向治疗师讲述了一个对她来说很重要的梦。在梦境刚开始时，她骑着马穿越一片广阔的草原。她和马一起毫不费力地穿过广阔的草原，这时她觉得自己和马是一体的。她们加速奔向远方的山脉，路过河流、飞翔的鸟儿和一群群凝视他们的麋鹿。她鞭策这匹不知疲倦的马儿加速向前，此时她感觉自己充满力量，拥有自由。

到了远方的山脉，就意味着自己有了新的生活，在那里会有绿色的草原和参天的大树。

她对新生活的向往催促着她，她策马加速前进。但随着山脉越来越近，安娜和她的马开始慢下来了。马蹄变成了她自己的脚，每前进一步都变得很困难。安娜绝望地努力抬起双脚，但她逐渐无法站稳，走得磕磕绊绊。在那一刻，她被一群凶恶的骑士团团围住，他们准备追上来抓住她。当她醒来时，她努力抑制自己，不让自己尖叫。

"你觉得我的梦意味着什么？"安娜问。

她的年轻的治疗师既聪明又很关心她，给了她一个长长的、深刻的解释。这个解释的重点是安娜对离开家庭的内疚感。治疗师推测，如果安娜继续自己的生活，追寻自己的目标，她会觉得有力量、有活力——就像她在梦里一样。但在安娜实现目标，体验到享有自己独立人生的满足感之前，她必须把自己从对母亲及父母婚姻责任的束缚中解放出来。她对母亲的忠诚威胁着她，让她陷入内疚之中，并且阻止她拥有自己的成年生活。接下来，来访者和治疗师之间有了以下这段对话。

**安娜：**（热切地）是，你是对的。每次我想要离开母亲、做自己想做的事情时，我都感觉自己做错了。这就是为什么我会做这个梦吗？

**无效能的治疗师：**我们一直在讨论你下个月是否要搬进公寓自己住。我觉得这个梦反映了你对于自己要迈出这一大步的内疚感。你知道，像我们一直讨论的那样，如果你通过正常或者合适的方式成为一个独立的人，那你就会感到自己是自私的，会伤害妈妈。

**安娜：**我想搬出去，但是我不能把妈妈留下，让她单独面对我父亲。她说如果我搬走，她就会和我父亲离婚。这样的话，她离婚就是我造成的。我应该怎么做？

**无效能的治疗师：**我不能帮你做这个决定。为自己的决定负责对你来说很重要。

**安娜：**但是我不知道怎么做。你总是知道怎么做是最好的。你比我聪明多了。关于那个梦，我想了很多，但是我之前不知道原来它是这个意思。

在这次治疗的剩余时间里，安娜继续请求治疗师给她建议，对她没有能力解决自己的问题感到灰心丧气。这个好心的治疗师不想让她对治疗产生依赖，于是一直拒绝告诉她要怎么做。治疗师向她解释了自主权、独立以及为何她需要自己找到答案。在这次治疗的末尾，安娜觉得既生气又沮丧。而治疗师仍旧在努力解释为何安娜需要自己做决定。

尽管治疗师很敏锐地把安娜的梦、由分离导致的内疚感以及当前生活中要脱离原生家庭的问题联系起来，但是这仍然是一次没有成效的治疗。他们的人际过程到底哪里出了问题？

在这次治疗中，安娜在治疗师身上体验到了一种人际模式，这种模式和她在家里体会到的、让她感到痛苦的模式相似。在她的家庭中，安娜完全被训练为一个依赖他人的人，她相信自己没有什么学识和能力让自己独立生活。而且，每当她依照自己的意愿行动或争取自己的利益时，她都会感到内疚。在这次治疗的开始，治疗师非常准确地解释了她的梦。这时治疗师像是一个全知的父母，会回应这个渴望感情支持的孩子所有必要的需求。这个互动在行为上给安娜传递了一个信息，安娜要依赖治疗师更高级、更好的理解。但是在另一个水平上，这个信息又与治疗师在语言上要她独立的说法相冲突。来自这个好心治疗师的混乱信息让安娜不知所措。治疗师的直接干预对一些来访者会很有效，但如果回想来访者反应的独特性，在安娜身上使用这种方法是有问题的。

安娜有如此强烈的反应是由于这个互动直接戳到了她问题的痛处。一方面，她需要也很希望治疗师允许她变得更独立；另一方面，她又希望治疗师让她停留在依赖的状态中，就像她的妈妈一样。当依赖权威这个有问题的关系模式在治疗师身上重演时，安娜关于自己无力做决定、无力拥有自己生活的错误信念再次被验证了。安娜会一直抑郁，除非治疗师成功地和她重新构建一个更合作性的人际过程。在督导师的帮助下，在下一次治疗中，治疗师通过鼓励安娜说出她自己对上次治疗所讨论的内容的看法，成功重构了更有合作性的人际过程。看到安娜对自己有很深刻的洞察，治疗师表达了自己诚挚的喜悦。接下来，治疗师也分享了一些与此相关的想法。这次，安娜已经准备好接受治疗师的想法，并且用这些想法使自己的思考更深入——这是一种伙伴关系。

就像在上文中提到的那样，安娜和她的治疗师很快就修正了这个"重演"，修复了工作同盟，使治疗得以成功地继续进行。如果治疗师能发现自己与来访者处于不同的频道，就能让来访者更充分地进入治疗关系中并让治疗有所进展。治疗师给来访者提供了一个机会，让他能更清晰地了解自己的过往经验和需求。通过这种方式，来访者被更多地赋能，更加能够、也更愿意自己说出正在发生什么，以及希望有什么改变——来访者现在更主动地参与到治疗过程中。

带着这个想法，我们思考一下针对安娜这个问题——"你觉得我的梦有什么意义"——其他更有效的回应。一般来说，如果干预能引发合作性伙伴关系（这种关系能够使来访者与治疗师共同参与到探索议题的过程中），那么这种干预就会比治疗师提供的解释或指导更有效，无论这个解释和指导有多准确。治疗师可以选择多种回应方式，也能让来访者共同探索自身的梦境，或者探索任何其呈现的信息。在这种合作性的人际过程中，治疗师可能会询问以下问题。

- 听起来，我也觉得这个梦对你来说很重要。让我们一起来合作。我们要从哪里开始呢？
- 当你醒来后，这个梦留给你的主要感受是什么？你可以把这种感觉和你现在生活中发生的事情联系起来吗？
- 在这个梦里，对你来说最重要的画面是什么？对你来说这个画面的意义是什么？

● 让我们交换一下想法。我会把我想到的可能性告诉你，你也告诉我你是怎么想的。看看交换想法之后我们会得出什么。这肯定很有意思。我们谁先开始呢？

上述每一个回应都鼓励来访者主动地参与到与治疗师的讨论中。最终，治疗师可能也会对这个梦做出和上述一样的解释。但治疗师会巧妙地表现出尝试的努力，用合作的方式邀请来访者修正或者调整这个解释，让这个解释更正确、更有帮助。

即使治疗师给出解释，但给出解释的方式会给来访者不同的感受。如果这个解释是来访者和治疗师共同形成的，解释的过程也与他们一直以来合作的关系一致，那么这对来访者而言会与治疗师直接给出解释的感受很不同，来访者会觉得自己更有活力、更有力量。这种方式给来访者提供了一种关系，在这个关系中他们不需要依靠治疗师，也不会觉得自己没有力量往前走。相反，来访者会被鼓励训练自己的能力，选择自己想要的建议，并且改进治疗师提出的可行方案。如果这种情况发生，来访者对治疗过程会更有主导权，他们对治疗的动力也能得以增强，自我效能感也会得以提升。自我效能感的提升会给像安娜这类来访者提供修正性情绪体验，因为他们被允许不依赖他人，不受内疚的束缚，在与治疗师的关系中可以很有能力——这是他们在过去的关系中没有体验过的。要说明这种更平衡的处理方式，让我们回到之前安娜的案例中，看看治疗师是怎么样让这个过程变得更有合作性和更有效的。

**安娜**：（热切地）是，你是对的。每当我离开我妈妈或者做我想做的事情时，我确实感觉好像自己做错了什么。这就是我会做这个梦的原因吗？

**有效能的治疗师**：我们一直在讨论你下个月是否要搬进公寓。我在想这个梦是不是和你对自己迈出这一大步时产生的内疚感有关。当我说出这种可能性的时候，你想到了什么？

**安娜**：我想搬出去，但是我不能把我妈妈留下，让她单独与我爸爸相处。她说如果我搬出去，她就会离婚，所以她离婚是我造成的。我应该怎么做？

**有效能的治疗师**：我把你刚刚说的话慢慢地反映给你听，你告诉我你听到我反映的时候你想到了什么。"所以她离婚是我造成的。"

**安娜**：（停下）这听起来太疯狂了……这是在毁掉我的生活。

**有效能的治疗师**：是的——这个想法在毁掉你的生活，而且也是不正确的。孩子不需要为父母的婚姻负责。如果孩子被卷入了父母婚姻的冲突中，要选择站在哪一方，或者父母期待孩子能把自己从这样的问题中拯救出来，这对孩子来说是不公平的。这也会让你没有自己的生活。

**安娜**：你这样说的时候我感觉好一些了……但是，我应该怎么做呢？

**有效能的治疗师**：你觉得你能够做些什么呢？

**安娜**：我觉得我想说出来，但我还是不想伤害她。

**有效能的治疗师：**嗯，我明白你说的那种让人抓狂的矛盾：你希望能有自己的生活，但是也不想伤害妈妈，因为你爱她。那么，告诉我关于"说出来"的两个方面的矛盾感受。你打算说什么？如果你妈妈因你的话而感到受伤，对你来说意味着什么？

**安娜：**我想说我希望她别再抱怨我的爸爸了。我不想听到她说爸爸有什么问题。我不想被逼站在哪一方了。但是如果我告诉她上述任何一点，她肯定都会觉得受伤，觉得我完全背叛了她。

**有效能的治疗师：**和你妈妈建立这样的边界很好，但是让她觉得受伤会让你感到内疚，这会让你非常难受。你已经在这个两难困境中挣扎了很久……告诉她你的需要、做你需要做的事会让她觉得受伤。

**安娜：**是，确实会。但我希望找到一种好的方法把它说出来——你知道，尊重的方式……但她还是会觉得受伤。

**有效能的治疗师：**好，让我们一起找一种尊重的方式做到这件事。但我们还是要对她可能的反应保持符合现实的期待，也要看看她的反应对你可能产生的影响。

**安娜：**好，我明白你的考虑。我也许可以更好地为自己争取，但对于我要搬走和我想做的事情，我妈妈也很可能不会给我任何支持。无论我怎么说，她都会觉得被伤害和被背叛了。

**有效能的治疗师：**我很希望这是错的，但遗憾的是，我认为这是一个很现实的可能性。

**安娜：**是啊，是挺遗憾的，真的太遗憾了。所以我卡在这里，不知道下一步该怎么做。

**有效能的治疗师：**嗯，过去你喜欢我们进行角色扮演。要不我们对这个谈话进行角色扮演，练习一下，探索一下这个对话会怎样发展，看看可能会出现什么问题？我可以扮演一个更自我肯定而仍对妈妈保持尊敬的安娜，你可以扮演你的妈妈。你知道，假如你决定以后要把这些想法告诉她，你就要说出她可能会说的话。我们在这个过程中都要留意内疚和悲伤的感受……

## 追踪来访者的焦虑

另一种帮助来访者转向自己内在世界的方式是治疗师发展出追踪来访者焦虑的能力。虽然来访者在焦虑的时候体验到的是烦恼甚至是痛苦，但我们想说明的是，焦虑依然可以成为治疗师的盟友。怎么才能做到这一点呢？焦虑是一个路标，它指向问题的中心——标志着真正的威胁和危险要来了。精确地追踪是什么导致了来访者的焦虑会帮助治疗师辨别来访者的关键问题，给治疗师提供一个切入点。治疗师不会完全理解来访者的问题，以及在治疗中需要做什么事情解决这些问题，除非他们能够辨识是什么导致了来访者的焦虑。为什么某些情境或关系会让某个来访者焦虑？来访者是如何习得应对这些危险和不安的方法的？我们鼓励治疗师针对这个问题建立工作假设，以便使治疗焦点变得更清晰。我们将会看到，让来访者聚焦于自己的焦虑，即和治疗师一起寻找是什么激活或诱发了这种让人讨厌的感觉，这会把治疗师和来访者引向来访者的核心问题。

治疗师可以用四步法追踪来访者的焦虑，更好地理解哪里出了问题。在这个方法中，治疗师需要做以下几点。

1. 识别来访者显现或隐藏的焦虑信号。

2. 处理来访者的焦虑信号。

3. 观察现在正在讨论的议题，思考在当前的人际过程中，什么引发了来访者的焦虑。

4. 使来访者聚焦于内心世界，探索来访者焦虑的意义。

让我们更详细地了解这四个步骤。

## 第一步　识别来访者焦虑的信号

如果来访者在治疗中所讨论的问题对他们有真正的意义，或者触碰到他们的关键问题，那他们就会在治疗中感到焦虑。来访者已经发展出消除或缓解焦虑的一些应对策略，他们也一直在不同的情境中使用这些策略（如讨好、控制、退缩等）。治疗师要努力发现什么导致了来访者的焦虑（例如，需要寻求帮助，但同时认为他人会在提供帮助时附加条件；不知道怎么做或者如何解决问题时，预期他人会是不耐烦、挑剔或蔑视的，等等）。如果可以做到这一点，治疗师就更容易发现引发来访者焦虑的统一主题或重复的模式。因此，在整个治疗过程中，治疗师不断地询问自己："是什么导致了来访者的焦虑？来访者在什么时候觉得有威胁或不安全？对来访者而言，哪里意味着安全，而哪里又意味着危险？"治疗师在思考的同时，邀请来访者参与这个思考过程。

为了识别导致来访者问题的模式和主题，治疗师追踪来访者的焦虑，并且对一些信号保持警觉。这些信号说明来访者正在经历的事情让他感到焦虑。来访者可能会以多种方式表达自己的焦虑。例如，紧张地笑，咬指甲，一些手势，不安的动作，结巴，拉扯头发，说不出话，等等。这些"焦虑的同义词"在不同的来访者身上会以数不清的、不同的方式表现出来。治疗师和来访者合作就能了解到某个特定的来访者倾向于如何表达自己的焦虑。这种洞察在一些情况下尤其重要。例如，在来访者所在的文化背景下，某个行为（如转移视线）被认为是正常的，而非焦虑的信号。

当感到焦虑时，大多数来访者都会重复使用同样的具有特征性的人际应对策略加以应对。如同上面所说的，这些策略通常包括：让自己变得挑剔或控制，表现出无助或困惑，脱离人群或者回避某种情境等。我们会在第七章详细讨论这些策略。就现在所讨论的目的而言，我们知道追踪来访者焦虑的第一步就足够了，即观察并留意他们什么时候开始感到焦虑。例如，当来访者必须要成为领导者，或者被他人领导时；当来访者成功或犯错时；当来访者必须要与他人建立边界时；当来访者必须不同意他人的意见或者争取自己的利益时；当他们进入亲密关系、开始信任他人时；当他们感到痛苦或者需要寻求帮助时，等等。

### 第二步　直接触及来访者的焦虑

在第三章讨论对阻抗的处理时，我们鼓励治疗师询问来访者对于寻求帮助、自己出现问题或进入治疗的感觉和担忧，并针对这些感觉和担忧进行工作。我们的关键问题是："如果……那会有什么样的威胁和危险？"而随着治疗继续进行，我们同样鼓励治疗师触及来访者对正在讨论的议题或者因为与治疗师之间正在发生的事情而产生的焦虑。根据格林伯格所说，治疗师可以用一种开放的态度，让来访者聚焦在当前的体验上。例如，询问来访者以下问题："在和我聊这件事的时候，就是此时此刻，你有什么感觉？"治疗师也可以一直保持一种稳定的意向，更好地识别来访者的焦虑，并且对它们有更具体的命名。

**治疗师**：似乎现在有些东西让你感觉不舒服。你觉得那可能是什么？

**来访者**：我不太清楚，感觉不太自在，但我不确定那是什么。为什么……

**治疗师**：让我们再做一次填句练习。当你问自己"现在，我在担心_____"的时候，首先出现在你脑海里的是什么？

**来访者**：你在生气。我觉得我在担心我会让你生气，或者对我感到失望。

当来访者正在体验焦虑时，治疗师帮助来访者向内聚焦于这种焦虑体验，对之进行更进一步的探索，予以更精确的识别，这样治疗师就能跟随来访者的脚步，帮助他们接近问题的源头。例如，格林伯格用一种颇具启迪性的方式描述了关注情绪的重要性，并展示了治疗师和来访者如何共同运用这一点促使改变发生。尽管一些来访者可能对治疗师让他们聚焦和探索自身焦虑的请求感到犹豫，但许多来访者会对之予以接受，与治疗师共同探索其焦虑。通常，我们会发现紧随在焦虑背后的是悲伤、丧失、羞耻或痛苦的情绪。另一方面，来访者可能会发现触及自身焦虑会让他们更接近自身的内在工作模型，即那些对自己的错误信念和对他人的错误期待，这些错误的观念和期待会进一步引发焦虑。

尽管来访者一般认为治疗聚焦在他们的焦虑上是有帮助的，但有时这会增强来访者的焦虑感，甚至引发其阻抗。像我们之前讨论过的，当来访者的防御出现时，治疗师需要对它做出回应，探索为何这个引起焦虑的话题让来访者感到威胁或不安。与无视来访者的阻抗，假装什么都没有发生，或者"逼迫"、努力说服来访者深入讨论这个困难的议题相比，回应阻抗要有效得多。这种非强制和合作的方式尊重了来访者的自主性，提升了他们的动机，使他们感到更有力量，从而有助于达成积极的治疗效果。在治疗师和来访者处理某个议题之前，可以先探索一下阻抗，一起了解什么让来访者感到不安和引发其焦虑。

> **治疗师：** 好，让我们先停下来，先不讨论这个话题。反过来，请你帮我理解一下，如果你刚刚真的告诉了我那件事，对你来说会有什么威胁或危险呢？如果你继续和我讨论这件事，我们之间会出现什么问题，或者你会怎么再次受到伤害呢？

在这里，治疗师的目的是用一种尊重的方式回应来访者的阻抗。回想一下第三章的内容，要做到这一点，治疗师需要做到以下几点。

1. 努力理解导致来访者出现这种阻抗行为的最初的、让人厌恶的体验。

2. 帮助来访者领会这种"阻抗"或"防御"的回应方式曾经在某个时候对某些人是一种必要的、具有适应性的应对策略。

3. 给来访者提供一个与其预期不同的修复性反应（修正性情绪体验），从而推翻来访者的心理模式或内在工作模型。

请参考以下示例。

> **治疗师：** 不，我不会因为你问我，在你周二做这个重要的演讲之前，是否能和你通电话稍微聊一聊，就认为你是"需要太多"或"难以满足"的。对我来说，花几分钟和你聊聊并不难，我也很高兴你愿意冒险向我寻求帮助。

## 第三步　观察什么引发了来访者的焦虑

正如我们已经看到的，在来访者焦虑时，治疗师首先要观察，然后帮助来访者进行内在聚焦，探索并试图理解来访者的主观体验。同时，治疗师还有第三个任务：努力发现正在讨论的哪个议题（内容）或者他们之间的哪种互动引发了来访者的焦虑（过程）。如果治疗师能发现是什么导致了来访者的焦虑，就能更好地识别引发来访者焦虑的错误信念、人际情景或痛苦感受。如果来访者能够与治疗师合作，一起寻找引发焦虑的"扳机事件"，那么这将有助于他们理解是哪里真的出现了问题并需要改变。因此，触及来访者的焦虑是更有意义地让来访者投入治疗的切入点。

一般而言，来访者能够和治疗师舒适、安全地讨论许多不同的议题。但是，当来访者变得焦虑时，治疗师的目标就变成识别是什么引发了来访者的焦虑，来访者刚刚在谈论什么议题。寻求对这个问题的答案将会把来访者的问题中隐含的最核心担忧突显出来。我们知道，如果治疗师能具有关于什么会引发来访者焦虑的工作假设，就能更有效地帮助来访者探索其焦虑。如果治疗师能做到附录 A 中的建议，在每次治疗后记录治疗过程，就有助于其形成更有效的工作假设。

此外，来访者的焦虑也可能是一个信号，标志着在来访者成长过程中出现的问题或一种不断重复的关系模式正在治疗师和来访者之间的人际过程中上演。例如，治疗师可能会在以下情境中发现来访者的焦虑。

- 当来访者因治疗师在咨询中对正在发生什么表示不确定而变得焦虑时，这可能是因为每当她酗酒的父亲感到不确定性、困惑、缺乏安全感或对自己不确定时，就会贬低来访者。
- 来访者刚刚对自己有了很深刻的洞察，治疗师对此表示称赞。然后，来访者变得焦虑；这可能是因为来访者认为，从现在开始，他要一直都有这么好的表现，要一直对自己都有如此深刻的洞察，就像他夸夸其谈和爱炫耀的父母曾经对他期望的那样。
- 当来访者因治疗师刚刚对其很有支持性而感到焦虑时，这可能是因为在以前的经历中，他人向来访者提供帮助的同时总会有附加的条件。
- 根据来访者的内在工作模型，在来访者提出把治疗改到自己更方便的时间之后，她可能开始担忧治疗师会生气并且疏远自己；就像来访者以前向照料者提出要求时，照料者对她所做的那样。

治疗师可以形成上述这些关于来访者与治疗师之间当前互动的工作假设，探讨这个互动如何触发某个来访者成长过程中出现的问题，或者在不知不觉间重演了对来访者而言适应不良的关系模式。这些假设可以帮助治疗师和来访者共同探索是什么引发了来访者的焦虑，理解这个焦虑的真正意义，探寻和谁相处时会引发来访者的焦虑，并且找到更有效的回应方式应对将来可能出现的类似情况。

### 第四步　聚焦来访者的内在，探索其焦虑

我们已经看到，治疗师对来访者感到焦虑的信号保持警觉，并在焦虑可能出现时触及它。同时，治疗师也在努力寻找引发来访者焦虑的事件，尤其是刚刚咨访之间发生的事，并开始就来访者的关系模式、错误信念或困难感觉形成工作假设，验证是不是它们造成了来访者的焦虑。最后，治疗师也会让来访者进行内在聚焦，更具体地探索当前其感受到的威胁和危险。如果治疗师能帮助来访者澄清与焦虑相关的想法和感受，通常来访者模糊的、不舒服的感受就会变得清晰。也就是说，只要把来访者的根本担心凸显出来，来访者就能更直接地处理导致焦虑的这些议题。例如，来访者现在可能会说："我想如果我直接表达出来或者说'不'，我担心他们也许不喜欢我这样做，不过或许这是我能承受的结果。"以下的对话说明了这个过程。

**治疗师：** 似乎你身上正在发生什么事情。我在想究竟发生了什么？

**来访者：** 你知道，听起来这样说是不好的，但我不认为我妈妈真的希望我有什么改变。我不认为她是一个刻薄的人，但我确实觉得虽然我在治疗中逐渐变好，但她并没有对此感到非常开心。

**治疗师：** 嗯。为什么呢？

**来访者：** 有一段时间我不抑郁了，上个月我也确实感觉挺好的。可能这只是个巧合，但似乎随着我逐渐好转，重新开始和朋友一起出去，我妈就开始变得沉默了，和她交流也变得困难了。我尝试和她说话的时候，她好像总是有其他事情要做，或者有其他事情要想。我觉得以前这也在我们之间发生过。

**治疗师：** 嗯，我觉得这是一个很好的假设。你在这里做得很好，状况也逐渐好转，但对你妈妈来说，你不断增强的自信心和独立性有时似乎有点难以接受。

**来访者：** （坐立不安，开始咬指甲，然后开始转移话题）

**治疗师：** 也许，有时这也会让你觉得不太舒服？

**来访者：** 我不知道。我们还剩下多少时间？

**治疗师：** 我在想是不是我们正在讨论的事情，或者我们之间正在发生的什么事情，让你感到不舒服呢？

**来访者：** （停了一下）嗯，我不太明白为什么我会这样说，但可能我害怕你要离开我或者其他什么？

**治疗师：** 嗯，事实上我能理解这一点。我们刚刚在讨论，当你感觉自己更强大的时候，你妈妈似乎会感到受伤、会离开你。而我刚刚和你说，你在这里做得很好。

**来访者：** 嗯，我想是这样。但这只会让事情变得更糟糕。如果我好转了，你也就不会继续和我在一起了——这难道不是整个治疗的意义所在吗？

**治疗师：** 这听起来很重要，但我没有完全理解你的意思。你可以再说一遍，或者换一种方式再说一次吗？

**来访者：** 嗯，如果我变好了，那么我们的治疗就结束了——就像我和我妈妈一样。这样的话，我就失去妈妈、失去你，也失去其他人。你明白吗？这让人很绝望。

**治疗师：** 你说得很清楚。我开始没有理解，但你是对的——我们正在工作的这个议题和你以前的问题很相似。你更好了、更强大了就意味着你要变成一个人了。过去，你必须表现出悲伤、抑郁和渴望情感支持才能与他人保持亲密和联结。我觉得你大多数时间都在这个困境中挣扎。现在，好像这个讨厌的老故事也同样发生在我们身上。

**来访者：** 对，好像是这样。

**治疗师：** 但我在想我们这次是否会不一样，我们做些不一样的事情。你觉得我们可以一起找出方法让我们这次的结果更好一些吗?

**来访者**: 我不知道,很明显到现在为止我没有找到。

**治疗师**: 好的,我明白了。但我觉得我们这次有一点是不同的,那就是我们正在讨论这个模式,给这个模式命名,说出你对它的想法。这些在以前都没有发生过。

**来访者**: 这有什么不一样吗?

**治疗师**: 可能这次的不同是,我能看到你身上正在发生什么,也能理解你的自主性、你的成就被经常破坏,对你来说这有多么让人泄气。但现在,尽管你不断改变,并且变得更加坚强,但我仍然在这里,仍然感觉我和你保持着联结。

**来访者**: 嗯,这可能是对的,但在我看来,这些好像不是什么很大的区别。

**治疗师**: 好。我看到的这些区别比你认为的更大,我们继续讨论这个话题。

**来访者**: 为什么? 有什么意义?

**治疗师**: 如果在这里,我们在一起的时候,你能够不让自己退缩,并发现当你成功的时候,我或者你生活中的其他人不会像你妈妈那样离开你,而是会继续保持和你的关系,那就能让你在与其他人的交往中更有力量。比如和你的男朋友、你的教授,还有我们讨论过的其他人。

**来访者**: 你真的觉得我能做到吗?

**治疗师**: 是的,我相信你能做到。如果你允许自己在和男朋友的关系中表现得像现在这样有洞察力和有能力,你觉得你男朋友会怎么对你? 他会像你妈妈和其他人那样,觉得你对他构成了威胁吗? 还是他会欣赏你更有力量的这部分,就像我和另外一些人一样?

　　这种追踪来访者焦虑的方式能够让治疗师和来访者聚焦于来访者的内心世界,让来访者的关键问题变得更清晰。特别是,**这种方式常常能呈现来访者与他人交往的核心问题是如何在治疗关系中被触发和表现出来的**。这能让治疗师在两个重要的方面进行干预。第一,治疗师可以使用过程评述改变与来访者之间的互动,确保治疗关系不会重复之前来访者与他人之间那种有问题的关系模式;第二,我们之前也看到,这个过程也能把来访者与治疗师互动中出现的正向的新行为与生活中的其他人联系起来。在下文中我们将会详细探讨如何让来访者尝试用新方式与治疗师建立关系,并把这种方法扩展到和其他人的日常关系中。

## 结语

　　我们相信,任何流派的治疗师都能够帮助他们的来访者通过体验式再学习与治疗师一起,利用与治疗师的关系制定解决他们现实人际关系中问题的方案。我们发现,帮助来访者建立针对改变的内在聚焦是关键的一步,这可以让咨访双方超越流于表面的对话形式,转而处理来访者最重要的问题。来访者与治疗师共同决定在治疗中要讨论哪些议题，并主动参与到寻找解决方案的过程中，那么他们就能对治疗的过程有更多的掌控感。我们发现，如果这种人际过程能持续下去，工作同盟就会得到巩固，来访者也更容易发生改变，也会获得更强的自我效能感。也许鲍尔比用最简洁的语言说明了这种对来访者的治疗立场，即不是"我知道，我告诉你"，而是"你知道，你告诉我"。

要记住的是，我们不是给来访者压力，让他们更进一步地暴露自己。在督导中，当观看学员的治疗录像时，我们总会发现，来访者正在呈现一些重要的信息，但是学员没有听到来访者的感受，无法抓住来访者刚才叙述中更重要的含义，或者不能在那个重要的点上与来访者达成契合，而是把话题转移到表面问题上。这是临床训练中的一个重要议题，我们在这一章以及整本书中都在努力凸显这一点。督导师要帮助学员发展能力，让他们能抓住来访者对话中的关键信息并即时给予回应。目的就是让来访者感觉他们被充分地看见和理解。

当来访者开始思考自己的反应时，对他人问题的关注则相应地变少，这样，来访者的整个情感世界就被打开了，咨访双方便更容易进入其中。这种情感的展开在改变的过程中是关键的一步。但是，对一些来访者来说，在追求内在聚焦过程中引发的强烈情感是难以承受的，而处理这种情况对新手治疗师也往往构成挑战。在第五章中，我们会详细探讨治疗师如何帮助来访者处理由内在聚焦引发的强烈情感。

## 本章练习

当你尝试帮助来访者超越流于表面的对话，把对话转向他们核心的问题和感受时，你内心的什么会被引发出来？

哪些家庭或文化准则影响了你，甚至限制你开启更富有情感主题的能力？

# 帮助来访者与感受相处

实习生珍妮原本跟她的来访者苏有一个很好的开始。然而，就在她们第三次面谈的时候，苏进入了真正的危机。"我得了乳腺癌！"她哭着说，"我的医生说我得了乳腺癌！"她毫不掩饰的痛苦直指她最大的恐惧："我女儿的成长会没有妈妈陪伴的！"珍妮被苏的这种强烈的情绪吓了一大跳，一开始不知道该怎么办才好。她想了想自己能说些什么，便用以往最擅长的方式开始干预：了解事实、制订计划并解决问题。她问苏："你问过其他医生吗？医生跟你谈过你的治疗方案了吗？与以前相比，他们现在能做的有很多，化疗也更有效了……"

在第二天的督导中，珍妮的督导师试着帮助她看到，她没有直接回应苏强烈的恐惧，而是直接进入问题解决和安抚的模式。督导师说："珍妮，那是很强烈的情绪，是一种巨大的脆弱。听起来好像你想帮她弄明白她应该怎么做。但是如果你尝试与她的情绪多待一会儿，会发生什么呢？"珍妮很安静，含糊地表示她不确定如何做。于是她的督导师试着更具体地说："我想到好几种方式，或许你未来是可以做到的。例如，更直接地表达你的共情或对她的关心，或者可能帮助她澄清或命名她那些看似排山倒海般的情绪和感受，或者只是肯定现在的这一切对她而言有多可怕？我想其中的顺序很重要。如果你先用这种理解或共情的态度回应她的感受，我想她就能够更好地听取你关于要怎么做的建议。"

然而，随着他们的讨论的展开，珍妮表示不同意："来访者还没有准备好——我们在一起工作的时间还不够长，不足以推动她进入那样的感受。"督导师回应说："但你还没有'推'她。是苏开始这一切的，是她带着这些感受来见你的。"当督导师这样回应的时候，珍妮看起来很困惑。

这些信息是全新的并且太多了，珍妮目前还无法消化。但在实习后期，珍妮已经更能让来访者感受到他们此刻的感受了。

## 概述

　　痛苦的感受是来访者长期困扰的核心，而当治疗师能够有效地回应这些感受时，便能够帮助来访者改变。当治疗师关注来访者的内在体验，来访者就会开始更强烈地感受到那些伴随问题而来的不舒服的感受并更直接地把它们表达出来。这种情感的展现使来访者各种矛盾的情绪得以凸显或表露出来。因为它们是来访者问题的核心，所以聚焦在这些情绪上有助于我们了解，到底哪里出了问题。来访者的这些重要的情绪或感受在过去没有被很好地回应过，但现在治疗师有机会可以触及它们，予以回应并与之工作。一方面，来访者希望治疗师可以在更深层、更个人化的层面与之联结；但另一方面，来访者仍然感到害怕，想逃避这些在其他关系中从未被接受的感受，或者因为这些感受太令人痛苦、羞耻，或者感到毫无希望、无法解决。因此，治疗师对来访者带来的这些挑战性的感受有所回应将会给治疗结果带来显著的影响。

　　治疗师对来访者的这些情绪或感受给予更有帮助的回应，这样就能促进来访者的改变，因为来访者在其他的人际关系中没有期待过其他人的回应能够帮助他们。也就是说，治疗师需要肯定这些感受，认真地对待它们，而不是轻视它们或者只是提供表面上的安抚。当治疗师避开或不回应来访者的感受时，咨访关系会失去其活力和意义，治疗也就沦落为一种理性层面的探讨。这一章的目的是帮助治疗师学习如何有效地回应来访者呈现的重要情绪或感受。

　　在本章开始之前，让我们给新手治疗师一些鼓励，将目光转向符合现实的期待。对于许多治疗师而言，与其他章相比，本章所呈现的内容会唤起其更多的个人情感，且更具挑战性。在刚开始的时候，这些原则通常比较难以应用到与来访者的工作中。在概念层面上理解这一系列过程对于新手治疗师而言是一个比较符合实际的目标，而期待自己能够在模糊的治疗互动中有效地运用这些干预方法则不太符合实际情况。要有耐心：一两年后，你将能够整合这些建议，且使这些干预方法为自己所用。就像其他许多事情一样，这些也要在持续不断的练习中学习。

## 回应来访者的感受

### 和来访者一起处理其矛盾心理

　　来访者呈现的大多数问题都可以通过尝试新的应对策略或新的行为得到解决，如质疑自己的错误信念或从新的角度看待自己的问题。这些简便的干预方法足以对来访者呈现的很多困难有所帮助，这也是来访者大多数问题得以改变的重要方面。然而，对于大部分来访者所呈现的长期的、对他们影响更为广泛的问题，随之而来的冲突情绪也需要处理。有关心理治疗过程的研究证明，积极的治疗结果与治疗师促进来访者进行情绪体验以及鼓励其用言语表达这些情绪和情感有关。当来访者能够亲身触及自己的情绪或感受时，他们就能够更好地解决自己的问题。

有时候，来访者对于是否在治疗中更充分地暴露自己困难的感受感到矛盾或不太情愿。虽然来访者希望治疗师可以帮助他们处理自己的情绪反应，但是他们可能也想回避自身无法解决的困难感受。有很多不同的理由使来访者一开始就表现出不情愿，对于他们而言，出于下列可能的原因，他们认为分享感受可能没有意义。

- 当他们已经对之前所发生的事情不再指望得到支持时，还要再次分享痛苦的感受。
- 袒露自己的秘密、失败的经验及无能感时，会让其羞愧难当。
- 拥有这些看上去永远也不会被接纳的情绪或感受，或者将之呈现出来可能会遭受来自咨询师令人不快却又在预料之中的评判。
- 陷于他们自身对"失控"的恐惧之中。

基于以上这些或其他原因，来访者有时会拒绝治疗师触碰他们体验里的核心情绪。然而，他们同时也渴望来自治疗师或他人的共情性理解。他们内心可能存有以下渴望。

- 终于有人会以深切的理解或同情诚恳地倾听他们，而非批评或指责他们。
- 他们的体验可能会被肯定。
- 他们不再需要独自面对羞耻、焦虑、愤怒、愧疚或其他形式的痛苦。
- 他们可以开始进入有意义的与他人联结的过程，并拥有一份值得信任的关系。

当治疗师识别出来访者的人际关系图式，并且了解过去的重要他人如何以某种固有的方式回应来访者的脆弱时，他们便能理解引发来访者矛盾心理的这些恐惧和羞耻。如附件 B 里所概括的，治疗师可以就来访者的问题、其问题的起源及治疗的焦点形成工作假设，预估来访者对自己的冲突感受会有什么样的潜在回应，并且与这些感受一同工作，而不是回避它们，否则，治疗将不足以推动来访者做出有意义且持久的改变。为了重新组织产生意义的认知图式，拓展主观的世界观并找到意义，来访者需要处于情绪唤醒状态。总而言之，治疗师在理解来访者不情愿触碰这些情绪的同时，也要记得他们也同样希望自己能得到深层的、个人化的方式回应。

虽然困难的情绪是大部分来访者问题的核心，然而治疗师对这些情绪或感受的肯定性回应也提供了解决和改变的途径。治疗师给来访者提供的修正性情绪体验，即来访者与一位能够与其一直保持情绪上的联结并肯定他的人分享自己重要的感受的体验，会让来访者的错误信念和期待有所松动。当僵化的图式变得更有弹性且被拓宽时，来访者便被赋予了做出他们想要的改变的能力。在这个关键的时刻，当来访者体验到治疗师对自己这些重要的情绪或感受给予修复性或修正性的回应时，治疗过程便有了明显的进展。这时就会出现我们常见到的，来访者变得更容易接受不同治疗取向的干预方式。

### 来访者因令人不快的人际关系结果而回避感受

我们在第三章中看到，治疗师和来访者可能都不愿意触碰来访者的阻抗。然而，如我们前面提到的，当来访者的强烈感受没有被处理，治疗便不会有进展，从而很快就会停顿不前并失去意义。就像处理阻抗一样，治疗师不能为了触碰来访者的悲伤、愤怒或其他重要的感受就简单粗暴地突破这些防御。我们不想强迫来访者感受或暴露任何他们不想分享的东西。那么，我们要做些什么呢？难道只是等着，试着有耐心一些？不，与之前一样，与其强迫来访者分享，治疗师不如协同来访者一起尝试了解，如果分享了某一种情绪或感受会带来什么样的威胁或危险。让我们看看治疗师可以怎样使用这个更有效的方法。

一般的观点是，来访者会因为"太痛苦"而避免分享或体验某种感受。但我们认为，这种不愿意分享和感受所防御的是来访者预期的令人不快的人际关系结果。

> **来访者：**你要是真的知道我有多害怕离开他，为了不孤身一人我有多能忍，你就不会尊重我了。让你看到我是一个受气包是一件很丢脸的事。

这与传统的个体内在心理动力的观念有鲜明的对比。

> **来访者：**那样太痛苦了，我真的无法承受。

我们认为来访者躲避自己的痛苦感受，或者对它们轻描淡写，这是因为他们预期会从治疗师或生活中的其他人那里收到他们熟悉但令人不快的回应（如不被允许、失望等），这些回应会引发来访者害怕、羞耻或内疚的感受。如果治疗师尝试合作性地邀请来访者一起理解为何体验或分享某些感受会感到备受威胁，发现这些确实存在的现实原因，那将会在治疗中建立一个更为肯定的人际过程，让来访者更有安全感。例如，与强迫来访者暴露自己的痛苦感受相比，治疗师可以使用以下回应探索人际关系中存在的威胁。

- 好的，我们讨论下，如果我们谈论你的感受，对你而言，或者在我们之间会出现什么问题吗？
- 如果你真的哭了或者让我看到你脆弱的一面，你觉得我会怎么看你？
- 我在想，你是不是不想让你之前跟其他人发生过的什么事情在我们之间发生？

- 如果你让我看到你的难过，会有什么危险吗？可以帮助我理解在其他的关系中你是如何受到伤害的吗？那些人说了什么或做了什么？

- 在成长的过程中，当你感到……的时候，你的父母是如何回应你的？当你有那样的感受时，他们分别会说什么或做什么？你能够回忆起他们脸上的表情，或者说一下当你感到……时，他们对你可能会有什么想法或感受吗？

在以上这些方式中，治疗师对谈论的内容，即来访者的具体感受，没有任何强迫，而是与来访者一同澄清那些威胁或危险，即感到不安全，所以无法体验或分享自己困难感受的现实原因。如同在第三章中所述，治疗师尊重来访者的阻抗，与来访者共同尝试理解为何会有这种"不情愿"的感受。然而，治疗师可以借此澄清自己（以及某些之后在来访者生活中出现的其他人）不会以这些来访者熟悉但令人不快的方式给予回应。有了这种新的理解，来访者很快会感到足够安全，而让具有威胁性或不被接纳的感受得以呈现。

需要强调的是，来访者想要避免痛苦的感受，通常有其人际关系方面的理由。虽然他们可能会用"太痛苦了"或"太难受了"等模糊的词语，但他们仍预期会得到熟悉但令人不快的回应。诸如此类的人际关系的威胁常常比他们主观的不舒服感还要重要。虽然对于大多数新手治疗师而言，要捕捉这些比较困难，然而，即使治疗师从未用任何一种有问题的方式回应来访者，他们仍然对治疗师有同样的预期。治疗师关键是要对来访者的感受和预期进行共情，并且帮助来访者澄清他习得的、让他们觉得分享某些特定的感受"是不安全的"的原因。治疗师也可以帮助来访者区分"现在"跟"过去"，并且清晰地告诉来访者，他们愿意在目前的治疗关系中对来访者做出不同于以前人际关系中他人对他们的回应。虽然治疗师可能会认为这些区别对于来访者而言很明显，但实际上并非如此；所以，治疗师需要与来访者强调这些不同。

**治疗师**：我在想，我之前有没有看起来像在用评判的方式回应你——就像你的丈夫或者你的父亲有时候做的那样？

或者

**治疗师**：如果你冒险跟我分享那样的感受，让我看到你的那一面，你觉得我会怎么回应你呢？

或者

**治疗师**：告诉我两件事情。如果你选择跟我分享，你希望我如何回应你？你最害怕从我这里得到的回应方式又是怎么样的？

大多数来访者回避他们自己的痛苦感受或对此轻描淡写是为了保护他们的照料者，不让照顾者看到他们对来访者正在造成或已造成的伤害。然而，这种对照料者的忠诚是以来访者的付出为代价的。成年后，这类来访者仍然会顺从家庭的规则，和他们的照料者一起否认伤害性的教养行为带来的影响。这类来访者以否认他们自身的害怕或被剥夺感为代价，维持不安全的依恋联结（"所有的一切都很好，没有问题"）。当来访者以这样的方式否认他们自身的经验时，他们也没有为自己发声。这种方式保护了（内化的）照料者，让他们不会看到他们对来访者带来的伤害（例如，嘲笑或令其尴尬，不断地忽视或偏爱另一个孩子，要求其"完美"或者承担家庭中的"英雄"角色，打骂或让其遭受家暴，等等）。来访者参与否认或忽略所发生的问题是为了能够让家庭恒定的规则得以维持。这是一种分裂的防御机制，即来访者维持着与一个被内化了的、通常是理想化的或"好"的照料者的联结，但同时，也维持着自己是"坏"的、感到自己有问题的状态。然而，如果痛苦的感受得以在治疗中表达出来，并且治疗师可以在不指责或否定来访者所依恋对象的情况下肯定来访者的体验，诸如持续性抑郁或广泛性焦虑障碍等可能会持续一生的慢性症状通常都会有所改善。

**治疗师**：是的，我能理解你"一直"都感到焦虑和担忧。听到你父母那样吵架，威胁和贬低对方，你一定吓坏了。你妈妈可能会很受伤，你爸爸可能会走开，而你无法阻止他们，也无法解决这个严重的问题。晚上，你和妹妹隔着卧室的门听到他们……对于一个小女孩来说，这是那么令人心碎的场景。所以，不会的，我不会觉得你"大惊小怪"。这对你来说太难了，而且可能对你父母来讲，这也很难。

治疗师的目的不只是帮助来访者表达他们的感受，因为这样并不能够帮助来访者把他们的感受与那个使他们感到悲伤、生气或受伤的具体的人联系起来，也无法让他们理解其中哪些人际互动造成了他们的这些感受。一般性的情绪宣泄不会让来访者在解决他们的问题上有所进展，反而常常将来访者从他们正挣扎着的真实感受或担忧中转移开来。在依恋理论的术语里，这叫"错失"。更有效的方法是治疗师帮助来访者识别那些反复出现的有问题的人际互动模式，以及这些模式如何造成了来访者无法体验或分享某些感受。例如，来访者因为某些事情感到难过，于是告诉了她的妈妈。但是，她的妈妈把问题夸大，并且不留痕迹地将焦点转移到自己的痛苦上；于是来访者感到困惑和孤单，只好走向冰箱拿冰淇淋吃。通过澄清在其他重要关系中反复发生了什么，并且对它们予以命名，治疗师就为来访者提供感到安全的人际关系，让来访者可以更充分地进入自己的感受并对之进行体验。借着因共情性理解带来的安全感，治疗师也可以帮助来访者识别在他们目前的生活中重复出现的有问题的人际关系，在这些关系中，令人不快的人际情境总是重复出现。同时，治疗师也帮助来访者辨识在其他一些关系中其人际回应方式更好，或者这些更好的回应方式可能在这些人际关系中得以发展。

## 触碰来访者最显著的感受

在每一轮对话中，治疗师都面临的挑战是，选择该如何回应来访者刚才说的内容。例如，治疗师可能会询问更多的信息，澄清来访者所表达内容的含义，将此议题与来访者的其他信息联系起来，或者把这些内容和治疗师跟来访者之间正发生的互动联系起来。然而，在一般原则下，最有成效的干预方式是触碰来访者当下所谈论内容中最显著的感受。换句话说，治疗师最初的焦点或重点是确认来访者所谈论内容中的情感部分，这是他们最主要的感受或情绪。

举例来说，想象治疗师和来访者刚坐下来开始他们的第一次治疗。

**治疗师**：迈克，跟我说说，是什么困难让你前来治疗的？

**来访者**：我跟我 15 岁的儿子之间有很多问题。我们基本对所有事情都有不同的意见，而且我们好像再也无法好好地沟通了。我叫他做什么他都不做，而且我不喜欢他的价值观或态度。我想我对他很生气（显著的感受）。我和他母亲离婚了，我们对他拥有共同的监护权，但我在想，会不会该让他跟他的母亲一起住一段时间了。你觉得让一个青少年跟他的母亲一起住合适吗？

**治疗师**：我想，不管是我还是你，对你和你儿子之间正发生的事情还不够了解，所以现在还不是做决定的时候。但你提到你对他"很生气"。先跟我说一说你的"生气"。

这位来访者很快就呈现了许多可供治疗师选择探讨的不同议题。然而，根据一般的指导原则，这个治疗师选择首先触碰来访者呈现的最主要的情绪或感受。治疗师可以有另外的回应，可以更多地询问关于父亲与儿子在哪些事情上有不同的意见，可以针对价值观澄清或沟通技巧进行工作，也可以获取更多与父子关系或离婚相关的背景资料，或者提供关于母亲监护和父亲监护对男孩的影响的相关研究结果，等等。这些以及其他的一些回应通常对某些来访者会有效。然而，先对来访者表达的核心的或最主要的感受进行回应通常会引出对来访者最有意义的信息，并且可增强咨访间的互动。

在上面这个对话中，治疗师在来访者直接提及他的生气时给予了回应。来访者经常会通过非言语线索传达他们的主要感受，因此，治疗师也需要回应来访者体验到的这些隐含的或通过非言语表达出来的情绪或感受。例如，在上述例子中，治疗师也可以选择回应显著但较为隐蔽的那部分情感。治疗师可以试探性地这样问："听起来好像你现在对于当爸爸这件事感到很沮丧，甚至有时候觉得想放弃？我这样说对吗？"

重要的感受通常会随着来访者开始谈论他们最重要的事情出现。流泪、叹气、皱眉或脸红等来访者的非言语情感信号表明其已经进入具有真正意义的重要话题。治疗师回应这些非言语线索，邀请来访者分享其对这个情景所具有的感受或该情景所具有的深层意义。例如，想象来访者一直在讨论她的婚姻问题。

**来访者：**（皱眉）我不知道我是不是要维持这段婚姻关系。很长时间以来，我跟他在一起不再感到快乐，但是，我能看出来他很努力地尝试改善我们的关系。如果我们分开的话，我们 4 岁的儿子会很受打击。我不知道该做什么，但我得做一个正确的决定。

**治疗师：** 你说到这个的时候，你的脸是紧绷的（非言语沟通）。我在想当你告诉我这些时，你当下的感觉是什么？

治疗师以这种非常开放的方式邀请来访者共同探讨她的感受，这通常有助于澄清来访者最担心的是什么。通常，来访者回应的时候会表达更多具体的担忧。接着之前的对话，来访者可能会做出类似下列回应。

- 伤害我爱的人，我觉得很难过。
- 我很怕每个人都认为我离开是自私的，他们会觉得离婚是我的错。他们会认为我不是一个好母亲。
- 我不想一个人。我不想继续跟他维持这段婚姻关系，但我又害怕离开，害怕什么都要靠自己。
- 我很生气我是那个要做决定的人。我要为我们所做的所有决定负责任，而往往最后都是我付出代价。这不公平！

在每一次治疗中，当治疗涉及最困扰来访者的那些议题和担忧时，他们都会有情绪反应。来访者的情感有时候会直接呈现，有时候又不易被觉察或较为隐蔽。文化、阶层和性别因素也会进一步影响每一位来访者对情感的表露。例如，在特定情绪被引发时，有些来访者会公开表达他们的感受，而来自某些文化背景或家庭背景的来访者则可能会转移视线或者明显变得安静。另外，来自某些文化背景的来访者在生气或者自己有不同意见时会感到焦虑、变得安静、一言不发，那是因为他们所处的文化认为表达不同意见是对他人的不尊重。然而，治疗师需要一直坚持的一个目的是，**持续不断地以一种开放式的姿态邀请来访者探索他们当下最重要的感受。**治疗师与来访者一同分担和理解核心感受所具有的意义将会达成以下几点。

- 进一步引导来访者袒露自己。
- 使他们关键的议题更加突出。
- 为治疗提供清晰的方向或焦点。

在下一个示例中，我们将示范在和来访者互动时应该有的顺序。它呈现了治疗师如何引出来访者的感受并给予肯定，从而引导来访者不再停留在表面，而是开始澄清他们核心的担忧，而这又会给治疗提供更清晰的焦点。

20 岁的来访者艾拉谈到她分分合合的男友爱德华，她 2 岁儿子的父亲。

**来访者**：我跟我妈妈好像……

**治疗师**：这是什么意思，艾拉？你说这个的时候，泪水在眼眶里打转。

**来访者**：我总是选择那些会伤害我、糟蹋我的男人，但我又好像没法离开他们。

**治疗师**：你看到了这个模式，然而又觉得有东西总是把你拽回去……

**来访者**：是的，就是这样，我不知道我到底怎么了。

**治疗师**：我们一起来看看，看看能否弄明白它。也许当我们探索了它是怎么运作的，我们可能就会理解你这么做的时候什么需求被满足了。

**来访者**：好的。

**治疗师**：和我说说你跟爱德华最近的一个问题。发生了什么？事后你有什么样的感受？

**来访者**：那天是我儿子的生日，他连打电话跟我儿子说"生日快乐"都没有做，那是我们的儿子啊。我第二天打电话给他，问他为什么没有打电话过来。

**治疗师**：当时在你儿子的生日时，意识到他连电话都没有打给你，那是什么感觉？

**来访者**：难过、孤单、没有支持。

**治疗师**：孤单，非常孤单。

**来访者**：（流泪）是的，我就是觉得好孤单啊，所有的事情都是我自己做，都是我自己一个人。

**治疗师**：你一直很孤单。我很高兴你现在让我参与你的体验中，这样你就不用再孤单一人面对你的难过了。

**来访者**：我想是因为我很害怕孤单，所以每次他跟我说"甜言蜜语"时，我就会让他回来。其实我知道他不适合我。他太像我爸爸了。我不想最后跟我妈妈一样，通过吸毒逃离他的虐待。

**治疗师**：你正在寻求帮助，这需要很大的勇气。害怕孤单一人是可以理解的。在你的人生里，你总是需要很好地照顾自己，很多事情都得自己一个人做。

上面的对话引导艾拉开始谈论她在不同的寄养中心的经历。那时候她母亲因吸毒被捕了。而谈论这些帮助艾拉意识到她对孤单的害怕是如何影响她的，又是如何让她愿意容忍爱德华的行为的。通过这种方式，艾拉能够了解自己的需求，以及这一切如何影响了她的其他关系。

需要强调的是，治疗师要找到合作的方式，以便邀请来访者探索其情感。我们当然不想"催逼"来访者的感受，或者为了让来访者有难过、愤怒或其他的感受而有过多的卷入。然而，受训中的治疗师的问题通常会是另外的情形，即当来访者谈到一种感受时，治疗师没有"听到"，或者即使治疗师听到了，也没有触碰或回应它。

这些听起来似乎都比较容易做到，但实际上并非如此。研究者发现，即便是资深的治疗师也经常无法有效地触及来访者那些敏锐的感受和担忧。回顾第二章中关于"裂痕与修复"的讨论，我们已经知道来访者通常会隐瞒或保留他们对治疗师的负面感受和反应，而且很多来访者在治疗中会有一个或更多的重要信息没有说出来。同样，在另一个研究中，大约一半受访的来访者表示他们有重要的秘密没有告诉过他们的治疗师，即便在长程治疗里。他们保留这些秘密有两个方面的理由。其一，他们觉得尴尬或丢脸。其二，这些来访者也相信，要么他们会被自己的情绪"淹没"，要么他们担心治疗师"无法理解"或难以应对这样的袒露！

随着进一步的治疗，艾拉告诉治疗师以下内容。

**来访者：** 我一直不敢告诉你，我和爱德华有时候会发生没有安全措施的性行为，因为我怕你会想："她怎么这么愚蠢。"但我不知道该如何告诉他，我真的需要帮助。我知道，他都如此对我了，我怎么还能让他回来，怎么还能跟他上床？你知道吗，我甚至没有问过他，他有没有跟其他女人上过床。我怕如果我问他，他可能会生气，而且如果他决定离开我，我该怎么办呢？

**治疗师：** 我明白孤单一人对你来讲真的太可怕了。你也很担心性行为的安全性——艾拉，这个顾虑很合理。听起来好像你也很担心，如果你告诉我你如何处理跟爱德华的关系，我就会评判你。

**来访者：** 嗯嗯。我让他欺负到我头上了。在此之前，我从来没有担心过性行为的安全性——自从跟你谈话之后，我想为自己多想一想，我也很担心我的儿子。但是，我真的不希望爱德华离开我；我不想孤单一人。我很惭愧，我得承认我真的害怕孤单一人，所以宁可冒着可能得艾滋病的风险。但当我仔细地想一想，我可能会让我的儿子有一个生病的母亲——像我和我的母亲一样！我可能会因生病而无法承担母亲的职责，可能会因为生病不得不抛弃我的孩子。

**治疗师：** 艾拉，你刚刚说了很多。你说你很害怕孤单一人。你想在关系中得到更多。你想为自己负责——为你的健康和你的孩子。这些都很重要，艾拉。你的需求和感受都很重要。我很高兴我们现在一起谈到了这些。

**来访者：** 我很高兴你让我觉得谈论这些是可以的。我不想孤单一人，但我也不想离开我的孩子。你可以帮我想想该怎么样和爱德华说吗？我想跟他说，他只能跟我一个人发生性关系，虽然我知道他会因此而生气。我儿子需要我，你说得对，我对于孤单一人的害怕让我无法为我和儿子做出正确的选择。但我不想像我妈妈那样生病，然后让我儿子因为我不能够照顾他被送去寄养的家庭。

**治疗师：** 艾拉，你刚刚跟我讲这些的时候，感觉怎么样？

**来访者：** 感觉很有帮助。

**治疗师：** 我做了什么对你而言是有帮助的？

**来访者：** 你没有让我觉得我是一个糟糕的妈妈，这很有帮助。我感觉我可以跟你说一些我不能跟其他人说的事情。他们会认为我是一个失败者。我该怎么跟爱德华说呢？

**治疗师：** 让我们想一想，你想让他听到什么，然后我们一起练习……

之前提到的令人不安的研究结果（即来访者因为不知道治疗师对他们所袒露的内容会做何反应而害怕，进而不袒露自己的感受）告诉我们很多处理来访者感受的方法。回顾本章开头提到的珍妮和她那位患乳腺癌的来访者，我们留意到，治疗师经常会避开强烈的感受，停留于表面，而非理解或捕捉来访者话语中最重要的感受。对大部分受训中的治疗师而言，积极有意地"聆听"并触碰那些看起来最敏感、最有意义或最强烈的感受是一种陌生的回应方式。

**治疗师：** 你刚刚说了很多。在所有这些中，你此刻所能感受到的最重要的感受是什么？

如此直接地触碰感受打破了我们大部分人成长过程中习得的社会规范，这通常会让人觉得尴尬，因为在日常互动中，我们不习惯用这样的方式跟朋友和家人讲话。然而，新手治疗师可以在督导师的帮助下，或者通过与同事进行练习学习如何更直接地触碰来访者的感受，如何有效地回应来访者选择分享的敏感内容。

## 展开并细化来访者的感受

为了进一步探索治疗师如何最好地回应来访者的感受，我们看一些开放性的问题。有时候，对来访者的感受进行提示或者试探性地命名是有帮助的。例如，"听起来你好像生气了。"或者"我在想你现在是不是感到失望？"然而，总的指导原则是，以开放的方式邀请来访者进一步探索感受是一种更有效的回应方式。

- 我在想你现在的感觉是什么？
- 关于那个感受，你能跟我多说一些吗？
- 跟我说了与他们之间发生了什么之后，你现在有什么感觉？
- 帮助我多了解一些，当你告诉我这些时，你有哪些感受？

这些开放式的邀请鼓励来访者探索他们情感体验中的任何感受，不论是什么样的感受都是很重要的部分，而那些治疗师认为最重要的则不然。尤其是这些开放式的回应也会给咨访关系带来更多的"即时性"。换言之，来访者可以在此时此地与治疗师一同探索和处理自己的感受，这通常也会使这些感受更加强烈。

所以，我们不能提太多封闭式的问题，因为那会导致我们偏向于获取跟问题有关的所有事实和细节，却远离了来访者的感受，也远离了这个事件对于来访者的真正意义。例如，假如来访者说："我收到了我的化学期中考试成绩。"与"你考了多少分"这样的封闭式提问相比，如果治疗师问"跟我说说你的想法"这类开放式的问题，那就会得到更多信息。当然，这需要练习，因为我们大部分人在社交上都没有接受过这种训练，即以开放、探索的方式进行回应，从而"打开"或扩展话题背后的个人含义。

开放式的邀请也比用"是……还是……"的方式给来访者的感受贴标签更有效。例如，"在那个情景中，你是感到……还是……"这样的选择可能会限制来访者，而不是让他们在一个广阔的范围内给予回应。来访者常常会经历一些治疗师从未预料过的事情（不论我们拥有多么丰富的经验，来访者总是会让我们出乎意料），而且对于同样的情境，来访者也可能会有很多不一样的感受。因此，这些开放式的问题能有效地把来访者正在感受到什么准确地带出来，而且这也是一种更具有合作性的方式。

另外，开放式的回应往往比询问来访者为什么他们有这种感受更有效。

> **无效能的治疗师**：为什么你这么难过，还哭了？
> **来访者**：我不知道。

虽然问"为什么"有时候是有效的，但是一般来说，我们还是建议治疗师尽量少用。通常，来访者确实不知道为什么自己会有这样的感受、想法或者为什么自己会这样做。这样问他们只会让他们觉得"被难住了"或者变得防御起来，好像他们回答不上来就代表自己是失败的。运用更开放的邀请，治疗师通常会从来访者那里引发出更多信息，也使来访者更加合作。例如，"帮助我理解你为什么难过、哭泣？"或者"跟我多说一些你的难过。"而非问："你为什么会生气？"治疗师邀请来访者更充分地表达任何他们体验到的感受，就是在告诉来访者，他们对来访者自身的主观体验感兴趣，而且能够接纳他们所说的一切。就像我们之前看到的，来访者通常会保留那些带有很多情绪的信息。大多数来访者在其他的关系中都不被允许发自内心地表达自己的情绪，这也就是为什么这些开放式的邀请如此重要的原因。当他们发现他们在治疗师面前可以真正做自己，而且这个关系比其他的关系更安全时，他们才可以体会任何他们所感受到的事情，这个时候，来访者在治疗关系中会更愿意冒险袒露自己，尝试新行为，并且更加投入治疗过程中。

邀请来访者更开放地探索自己的感受也有助于他们澄清每一种特定的感受对自己的意义。

很多时候，治疗师会以为某一个特定的情感词语（如"生气"或"难过"）对来访者所代表的意义跟对治疗师所代表的是一样的。在没有澄清某一特定词语对于特定来访者的意义之前，治疗师不应该假定他们理解这个情感词语对来访者的含义。虽然这看上去尤其适用于治疗师和来访者之间存在文化差异之时，但其实它适用于每一位来访者。就像我们在第二章中所做的以合作式的互动进行共情一样，在这个共同探索的过程中，治疗师分享自己对来访者话语的理解，然后鼓励他们修改或进一步澄清每一个感受对他们的个人意义。当来访者反复用同一个压缩性的、可能包含很多含义的情绪词汇（如无聊、太过分等）描述自己时，这个澄清和共同探索便显得格外重要。当这种情况发生的时候，许多不一样且重要的意义常常被压缩到那个单一的情感词语里。

> **治疗师：**刚刚你又用感到"被抹掉"和"被忽略"描述你自己。我听起来好像是，当他那样做的时候，你觉得自己完全不重要——你是那样不重要，所以你说的、做的一切都不重要。我这样说对吗，或者你可以帮我描述得再准确些吗？

所以，帮助来访者细化某种体验，即更具体地澄清这种体验所代表的主观的或对其个人的意义，也可以确保治疗师不会过度认同来访者，或者错误地把来访者的处境理解为和治疗师所体验的一样。这种情况经常发生。当治疗师过度认同来访者时，他们无法作为参与者或旁观者与来访者维持边界，而且常常会发现自己把来访者的问题带回家。

大部分来访者不清楚自己的感受，因为他们常常没有被聆听或被肯定。在很多家庭中，孩子在成长过程中学习到自己的某些特定的感觉是不被接受的，如感到难过、生气，甚至是快乐。结果，很多来访者对于他们真正体会到的感受会感到不自在，或者甚至觉察不到这些感受。因此，需要帮助大多数来访者澄清他们经常体验到的宽泛、"未分化"的情绪状态。例如，来访者会说："我不知道，我想我总是觉得生气。"很多时候，新手治疗师反复询问"那让你感受到了什么"，以尝试触碰来访者的感受或邀请他们谈论感受，但这通常都会走向死胡同。相反，治疗师可以通过询问下列问题，帮助来访者更加了解自己，了解他们内在的生命，以及与他们的问题相关的情绪反应。

- 你可以让你的那个感觉更鲜活一些吗？帮助我更好地理解那种感觉在你看来是什么样的？
- 有没有一个画面能准确反应你的那个感觉，或者反应你与那个感觉在一起时是什么样的？
- 你身上有没有哪个地方体会到了那个感觉？
- 这是一个熟悉的或曾经有过的感受吗？你记得你第一次有这种感受是什么时候吗？当

时你在哪里？跟谁在一起？另一个人是怎么回应你的？

- 你体验到那个情绪的时候，你多大了？

上面这些探索式问题，有些可能对某个特定的来访者有效，却对另一个毫无作用。因为来访者的反应具有独特性，治疗师需要评估来访者对治疗师使用的碰触他们情绪或感受的方式的反应，从而识别哪一类的探索式问题对某个特定的来访者是最有效的。然而，一般而言，这些方式都可以触碰来访者的情绪，从而进入他们主观的世界观，澄清感受对于他们的意义。此外，治疗师通过行动让来访者知道，治疗师跟他们之前认识的很多其他人是不一样的。治疗师能够接纳来访者分享的任何情绪，想要更充分地了解来访者的真实体验，而不论这种体验是好是坏。治疗师不会像其他人一样忽视或放大它们。在依恋理论术语里，这种高度准确的共情被称为"同频回应"。

当治疗师与来访者一同澄清他们的情绪时，正是给治疗师创造机会，使他们能够看到并回应来访者的大部分个人体验。这同样也给来访者提供一个了解自己的机会，尤其是当这些来访者感到自己的重要他人对自己的体验不断地否认、忽略或不屑一顾时。例如，以下示例可能通常出现在照料者的言语中。

**照料者：**（否认）噢，亲爱的，你不会真的生气的。

或者

**照料者：**（威胁）你再这样试试看，我会让你好看的。

当来访者发现治疗师回应他们的并不是他们旧有的、预期他人会出现的反应，而是对他们的体验给予共情和肯定时，他们就会体验到修正性情绪体验，重要而真实的改变在此刻就发生了。

**当来访者感受他们的情绪体验而不只是谈论它们时，他们将会有所改善**。就像之前说到的，我们的治疗目标不只是帮助来访者把他们的情绪体验表达出来。宣泄本身通常不会对来访者有太大的帮助或者带来他们行为上的改变。然而，治疗师也不能仅仅在认知层面上给来访者的情绪体验贴标签，或者对之予以解释或诠释。相反，他们需要做更多，即他们要帮助来访者在当下更充分地体验那个感受，然后以不同的、修复性的方式进行回应（即帮助来访者意识到他们旧有的认知图式是不成立的），这肯定了来访者，并且帮助他们体会被看见和被理解。在依恋理论的术语里，这被称为"容纳"。如果仅仅理智地谈论他们的情绪，大部分来访者都不会有太大的改变。他们必须在治疗师面前真实地体验和感受他们的情绪。

罗杰斯早期的研究伙伴简德林认为，治疗的结果和来访者对自己内在情绪的关注以及他们"聚焦"自身体验过程的程度有关。治疗师一致性的肯定和准确的共情使治疗同盟得以持续巩固，来访者也会感到更加安全。相应地，这种人际关系中的安全感使来访者能够冒险"体会自己的感受"和"了解自己的想法"，而这在以往通常容易引发其焦虑，而且也是不被允许的。我们之前讨论过的探索式回应，尤其是即时化干预，都会加强来访者的体验，让他们更加充分地进入他们自身的经验里——只要治疗师可以容纳这些情感，对它们不要反应过度或者显得沮丧、漠视或淡化。换言之，治疗师需要调整自己的情绪或感受，使自己能够以共情的方式跟来访者同在。在这个过程中，治疗师为来访者提供的关系不仅具有反思性的特征，也是在培养来访者的反思能力（也就是使来访者越来越能从不同的角度看待事情，从而帮助他们以新的、不同的方式进行回应）。换言之，治疗师同频地与来访者产生共鸣，并且尽可能充分地在此时此地体会来访者的经验，从而给来访者提供一个修复性的体验。

　　治疗师发现并讨论在来访者的叙述和情绪表现之间出现的不一致，也有助于来访者情绪、情感的显现。也就是说，在来访者讲述一个在治疗师看来是辛酸或烦恼的故事时，他们可能表现得毫无感觉，或者表现为"大笑"等不一致的情绪。这个时候，社会规范可能会微妙却有力地"拽着"治疗师，表现出和来访者一样的不一致情绪。新手治疗师尤其会经常感到，如果他们没有亲切地笑着回应——即使这个故事听起来很悲伤，他们就违反了潜在的社交规则。然而，如果治疗师能够冒险打破社交规则，使用过程评述，指出来访者所说的和表现出来的感受之间的不一致，那么来访者通常可以因此而感到释然。治疗师在过程维度上进行工作，找到一个灵活变通的方式让来访者的不一致明显呈现出来，这便是一个重要的干预：他们开始邀请来访者面对自己的真实感受或者使其产生更加一致的情绪体验。

> **治疗师：**我有点困惑。你在说这些时，我感觉很难过，但你几乎是笑着跟我讲的。当我跟你分享这个的时候，你有什么想法？

或者

> **治疗师：**李，你在告诉我，你有多生气，但你说话时的声音愉快、柔和而平静。你说的内容好像跟你说的方式不太吻合。你觉得这里是不是有一些不一致？它是在向我们传达什么吗？

　　我们此处的干预目标是提供人际反馈，以帮助来访者留意伴随他们真实体验的感受，即让他们的感受和外在表现方式变得更一致。大多数症状和问题来源于来访者没有能力体会他们的感受：对于失去或错过的感到难过，对于发生过的、确实令人恐惧的感到害怕，对于确实受到的伤害感到愤怒。这并非是什么无足轻重的干预，这是关系身份认同、个人力量以及有能力成为真正的自己的重要过程。对许多来访者而言，仅仅是允许他们拥有和实际发生的事情一致的感受就是给到他们一份受用终身的礼物。我们之前讨论过"不被肯定"的概念，现在这个过程其实就是让来访者认领他们自己的那些曾经不被认可的体验。这恰好是给来访者赋能，让他们了解自己的想法，这样他们便可以不再带着困惑、不确定或"混乱"的感受而生活。

来访者充分体验自己所面临的问题给自己的情绪带来的影响，这将是提供修正性情绪体验并帮助来访者改变的最佳时机。但不幸的是，治疗师也最可能在这个时刻不确定他们应该做些什么。如果治疗师可以在此刻（即来访者正在体验困难的情绪这一时刻）向来访者表达对他们的准确理解和真诚共情，就会帮助来访者解决他们问题中情绪的部分。特别是，这个在此时此地的、现场的再学习过程会改变他们对其他人将如何回应他们的预期，也会改变他们的选择性偏见，不再过滤和曲解其他人实际上对他们的回应。然而，如同在接下来的案例中一样，如果来访者在心理上独自在承担他们的感受或者无法呈现出他们真实的感受，那么他们就难以有所进展。

在某次治疗中，吉恩告诉治疗师她感到没有希望。她描述自己的生活就像旋转木马一样，无止境地上上下下，然后总是回到那个令人沮丧的原点。她在上周辍学了，就像她之前"很多次"做过的一样。她的男友以自我为中心、嫉妒心强，而且具有占有欲，但她还是屈从于他的压力，让他再次搬回她的住处了。吉恩描述了自己的无望感，即她好像从来不曾为她自己做什么或者自己不曾拥有什么。

治疗师可以体会到吉恩的绝望，并且被触动了。咨询师试着对吉恩的感受工作，看见、理解她的沮丧并肯定她的经验。

**治疗师：** 听起来你现在很难过、无助。我听到你说感觉挫败的时候有多痛苦。你又没有办法坚持到底，为你自己做你想做的事，这让人觉得好沮丧。你再次感到你不能拒绝，不能为你自己做你想做的事，不得不顺着他人，迎合他们的需求。

然而，在前期的治疗中，吉恩没有办法在体验这些感受的同时跟治疗师保持情感上的联结。她也谈论这些感受，但是她和治疗师都认为他们的距离很疏远。由于在情绪上缺少与治疗师的联结，吉恩无法把治疗师当作一个安全的避风港。即便她是在跟治疗师谈话，她仍旧在独自承担自己的感受，在自己的生活中绝望地孤单着。

从发展的角度来看，吉恩的成长过程中有一个以自我为中心的母亲，吉恩常常发现自己在承担父母的角色。吉恩没有跟她的母亲说过自己的需求。她的母亲湮灭了她的能力，使她无法开始并享受一种独立而成功的生活。这让吉恩很难与她的母亲（或其他人）讲述自己的挣扎或顾虑，因为她的妈妈经常借此强调，这就是为何吉恩需要住在家里、读当地的大学，她还用其他方式干扰吉恩寻求独立的生活。吉恩无法继续上学，也无法与男友设定边界，这些都使她在为自己做决定时非常困难，因为每次她为自己的前途做选择时，她的母亲就会说她是"自私"的。然而，当吉恩压制自己的需求满足他人的利益时，这正是她母亲要求的，她体会到了抑郁和绝望，就像她现在所体验到的。分离的负罪感让她无法维护自己的利益，而顺从却又让她感到无力和抑郁。显然，吉恩被困住了。

上一周的挫败感加剧了吉恩的痛苦。治疗师明白，吉恩处于痛苦中这个危机也是自己与她进一步建立联结的一个机会，因为这似乎是她第一次体会到自己的感受。

**治疗师：** 吉恩，你从学校辍学，又让乔希搬进来。现在好像你自己的需求没有了。难怪你会感到沮丧和没有希望。

**吉恩：**（长时间停顿，点头）是的，看起来毫无希望。我就是个毫无希望的人，像个逆来顺受的可怜虫。我根本就不重要。

**治疗师：** 你感到自己不被重视……自己不重要……沮丧到不想再努力了。

**吉恩：**（点头）我总是得按照他们的想法来。

**治疗师：** 这听起来有点熟悉……

**吉恩：** 是啊，我的母亲，我的男朋友，甚至工作上……我真是可悲……

**治疗师：** 是的，你之前有诸多这样的感受。我能明白这对现在的你来说有多痛苦。

**吉恩：**（看向其他地方，用手遮住眼睛）

**治疗师：** 我现在跟你一起感受你的悲伤……

**吉恩：** 我又让这个混蛋搬回来跟我一起住，你不觉得我很可悲吗？

**治疗师：** 不，我不觉得你是可悲或懦弱的。但我确实看到你此刻的悲伤，以及这一切给你带来多么大的伤害。我觉得你真的很勇敢，能够跟我分享这些。而且我看到你很努力地寻找你的需求和你想要的。这些都令我钦佩。

**吉恩：** 我不知道接下来该做什么，我觉得好绝望……

**治疗师：** 是的，你这么说的时候，我突然意识到"顺从他人"让你觉自己无力，这引发了绝望的感受。

**吉恩：** 我讨厌这一切。我希望感觉到的是别的什么……我希望自己不是现在这个样子。

**治疗师：** 你希望有怎样的不同？如果可以的话，你想要有什么样的改变？

**吉恩：** 我希望我可以叫乔希离开，但我不知道怎样捍卫我自己的立场……我也很担心会让他觉得难受。

**治疗师：** 所以他们的感受是重要的，而你的不重要？

**吉恩：**（把手放到脸上）是的，是的。

**治疗师：** 你是重要的，你的需求也是重要的。

**吉恩：**（停顿）我可以捍卫我自己，是不是？

> **治疗师：**是的，吉恩，是的。我知道设立界限很难，让你觉得你自己的需求比其他人的更重要也很不容易。让我们多花点时间一起来探索，当你让自己变得重要，你在你的生活中优先考虑你自己时，你会有哪些感受。捍卫自己完全是可以的，而且会非常了不起。
>
> **吉恩：**（看着治疗师，慢慢地开始哭）是的，也许我还不是完全没有希望……我想要为自己做更多。我想要做选择时多考虑些自己。我之前很担心这样被别人说是自私的。但我不想我的余生都是在照顾他人，觉得自己被他人"利用"，感到抑郁……

这是第一次吉恩可以在她感到沮丧的时候让治疗师与她保持情绪上的联结。治疗师承认吉恩所冒的危险，紧接着他们讨论如此公开地说出她的难过、沮丧以及对自身的轻蔑对她而言是什么感受。吉恩说治疗师没有评判她，且仍然尊重她，让她很惊讶，同时也让她感到放松。在下一次的治疗中，吉恩说她的抑郁好一点了，并且顺便提到，她已经跟她的男朋友说她还没有准备好要跟他住在一起，所以他需要搬出去住。

## 识别支配性情绪

来访者经常对自己的情绪感到困惑，好像它们会毫无理由地出现，而且与实际情景下会引发的情绪相比，它们的强烈程度完全不一样。来访者无法理解他们自身的情绪反应，这种无能感逐渐削弱他们的自信心，而且让他们产生自我怀疑。帮助来访者理解他们的情绪反应是提高他们自我效能感的重要途径。做到这一点的一个方式是处理来访者的**支配性情感**。就像我们接下来会看到的，来访者的经历通常会围绕某一核心的情绪状态，如羞耻倾向或内疚倾向。如果治疗师能够识别并且彰显出这个显著的感受，就能对来访者有所帮助。

通常有两种情况让来访者寻求治疗：第一种是近期的某个生活危机再次勾起了多年以前的情绪问题，即近期的压力源打在了过往的创伤上；第二种是短期内因太多的压力源而不堪重负。这些多重压力源已然摧毁了来访者惯用的应对策略，这时候焦虑、抑郁、睡眠失常等症状和不断升级的关系冲突就出现了。

### 过往的创伤

大多数来访者前来治疗是因为过往的创伤。例如，来访者因为离婚或亲人死亡而遭受丧失感的折磨。这个时候，如果离婚或亲人死亡的应激性生活事件同时引发了来访者以前生活中因丧失而带来的未得到解决的痛苦感受（压缩性哀伤），那么他们就很难应对现在的应激性生活事件。目前的丧失可能会与某种支配性情绪感受有关，这种感受也许是悔恨、孤单或悲伤。如果这种情绪或感受能够跟来访者以前生活中其他丧失所引发的相似情绪或感受联系起来，那么它就比较容易被理解，也更加可控和得到管理。

例如，诺拉因为抑郁而到学生咨询中心寻求治疗。两个月前，她的舅妈过世了，之后她号啕大哭了很长一段时间，虽然她对这位亲戚了解得不太多，也不是特别亲近。治疗师问起在诺拉的生命中是否有其他时间也像这样觉得自己"一直在哭"，诺拉回应道："我妈妈死的时候……那时我 11 岁。"诺拉对自己的这个回应感到惊讶，但她因为舅妈过世而带来的悲伤感受也就变得可以理解了。

通过这种方式，治疗师努力识别目前的危机所引发的核心情感或主要情感，并探索这些情感与过往创伤的关系。将这个主要情感与来访者过去所感受到的联系起来，可以帮助他们理解那些看起来不太合理的感受。当上述情况发生时，来访者会更加接纳或宽恕他们自己，因而有所改变。他们现在能够更好地理解自己实际上正在应对的一个更大的问题，即一个重演了两次的故事。这个时候，他们就有了更强的自我效能感。虽然这种与过去创伤联系起来的干预方式在所有的治疗中都很重要，但它更是危机干预或短程治疗中最重要的干预方式之一。

## 多重压力源

吉姆被解雇了。当时恰逢经济衰退期，他无法找到新的工作，他觉得自己就像个失败者，但对他而言，这只是刚刚开始。他的自尊逐步降低，也越来越担心经济上的困难。她的太太说他很"悲观"，而且"很难"跟他相处。他的婚姻一直都不太和谐，而现在，两个人整天一起待在家里，一日复一日，他的太太更觉得没法再跟这个暴躁又悲观的丈夫待在一起了。吉姆被解雇六个月之后，因受够了他的抱怨、挑剔和易怒，他的太太搬了出去。因为一直以来吉姆的社交生活都是围绕太太展开的，再加上现在连同事也没有了，吉姆变得更加孤僻和孤单了。为了应对焦虑和抑郁感，吉姆饮食过度，血压也明显增高。在医生的劝说下，吉姆勉强前来治疗，他说自己是个"失败者"。

大多数人都有适应性的应对机制，使他们能够处理生活中出现的单一应激事件。但是当这个单一的应激事件引起了之前就存在的创伤或脆弱感时，就像我们前面提到的诺拉的个案，情况就不一样了。然而，如果应激事件接二连三地出现，就像吉姆或其他许多人面对的一样，情况就会变得更加难以应对。如果压力太大，来访者惯用的应对策略就会因承受巨大的负荷而失效，积累的应激源就会让来访者产生症状。从这个角度讲，大部分严重而长期存在的问题并不是由单一或孤立的生活事件引起的。它们通常是个体长时间经历一系列事件或互动循环发展而来的，就像发生在吉姆身上的一样。

当遭遇多重压力时，来访者可能会用"不堪重负""耗竭"甚至"破碎"来形容自己。这个时候，很多人会重复这种压缩性的措辞，即一种对应激事件的概括化和主导性的情绪反应。

- 我想走开，想自己一个人待着。
- 这超出我能承受的范围，我受不了了。
- 我不在乎，努力也没有意义。
- 我受够了，我筋疲力尽了，我无法面对了。

就像在第二章里介绍的，治疗师需要发现重复出现的那些情感主题，识别压缩在这些概括化措辞里的最核心的或统一的感受。在每一种概括化措辞的背后都会有一到两个核心感受持续浮现，代表着这些压力源对来访者的主要影响。一般而言，不同的压力源都会集中在一两个最重要的感受上，就像辐条环绕着车轮的中心一样。例如，失去了太多的亲人或在许多重要的事情上经历丧失，来访者的主要情绪或感受就可能是孤单或无能为力，或者对未来可能会有更多的丧失或任何变化感到担心和害怕，或者不敢许下新的承诺。如果治疗师能够捕捉这种与许多不同的危机事件相关的潜在的情绪或感受并向来访者清晰地表达出来，来访者通常就会感到被看见和被深刻地理解。

**治疗师：** 我听到这周末发生的一切，好像在每一件事情中，不论跟足球教练之间，还是来自你老板的电话，又或者与你先生的争吵，你都没有被聆听。听起来你很沮丧，因为一直都没人认真地听你说，也没人重视你。

治疗师用这样的方式准确地共情，识别并表达出这种具有整合性的主题，就会给来访者带来一定程度的希望和安全感。这种同频的回应方式是大多数来访者在其他地方没有体验过的，它可以提高来访者在治疗中探索和冒险的动机，让他们更加投入治疗关系。在短程治疗中，为了建立治疗的可信赖度和工作同盟，治疗师需要发展这种能力，使他们能够在治疗的早期就和来访者建立一种鼓励来访者参与治疗过程中的共情性联结，这样，治疗才能取得成功。当然，对于新手治疗师而言，这是一个不切实际的目标或期待，因为只有在训练中不断得到支持和通过观察做得好的治疗师并从中获益，这种能力才能够得到发展。

### 特质化的情绪

在来访者不断的叙述中，治疗师需要努力找到来访者正在体验的最重要的或最有意义的情绪或感受，并且对之予以回应。治疗师也可以留意那些在来访者生命中不断出现的情绪或感受，即特质化的情感。

随着治疗的进展和对来访者的准确共情，治疗师通常可以发现来访者某种显著的情绪或感受，这种感受体现了来访者当前的冲突，这种显著的情绪或感受也体现在其更广泛的生活经验中。来访者长期体验着这个熟悉的、几乎成为其生活一部分的感受；它或者网罗着来访者的生活，或者在他们遭受情绪困扰或危机时就会出现。通常有一两个这种核心感受重复出现在来访者生命的大部分时间里。当治疗师可以识别出这些在不同情况下反复出现的核心感受时，通常都会得到来访者强烈的回应。例如，他们可能会说出下面这些话。

- 是的，这就是我一直以来的感觉。
- 那就是我的感受，那就是我的生活。
- 那就是我，我真的就是那样的。
- 就是这样！就是这种感觉。
- 你说得对！
- 是的，我常常觉得自己不够好，就像我是一个等着被拆穿的骗子。

来访者可能将这些核心感受描述为他们的"命运"，因为感觉它们好像总是在那里，且看起来它们还会一直在那里。识别这些特质化的感受并将它们准确地反映给来访者是治疗师可以做的最重要的干预之一。例如，在聆听了来访者的叙述并抓住了贯穿其中的情感主题后，治疗师就可以用下面的方式予以回应。

- 听起来，好像有很多你觉得自己必须达到的要求，这些要求一直让你不堪重负。
- 我有种感觉，就是你总是很害怕，它成了你生活的一部分。你总是害怕人们会发现真正的你，然后指出你不够好的地方。
- 你是不是在说，你总是感到很气愤，因为不管你做了多少，总是不够？
- 听起来似乎你一直都小心翼翼的……好像其他人都想贬低你，或者利用你。
- 我在想，你是不是会担心如果人们认识真正的你，他们就不会爱你或选择你？

当来访者陈述他们的故事时，治疗师需要保持全神贯注，倾听并回应来访者呈现出来的每一种不同的情绪。但是，如果治疗师能够识别一两种贯穿在来访者生活中的反复重现的情绪或感受，而且来访者也认为这种感受是他们自我体验的中心部分，这个时候，治疗师的干预才是最有效的。这通常是治疗师可以与来访者建立信任并巩固工作同盟的一个最重要的干预方式，因为这表明治疗师是能够提供帮助的。

20岁的荷西在被抢劫之后前来咨询。他很难向他人坦露他的特质化的情感，即他长期觉得自己不够好的核心情绪或感受。他总是通过表现得很坚强来掩盖这种感受。

> **治疗师：** 你觉得当我看到你哭的时候，我在想什么？
> **来访者：** 觉得我很懦弱。
> **治疗师：** 我在想，你可以允许自己体会那么深层次的感受，这得多坚强。

**来访者：**（沉默了一会儿）大部分人都只看到我"沉着"的那一面……

**治疗师：**是的，我明白……谢谢你让我看到你感性的这一面。

**来访者：**（哭得更厉害）没有人知道我的这一面……我在公众场合只会表现我社会化的一面，坚强能干的一面……我讨厌自己懦弱的样子……

**治疗师：**是的，因为这些懦弱的感受是不被接受的，所以他们在公共场合看到的只是你社会化的一面，但在私底下，你常常感到孤单。我在想，会不会就像我们现在正在做的一样，你也希望可以跟一些安全可靠的人分享你现在和我分享的这部分感受？

**来访者：**是的，把这一切都跟你说的时候，我感觉很有帮助。我想在他人面前多做我自己。的确，我在公共场合与他人相处得很好，但一回到家里，就觉得很孤单。我想在他人面前更开放一些……我需要有所改变。总是表现得坚强，压力太大了。

**治疗师：**我觉得这很棒，你的感受很深刻，你想要更多平衡，多拥有一些你可以开放自我、分享更多自我的关系。如果你愿意的话，我们可以一起讨论这部分。事实上，你已经开始这样做了，就在这里，在你跟我之间。你已经跟一个新认识的人分享了更多关于你自己的真实的感受。你的这种勇气，真的让我很敬佩。

**来访者：**我告诉我父母说被抢劫之后我有多害怕，但是他们……我不知道……我可能希望他们有一些不一样的回应。

**治疗师：**怎么说？

**来访者：**嗯，我爸跟以前一样开始讲一些什么要坚强之类的话，以及他自己有多坚强。我妈也是跟以前一样，一直在说她也被吓到了。然后，他们开始讲他们自己，讲那些他们一直都在担心的事情。你知道吗，我希望他们听我说，让我多说一点。

**治疗师：**这很合理，你需要被听到，你的害怕也需要被看见，而不是听他们讲他们自己和他们的问题。是这样吗？

**来访者：**是的！你怎么知道的？事情总是变成关于他们的了……

**治疗师：**我不知道，我只是好奇，想问问你的想法。

**来访者：**那就是我想要的，想要他们听我说，明白我的需求，让我觉得在我有需要的时候，我可以找他们，而不是一直表现出我很强的样子；我想要的是他们仅仅和我在一起，而不是总是讲他们自己的事情。

**治疗师：**你说得太好了。你知道吗，你可以在这里说任何你想说的。我能理解你的害怕。大部分人被抢劫都会感到害怕。想要被你的父母听到和回应，在我看来，也是完全可以理解的。

**来访者：**我很高兴你能够理解。（哭得更厉害）谢谢你没有让我觉得有那样的感受是不好的。我确实需要被听到，不想他们只说自己的或者全部都是跟他们有关的事情。我觉得甚至在我实际上做得不太好的时候，我总是要表现得"沉着""没问题"……

这样的互动对于来自墨西哥裔美籍家庭的荷西显得特别重要。在传统的墨西哥家庭中，大家通常期待男人扮演主要的、强大的、供给者的角色（有时"男子气概"的定义里就包括这些）。在这样的文化中，大家一般认为在他人面前哭是丢脸的，讲述自己的困难也会被认为是懦弱的。因此，虽然身处这种文化中的男性有一些个体的差异性，但大部分男性觉得自己需要小心翼翼地表现得很强大。这意味着即便面对暴力袭击，也需要表现得坚韧不拔（像荷西的"沉着"），不把脆弱展示给他人。

## 识别来访者经常呈现的情感集合

处理来访者呈现的痛苦感受是非常有意义的，但有时也充满了挑战。有些来访者会淡化或完全回避自己的情绪；而有些则可能会过度被情绪占据，进而反复谈论同样的感受或担忧，使治疗毫无进展。来访者在治疗中没有进展的一个可能原因是，治疗师只是对来访者呈现出来的某种单一情感进行回应。在这一节中，我们学习如何处理来访者通常呈现的情感集合或者一系列按顺序出现的情绪或感受（就像汽车发动机的点火引燃气缸运动的顺序一样）。

如果治疗师能够看到来访者当前的情感并邀请他们做更多的探索，那么一系列彼此关联的情感就会以一种可预测的方式出现。例如，假设来访者的生气是对那些已经发生过的事情感到受伤或难过时的一种回应。但是，对于来访者而言，受伤或难过的感受是不被接纳的，而且因为是"懦弱"的，会引发其羞耻感，所以也会被轻视或否认。为了避开这种令人不快的羞耻感，来访者会再一次回到生气这种"更强大"或更安全的感受里（通常是一种更能够被接受甚至是在家庭里被分配的角色），人为地或防御性地"恢复"自尊及自我能量或价值感。这样，来访者只是被其他人视为容易生气的人。这一连串的情绪反应是来访者问题的核心，而且每一个连续的情感都需要被处理。虽然对每一个来访者而言有不同的顺序，但治疗师通常可以识别来访者痛苦中不断重复循环且内在相关的三种情绪组合。拉扎勒斯（Lazarus）也有相似的看法，他提出对来访者在情绪上的"发动机点火引燃顺序"进行追踪。改变过程包括处理这三种情绪组合中的每一种。在这一节里，我们会审视两组经常出现的情感集合。我们将会看到治疗师不只是回应序列中的第一种或先出现的感受，即来访者主要呈现的情感，而是通过回应来访者情感集合中的一连串感受帮助来访者改变。

### 愤怒 – 悲伤 – 羞耻

我们先来看第一种常见的情感集合，它由愤怒、悲伤和羞耻组成。愤怒是某些来访者的主要的或特质化的感受。这些来访者经常体验到一系列愤怒的感受，包括烦躁、不耐烦、批评及愤世嫉俗，并且能够随时将其表达出来。然而，通常来访者的愤怒是反应性的；也就是说，它是在回应某种最开始的悲伤或痛苦体验中产生的次级感受。

治疗师需要承认来访者的愤怒，以合作的方式更具体地澄清来访者实际上在对谁及对什么感到生气，帮助他们找到合适的方式将其表达出来。例如，表现出适度的坚定、设定界限，或者告知对方你不喜欢什么，而不是发脾气、大呼小叫，或者贬低他人。当然，这只是第一步，虽然重要但还不够。如果治疗师停在这个位置，来访者还是会卡在愤怒的状态里，而且不会引发更多实质性的改变。反之，治疗师的干预目标是**帮助来访者识别并停留在那些悲伤或痛苦的原发情绪反应中，因为是这些情绪引起了愤怒的反应性情绪**。与被激起的愤怒相比，这些首要的情绪或感受对于来访者而言更加具有威胁性或者更加难以被接受。

为了触及这些首要的情绪，治疗师需要等来访者自发地表达了他们的愤怒之后，立刻邀请他们留意他们此时此刻的感受。在反应性的情绪被表达之后，通常会出现一个触及痛苦或悲伤这类原发情绪的切入点。

> **治疗师**：好的，你刚刚说到这让你有多生气，我理解了。不过，让我们在这里停留一会儿，看看你生气的另一面，你现在还感受到什么？

这个时候，最开始出现的情绪感受（如脆弱、被抛弃感、尴尬、无助感等）通常会随之浮现出来。治疗师可以跟来访者一起进入这种感受，一起为它准确地命名，从而将来访者从熟悉（较安全却无效的）的愤怒的反应性情绪中转移出来。

另外，如果上面这个方法没有用，治疗师可以直接询问让来访者产生反应性情绪或次级愤怒情绪的初始体验（例如，当来访者的丈夫在朋友们面前批评她的时候）。

> **治疗师**：肯定有一些事情深深地伤害了你，所以你才这么生气。可以跟我说说当它第一次发生时，你是什么感觉吗？

如果来访者又开始对已发生的事情表达愤怒或愤慨（"他那样贬低我，真的让我很生气……"），治疗师可以帮助来访者将关注点重新放到初始体验上。

> **治疗师**：是的，我可以明白为什么它让你这么生气，但我也想知道，当他在每个人面前那样贬低你的时候，在那一刻，你还感受到了什么？
>
> **来访者**：嗯，我想可能还有一点难受。
>
> **治疗师**：是啊，那样让你感到难受。当然了，肯定会让人难受。我很高兴你跟我分享这种受伤的感受。你知道吗？你刚刚做了一个很大的改变：你之前可从不会冒险分享这个难受的部分。在我面前有一个这么大的转变，你是什么感觉？
>
> **来访者**：（语气强烈地）我只是很讨厌他竟然那样伤害我，这让我觉得自己很软弱……

因此，为了回应治疗师的这个询问，来访者第一次表达了她的受伤的原发情绪或感受。当来访者开始体验并分享其问题的内在层面，即来访者不愿意感受或接受的受伤或悲伤的情绪体验的时候，治疗师给予肯定的回应。我们之前对内在聚焦的讨论，正是来访者问题的内在层面，即因为被伤害而觉得自己是软弱的或丢脸的，这让来访者总是不断地回到自己觉得更安全的、反应性的愤怒情绪或感受里。对新手治疗师来说，这是一个让他们在开始就难以理解的复杂的顺序。我们会继续试着把它说得更清楚些。

就像刚刚我们看到的，当这位来访者对所发生的事情感到受伤或难过时，这些脆弱的感受会被推得远远的。虽然她的愤怒情绪能够轻易地被体验并表达，但是她已经学会并意识到表达或分享受伤或脆弱的原发情绪体验是不安全的。为了避开这种原始的痛苦感受，来访者一次又一次防御性地回到反应性的愤怒情绪或感受里。这种防御性的应对模式通常会再一次让他人认为来访者是一个"容易生气的人"，而这又会进一步造成来访者与同事或家人的人际问题。

治疗师的干预目标是帮助这类来访者体验悲伤、受伤或脆弱的情绪或感受，因为是它们促发了来访者的反应性／重复性的愤怒情绪。然而，一旦原始的伤痛被唤起，来访者会在当下感到丢脸，并且因此对这种感受进行防御和阻抗，条件反射般地回到对愤怒情绪的表达里，因为这让他们显得"更强大"，所以让他们感觉较安全。因此，治疗师需要探索来访者对受伤的原发情绪或感受的阻抗。通常，正如我们之前所见，来访者之所以避开痛苦的原发情绪，是因为它会唤起第三种令人讨厌的情绪，即焦虑、内疚或一种更常见的情绪，即羞耻感。

例如，当治疗师询问来访者对受伤的原发情绪或感受的阻抗时，他们通常会透露一些错误的信念，就像下面的回答一样。

- 如果我允许那个痛苦在那儿，那就是在承认他真的能伤害我。
- 如果我承认自己受到伤害，那意味着他赢了。
- 如果我感到难过，会让我看起来像个为自己感到难过的小婴儿。
- 如果我承认有一部分是我的错，那会变成所有的事情都是我的错！

因此，如果治疗师指出在反应性的愤怒情绪背后的原始伤痛，第三种羞耻的情绪就会被唤起。为了防御原始的悲伤情绪，以及与之相关的羞耻感，来访者学会了自动回到"较强大"的愤怒情绪或感受上，因为对来访者而言，那里比较安全，而且来访者对祖露这种情绪也更能接受。

虽然羞耻感是一种普遍的反应，但有些来访者在回应原始伤痛的感受时会体验到焦虑或内疚感。例如，有些来访者会说，如果他们让自己感到难过、受伤或脆弱，那么"没有人会在那里""其他人会离开"或"我会变得孤单"。这些来访者一旦体验到他们受伤或痛苦的感受，就会体验到痛苦的分离焦虑。于是，为了避开这种焦虑，他们反射性地回到他们的愤怒情绪中。也有些来访者说，如果让他们的悲伤真实地表现出来，那就是承认他们真的有需求，这会让他们觉得自己是自私的或苛求的。对于这些来访者而言，内疚是他们情感集合中的第三种元素。

很多来访者都有这种情绪三角：经常体验到的愤怒情绪是对未被表达的悲伤的防御，而这种悲伤又与羞耻、内疚或焦虑的情绪紧密相关。如果治疗师能够帮助来访者更好地处理这种情绪三角中的每一种情绪或感受，治疗就会给来访者带来持久性的改变。具体而言，当来访者能够做到以下这些时，他们就能够解决自己的这些冲突情绪。

1. 允许自己体验或感受每一种情绪。

2. 在治疗师面前能够分享或袒露这些感受，他们也就不用再孤单地面对或隐藏它们了。

3. 在治疗师的支持下，能够跟这种困难的情绪或感受多待一会儿（如忍耐、保持、容纳它），而不是像以前一样，必须远离它。

这就是"整合或更好地协调之前未解决的情绪或感受"的含义。

如果来访者情感集合中的每一种感受都能够经历以上三个步骤，他们的冲突情绪将会得到整合。通过这种解决方式，来访者就不再需要他们过去使用的应对策略或防御方式。而且，到了这个阶段，来访者已经准备好在他们的生活中采取新的、更合适的方式回应他人，这是他们过去无法做到的。例如，他们有时可以采取不同的回应方式，而不是发怒并疏远他人。在下列的例子中，来访者表现得更为直接且坚定，而不是表现出激越的情绪。

> **来访者：**（对丈夫）我现在觉得我在被批评，我不喜欢这样。请你用一种更好的方式与我谈论这个。
>
> **丈夫：**（轻蔑地）嗯，我真的不太在意你是怎么想的。你为什么就不能好好地待着，安静一点呢？
>
> **来访者：**我现在感到没有被尊重，再继续这个对话我觉得没什么好处。我想要以更有礼貌的方式谈论如何管理我们的财产。当你愿意听我的想法，而不是总说我所说的一切都很蠢的时候，你再跟我谈。

我们清晰地看到，此类情感整合是改变过程中很关键的体验。

在我们继续阐述另一种常见的情感集合前，让我们进一步强调羞耻感这个特殊的角色。虽然关于焦虑、抑郁及内疚已经有大量的文献，但在很长一段时间里，临床培训对羞耻感避而不谈。同样，来访者可能会跟治疗师提到焦虑、内疚或抑郁的情绪，但不会说到羞耻感。欣慰的是，羞耻不再像以前一样是一个禁忌的话题了，相反，大部分学者认为这种非常负面的、令人痛苦的感受状态是"最重要的情绪"。海伦·布洛克·路易斯（Helen Block Lewis）

开创性地阐述了在大部分的阻抗和防御及来访者呈现的大部分症状和问题中，羞耻感都扮演着核心角色。这一观点也得到了随后许多学者的进一步发展。

就像我们从第三章开始探索的，如果治疗师让自己开始"聆听"弥漫在来访者大部分叙述中的、以羞耻感为基础的各种情绪集合时，他们将会对来访者的问题产生新的理解。觉得羞耻就是觉得自己从根本上是一个很糟糕的人，觉得自己的存在从本质上就不够好或没有价值。来访者通过重复使用一些词汇，如糟糕的、愚蠢的、无价值的、敏感的、难为情的、尴尬的、低自尊的、屈辱的等，直接揭露他们的羞耻的自我感。而不那么直接显示羞耻的方式包括重复使用诸如"应该""应当""必须"及"完美"等字眼。

在人际层面，有些来访者是通过诱发他人的羞耻感而对自己的羞耻感予以防御或者试图重建他们受伤的自我。也就是说，这些具有羞耻倾向的来访者习惯性地通过下面的方式否认或掩盖自己的羞耻感：暴怒或强烈的脾气爆发（"不用你告诉我该怎么做，我会做给你看"）；蔑视他人或提出强烈的评判（"你真蠢"或者"你到底怎么了"）；用逞强的方式挑衅他人（"你试试看"）；自动化指责或反击他人的批评，特别是在长期的婚姻矛盾中（"不，这绝对跟我没有任何关系，全都是你的错"），等等。与此相反，另一些来访者会通过僵化地追求完美、人际退缩或在心理上保持距离（例如，"我只希望我是隐形的"），或者陷入其他的逃避和羞耻－焦虑的循环，防御性地试图进行自我修复和否认自己的羞耻感。

当治疗师能够打破文化禁忌，开始谨慎却又直接地触碰来访者的羞耻反应时，显著的进展就会随之而来。然而，大部分治疗师被严重地社会化成避开这些以羞耻为基础的情绪，或者将来访者从这些情绪中解救出来（如忽略、淡化或转换话题等）。受到这些社会规则的影响，新手治疗师将需要督导师的支持和指引，并且增加额外阅读，才能开始给予来访者有效的回应。布朗伯格（Bromberg）以优雅的笔触描绘了在安全和富于支持的治疗关系中触及并处理羞耻感的重要性，即用共情挑战这种羞耻感，而不是给这种感受存在的合理性。简而言之，对来访者的不足感、无能感、无价值感及他们对自己的严厉或轻蔑的评判，治疗师需要表现出关切和共情才能帮助来访者应对他们的羞耻感。通常，这些以羞耻为基础的情绪会被委婉地称为"低自尊"，让原本触手可及的情绪伤口被掩饰得遥不可及。

通过以下两个步骤，治疗师可以帮助来访者消除这类以羞耻为基础的情绪反应。第一步，当来访者正经历这些羞耻感时，治疗师提供清晰、充满善意和接纳的回应，然后跟进并处理这些感受，向来访者澄清治疗师并没有（像他们预期或错误地以为的那样）以任何方式在判断或评判他们；第二步，治疗师（随着时间的推移）帮助来访者内化治疗师对他们羞耻感的关切和共情，让他们也像治疗师一样，开始对自己和自己的遭遇给予共情。换言之，来访者打破了对那些拒绝或轻蔑自己的依恋对象的认同，不再像之前的照料者所做的那样轻视自己。他们转而采取与治疗师一样的富有关切的同情或共情的立场对待自己以及自己的人性。这两个步骤消除了处于来访者羞耻动力核心的、被内化了的对自己的轻蔑。见证来访者的羞耻感对于我们大多数人而言都是非常困难的，尤其是在我们刚开始接受训练的阶段。然而，支持性的督导和角色示范可以帮助治疗师快速地学会如何给来访者带来这么棒的"礼物"。

### 悲伤－愤怒－内疚

有些来访者是用愤怒防御自己受到的伤害，而有些则用悲伤回避自己的愤怒。这类来访者会呈现出一个笼统的（"未分化"）的情绪或感受状态，其中包括悲伤、无助、脆弱或抑郁。这些来访者不会体验或表达自己的愤怒，而是倾向于避免人际关系冲突，也倾向于牺牲自己的需求转而回应他人的需求。除了这种照顾他人的角色，有些来访者还可能会表现得像个牺牲者或无助的受害者。让我们回到吉恩的例子来说明这个情感集合。

在本章的前面部分，我们讨论了吉恩和治疗师的一段对话，那是吉恩第一次在经历悲伤的时候可以让治疗师回应自己的悲伤，并且跟自己有情绪上的联结。随后，治疗师探索是什么让吉恩觉得很难跟他人分享自己的脆弱感受。吉恩解释，她的母亲以前愿意听她说。但是，母亲听后会跟她说"不要那样子"，特别是当吉恩试着捍卫自己或者为自己的利益有所行动时。她叫吉恩"考虑"他人，以他人的需求为先。吉恩随后在治疗中澄清她也部分同意母亲的话，而且她真心渴望成为一个好人，但是她母亲的言论缺乏平衡，会让吉恩否定自己身上重要的另一部分，这使她无法实现她同时满足他人和自己的愿望。于是，经历以上种种之后，吉恩不得不独自承担自己的感受，因为她觉得跟他人分享也没有用，反而只会让自己被批评，被指责太自私，而且到最后，她的需求也不会得到满足，因为他人的需求总是比她的更重要、更有价值。在这些早年形成的适应不良的认知图式的影响下，成年后的吉恩持续重演这些她童年时期的情感主题及人际模式，不断重建有问题的恋爱关系。

吉恩下一次回到治疗中时，做了一个显著的改变：她告诉男友自己还没准备好跟他住在一起。两周之后，吉恩的男友借她的车用了一天，在接她下班的时候迟到了，这一次吉恩表达了她的愤怒。接着，吉恩做了一件一点也不像她会做的事情：她告诉男友，自己是值得被更加尊重和更体贴地对待的，并且在那之后不久，她结束了那段关系。在这之前，吉恩总是陷入悲伤和无助的受害者的角色里，部分原因是因为直接表达愤怒和坚定地表达自己的需求是不被接纳的，会被认为是自私且会伤害他人的。但是现在，就像常常会发生的那样，当吉恩的感受得以被表达同时得到治疗师对这些感受的肯定时，她就可以找回自己的个人力量。然而，我们需要更小心地看待吉恩展示的一系列情绪（悲伤－愤怒－内疚）。

虽然吉恩在下一次治疗的一开始就分享了她结束这段有问题的关系这个好消息，却没有办法维持这个较为坚定的立场。随着治疗的进展，吉恩却不再因男友恶劣地对待自己而愤慨，转而开始担心自己是不是"伤害"了他，也在想结束这段关系是不是太"自私"了，因为他是"那么需要我"。但是，治疗师的工作假设已经考虑到了这个可能性，即吉恩将会因为自己体验到愤怒、设置界限或者强调自己的需求而感到内疚。有了这个觉察，治疗师就能够识别吉恩的内疚并跟她一起质疑它的合理性。吉恩用防御的方式避开自己的愤怒，因为它引发了自己的内疚感，这让她回到自己特质化的悲伤情感，并且在人际关系中呈现出无助感。一旦治疗师帮吉恩识别并考虑到这三种情绪的关联时，她就能够放弃自己的无助／受害者的立场，使自己的变化得以维持。

在治疗师的支持下，吉恩能够承认自己之前在原生家庭中实际经历的痛苦，即自己的需要被剥夺、不被肯定。一旦她停止否认这些痛苦体验的真实性，她也就不再让它们在她现今的关系中重演；不再重新创造这些熟悉的、持续引发她灰心丧气情绪的家庭关系模式。通过回应来访者情感集合中的每一种感受，治疗师帮助来访者以一个新的、更真实的自我叙述的角度理解自己及自己的生活，并且改变其对自己以及他人的回应。

这其中有太多信息需要新手治疗师吸收和消化，我们在这里先暂停一下，试着整合这一切。我们回顾一下之前讨论的主题，即支配性的特质化情感是如何跟来访者的情感集合联系起来的。支配性的**特质化情感**通常包含了情感集合或情绪三角中最重要的情绪。例如，如果来访者呈现的支配性的情绪感受是无助感，那么他们就可以轻易触及并表达自己的悲伤情绪，这是情绪三角中的第一个情感。一般来说，在情绪三角中出现的第一种情绪在原生家庭中允许被表达，或者它甚至是孩子在原生家庭中被赋予的角色的一部分。其他情绪会被隐藏在这个情绪之后。通常，情绪三角中的第二种情绪对照料者十分有威胁性，因此是不允许被体验或表达的。随着时间的推移，来访者慢慢也变得不能接纳这些原本合理的情绪，自己真实的声音也慢慢地被削弱了。情绪三角中的第三种情绪，如这两个例子里面提到的羞耻感或内疚感，通常会被来访者避开，因为这对他们十分有破坏性或者让他们感到厌恶。所以，来访者反复回到第一种或主导的情感里，因为那更加安全也更加熟悉。

当来访者在体验自己的情绪时，治疗师需要肯定情感集合中的每一种情绪或感受的合理性，保持共情，或者在情感上与来访者联结。这让来访者体验到，他们真实地表达自己不会得到他们所预期的那些他们不想要的回应。当来访者发现他们可以分享之前不被接纳的情绪或感受而且过去熟悉的、不想要的结果不会出现时，大部分来访者就会启动有意义的改变。特别是，许多来访者开始觉得可以以自己为主，"活出他们自己"而不用再焦虑和担心自己的外表，不再疲于应对他人对自己的看法和回应。这样做对于有羞耻倾向的来访者而言尤其困难，因为羞耻感涉及潜藏的自我意识、负面的自我评价以及"一定是我自己哪里出了问题"的信念，而且似乎看上去他人对自己也持这样负性的评价。这些关于情感体验与表达的家庭规则通常隐藏在文化对个体行为的期待中，它们会限制来访者的情绪体验和表达。只有突破这些规则，才能帮助来访者达到更一致的自我认同。因为感到更安全、更强大，他们能够跟治疗师有更多冒险的尝试，也能够在他们的生活中主动改变他们对他人的回应。

## 依恋理论对回应来访者的痛苦提供有用的指导

从依恋理论的角度看，提供一个能容纳来访者痛苦的安全避风港是治疗师帮助来访者管理和改善他们困难的情绪或感受的最佳途径。在探讨情感容纳的治疗目标以及用以实现这个目标的干预方法之前，我们先回顾一下依恋理论中的核心概念，以帮助治疗师理解并回应来访者的情绪。

为了给孩子提供安全依恋，照料者需要同时提供一个安全避风港（持续用共情和情感回应孩子的痛苦）和一个安全基地（积极支持孩子发展探索环境的能力，提高他们的独立性）。这两者对于安全依恋是非常必要的，而此处，安全避风港的概念尤其适合帮助我们学习如何帮助来访者处理冲突的情绪或感受。

照料者意识到孩子的情绪唤起状态发生改变，同时给予情绪上的同频回应，这对孩子成功发展出不带防御和症状的情绪调整或自我调节能力非常重要。孩子能够接收到敏锐的同频回应，这意味着他们的照料者能够一致地识别出孩子的情绪需求或信息，并且能准确地回应孩子当下的体验或需要。在有需要的时候，这些孩子能够接收并体验到来自照料者的保护、安慰和支持。当父母和孩子可以用这样相互的同频／同步的方式互动时，他们就能读懂彼此并给予回应，孩子也会因此发展出安全感，并且相信自己是可以被看见和被理解的。他们也会懂得，他们对某人来说是重要的，而且他们的感受（特别是他们的问题或痛苦）也是重要的，会得到回应的。

在像这样运作良好的互动二元体中，同频的父母能看到或留意孩子的体验，在孩子体会到更多痛苦前回应他们的需求。父母跟孩子之间顺畅地彼此配合，冲突和痛苦也就会很少，而且可以随时得到解决。这类幸运的孩子不会因为被溺爱而变得依赖，他们将逐渐学会如何成功地处理和调节痛苦。研究者发现，这些安全避风港的特征确实会让孩子变得更加坚强或者更有心理弹性。体验到这种富于滋养的同频关系，孩子便学到他们和父母之间不同频的时刻是可以被克服的。也就是说，与照料者关系中的裂痕或过失是有可能被修复的，而这通常会让痛苦的情绪更容易被处理。实际上，短暂的关系失调（照料者和孩子"错过"了彼此）可以被视为修复关系的机会。例如，妈妈对孩子说：你刚刚是想跟我说你生气了，但我以为你只是有点难缠。我太着急了，没有好好听你说。"我很抱歉，我刚刚太没耐心了。我们和好可以吗？"但是，如果依恋对象不断地忽视或误解孩子试图暗示或表达的需求或痛苦，那么就会造成长期或慢性的不同频状态，这将给孩子的适应带来严重的问题。这会导致孩子情感表达上的缺陷，或者导致孩子无法进行情绪的自我调节，这些都是很多来访者在治疗中所呈现的症状特征。我们会在下文中讨论依恋研究者定义的两大类情感失调。

1.**去反应性**（deactivation）：指来访者持续下调自己的情绪或感受，不触碰自己或他人的这些情绪或感受。这类来访者会忽略或最小化环境中有现实基础的威胁，否认面临的问题、自己的需求以及其他负面的情绪，倾向于压抑自己的脆弱感。

2.**过度反应**（hyperactivation）：指来访者使自己的情绪不断升级或出现过度反应，因为他们害怕被抛弃，反复琢磨痛苦的情绪。

为了使孩子感到安全或被容纳，照料者需要持续地保持这种一致的意向，即给孩子提供共情的同频，也就是对孩子的痛苦有所回应，并且在和孩子的情绪需要未能同频时，愿意修复与孩子的关系。能够提供这种同频回应的父母就为孩子创设了我们所说的安全避风港。他们让孩子可以表现出他们任何的需要或感受，他们是孩子安全依恋的核心，能够帮助孩子调节和管理他们的情感，带来良好的精神健康，保护他们免于出现诸如焦虑、心境障碍、进食障碍、脾气暴躁等症状。

我们为什么要在治疗师的培训中强调这些依恋或与成长过程密切相关的概念呢？就像我们已经提到的，这些内容被强有力的实证研究所支持。接下来，我们也会帮助治疗师学习如何使用这些依恋概念引导自己对来访者的情绪做出回应。在讨论这些干预策略之前，我们先继续探讨概念上的内容。

为了建立安全依恋，同频的照料者在提供安全避风港的同时，也同样需要给孩子提供一个安全基地，以增强他们在外探险、探索外面世界时的自信心和自主性。孩子通常会将照料者所表达的情绪作为环境是安全还是危险的"信号"或参照点。当孩子感到安全，"被提示"环境是安全的（且自己被允许）可以冒险时，他们就更愿意探索、发展控制感，更灵活地处理跟他人和世界的关系，发展出更整合的自我认同和更一致的自我叙述。他们能够成功地实现个体化，或者变得更加独立，也能够用更平衡的方式对待自己的情感体验。这样的个体能够体验到自己的情绪或感受而不表现出症状，如总是发脾气或感到不堪重负。因此，**如果来访者能够感受到治疗师同时是他们的安全避风港（对于他们的痛苦和情绪需求给予支持）和安全基地（对于他们的分化和独立给予支持），那他们就能更加彻底和有效地投入治疗**。

相对而言，没有安全依恋经验的来访者前来治疗时通常会表现出令人痛苦的疏离感，焦虑的、无法预测的、夸大的和各种无能为力的体验。这是因为他们的照料者没有一致地用肯定的态度回应他们的恐惧、问题或痛苦，也没有理解孩子们需要学习如何管理或自我调节自己的痛苦。具体而言，从行为上，容纳意味着照料者能够听到来访者的担忧，认真地对待和理解它们，保持情绪上的同在和回应。孩子的痛苦被照料者持续地确认，不带减少或夸大地认真对待它们。有安全感的孩子认识到他们的照料者是"更有智慧的和坚强的"，他们哪怕只是表达出兴趣和关切，也可以让孩子感到他们是可以随时提供帮助的。关键的概念是：**具有**

安全依恋的孩子可以安心地知道，在他们感到痛苦、脆弱或有需要时，有人会帮助他们，回应他们的需要。这不代表孩子被溺爱或被宠坏，也不是说他们在亲子关系中占上风，从而擅于要求或操控照料者，或者照料者总是能够解决他们的问题。这的确意味着孩子不再独自面对痛苦或情绪需求，因为他们有来自照料者的共情联结。

在孩子（及来访者）发展出管理自己情绪困扰的能力和变得更独立之前，必须有人能够先给他们提供这种安全避风港或把持性的环境。然而，新手治疗师们很快就会发现：大多数来访者并没有这种非常关键的成长体验，即他们没有这种来自父母的安全避风港，以帮助他们进行情感调节。例如，在一些家庭中，当孩子感到难过或受伤时，孩子的难过可能会造成以下情形。

- 唤起父母自身的难过，让父母退行，从而剩下孩子一个人面对自己的情绪。
- 让父母因不知道如何回应而感到焦虑或内疚，而且父母会否认孩子的难过，试图让孩子高兴起来，这会让孩子感到困惑，并与他们自身的真实感受产生疏离。
- 让父母感到自己没有做好一个父亲或母亲，他们会用惩罚或嘲笑的方式回应孩子的难过，使孩子因感到脆弱而羞耻。

在这些常见的情境中，孩子的伤心无法被听到、被回应，导致他们的这些感受不能有一个自然的发展过程而自然地被解决。如果没有来自照料者情绪上的支持，年幼的孩子无法独自容纳强烈而痛苦的情感，如恐惧等，随之而来的结果是，孩子会找方法否认或避开这种痛苦的感受（去反应性）或者夸大自己的感受以吸引照料者的注意（过度反应）。当这些孩子在多年后以成人来访者的身份在治疗师面前冒险分享自己不被接受或恐惧的感受时，治疗师的目标是提供他们在成长过程中缺失的抱持性环境或安全避风港。在这个依恋理论的框架下工作，治疗师的角色是先提供一个安全港湾，然后，在来访者感到"被容纳"而且开始具有更好的功能时，他们会运用这个安全港湾进行探索，尝试新的行为，允许他们自己有新的情绪体验（即将咨询师视为他们开始探索环境的安全基地）。给来访者提供依恋上的安全感非常重要，因为这对来访者的情感调节至关重要，即他们管理自己的愤怒、悲伤、孤独、焦虑以及其他情绪困扰的能力，而不见诸行动或产生抑郁、暴食、酗酒或药物滥用等症状。我们已经在第二章中看到两个有关容纳的教学案例：玛莎的第二个治疗师听到她的"空虚"体验并给予回应，以及那位抑郁的年轻母亲的治疗师谨慎却清晰地表达了这位母亲自己"没有被回应到的哭泣"。这两位治疗师都成功地为来访者提供了安全的避风港，这让他们的来访者在接下来的几次治疗中做出了重要的改变。

## 容纳：运用依恋理论指导干预

知晓了安全避风港和情感调节的概念，治疗师下一步要考虑的是怎样把这两个概念运用到实践中，给予来访者最有效的回应。来访者深深地感受到自己的痛苦和困扰，在这些特殊的时刻，我们可以说些什么或做些什么帮助他们脱离痛苦和困扰呢？或许，这样的特殊时刻最容易引起新手治疗师的不安全感。

- 我真的不确定要做什么，我能做点什么让他好过一些？
- 如果我做错或说错什么，让她感觉更糟糕怎么办？
- 我怎么样可以帮忙处理这些感受？我真的很想帮她，但我实在不知道该怎么做……

就像我们前面说的，通过提供安全避风港或有共情理解的抱持性环境，以依恋理论为指导框架的治疗师有效地回应来访者的痛苦感受并同频地容纳来访者的情感。在这个过程中，面对来访者的痛苦，通过自己的声音和语调、眼神接触，甚至是触碰，治疗师与来访者维持情绪上的同在。治疗师的言语和非言语可以传达类似以下信息。

- 我能够听到这些不舒服的感受，也明白他们对你来说有多重要。
- 我可以承受这些感受，一直稳定地陪着你，不会为留在自己的舒适区就淡化你的痛苦（去反应性的治疗师）或者被那些感受所淹没或扰乱（过度反应的治疗师）。
- 我们可以一起面对这些，你不需要独自一人面对。
- 我明白这些情绪或感受让你觉得很挫败。但是我愿意听你说一说这些感受，愿意和你一起感受。当我和你一起探索和理清你的需要和需求的时候，我想让你知道，我选择保持和你在一起的状态来支持你。

过度反应的来访者在对痛苦的容忍上需要帮助。他们难以平复或安抚自己的情绪。一些以正念为基础的干预，如在辨证行为疗法中常用到的技术，会对这类来访者有帮助，即聚焦在来访者的想法、信念及行为上，用慈心来肯定来访者的这些体验。相反，去反应性的来访者需要治疗师帮助他们识别自身的情绪或感受，对它们有更多的觉察，并且学会表达它们。这类来访者需要了解，如果他们具有情绪反应或者处于亲密关系中，他们可能面临什么样的威胁，这样，他们才可以变得不再对自己的情绪和脆弱感持批评的态度。情绪聚焦取向或体验性取向的治疗师可以帮助这类来访者。当治疗师能够以新的、更安全的方式回应来访者时，来访者就有了修正性情绪体验，即治疗师的新的更安全的回应方式修正了来访者旧有的关系模式，特别是那些以情感为核心的关系，而不是在治疗关系中重演它们。然而，就像之前强调过的，治疗师需要随后向来访者说明、澄清或明确表达，在来访者正在体验或分享他们的矛盾情绪或感受的时候，治疗师在想什么，感受到了什么。否则，很多来访者随后会按照他们旧有的图式曲解治疗师的回应。我们一起看看下面即时化干预的示例。

**治疗师：** 此刻，当你对此感到如此沮丧的时候，你认为我内心发生了什么？

**来访者：** 我不太理解你的意思，你要问的是什么？

**来访者：** 当你跟我分享这些的时候，你认为我对你会有什么想法或感受？

**来访者：** 嗯，因为你是治疗师，你不得不表现得友善和支持，所以你可能什么都不愿意说。但是你可能在想，我又反应过度了，就像个孩子一样。就像我丈夫说的，我应该停止为自己感到难过，应该长大，应该懂事一点。

**治疗师：** 噢，还真不是这样，我完全没有那样想。实际上，我觉得这让人多难过啊，一直以来，这一切对你造成了严重的伤害，而你还要一个人面对。

如果缺少这部分探索和澄清，很多来访者会退回自己的错误信念中，认为治疗师会在私底下评判自己，对自己感到失望、觉得挫败、感觉有负担，等等，就像他们生活中的重要他人过去常常做的那样。如果没有这些澄清，有些来访者甚至可能无法参与下一次治疗。

总体而言，如果一个情感上具有回应性与肯定性的治疗师持续提供这些修正性情绪体验，使来访者觉得自己被容纳，那么深受情绪困扰的来访者就会发现他们可以逐渐恢复自身的情绪平衡。真正的安慰源于被看见，即被共情性地理解和肯定，从而获得心理上的"抱持"。这会让来访者感到安全和被赋予力量。来访者在得到如此回应后将会变得独立，具有更好的自我反思能力，能够更多地站在他人的视角看问题，能够体验到自己的积极和消极的情绪。当他们体验到治疗师在情感上的容纳、接受和支持时，他们就学会了如何对自己的情绪反应进行自我调节，从而发展出成熟的自我感。在讨论了这些容纳性的体验之后，我们会在稍后探索通常来访者怎样在治疗中前进并取得进展。不过现在，我们先来进一步澄清，治疗师如何为处于痛苦中的来访者提供情感容纳。

常见的是，治疗师试图消除来访者的痛苦感受，或者对此轻描淡写，或者予以解释，或者简单地将话题从来访者痛苦的情绪上转移开来，好像没有听到一样。治疗师这样做通常会重演来访者在其成长过程中遇到的问题，再一次让来访者在体验到痛苦和困难的情绪感受时与他人断开联结。导致这种情况出现的原因有很多，其中最常见的是治疗师过多地假定是自己引起了来访者的这些痛苦，并且觉得自己有责任减轻来访者的痛苦。新手治疗师可能会误认为："是我带来访者进入这种痛苦中的，所以，我必须把他从痛苦中带出来。"这个信念中的两个部分都是错误的。其一，用这里我们所建议的方式回应，治疗师表露了来访者本来就有的感受，它们不是由治疗师引发的。其二，治疗师认为自己能够"修复"好来访者的想法太过自以为是。事实上，治疗师从来都没有权力以这样的方式操控他人的感受，而且通常这种做法只会重演照料者对来访者的控制或者他们使来访者更加依赖自己的立场。当这些无效的反应出现时，安全避风港或抱持性的环境就不复存在了。

让我们更仔细地看一看，如果治疗师没有倾听来访者，没有跟他们一同进入核心的冲突情绪，他们会如何重演来访者成长过程中的困境主题，就像下面这些无效的回应所反映出来的。例如，玛莎的第一个治疗师努力劝说她走出自己的情绪或感受，这实际上就重演了她在家庭中的经历。这个治疗师甚至是在躲避玛莎的感受，把她推得更远一些：当玛莎提到她的难过、空虚感时，治疗师建议她加入小组，让她去见精神科医生和服用抗抑郁的药。有时候这类转介确实是必要的，但在这个个案中，这些方法更多地被治疗师用来远离因来访者的感受而引发的治疗师自身的不适感。不幸的是，这种情况经常发生，就像我们在下一章的讨论中会看到的，尤其当治疗师本身就具有回避型依恋模式时，例如，在关系中逃避承诺，淡化自己的感受，否认自己的需求，一味以自己的自立自强而自豪，等等。治疗师需要做的是对来访者的情绪或感受表示欢迎和邀请，并且直接予以处理。例如，治疗师下面的回应为治疗提供了一个切入点，这也是对玛莎的强烈感受更有效的回应。

**治疗师：**我很高兴你冒险跟我讲你感到伤心和空洞的感受。我们继续谈谈这些，我想更好地理解它们。

或者

**治疗师：**我知道你不习惯这样谈论这些痛苦的感受并面对它们，因为这跟你成长过程中的经历不一样，很感谢有机会与你分担这些。

治疗师要找到真诚的方式表达对来访者的关心与关切，可以通过语言表达，但非言语表达同样重要，如语调和态度等。有很多方式可以让治疗师表达自己在情绪上与来访者同在，当然，这类沟通大部分都是非言语的或者只有简单的几个字。接下来，我们就治疗师如何成功地提供抱持性环境和给予来访者被容纳的修正性体验提供一些指引。然而，治疗师需要根据每一个特定的来访者以及他们自身的个人风格调整对来访者的回应。

在治疗伊始，治疗师的首要目标应该是在来访者正经历痛苦感受时与他们保持情绪上的联结与同在。就像我们在第二章中讨论过的，治疗师对来访者的感受进行情感反映并肯定他们体验的现实性。治疗师可以承认他们看到的来访者的情绪或感受，可以只是简单地说："你现在非常难过。"对有些来访者而言，治疗师进一步肯定他们的体验会有帮助，治疗师可以说："是的，你现在肯定觉得很生气。他那样对你，真的很伤人。"作为治疗师自身专业认同发展的一个重要部分，我们鼓励受训中的治疗师探索并尝试用自己的方式表达共情或关切。虽然角色示范也非常重要，但是，在这些与来访者在一起的特殊时刻，我们鼓励新手治疗师找到自己的风格，而不是努力变得像他们喜欢的督导师或治疗师。

> **治疗师：** 看得出来你真的很想念你的祖父，他的离开让你很难过。对你来说他很重要。我很荣幸你愿意和我分享你的这些很特别的感受，谢谢你。

治疗师也要通过他们的行为证明自己可以承接来访者最强的情绪或感受，只有这样，才能给来访者提供一个安全的避风港。也就是说，他们必须通过自己的行为公然表达有些来访者的需要，他们绝不会（像来访者所预期的那样）被来访者的感受所伤，或者对来访者的情绪感到有负担或慌乱而失去自我控制。

> **治疗师：** 你选择跟我分享这些我感到很荣幸。我现在就在这里，跟你一起面对，直到我们在其中找到解决方案。

当来访者从强烈的情绪中恢复平衡，治疗师还需要跟来访者澄清他们的照料者或重要他人在他们有这些情绪体验的时候是如何回应他们的。如果来访者和治疗师都意识到，当来访者还是孩子的时候要把自己的痛苦告诉照料者是一件多么无法想象的事情，来访者和治疗师就都会有一种豁然开朗的感觉。此外，治疗师还需要强调以下两点。

1. 他们目前和来访者的关系与来访者和其他人的关系是不同的。例如，治疗师会和来访者保持情绪上的联结并肯定不会像其他人那样变得没有耐心、退缩，淡化来访者的感受或者只关注自己。

2. 治疗师会接纳和欢迎来访者所袒露的一切。同样，治疗师要与来访者回顾一下，在与治疗师分享这些情绪、感受或者袒露自己的体验时，来访者是什么样的感觉。

就像上面强调过的，治疗师往往会错失这个重要的机会。虽然治疗师真诚地被来访者触动，但他们可能并没有意识到来访者最有可能在这些呈现出强烈情绪的敏感时刻参照旧有的模式，错误地理解治疗师的关心或肯定性的回应。所以，治疗师可以通过过程评述修正来访者这些可预期的曲解。例如，治疗师可以询问来访者，他们认为当他们出现伤心和愤怒等情绪时，治疗师在想些什么、感受到了什么和有什么样的心理过程，等等。在早期的训练里，引入这样的话题对新手治疗师来说是比较别扭的，而且他们觉得没必要跟来访者讨论这些。然而，造成来访者问题和关系困扰的长期存在的认知曲解图式通常可以在这些时刻被识别和推翻。例如，治疗师可以通过自我卷入式的评述澄清来访者的曲解。

> **治疗师：** 不，我一点都不认为你"看起来很蠢"或者"听起来很奇怪"。事实上，我被你在那个为难的、尴尬的处境中的孤单触动了。我可以理解你的感受。

真诚地给予来访者肯定与尊重，这样简单而人性化的回应对来访者而言是很有意义的，这会帮助来访者恢复尊严和冷静。遗憾的是，新手治疗师常常以为他们需要做得比这个更多才能充分地回应来访者的痛苦。这些顾虑可能反映了治疗师对自己的不切实际的期待，认为存在绝对正确或错误的回应方式。事实上，来访者并不需要治疗师镇定自若地提供多动人或多富有技巧的回应。追求这样的完美是没有必要的，也是不切实际的。它通常只会让治疗师担心他人对自己表现的评价而无法专注地与来访者同在，准确地理解来访者真正想表达的内涵。温尼科特说过，孩子只需要一个"够好的母亲"就够了。所以，只要能够找到属于自己的方式，体现出上面所讨论的原则，治疗师也就可以提供一个"够好"的抱持性环境。虽然来访者并不总会用言语清楚地表达出来，但是他们会感激治疗师的真诚付出，体会到治疗师真的能帮到他们。

## 安全避风港促进内在的改变

当来访者感到安全时，他们就会感受到积极结果出现的可能。在这个安全的关系里，他们可以表达他们的需求，理清他们对自己和他人的信念，并且开始有选择地与他人建立类似于跟治疗师之间的这种支持性的关系。事实上，澄清他们是谁，他们喜欢什么和不喜欢什么，以及他们想在这个世界上活成什么样子，这个过程就赋予了他们一种力量，让他们成为自己，让他们发出自己的声音。在治疗关系中体验到接纳和安全后，他们以稳定、成熟的方式发展出"我是谁"的自我感。这进一步发展了他们的自主性，使他们现在能够拥抱自己的任何一部分（包括他们的不完美和不安全感，也包括他们的优势）。与他们在最初的治疗中所呈现的不同，来访者不再必须与他们的某些部分的情绪或感受保持疏离或切掉它们（去反应性），或者感到不堪承受（过度反应）。一位支持性的治疗师带给来访者足够的安全感，让他们能够整理过去因感到威胁而无法探讨、体验和分享的情绪、感受和观念，这样的经验对于来访者而言是无价的。他们的情绪或感受变得可以被调节，也更有灵活性，可以成为他们更加一致或整合的个人身份认同的一部分。

当来访者发现，在治疗关系中，不管他们还是他人都不需要因为他们的情绪或感受而受伤、感到负担或不堪重负，他们中的大部分人都会深深地感到释怀。如果治疗师可以容纳来访者最具有威胁力的情绪并让来访者清晰地感受到他们所预期的令人不快的结果这次并没有出现，那来访者与治疗师以及与他们自己就会建立了一种更真实的情感联结。这次他们发现，真实的自己被看见和被了解是安全的。因此，之前不得不被隔离的情绪或感受现在可以重新被体验、被理解、被整合。而且，如果治疗师能够抱持来访者感到具有威胁的情绪或感受，让来访者可以耐受体验和分享这些情绪，那么以后来访者就可以对这些情绪感受更加包容，这也在很大程度上改变了他们对他人的反应。这个改变是由内而外发生的。这样的人际过程通常会带动影响深远的改变轨迹，让来访者在行为、认知以及情感上出现持久的改变。此时，来访者长期以来的症状也会有所改善。虽然看上去有些出乎意料，但是当来访者冒险袒露他们的痛苦、脆弱或羞耻时，如果治疗师给予其共情性的回应，他们反而会感到更有力量。他们变得更灵活，更能接受自己的脆弱和不完美，而且在处理人际关系时更懂得反思，也就是说，他们变得更加灵活，可以从不同的视角看待事情。能够促成来访者形成这样的自我接纳和自我效能感是作为治疗师最令人满足的一部分。

当来访者体验到困难的情绪或感受时，这是治疗师帮助其改变的最好机会。最重要的修正性情绪体验通常出现在治疗师对来访者的情绪有新的、更满足其需求的回应。但是从另一个方面看，在这些充满情绪或感受的时刻，来访者也很容易在与治疗师的关系中重演熟悉但有问题的关系模式。为什么呢？因为脆弱感会激活来访者的认知图式或内在工作模型，使他们预期一切都会像过去一样，即从治疗师那里接收到熟悉而不想要的回应。按照贝克的"热认知"的说法，当强烈的感受被触发时，来访者最有可能参照旧有的预期，曲解或错误感知治疗师的回应。在这种情境下，在这些情感充沛的互动里，治疗师自身的个人议题或反移情反应也很容易被引发出来。因此，所有的治疗师都需要注意他们自身的反移情倾向。为了提供帮助，我们现在转向治疗师生活中的个人因素，区别其中哪些可能会阻碍治疗师回应来访者的情绪或感受。

## 来访者的情绪或感受通常会唤起治疗师的反移情

来访者的情绪或感受常常会唤起治疗师对他们自己生活中议题的重要情绪或感受。这虽然是正常且可预期的，但在职业生涯中，治疗师需要有意愿思考他们对来访者所呈现素材的个人反应，并且对之进行处理和管理。就像具有外化倾向的来访者比较容易关注其他人而非他们自己一样，治疗师也更容易关注来访者的而非他们自己的议题和动力。然而，如果治疗师不愿意面对和处理自己因来访者呈现的内容而引起的情绪反应，他们也会倾向于逃避和忽视来访者的情绪或感受，与来访者的互动也就仅仅停留在认知层面了。

本章最后一部分内容的目的是帮助治疗师认真地管理他们因来访者呈现的具有情绪唤起性的内容而引发的反应。治疗师需要学习如何预见和识别自身的反移情倾向，了解在这些反移情出现时，他们需要做些什么。再者，无论是工作同盟还是安全避风港都不会一直持续，除非治疗师能够对正挣扎于充满情感冲突旋涡中的来访者给予准确的共情，传达自己对他们真挚的尊重和关爱。然而，回应来访者的所有不同感受对治疗师而言也十分困难，因为所有的治疗师也拥有自身的成长历史，有当前需要面对的生活压力，这些都是在治疗中无法回避的部分。通常，治疗师在他们的原生家庭以及所在的文化情境中会学到一些潜在的规则，包括哪些情绪是可以被表达的和如何表达。很多治疗师在成长过程中被赋予了家庭角色，而现在，这些角色影响着他们对来访者的回应。接下来，我们会探讨这些个人因素如何阻碍治疗师有效地回应来访者的情绪。

## 家庭规则和家庭角色对治疗师反移情倾向的影响

大部分被心理治疗临床实践吸引的受训者都很慷慨，他们真诚地关怀他人，也准备好为他人付出。自然，他们很容易与他人产生共情，也容易进入他人的体验。而与此同时，很多选择这份工作的人也有被他人喜欢的强烈需求。也许有些治疗师在成长过程中过于关注自己的"外在表现"，总是担心他人对自己的看法。另外一些治疗师，他们的父母可能是尽心尽力而又负责的，但是由于他们自己的养育经验和生活经验的影响而变得过于评判或挑剔。有些治疗师的照料者会在他们不认可孩子的行为时，与他们切断情感上的联系或者保持情感上的疏离，或者最常见的是，这些孩子在成长过程中焦急地想要赢得或获得他们善意但过于僵化的照料者的关注或情感。基于种种理由，这些成长经验会给治疗师带来过度寻求认可的倾向，使新手治疗师在探索阻抗、询问来访者在治疗中不太好的感觉、冒险打破社交规则、大胆地对跟来访者之间发生的事情做过程评述，或者更直接地处理来访者的痛苦情绪时，感到焦虑。

大部分新手治疗师，特别是那些有被他人喜欢的强烈需求的治疗师，当他们回应那些充满挑衅的、愤怒的或挑战的人际风格的来访者的时候，很难用非防御性的方式予以回应。这些来访者在他们的生活中也表现出同样的人际特点。也就是说，有些来访者在他们的生活中用其典型的有问题的方式回应那些表现出苛刻、对抗、需要控制和支配、具有竞争性等这类人际特点的人。当然，他们也会用同样的方式在与治疗师的互动中重演这些有敌意的和疏离的人际关系。研究表明，每一种治疗取向的治疗师都会用个人的方式习惯性地回应这些"来访者的负面表现"，即以自己个人的不具有治疗性的情绪反应回应这类来访者，这些反应包括愤怒、批判、退缩，或者更常见的是惩罚与判断。然而遗憾的是，大部分临床培训项目却很少涉及帮助新手治疗师学习如何用非防御性的、建设性的方式回应他们将遇到的来访者的这些负面表现。这对于需要来访者喜欢自己的治疗师尤其困难。

有些治疗师在成长过程中会过度在意被赞同或被喜欢，但也有很多治疗师在他们的原生家庭中承担着"照料者"的角色。例如，有些治疗师投身心理治疗临床实践的部分原因，是在他们还是孩子的时候就出现的令人焦虑的需要或家庭角色，即照顾他们脆弱或痛苦的照料者，以及之后照顾其他人，将他们从酒精成瘾、药物滥用、抑郁或不幸福的婚姻、依赖以及广泛性焦虑障碍等困难中拯救出来。特别是，这种常见的与亲职化有关的反移情会让治疗师在处理来访者的悲伤或受伤等脆弱情绪时变得更加困难。因为来访者的这些感受会唤起被亲职化的治疗师熟悉的困境，即治疗师需要保护或照顾他们的照料者。现实的情况是，当治疗师还是孩子的时候，这对他们而言是一件不可能完成的任务。因此，来访者的这些情绪、情感会再一次让他感到面临威胁，让他们担心自己会让他们的照料者（现在是他们的来访者）失望。这些治疗师通常会纠结于自己的不胜任，因为他们不知道为什么又失败了，他们的焦虑为什么又被唤起了，这种情况与他们因为不能拯救情感上脆弱的照料者或者解决他们的问题而与他们的依恋纽带受到威胁的情况非常相似。

对于各种各样的反移情问题，所有的治疗师需要反思他们在原生家庭中扮演的角色。问题不是治疗师是否有其自身的反移情倾向，而是治疗师如何处理它们。每一个治疗师都有特定的反移情反应，这是人之常情。自我反思、与同事一起或者在督导师的帮助下反思自己的反移情都是负责任的管理反移情的方法。如果这些还不够，还可以寻求我们自己的治疗师的帮助。我们不想看到的是，治疗师将自己的反移情倾向付诸行动，即治疗师力求做一个"好"人以赢得来访者的喜欢和认可。这个时候，治疗师想要避免人际冲突，因此，他们不敢冒险超越流于表面形式的对话或议题，也不会运用治疗中出现的切入点，不愿意处理来访者困难的情绪或感受，不愿意做过程评述以处理误解或尴尬的互动，这些都是治疗师将反移情倾向付诸行动的表现。另一方面，反移情倾向付诸行动也表现在治疗师迫使来访者进入、袒露或者停留在他们的某一种情感上。与此相反，治疗师需要一直邀请来访者按照他们的意愿进入或离开他们体验到的困难的情绪或感受。治疗师需要和来访者探索，如果他们分享了这些困难的情绪或感受，可能会出现什么样的威胁或危险，而不是迫使来访者表达某种他们不情愿表达的感受。

- 如果你感到……这个感受会说什么？或者对你来说意味着什么？
- 如果你让自己感受到……我们之间会发生什么，或者你可能会遇到什么问题？
- 当你感受到……过去你生活中那些重要的人都是怎么回应你的？

允许来访者用自己的方式表达他们的情绪或感受，这可以避免那些长期控制他们的原生家庭运作的胁迫/强求和顺从的议题在治疗中重演。这些议题也是被边缘化的群体在主流文化中常常会经历的。治疗师在和来访者一起理解他们的阻抗或不情愿，探讨曾经存在的威胁或危险，这就为来访者提供了一个有效的中间立场。来访者因为被理解而感到安全，于是不久他们就能够探索那些过去让他们不知所措的感受。

治疗师通常认为他们对来访者的情绪或感受负有责任。在这种情况下，治疗师把自己放入不现实的期待中，认为自己必须处理或解决来访者的问题，结果这通常会让自己产生不胜任感。或者还有一种情况是，受家庭规则（例如，在我们的家庭中，男性难过是懦弱的表现，是不被接受的）和角色（例如，母亲必须忽略自己的感受并照顾其他所有人的感受）所影响，治疗师对自己的悲伤、愤怒、羞耻或其他被来访者唤起的情绪或感受感到不适。当这些反移情发生时，治疗师很可能用如下无效的方式回应来访者的感受。

- 解释情绪或感受的意义，在理智层面远离自己。

- 表现出指导性，告诉来访者要做什么。
- 向来访者保证所有的事情都没有问题，或者都会好起来的。
- 变得焦虑，转移话题。
- 陷入沉默或在情绪上退缩。
- 自我披露或转到他们自身的情绪。
- 尝试拯救来访者，却削弱了他们的力量感。
- 过度认同来访者，变得具有控制性。例如，治疗师为了减少自身的困难的情绪或感受，迫使来访者做出某些决定或采取某一种行动。

治疗师觉得自己需要为引发来访者的情绪或感受负责，或者有责任化解来访者的困难情绪，这种责任对治疗师而言是不合适的。那么如果他们不承担这种责任，他们又应该做些什么呢？治疗师对来访者的回应可以有三个层面：识别、加入、肯定。首先，治疗师帮助来访者识别他们可能体验到的重要的情绪或感受，帮助他们更充分地表达这种情绪。其次，治疗师需要对来访者共情或在情绪上予以回应，这样来访者就不用像过去一样必须独自面对自己的情绪、感受或者忽略它们，而是可以跟一个有心人分享。最后，治疗师需要肯定来访者的情绪或感受，帮助来访者理解这种情绪或感受，或者将之放到一个情境脉络中，这样他们就能够理解为什么他们会在这个特定的情境下体验到这些感受。通过这种方式，对来访者呈现出来的任何情绪，治疗师都能够游刃有余地给予有效的回应。

让我们更进一步地谈谈治疗师反移情的议题。虽然有些治疗师很好地意识到为来访者的情绪负责这个陷阱，可一旦来访者的情感变得强烈，这些治疗师还是会很容易陷入其中。谈到危及生命的健康问题、创伤、虐待时，来访者通常会有非常强烈的情绪。面对这些强烈的情绪，很多新手治疗师还是会纠结于他们要为引发来访者的痛苦负责，或者需要治好来访者，或者做些什么帮助他们摆脱痛苦。更常见的是，他们最后会倾向于回避来访者的这些情绪或者对之进行解释，以使自己感到释然。为了防止这个问题出现，治疗师需要具有支持性的督导师或同事，帮他们管理这种过多的责任感。这一点非常重要，否则，这些反移情反应会让治疗师无法有效地回应来访者，无法给来访者提供他们需要的肯定和共情。其中一个最重要的方式是，督导师帮助治疗师一同探索并更好地理解治疗师对来访者的情绪回应是如何影响他们的治疗过程的。当督导师提供安全避风港，让被督导者体验到容纳时，这有助于接受督导的治疗师用一种平行的方式，为他们正挣扎于强烈情绪反应中的来访者提供同样的安全避风港。

## 区分治疗师的个人议题与来访者的议题

我们在本章中探讨了大量复杂的、会唤起情绪反应的内容。在这一章结束之前，我们准备再强调最后一种影响深远的反移情议题。大部分新手治疗师会在早期的训练中，或者几乎所有治疗师都会在职业生涯的某一时刻，失去健康或恰当的分化能力，变得过分认同他们的来访者。这种情况首先表现在治疗师在生活中体验到很多情境性的压力，从而无法提供沙利文所说的治疗师作为"参与者／观察者"的立场时。这个时候，治疗师要么远离来访者，要么对他们反应过度。

让我们先看一看治疗师过度认同的情况。有时候治疗师生活中的个人议题会跟来访者正在经历的相似。例如，经历婚姻冲突或离婚，照顾长者或羸弱的家庭成员，应对财务上的挫败，处理抚养和教养孩子的问题，面对健康危机，等等。当这些情况发生时，有些治疗师会失去他们健康的分化能力，无法在咨访关系中同时保持参与者和观察者的角色。失去"观察性自我"，治疗师就会过度认同来访者，变得只是一个"参与性自我"了。例如，在督导中，受督导的治疗师可能会激动地告诉督导师："她太像我了！她发现她怀孕了，而她老公也刚好被解雇了！"虽然有时候在治疗师和来访者的生活情境中会出现这些相似或雷同的地方，但不要忘记，他们之间一直都存在着很真实的不同之处。例如，虽然来访者和治疗师都是白人女性，都学习心理学专业，但她们的个人成长史和生活的其他方面让她们彼此不同。如果治疗师没有留意这些不同，失去了分化的能力，就很可能会在处理来访者的情绪、情感上遇到困难，无法听出来访者想表达的内容，也无法做到准确共情。在这种情况下，来访者可能无法和他们正在体验的感受共处，因为这些感受让治疗师感到不舒服，而治疗师也会在来访者的选择或决定上有个人的介入。

缺乏分化或者无法同时保持参与者和观察者的身份，这是在新手治疗师身上会出现的正常的现象。大部分新手治疗师都会遇到这种困难，但随着经验的增加，情况通常会有所好转。然而，就像在本章所见到的，督导是最好的方式，督导师可以帮助治疗师理清来访者的生活经验和治疗师的生活经验实际上既有相似也有不同。有了这种澄清，被督导的治疗师就可以用更平衡或更恰当的人际距离进入下一次治疗中。然而，再进一步思考，如果这不只是发生在治疗师和来访者有相似的情境上呢？如果新手治疗师一直担心自己"把来访者的悲伤带回家"，那又怎么办呢？此时，治疗师再一次反移情地陷入这个缺乏自我－他人分化的困境中。当这种情形发生时，通常都是来访者的情感（如悲伤等）唤起了治疗师长期的悲伤情绪。这个时候，治疗师无法准确地共情来访者或者进入来访者的痛苦情绪。相反，他们正在经历他们自己的悲伤或痛苦，但没有识别出他们正在透过他们的来访者处理自己的痛苦。这种情况有时候可以在督导中得以解决，但通常治疗师寻求个人治疗才是处理这种未被处理的情绪或感受的最好方式。学习如何在来访者分享的内容和治疗师对来访者的回应之间设定边界，将有助于治疗师在治疗中从参与者的位置转移到参与者和观察者的位置。

治疗是深层的人性与个人的互动。治疗师自身的个人特质和情绪反应是帮助来访者改变的最大资源，但有时候它们也会成为障碍。虽然我们这里已经探讨了缺乏分化所带来的问题，但我们更愿意看到被督导者处理他们自己的这些过分认同的议题，而不是远离它们或躲在治疗师的角色里，不愿意冒险与来访者进入治疗关系中，进而在个人层面上受到来访者的影响。帮助被督导者发展分化的能力比培养真诚共情或者愿意与来访者发生联结要容易一些。如果治疗师只是一个远远的观察者，而不是在情绪上与来访者保持联结，我们会质疑治疗关系对来访者有多大帮助，修复性的关系或修正性情绪体验也不会出现。

总而言之，每个治疗师都会出现反移情反应。问题不是它们会不会出现，而是治疗师如何处理。当反移情反应出现时，治疗师应该请教同事或督导师，帮助自己理解和处理自己的个人反应。当治疗师发现自己在面对同一种类型的情感（如羞耻、愤怒或悲伤等）方面有困难，或者督导师无法帮助他们从中解脱，从而运用更中立的方式有效回应来访者时，我们鼓励治疗师寻求个人治疗。因为治疗师与来访者创立的治疗关系能够预测来访者的改变，我们鼓励治疗师毕生投入了解他们自己的工作以及他们的个人成长。治疗师对自身的反移情有可能被来访者唤起需要持一种开放的、非防御性的态度，并且有意愿一直处理他们对来访者的个人回应。否则，治疗师所提供的帮助将是有限的。更进一步而言，如果治疗师不愿意承认自己一直存在的反移情反应并对其进行处理，那么他们更有可能对他们的来访者产生负面的影响。例如，他们会认为："这是来访者的问题，这跟我没有关系"。能够帮助他人改变是一种荣幸，治疗师承认自身的局限性及其在治疗中的个人涉入，是对这种荣幸的尊重。

## 结语

促进来访者改变的一个关键要素，是帮助来访者对他们过去过于痛苦、羞耻或无法接受、无法忍受的情绪或感受予以整合，并且重新面对，从而帮助他们化解这些困难的情绪。大部分来访者在他们的生活中经历过不幸，那些痛苦的感受会跟他们呈现的症状和问题缠绕在一起。治疗师为来访者过去不曾被他人理解、接纳或包容的情绪或感受提供一个安全避风港，容纳和接受它们，从而帮助来访者解决他们的问题。当来访者冒险分享某些感受并发现这次他们没有接收到预期中的有问题的回应时，这对来访者而言可能是最重要的重新学习。当旧有的预期与不想要的人际模式被推翻，这就是一种修正性情绪体验。然而，治疗师也需要留意，给来访者提供可以产生改变的关系的最大障碍，可能是他们自身对某一特定情绪或感受的不适感，它源于治疗师在原生家庭中学到的规范和角色。因此，我们鼓励治疗师持续投入处理他们自身的反移情倾向，以及理解这些反移情倾向如何影响他们跟来访者的工作。

我们在之后的三章里关注个案概念化和治疗计划，了解治疗师如何理清来访者的核心问题，更好地理解需要改变的关键议题。为了做到这一点，我们将会学习更多关于来访者的问题最早是如何发展起来的，而如今又是如何跟治疗师以及其他人重演的。至此，本章已经呈现了非常多、非常复杂且会引发个人情绪的信息，这需要大家花很多年的时间进行整合，才能为己所用。这是一项富有挑战性的工作，大家要对自己有耐心，也要在需要帮助的时候寻求帮助。

## 本章练习

你的来访者身上的哪一种感受是你觉得最难以处理的？是什么使这种感受对你而言难以处理？在你的原生家庭中，这些感受是如何被回应的？

PART

3

第三部分

# 澄清来访者的问题，形成治疗焦点

# 家庭与发展因素

## 概述

在第一部分和第二部分的几章中，我们主要聚焦在治疗师与来访者之间的互动上，并且针对过程维度的工作提供指引。在第三部分的三章中，我们将会更充分地探索治疗师如何能够更好地澄清或概念化来访者的问题，并且在此基础上发展出更具体的治疗焦点。我们力求更加具体地思考，对某个特定的来访者而言，其真正的核心问题是什么，寻找并建立能够对这个来访者提供最大帮助的治疗焦点。如果治疗师能够对来访者的问题进行准确评估或者形成个案概念化，那将有助于建立特定的治疗计划，这也将使治疗更加有效。为了做到这一点，治疗师需要了解以下内容。

- 来访者的问题最初是如何形成和发展的。（第六章）
- 这些发展过程中出现的问题在来访者与他人有问题的互动中是如何表现出来的，又如何使他们原有的问题与症状变得更加严重，从而使来访者需要寻求治疗的。（第七章）
- 来访者与他人有问题的互动如何被带进治疗关系中，及其如何在咨访互动关系中呈现。（第八章）

治疗师越能够从上述三个方面更加具体地澄清自己的想法和了解自己接待的来访者，就越容易建立帮助来访者改变所需的治疗焦点。然而，我们发现多数新手治疗师缺乏个案概念化的训练或经验，这对新手治疗师来说是一项有待发展的、具有挑战性的新技能。在新手治疗师的初期训练中，他们通常难以厘清治疗焦点并用之指导治疗，即辨识核心问题、明确治疗方向以及与来访者一起完成的目标。因此，我们在接下来的三章中将提供指引，以帮助治疗师达到这些专业的要求。

在本章中，我们可以看到要帮助治疗师个案概念化并制订治疗计划的一个重要前提是认识在来访者的问题形成中家庭、文化与发展方面的因素。特别是治疗师需要给来访者提供共情性理解，帮助来访者明白，为什么某些情境性的问题或者看似不那么严重的应激事件会被放大，致使来访者产生与现实情境不相符的、更严重的症状和困扰。如果能做到这一点，治疗师就赢得了来访者的信任并帮助他们参与治疗过程了。我们之所以重视和利用发展的视角，是为了使我们更容易、更好地理解来访者当前面临的问题和适应不良的关系模式，而非获得心理动力学上的顿悟。虽然我们探究并评估家庭关系的互动哪些是好的、适应性的，哪些是有问题的，但这并不意味着我们要责怪或"抨击"父母，或者要他们为来访者的生活和选择负起责任。利用依恋理论指导临床实践的文献的数量正在迅速增加。我们先从这些文献开始这一章的讨论。

## 依恋类型在成人治疗中的临床表现

在前几章中我们已经介绍了依恋理论的基本理念，例如，儿童的依恋类型，安全避风港／安全基地，情感调节能力，反思能力，过度反应与去反应性的应对策略，以及对来访者同频回应的能力。现在有大量的实证文献将依恋理论与对成人来访者的临床研究和实践联系起来。这些文献对治疗师理解治疗关系也非常有帮助。约翰·鲍尔比（John Bowlby）在 1988 年出版的著作中第一次提到治疗师可以作为来访者的修复性依恋对象，治疗师创设的治疗关系让来访者第一次体验到安全避风港和安全基地，而这种体验是来访者在其之前的成长过程中从未体验过的。约翰·鲍尔比的这部著作开启了关于依恋理论的划时代的研究。约翰·鲍尔比认为，咨访关系可能成为具有深远影响的修正性依恋关系，而不仅仅像师生关系或教练与受训者之间的关系，或者任何其他的教学关系。但是这里需要我们特别小心的是，这种具有修复性的治疗关系不代表要"重新养育"来访者，也不是单纯给予来访者在其养育者那里缺失的情感体验。相反，这种关系帮助来访者对自己的生活形成更现实的描述，产生一种自我关怀的情怀，从而帮助自己得到自己想要却没有得到的，拓展那些限制并扰乱他们人际关系的僵化的内在工作模型，发展他们能用于在目前的生活中建立新的、更满意的人际关系的技巧和能力。

各种治疗取向的研究者与实践工作者正在从整合的角度借鉴很多实证研究。这些研究为运用依恋理论指导治疗过程并将之作为建立治疗关系的基础提供了强有力的支持。例如，研究者发现，治疗师和来访者先建立安全的关系，这将使治疗师的行为、认知和其他主动的干预方式变得更加有效。有些研究者更进一步提出，不论秉持哪种治疗取向的治疗师都会在治疗的第一个阶段在咨访关系中让来访者建立起安全感，即形成安全避风港和安全基地。在治疗的第二个阶段，治疗师则需要运用这种修正性情绪体验，运用来访者在其与治疗师建立安全关系的过程中学到的新的人际交往技能，以帮助来访者将其体验式再学习及其与治疗师互动过程中所使用的已经得到发展的社交技能，迁移并应用到与他人的日常互动中。

　　治疗师和来访者以这种方式在治疗关系中建立安全感。治疗师通过这种"来之不易的安全感"帮助来访者改变，这需要他们持续地做到以下两点：（1）提供修正性情绪体验，在来访者感到脆弱和痛苦时为他们提供安全避风港的体验（这种体验不是一次性、戏剧化或高峰式的体验，而是一种可信赖的人际联结方式，出现在持续进行的人际互动中）；（2）提供安全基地，这需要治疗师有一双善于发现的眼睛，持续寻找切入点支持来访者的自我探索与自主意识，觉察和强调他们的个人优势并对他们的成功经验做出正面回应。在开始治疗时，来访者通常缺乏经验与能力，无法与治疗师建立一种安全的具有适应性特征的人际关系。因此，如果治疗师在治疗一开始就能克服困难，和来访者建立哪怕是一定程度上安全的治疗关系，那么他们就会发现，治疗实际上已经进入了第二个阶段。在这里，治疗师运用来访者体验到的变化帮助来访者意识到，有人会用不同或者比以前更好的方式回应他们。治疗师帮助来访者用体验的方式觉察到其旧有的认知图式是错误的，或者帮助他们将其内在工作模型放入真实的现实生活中加以审视，这样治疗师就可以帮助来访者将这些新的、更有效的人际联结模式迁移到与其他人的关系中。因此来访者在治疗室和现实生活中积累的多重修正性情绪体验就能够让治疗取得成功。这种整合的、体验式的改变模型正是本书自始至终要建立和阐述的人际治疗过程。

　　在本章中，我们先讨论有关四种成人依恋类型的研究，即描述这四种依恋类型的来访者在治疗关系中的表现及其与治疗师的互动，为确定治疗焦点与进行干预提供指引。我们需要先介绍这些复杂的概念，然后再讨论如何运用这些概念帮助来访者。

## 四种依恋类型

　　根据巴塞洛缪（Bartholomew）和霍罗威茨（Horowitz）、米库利茨（Mikulincer）和谢弗（Shaver）等人的研究，成人依恋类型可以从"焦虑"和"回避"两个彼此垂直的维度予以衡量。"害怕"是依恋理论取向的治疗师在他们的来访者身上观察到的一种特有的或主要的情绪。与孩子一样，当成人感到威胁、脆弱或痛苦时，他们倾向于从当前的成人依恋关系中寻求安慰或支持。担心依恋关系是否安全就是指当我们受伤或生病、受到威胁、感到脆弱、面对损失或遭受创伤时，我们会担心或忧虑那些与我们有重要关系的他人是否仍然在那里，他们是否愿意了解我们的这些感受并予以回应。也就是说，来访者的焦虑是对重要他人是否会随时在那里回应自己需要的担心，在这个连续的维度上，他们的焦虑有高有低。

　　成人依恋类型的另一个衡量维度是当个体感到痛苦时其对依恋关系的回避程度。这指的是在某种关系中，对这种关系的亲密度、情感需求和承诺方面感到舒适与不适的连续维度。回避程度高的人认为自己能够自给自足，觉得他人是不可为己所用的、不可靠的，并且害怕被他人过度或任意控制。这导致他们同时回避自己和他人的感受和需求。拥有这种依恋类型的人会回避与他人分享，也不投入情感，但同时他们在主观体验上或者私下会感到脆弱和痛苦。从焦虑和回避这两个维度出发，成人依恋类型被划分为四类：包括安全型的依恋和其他三种不安全的依恋，即焦虑、回避与恐惧。

　　如图 6.1 所示，安全型依恋的成人来访者在寻求他人的帮助和理解时不会感到特别焦虑，不回避对他人的情感需求和与他人建立关系。当感到痛苦时，这些适应良好的成人会寻求重要他人的帮助。回避型依恋的成人来访者在依恋他人的焦虑上较少有外显的表现，即不表达这种人际需要（虽然当他们对人际关系有需要时会体验到强烈的痛苦，或者其皮质醇的唤醒水平较高），在感到痛苦的时候逃避与他人接触。回避型依恋的来访者在面对问题时较少向他人寻求帮助，也会隔离或逃避自己和他人的情绪或感受。焦虑型依恋的成人在向他人寻求帮助和理解时会感到很焦虑，但并不回避表达自己的情感需求。这种类型的来访者在面对问题时会寻求帮助，但是他们对依恋对象能否持续对自己保持关注和有足够的回应而感到焦虑。最后，恐惧型依恋的成人在表达自己需要他人的支持时不仅表现出焦虑，而且也回避与他人建立关系，害怕在依恋关系中表现出自己的脆弱，即他们呈现强烈的趋避冲突。他们需要人际关系，但是在与他人建立关系的过程会唤起他们那些关于未解决的创伤和丧失的记忆，以及伴随这些记忆而来的他们不想要的可怕的感觉，所以他们回避与他人的人际关系。图 6.1 所呈现的二维模式图是基于巴塞洛缪和霍罗威茨的文章，我们把这个模式图视为指南针，用以指导我们探讨这四种临床依恋类型，使新手治疗师能快速从来访者身上识别出它们。

## 安全型依恋的成人来访者

　　研究发现安全型依恋（见图 6.1 中的象限一：低回避，低焦虑）的来访者珍惜亲密的依恋关系，毫无保留地对童年记忆进行一致性的描述。这些一致的"依恋关系叙述"是其他三种依恋类型者所不具备的。他们之所以能有这些一致的"依恋关系叙述"，是因为他们从照料者那里体验到的安全避风港和安全基地，从而使他们产生更为整合和一致的自我认同感。在广泛使用的用于测量成人依恋类型的成人依恋访谈（Adult attachment Interview，AAI）中，具有安全型依恋的成人可以清楚开放地讨论人际关系，具有反思力（即有能力灵活地思考有关自己与他人的想法、感受和意图）并展现共情能力。安全型依恋的成人能够承认童年经验对他们的实际影响，即使有些经验是消极的，他们也不会像回避型依恋的成人来访者那样，在治疗开始时否认和掩饰这些经验。因此，安全型依恋的成人能更准确地评估现实情况。他们不会将照料者（或治疗师）理想化，或者否认过去和现存的生活中存在问题，而这种现象在其他三种不安全型依恋的成人身上则普遍存在。

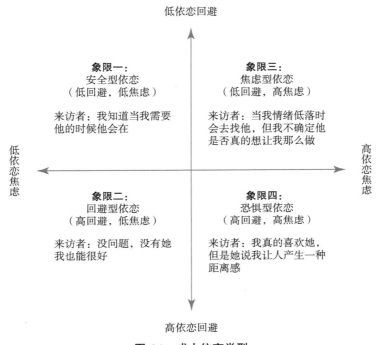

低依恋回避

象限一：
安全型依恋
（低回避，低焦虑）

来访者：我知道当我需要他的时候他会在

象限三：
焦虑型依恋
（低回避，高焦虑）

来访者：当我情绪低落时会去找他，但我不确定他是否真的想让我那么做

低依恋焦虑

高依恋焦虑

象限二：
回避型依恋
（高回避，低焦虑）

来访者：没问题，没有她我也能很好

象限四：
恐惧型依恋
（高回避，高焦虑）

来访者：我真的喜欢她，但是她说我让人产生一种距离感

高依恋回避

**图 6.1　成人依恋类型**

安全型依恋的成人有时候被误解（尤其是被回避型依恋的人误解）为他们在童年时期被纵容或被过度保护，但其实并非如此。实际上，他们的依恋需求被满足的方式帮助他们在成年时变得更有弹性、更自主。他们成长于对他们的情感需求具有同频回应的环境中，即他们在童年时的经验是被共情、被看见、被肯定和被认可的。在他们需要时，成人能够及时给予回应，帮助其消除苦恼、解决问题。这不仅让孩子能够保持与自己经验的联结和认识自己，还有助于孩子发展情绪自我调节、冲动控制、共情能力和行动力等重要的心理优势。虽然安全型依恋的成人偶尔会寻求治疗，但他们拥有正向的自我内在工作模型，觉得自己是好的、值得被关爱的，而且他们仔细选择的与之有重要关系的他人也是正向的或值得信任的。

研究发现，安全型依恋的成人的效率很高，在认知与人际方面不僵化，更灵活、更有弹性，也更具有复原力，即在面对压力时，与其他三种不安全依恋类型的成人相比，安全型依恋的成人更加具有处理和承受压力的能力。因此，当安全型依恋的成人来访者进入治疗时，他们对于自己有问题且需要寻求帮助很少感到冲突，并且能够更加合作地与治疗师一起工作。元分析发现，安全型依恋的来访者有能力建立工作同盟，运用其所拥有的心理资源，在探讨自己的问题时表现出更多自我披露和情绪或感受，并且更加深入。与另外三种不安全型依恋的来访者相比，安全型依恋的来访者也更有能力探讨其与治疗师之间出现的关系裂痕及其对治疗师的负向反应。

研究者发现，**安全型依恋的成人在其需要时可以找到值得信任的社会支持，并且可以避免或随时终止不合适的关系**，这也许是安全型依恋者最重要的适应性功能。但是，如果来访者不幸没有生活在安全的环境中，他们是否就难以获得这些适应性的特征？答案是否定的，虽然依恋类型一旦形成就有其显著的连续性，但是随着时间推移，在某些人的身上也可能发生改变。有些人即使在儿童时期没有形成安全型依恋，但是在青少年或成人阶段也可以变为安全型依恋，从而能够处理好并修通他们的问题。这些人已经在后来的生活中获得或赢得了安全感（习得安全感），这实际上是我们在治疗中为许多来访者设定的目标。这些人已经通过生活中其他有修复性的关系（例如，与治疗师、核心家庭之外的家庭成员之间的关系，或者其他具有修复性的关系，等等）实现了这一目标，因为这些关系为他们提供了所需要的回应。这些个体已经"重新加工"并且平复了他们困难和充满挑战的童年经验。

因此，如图 6.1 所示，位于第一象限的安全型依恋的来访者是低回避与低焦虑，也就是说，当他们感到痛苦时，他们不会回避他们需要的关系和情感需求。相反，在不依赖、不苛求和不过度索求帮助的情况下，他们会以健康成年人的方式，适当地向那些经过他们细心选择并被时间证明值得信赖的重要他人寻求帮助，获得他们的理解。当这样做时，他们不会感到焦虑或者过度担心被他人控制、拒绝、抛弃或者体会到其他三种依恋类型者所体会到的威胁。在这方面，研究发现，一个人接受某种程度的依赖并且允许自己在感到痛苦时接受自己信任的人给予的安慰与支持，反而可以让其变得更加自主与自信。治疗师和安全型依恋的来访者一起工作时将会听到类似下面这些表现其信任与安全感的典型话语。

- 我知道当我需要他时，他会在那里。
- 我知道当我走近她时，她不会让我在感情上受伤。
- 当我痛苦时，他能够安慰我。
- 我很享受她在情感上和我很亲近，因为我也觉得自己跟她是如此亲近。

下面我们将讨论的另外三类依恋类型反映的是不安全型依恋关系（回避型、焦虑型与恐惧型）。回忆第五章有关情感调节的内容，其中有一个重要的概念可以帮助治疗师了解这三种不安全型依恋的来访者所表现的症状、防御机制与临床表现：当面对困难时，这三种不安全型依恋的来访者会用过度反应策略和去反应性策略处理自己的痛苦。依据不安全型依恋的来访者的依恋经历及其关系体验，他们在先前所形成的关系中意识到，他们的依恋需求不会得到满足，因此他们需要采取防御性的应对策略调节自己的情绪。

使用过度反应策略的来访者关于自我的内在工作模型是消极负向的，即他们认为自己原本就是不讨人喜欢的，是不值得他人关爱与回应的，而关于他人的内在工作模型虽积极正向却是不准确和不切实际的。相反，那些使用去反应性策略的来访者对自我的内在工作模型是积极正向、具有能力的，但这种看法是不切实际的；而关于他人却持消极的认知，觉得他人都是有敌意的、带有竞争性的，或者没有能力／无法有效回应自己的。那些恐惧型依恋的来访者会在过度反应与去反应性策略之间不断转换，这让他们自己、他们生活中的其他人都感到困惑，通常也让他们的治疗师感到困惑。他们对那个在自己遇到困难时需要及时走近寻求帮助的人感到害怕（这就是那个有时可以帮助他们，但有时又会严重伤害他们的依恋对象）。因此，当他们开始接近某人时，他们几乎也同时开始退却与回避。他们不断地在这个重复出现的趋避循环中痛苦地生活着。令人难过的是，他们关于自我和他人的内在工作模型都是消极的，他们也不像回避型依恋和焦虑型依恋的来访者那样拥有稳定的或更具适应性的应对策略，以处理他们的焦虑。

## 回避型依恋的成人来访者

让我们用一个临床案例来说明典型的回避型依恋（见图6.1中的象限二：高回避，低焦虑）。本案例与下一节中提到的焦虑型依恋的案例都来源于同一个研究，这个研究对为不同依恋类型的来访者制订相应的治疗计划与形成个案概念化提供了非常有用的信息。

R正在接受心理咨询以试图解决他在人际关系方面遇到的困难。R觉得向他人敞开心扉令自己感到不适，与此同时，当他人与其接近并分享他们的情绪或感受时，他也会感到不适。因此，这给他的人际关系造成了一些问题，因为只要一段关系达到某种亲密程度，他就会选择回避或离开这段关系。相反，在人际关系中与他人保持一定的距离，不必依赖或依靠他人则让他在人际交往中感到较为自在。实际上，哪怕想到要依赖他人都会让R感到紧张。R很难对他人产生依赖，一旦关系的另一方开始强调他们的担忧和需要必须被满足时，他们的关系很快就会走到尽头。R承认，在过往的关系中，这种与他人联结的方式给其人际交往带来了许多问题，结果往往是当交往的另一方的要求看上去令其难以承受时，R就会逃离这段关系。

与安全型依恋的来访者相比，回避型依恋的来访者使用去反应性策略。如前所述，回避型依恋的来访者关于自我的内在工作模式是积极且具有能力的，而对他人却持消极的认知（在压力情境下，回避型依恋的来访者通常会错误将他人觉知为控制的、敌意的、侵入的或不可靠的），但这种内在工作模型对自我和他人的认知都是不切实际的和不准确的。过往的经验告诉他们，他人提供的帮助只是偶尔的，并非长期性的。在幼儿时期，当他们面对问题时，他们的照料者一直忽视或拒绝他们的请求，而这样的模式在其成长过程中持续存在。故其关于他人的内在工作模型是，他们随时将他人视为具有潜在伤害性的、敌意的，或者认为他人是懦弱的、不可靠的，或者具有侵犯性、苛求和控制欲的，因为这些都是他们年复一年所体验到的、存在于他们生活中的主要的依恋关系模式。这也就可以解释这样的经历导致了其固着的认知：认为寻求与他人的亲密关系是无用的，因自己的某种需要求助他人只会反映其是脆弱的。来访者认为在面对问题或痛苦时，向他人寻求帮助还会带来伤害，因为向他人寻求帮助会让他人破坏其自主性，并且可能会让他人任意控制自己，或者给了他人忽略甚至拒绝自己的机会。对于在成长过程中曾经历过情感剥夺以及孤独、痛苦的来访者而言，寻求亲密关系或维持亲密感是充满威胁的。因此，降低或否认对任何人的情感需求是最安全的应对策略，因为他们预期的回应是被他人拒绝。所以，他们学会用忽视，甚至不辨识自己的情感需要的方式调整自己的困扰。

回避型依恋的来访者在应对威胁时没有能力正确评估环境给他们带来的影响，他们会不切实际地夸大自己的自尊和能力，同时也不断降低和否认实际存在的真正危险。此外，在现有的威胁情境中，他们会忽视或无法意识到自己的恐惧或悲伤，并且他们也会转移自己的注意力，使自己远离那些与自己的依恋对象有关的令人失望和受伤的想法或回忆。因此，我们会看到回避型依恋的来访者（回避型儿童的成人版）使用去反应性策略降低和减少焦虑带来的痛苦，对他人通常也表现出较少的觉察、共情与关怀，并且厌恶亲密感。

在治疗初期，如果治疗师直接或频繁地询问回避型依恋的来访者有关其童年或家庭的经历，通常都不会有太好的治疗效果，因为这些来访者不愿意分享，也常常不记得小时候的某些事情，他们会说类似下面实例中的话。

**回避型依恋的来访者：**我父母……我家人……我不知道，我不太记得我的成长过程……

当他们谈论自身成长或家庭经历时，他们通常会以过于理想或积极的方式呈现他们的童年，可能偶尔有些人会过分贬低自己的童年，如下面所示的这些反应。

**回避型依恋的来访者：**我的家人都很棒。是的，一切都很好。

或者

**回避型依恋的来访者：**我不需要他们。他们都没用。我可以很好地照顾自己。

然而，当回避型依恋的来访者间接地提到自己的童年经历时，治疗师很容易就会发现，来访者说的并不是所有事情真的都"很棒"。治疗师需要特别留意，当来访者向他们的照料者表达其困扰和问题时，他们的照料者说了什么、做了什么等细节和具体行为。通常，如果治疗师仔细聆听就会发现，来访者会有许多不同的、痛苦的述说，即照料者对来访者他们是没有回应的、明显拒绝的，甚至有时在身体上虐待来访者。但是，对于回避型依恋的来访者而言，这些痛苦、羞耻和令人焦虑的体验都可以通过认知或情感上的忽视和回避被隔离或被防御。这其实也给治疗师提供了一个干预的切入点，治疗师可以利用它探索他人如何回应来访者的具体行为，即他们说了什么、做了什么。

**治疗师：** 当你告诉她那件事情，她脸上的表情与语调是怎样的呢？

就像回避型依恋的孩子一样，回避型依恋的来访者根本不信任他人。他们不断地反复体验到，当他们有需要的时候，情感支持或社会支持是不可能得到的。因此，防御性的人际关系就呈现出来了，这通常是伪装的独立或伪装的完全自给自足的表现，即总是表现出"坚强"而不是"怯懦"。许多这种类型的来访者在关系中寻求支配与控制感。治疗师听到来访者对几乎所有情境的描述都是"没问题的"。而这些痛苦的成长经历一直得不到照料者的肯定、关爱或协助，这便造成他们远离自己的感受，对他人经验或感受的共情迟钝，在关系中亲密与承诺的能力有限。然而，这也正是治疗师的共情及其用一种崭新的、不同的方式持续帮助来访者投入治疗过程为什么如此重要的基础。这些不想依赖他人的来访者，其核心议题就是与他人分享自己的脆弱或者表达自己的需求（即使处于高度压力的情境中他们内心或私下体验自己的痛苦或苦恼）都是不被接纳的，是被视为一种令人耻辱的软弱。这类来访者一开始常常拒绝治疗，并且也拒绝他人提供的帮助。

如果你的来访者具有回避型依恋风格，而你不是一名具有回避型依恋风格的治疗师，那么一开始你可能会觉得和这个来访者面谈时有些无聊。当然，在与他人的关系中，这些来访者回避与他人走得太近，鄙视对他人的依赖，他们也不会把治疗师看得那么重要（这对多数新手治疗师具有一定的挑战性，尤其是对焦虑型依恋的治疗师，因为这种依恋类型的治疗师具有需要来访者赞许的倾向并会主动寻求这种赞许）。这表现在回避型依恋的来访者会缺席会谈、迟到，一般而言，他们不会让治疗师变成一个对他们很重要的人。这种依恋类型的来访者持续让治疗停留在表面，由于回避自己的痛苦，他们不对自己真正的问题进行实际探索，仅仅是维持"强迫性独立"，而不是将治疗师视为在治疗关系中可以提供支持的资源，更不会通过治疗师对自己的问题展开探索。

对于这类来访者而言，虽然他们不怎么谈论自己，用理智化的、笼统的或过于简单的方式沟通，表达不出什么实质性的内容，也不愿意披露或分享自己的情绪或感受，但是治疗师不应该放弃这些反应性低且很难投入治疗互动的来访者。相反，我们可以在他们停留的地方加入他们，允许他们在治疗开始时保持他们所需的人际距离，然后我们持续留意并寻找治疗的切入点。例如，当他们提到看似微小的问题、小小的失望或不满，或者想让某些事情有所改变的任何微小的愿望或动机。一旦捕捉到这些时机，治疗师就可以切入并予以回应。一般而言，治疗师不应采取指导性的姿态，如布置家庭作业、强迫来访者分享感受或进一步自我披露等。虽然治疗师的意图很好，并且这样的方式对其他依恋类型的来访者可能会很有帮助，但对于回避型依恋的来访者来说，他们可能认为这样的回应方式给他们带来的就是他们曾经熟悉的、可预期的、不想要的被控制的感觉。许多回避型依恋的来访者习惯在互动关系中获得权力与控制，所以，他们会认为治疗师也想得到支配权与控制权。对新手治疗师而言，这些来访者的竞争性以及他们对权力和控制等级方面的需求往往难以应对，所以新手治疗师需要督导师的支持。有时在与治疗师的互动关系中这些来访者寻求占据主导地位，或者对治疗师表现出轻视或不理睬的态度，就像他们对待伴侣、同伴、同事或生活中的其他人一样。

但是，回避型依恋的来访者对依赖如此抗拒，那是什么让他们寻求治疗呢？其中的原因可能是因为他们的伴侣或配偶威胁要离开他们，因为他们无法和他们的伴侣或配偶亲近，无法回应他们的感受与担忧，或者无法对关系做出承诺（即他们要维持自己"独立"，不受控制）时。也可能是他们的伴侣或配偶主动要求他们接受治疗，不然就威胁要离开他们，因为他们在关系中过于控制、支配或占有欲太强。此外，我们发现回避依恋的来访者也需要有人协助他们一起面对哀伤，他们在面对失落时很挣扎，而悲伤是一种他们根本不能接受的"懦弱"的感觉。然而，当他们的父母或所爱之人过世时，他们的丧失感非常强烈，这使他们无法使用惯用的去反应性的防御策略。以至于童年时那种想要却得不到的被剥夺感因父母或其他依恋对象过世而浮现出来，这加剧了他们当下的困境。这个时候，有一些来访者也会愿意接受治疗并进入一段治疗关系。研究也发现，一些诸如抑郁等情感性障碍也有可能会出现在具有回避型依恋的来访者身上，但他们在苦恼的时候不会寻求支持，这是可以理解的。此外，虽然他们在工作上很投入，在专业领域内很成功，但当出现应激事件时，他们就容易出现酒精滥用或成瘾性障碍，而这些正是一种非关系性的应对策略。

虽然回避型依恋的来访者因为这样或那样的问题前来寻求治疗，但在治疗初期，他们仍然会将焦点放在他人而非自己的问题上。这些来访者并不希望治疗师针对自己进行治疗，换言之，他们不愿意向内审视和深入地探讨自己，他们只想将问题外化而忽视自己在问题中应承担的责任。因此，可以预期的是，治疗师会经常感到自己被来访者拉入其责怪或批评他人的行列。研究发现，当治疗师和来访者一样具有回避型依恋时，这尤其可能会造成问题，即治疗师很容易停留在表面对话上或者将问题归咎于外在的原因。想到治疗师和来访者都是回避型依恋这种糟糕的搭配就不难理解为什么会出现这个问题，因为这些来访者否认他们需要帮助，而他们的治疗师也只停留在自己的舒适区，并加入来访者的防御中，进而回避对治疗过程的参与和由此可能带来的真实的痛苦感受。然而，我们将看到如果治疗师过于反其道而行之，让来访者在治疗中更加投入方面给他们施加过多压力，不允许这些回避型依恋的来访者拥有他们所需要的防御，不允许他们在治疗初期保持他们需要的人际距离，这样的治疗注定也会失败。

无论来访者是回避型依恋，还是我们下面将要讨论的另外两种不安全型依恋，每一种依恋类型的来访者都是不同的。治疗师不能只将这些来访者简单笼统地归到各个类型中，如仅仅把他们当成"回避型依恋的来访者"予以回应。治疗师首先要做的，也是最重要的事情是，把来访者视为一个独特的人，了解来访者不同的特点和经历。当然，就像其他任何分类系统一样，这些不同依恋类型的特征有助于治疗师形成工作假设及澄清这些依恋特征的重要功能。然而，简单地把来访者归入回避型依恋或者其他分类系统中无法让我们全面地真正了解这个人。讽刺的是，这种简单的归类本身也是一种回避型反应。值得注意的是，来访者回避的程度或严重性在一个连续谱上有很大的不同。例如，治疗师可能会遇到一些功能比较好的来访者，像前面的案例中的 R，他在生活中的各方面都表现得很好，但只有在亲密关系与对关系的承诺方面存在问题。中度回避型的来访者中则包括许多以自我为中心的来访者，有些自恋、强迫甚至偏执特性。回避程度更严重的心理病理学特征可以表现为与反社会人格障碍和犯罪行为有关。此外，回避型依恋的来访者常被形容性格专制，正如我们将在下一节提到的，他们也是专制型父母。

如图 6.1 所示，第二象限中回避型依恋的来访者具有高回避（即来访者回避自己的情感需求，回避寻求他人的协助）、低焦虑（即来访者在面对实际问题时，虽然他们存在情绪困扰的生理指标可以被检测到，却没有呈现外显的焦虑或担忧）的特征。他们体验不到害怕和其他脆弱的情绪或感受。通过这种方式，他们阻止自己和其他人建立依恋类型的想法与感受。当和回避型依恋的来访者一起工作时，我们会听到类似以下这些话语。

- 我不在乎她是否爱我或者需要我。
- 当我沮丧时，我不想告诉他，因为我会照顾自己的感受。
- 我习惯什么事情都靠自己，所以我不用寻求帮助。
- 没有他我也可以生活得很好。
- 没问题，一切都很好。

治疗师通过询问回避型依恋的来访者"你感觉怎么样"来回应他们的这些话语，是不会发挥用的。随着治疗的进展，治疗师可以尝试多次邀请来访者回应和分享感受，但不要在治疗初期做这类邀请。相反，治疗师需要倾听并寻找治疗的切入点，即当来访者表达了任何冲突、需求或痛苦时，哪怕其表达的程度很浅显且轻微，然后试着以适度的共情做出邀请，以下是一些示例。

- 听起来你有很多事不得不自己扛。
- 我很好奇，有时你是否会感到独自面对问题有一点困难？

- 也许他人尽了最大的努力了，但对你来说帮助似乎不大，或者他们的回应方式对你而言并非是最有效的。

为什么在对这种依恋类型的来访者进行回应时要持续地、一点点地尝试提供共情性理解呢？因为这种依恋类型的来访者毕竟一开始并不一定欢迎或接受这些回应，他们也不会理会这些共情性回应，有时甚至也回避治疗师。治疗师这时需要留意自己不要有反移情性回应，即将来访者对共情邀请的拒绝和不理睬视为其针对治疗师个人的行为，然后用批评、判断、退缩等方式予以防御性的回应（这样做就和来访者在生活中遇到的其他人的回应一样了）。相反，治疗师需要用一种新的、不同的方式进行回应，即平稳、持续地寻找治疗的切入点，适时地给来访者另外一个共情性的邀请，或者尝试运用过程评述询问来访者，当他们以回避的方式回应他人的时候，他人会做些什么等。

为什么这样的干预计划很重要或更加有效呢？对回避型依恋的来访者而言，其基本治疗目标是不断增加其所缺失的安全避风港体验，以便为其提供修正性情绪体验。通常，这些来访者在其成长过程中都有较好的安全基地的经验（即在没有帮助的情况下独自探索，给照料者他们不需要帮助的错误暗示）。也就是说，他们会防御性地对照料者说他们并不需要帮忙，但其实他们需要帮忙，只是假装自己可以处理好所有的事情。例如，一个人刚上大学，需要照料者的帮忙，但他因为预期自己的要求和需要会被拒绝，或者认为照料者不会协助或回应自己，所以就说自己可以独自处理。童年时期，回避型依恋的来访者在自己非常害怕与痛苦的时候总是独自面对自己的感受（他们缺乏安全避风港），所以他们认为照料者不会回应他们的困扰，即他们得靠自己处理，因此他们表现出不需要帮忙的样子。

给来访者提供这样的共情不仅是一个善意的举动而已，更重要的是，它直接触及回避型依恋的来访者重要问题的核心，即在他们的成长经历中严重缺乏同频、肯定和共情性理解。但是现在，治疗师感到这些来访者有这样的困扰和问题，治疗师能够始终如一地以肯定和支持的方式真正地"聆听"他们——也许这是他们人生中第一次被这样对待。治疗师所提供的修正性情绪体验可以拓宽回避型依恋的来访者僵化的内在工作模型和有局限性的人际能力。

治疗师最有帮助的做法是为来访者提供一个安全之所，在那里他们可以得到共情与理解，继而发展出信任感；协助来访者探索其需要，并且厘清他们的依恋经验如何反映在目前的问题中；帮助来访者发现他们在什么时候、以什么方式表现出对自己或他人的疏离；通过与来访者一起练习新的不同的反应方式，帮助他们改变其回避行为。当回避型依恋的来访者具有更多的情感投入并且能够表达自己的需求（先是和治疗师，然后与他们挑选的日常生活中的某些人）时，他们就可以准备终止治疗了。

### 焦虑型依恋的成人来访者

让我们先用一个临床案例说明典型的焦虑型依恋（见图 6.1 中的象限三：低回避，高焦虑）的来访者。

J 因为人际关系问题前来接受心理咨询。J 在关系中总是害怕被抛弃，即使对极小的拒绝或丧失的信号，J 都会体验到强烈的焦虑。从青少年时期开始，J 就开始谈恋爱，若没有恋爱关系，J 就会觉得没有安全感，感到不安。J 经常担心自己孤单一个人。J 一直觉得自己没有得到伴侣足够的爱，于是试着持续不断地靠近伴侣直到感觉与其融为一体。当伴侣没有对 J 表现出足够的兴趣，不在 J 身边，或者忽视了 J 的情感需要时，她就会变得愤怒和沮丧。当伴侣希望独处时，J 也会不满。J 在关系中付出一切，并且期待伴侣也像自己一样，有意愿给予 J 所需的承诺与保证。然而，J 也承认自己在关系中不断要求亲密与联结，这常常会吓坏对方，而让对方远离自己。

焦虑型依恋的来访者具有的典型特征是夸大情感需求，对人际情境反应过度。这些焦虑水平很高的来访者在日常生活中会感受到明显的痛苦：他们对和他们有关系的其他人是否会随时在那里并回应他们的需要（安全避风港）有高度的不安全感。在治疗中，他们常常担心被抛弃，或者担心他人不需要他们，并且紧张不安地追求与他人的亲密关系，以吸引尽可能多的注意、回应与肯定。治疗师很容易发现焦虑型依恋的来访者有下列表现：夸大自己的苦恼（常常为了获得肯定，或者为了和伴侣重建亲密关系，在生活中制造戏剧性事件）；就像对他们的伴侣或重要他人那样，这些来访者对治疗师可能流露出的潜在的离开他们或不能再帮助他们的信号保持高度警觉或反应过度；坚持和要求治疗师或其他人给予他们更多的时间和关注。

焦虑型依恋的成人来访者在现在和过去的关系中经常陷入对其他人的愤怒、理想化或过度担忧等情绪、情感中。许多来访者说话杂乱无章，或者不停地说话，或者听起来似乎无法完整地表述一个句子或想法。他们经常担心重要他人是不是不可靠，是不是会离开他们或者让他们失望。这类典型的表述可能类似以下示例。

**焦虑型依恋的来访者**："为什么他没有回我短信？午餐后我就没有收到他的消息了！"

或者

**焦虑型依恋的来访者**："我停不下来，一直在想她可能在骗我！"

这种依恋类型的来访者对重要他人的可依赖性或可获得性感到不安和焦虑，这些不安和焦虑占据了他们所有的想法，以至于他们没有给自己的想法、目标和兴趣留出一定的空间。

焦虑型依恋的来访者担心其他人发生了什么事，其他人可能会怎么想他们，以及对他们有什么感觉，这些担心主导了他们的主观体验，让他们觉得不知所措。

此外，焦虑型依恋的来访者缺乏自信，怀疑自己的能力。他们认为自己是软弱的，既不相信自己有能力应对，也不相信他人有能力用值得信赖的、可靠的方式帮助自己。他们认为自己是脆弱的，没人爱的。这种自信的缺乏是因为其照料者通常将注意力放在自己身上，或者只担心、忧虑自己的事情。由于照料者只担心、忧虑自己，他们无法将孩子的想法放在心上。照料者只是在他们忽然想起孩子的时候才会回应孩子，而不是在孩子表达痛苦的时候，所以他们对孩子的回应常是不可预测的或不一致的。照料者的这些反应令童年时期的来访者感到困惑和矛盾，从而使来访者与其照料者深深地纠缠在一起。与回避型依恋的来访者总是得不到照料者的回应不同，焦虑型依恋的来访者的照料者有时会回应来访者和对来访者表现出关爱。但照料者对孩子的回应充满着以自我为中心、不一致、无法预测的特性，导致这些孩子对自己不自信并**发展出将情绪和问题放大的应对方式，以此彻底吸引照料者的关注和回应**。

焦虑型依恋的来访者的核心情绪是害怕关系的丧失。他们常常感到被抛弃的威胁，这些情绪随时都会扰乱来访者的生活，使他们的生活一直被戏剧化的危机所消磨。他们进入治疗通常是因为近期分手了，或者没有能力结束一段有严重问题的关系，或者没有能力从之前的关系丧失中恢复。实际上，某段关系的结束往往是因为他们对伴侣过度的索取、嫉妒或依赖。绝大多数焦虑型依恋的来访者经常沉浸于自我的忧虑中，他们经常在这两个极端中摇摆：一端是以自我中心地忽视他人，另一端则是苛求他人过度卷入与自己的关系，而这种近乎侵入性的要求则常导致他们的伴侣心生害怕从而选择退出。许多焦虑型依恋的来访者成长于具有纠缠型亲子关系（通常也是被亲职化）的家庭。他们的父母经常沉浸在自己强烈起伏的情绪中，所以他们的回应常常无法预测，他们无法给来访者提供可信赖的安全避风港，以容纳孩子并帮助其进行情绪调节。有些照料者在一开始确实回应了孩子，但这个过程却不知不觉地出现了一个令人困惑的角色颠倒，即照料者的回应不是为了满足孩子的需求，而是满足照料者自己需要一个知己或情感上的支持。

如果来访者是焦虑型依恋，他们常常在第一次会谈中表现出强烈的情绪和投入。他们通常会说很多，也会表达很多情感，表现出很想积极地投入会谈，拉近和治疗师的距离。但这些来访者容易感到被压垮，也比较容易让治疗师感到不堪重负，就像他们会让生活中的其他人不堪重负一样。虽然他们常常进行自我表露，但他们往往会不加区分或者没有选择地对任何他们刚遇到的人进行自我披露，从而让对方感觉难以承受这种"过分的友好"。他们在治疗中常常想极度依赖治疗师，正如在生活中依赖其他人一样。所以，这些来访者常常让治疗师感到有压力，即需要不断地给予他们安慰，而不是投入治疗中和治疗师一起认真地解决他们的问题。因为他们对治疗师的回应也缺乏安全感，他们会把注意力集中在治疗师身上，充满焦虑、竭尽全力地夸大或讨好治疗师，以确认治疗师对他们能有持久的兴趣与投入。

总之，焦虑型依恋的来访者对感觉到的威胁有过度的反应，内心充满被抛弃的恐惧。虽然他们常常表达自己非常痛苦，需要被安抚，但矛盾的是，他们又会抗拒自己主动索取的来自他人的帮助，不能轻易被安抚或者被帮助（例如，来访者总是会说："是的，但是……"）。虽然接受我们督导的咨询师可能最初难以理解这一点，但研究发现，焦虑型依恋的来访者比回避型依恋的来访者更难在治疗中取得进步。这种类型的来访者在开始治疗时好像非常愿意表达自己，投入治疗并且回应治疗师，他们对焦虑型依恋的治疗师可能尤其具有吸引力，但很快他们就会引起新手治疗师受挫或无能的反移情反应，因为这些治疗师对自己能帮助这些来访者有更高的期待。

图 6.1 中位于第三象限的焦虑型依恋的来访者表现出低回避与高焦虑（他们不回避情感需求，也不回避他人的帮助，尽管他们带着自己的问题或担心接近他人时会表现出明显的焦虑和担忧）。正如我们所看到的，这种依恋类型的来访者会有太多的或不恰当的自我表露，非常依赖他人，或者把他人当作安全避风港与安全基地，与他们分享自己强烈的情绪。这是焦虑／矛盾型依恋孩子的成人版。这种焦虑型依恋的来访者会说类似下列的典型话语。

- 没有他，我就无法继续生活，即使和他在一起没有帮助。
- 我常常在想，她是不是真的关心、在乎我。
- 我非常依赖他的情感支持。
- 我发现当她让我失望时，我很难原谅她。
- 我伤心的时候会找他帮忙，但是这并不会让我的心情变好。

在回应焦虑型依恋的来访者的这些典型话语时，治疗师可能会发现，区分性的、设立界限的反映会对这些来访者有帮助，因为这种回应触及来访者缺乏自我空间的核心议题。

**治疗师：**沙妮卡，似乎其他人的想法占据了你的全部生活，让你没有任何空间留给自己。因为，你的大脑里想的都是他人怎么看你，他人怎么想你，或者男朋友是否能足够快速地回复你的电话，这些想法填满了你的大脑，让你没有空间放置你自己的想法。当我们在咨询室时，我们可不可以暂时不要想他人，把他们放在一边？让我们想象在你周围有一个金色的光环——就像一个保护的边界，把他人对你做什么、想什么都隔开，我们把注意力放在你的想法、感受与需求上。你觉得怎么样呢？

**焦虑型依恋的来访者：**（缓慢地深呼吸，放松地叹了一口气）是的，我真的很想要那样。它让我觉得我可以放下，能够喘口气。

无论哪一种不安全型依恋的来访者都具有不同程度的焦虑。较严重的焦虑型依恋的来访者会表现出更多的需求与依赖，所以他们较难通过治疗获得有效的改善。回避型依恋的来访者在开始时不容易进入治疗，但是一旦他们进入治疗并开始与治疗师建立工作同盟，他们就会开始改变，或许因为治疗会帮助来访者和他们曾经失去、错过的情感体验建立联结，这使他们更加能够与他人建立联结。相反，虽然焦虑型依恋的来访者更容易进入治疗，但他们被抛弃的恐惧与焦虑地寻求安抚的人际模式循环往复地出现，并时常使他们陷入危机。他们似乎深陷在边界凌乱、纠缠不清的人际关系里，无法脱身并聚焦在自己的感受或行为上，这使他们难以看透并改变那些无益于解决其问题的人际互动模式。因此，他们的治疗效果往往没有回避型依恋的来访者好，这是因为他们从小获得的强化是可变式的强化模式，他们缺乏反思或者从他人的视角看待自己和他人问题的能力。焦虑型依恋的来访者也会呈现更多症状，与他们的依恋对象有诸多更加难以解决的复杂矛盾的情感。他们与主要的依恋对象之间有较多的矛盾情感，虽然偶尔亲密，同时也有更多的冲突，这让来访者往往被困其中，难以在治疗中取得进展。

更严重的是，焦虑型依恋的来访者在过往的成长经历中可能经历过更多的创伤和虐待，在应激状态下，他们的依恋类型可能会向恐惧型依恋转变。除此之外，他们往往焦虑地沉浸在愤怒中，尤其对他们的伴侣，愤怒于他们无法给予自己足够的关注与回应。然而这种愤怒同时也会引发焦虑，引发来访者内心的基本恐惧，担心这会赶走他们觉得自己非常需要的那个人。因此，他们中的大部分人会有内化的问题，例如，情感障碍，如心境恶劣；内化的焦虑形式，如广泛性焦虑；最严重的是呈现出边缘型人格障碍的症状与特征，如困惑与恐惧。当要失去某段关系时，焦虑型依恋的来访者可能会通过自杀、陷入抑郁或者用其他激越的方式要挟，以便与即将结束关系的伴侣重新建立联系。一些研究发现，事事需要被肯定、事事追求完美以及情绪调节方面的困难可能导致焦虑型依恋的来访者出现进食障碍。与此对照，回避型依恋的来访者则表现出更多的外化问题，如品行障碍与药物滥用。

什么样的治疗师能够与焦虑型依恋的来访者很好地合作呢？对这些来访者而言，治疗师需要能够提供安全基地，使他们能探索自己的关系模式，在人际关系中发展出更多的自主性，从而有更多自己的声音或自我肯定，主动地支持自己与他人进行区分并建立人际边界。这些可以通过治疗师的指导或者与治疗师进行角色扮演来实现。治疗师使用过程评述一起和来访者谈论他们之间的治疗关系与互动，也可以使这类来访者从治疗中获得帮助。这一点特别重要，因为治疗师需要能够询问和触碰来访者对治疗的负面感受，对咨访关系中的裂痕（如来访者想从治疗师那里获得更多）予以回应，以共情和非防御性的方式检讨自己对与来访者关系的误解。然而，做到这一点并不容易，因为焦虑型依恋的来访者常常是讨好型的，不想因为直接谈论问题或自己的不满意而涉险"冒犯"治疗师，从而失去与他们的关系。

研究发现，焦虑型与回避型依恋的来访者在和安全型依恋的治疗师一起工作时有更好的治疗效果，因为这些治疗师在回应不同人际风格的来访者时更有弹性。安全型依恋的治疗师不易被这两类来访者引发反移情，不会对来访者的疏离或纠缠产生过度反应。而且，治疗师可以帮助焦虑型与回避型依恋的来访者发展出更多的反思能力，这将促使更好的治疗结果。来访者能够成功建立健康的人际关系的标志是，他们能够灵活地思考自己的想法、感受或反应，而非不假思索地将它们付诸行动，或者卡在某一种情绪状态中；有更多人际觉察、共情性地或者能更好地想象他人可能的心理状态与意图（即考虑他人可能的体验、需要或想要什么）。为了做到这一点，有效能的治疗师要促进来访者形成相关的反思能力，帮助来访者学会换位思考，这时治疗师可以用下列的方式询问。

**治疗师：** 你认为他这样做是为了什么？

或者

**治疗师：** 是的，在那种情况下，这对她来说是个很好的可能性。但是你能想到其他的可能性来解释这一点吗？

多齐尔（Dozier）及其同事最初的研究已经指出，治疗师与来访者的依恋类型不具有互补性时会有更好的治疗效果。也就是说，回避型依恋的来访者与焦虑型依恋的治疗师一起工作会更有成效，同样，焦虑型依恋的来访者与回避型依恋的治疗师一起工作会更好。原因是具有非互补性依恋风格的治疗师对来访者成长经历中缺失的部分会很好地进行处理和回应。来访者和治疗师的依恋类型具有非互补性，这样焦虑型依恋的来访者可以从治疗师结构化的取向中获益，不会使他们深陷焦虑情绪中；而治疗师挑战回避型依恋的来访者，让他们的情绪更容易被碰触和更有共情，这将使回避型依恋的来访者获益。也就是说，如果回避型依恋的治疗师能够容忍焦虑型依恋的来访者的索取与依赖，而焦虑型依恋的治疗师能够在情感层面上，坚持不懈地与不愿意自我表露和投入跟治疗师互动中的回避型依恋的来访者一起工作，那么治疗就会有更好的结果。

但是，最近的研究没有支持这一点。相反，研究显示，咨访之间的"最佳距离"对治疗结果有更好的预测效果。也就是说，焦虑型依恋的来访者需要治疗师不因其表现出强烈的依恋焦虑而感到威胁或者做出过度反应。如果治疗师可以容忍来访者在治疗伊始对情感联结的迫切需要，那么就可以帮助他们成功进入治疗。也就是说，治疗师会用来访者想要的方式迎接他们进入治疗，然而，随着治疗的持续，治疗的主要目标是逐步挑战他们，使他们增加人际距离，提高自主性。同样，对于回避型依恋的来访者，治疗师在与这些来访者在治疗之初需要的人际距离迎接他们进入治疗，但在治疗过程中不断地调整治疗距离，即开始有较远的距离，但随着治疗的开展，治疗师以来访者能够接受的节奏寻找切入点，邀请来访者接近他们更脆弱的部分，增加其在治疗中的情感投入。这样，治疗就会取得最佳的效果。

什么时候治疗师可以终止与焦虑型依恋的来访者的治疗呢？来访者对人际冲突不再那么害怕，可以调节自己的情绪，对自己的需求不再通过制造戏剧性事件或危机的方式寻求他人的关注和帮助，可以应对不断增加的治疗距离，减少对治疗师的依赖，以及在此之后也能更加独立地用同样的方式与他人相处，不再担忧他人是否在自己需要的时候能够出现并帮助自己，这个时候，治疗师就可以考虑终止治疗关系。

## 恐惧型依恋的成人来访者

有些焦虑型与回避型依恋（见图 6.1 中的象限四：高回避，高焦虑）的来访者可能会出现严重的问题，但是作为一种防御机制，他们的去反应性或过度反应的应对策略也刚好能够帮助他们，使他们只呈现出轻微的症状，并依然能够维持自己的人际功能。但是与其他依恋类型的来访者不同，恐惧型依恋的来访者的应对策略多是摇摆不定和非适应性的，在精神病性病人中经常会看到这种依恋类型。由于在童年时期没有形成模式化的防御结构或稳定的应对策略，这些"紊乱"型的孩子长大后会在回避型与焦虑型依恋的应对策略之间摇摆，让自己和他人都感到困惑。治疗师会看到恐惧型依恋的来访者经常有许多症状和前后不一致、充满矛盾或者在趋向和回避之间摇摆的行为。梅因（Main）和赫斯（Hesse）强调，其中的主要困境在于：照料者有时被紊乱型依恋的孩子视为安全感的来源或获得帮助的渠道，但有时又被视为危险的来源。令人担忧的是，这些紊乱型依恋的儿童对他们的照料者的描述是，照料者是害怕的（例如，他们会与孩子保持距离并说："不要靠近我"）；照料者是可怕的或者具有威胁性的（例如，他们的目光时刻盘旋在孩子身上，监督孩子的行为）；照料者是解离的（例如，用像鬼魂发出的声音与孩子说话）；照料者与性有关的（例如，过度亲密地触碰或抚摸孩子），或者用一些无法理解的混乱或奇怪的方式回应孩子的行为。

以上这些都会造成孩子的情感易变和人际关系不稳定，造成孩子缺乏共情，形成混乱的自我身份认同，常在边缘型人格障碍的来访者身上表现出来。此外，有些研究发现，这种依恋类型的来访者在儿童时期形成了紊乱型依恋，然后成长为具有恐惧型依恋的成人，他们具有多重自我内在工作模型：将自我视为对他人具有威胁的人，同时又觉得自己是他人的拯救者；将自我视为可爱的孩子，却又觉得自己可能是被他人拒绝或令人讨厌的孩子。他们对其极度矛盾的照料者也有多重内在工作模型：认为照料者是无助的受害者，却也是愤怒或剥削他人的加害者；既具有竞争性又对其有一定的帮助。来访者的这些来自同一个照料者却如此明显不同的关系体验让其自我整合变得困难，并且也让治疗充满了挑战。

令人难过的是，恐惧型依恋的来访者通常处于被粗暴对待或被虐待的现实情境中。在这种现实情境中，经常会显现出两个主题。第一，许多恐惧型依恋的来访者体验过父母的敌意与明显的拒绝（例如，我真希望没有生你……你毁了我的生活……我们就是讨厌你）；第二，有些恐惧型依恋的来访者受到性虐待，或者目睹、经历过身体虐待，但这些创伤（这是紊乱型依恋儿童的成人版本，也称为"D 型"）还未得到解决或处理。而这些来访者关于创伤或丧失的记忆也是支离破碎的。他们在痛苦的时候表现出迷惑和强烈的恐惧，因为他们曾经的照料者对待他们的方式有时是令人困惑的，有时是令人害怕的，有时又是有帮助的或慈爱的（他们的依恋对象通常有自己尚未解决的创伤，而且他们在酒精或药物的影响下所做的行为让孩子感到害怕）。

可以理解的是，这些来访者通常会有严重的心理病理，包括严重的焦虑、创伤后应激障碍、外化的行为症状，如犯罪行为、药物滥用与成瘾等，或者划伤自己等自我伤害行为。一些人还会因为创伤和虐待出现分裂或人格解体等症状。治疗师发现，这些典型的症状经常发生在有依恋压力的情境下（例如，一段关系因为重要他人的离开、死亡或者被重要他人抛弃而结束）。关于那些未解决的创伤或丧失的恐怖记忆及感觉也会被一些情境因素重新唤起。例如，当他们闻到酒精的味道，或者需要进行一些侵入性的医疗程序时。因为当这些令他们感到痛苦的事件发生时，童年时期的自己并没有得到帮助和适当的对待（例如，怜爱，自己的体验被承认和接受，对自己的体验得到有助于理解发生了什么的解释；有人告诉他们关于接下来会发生什么的合理预期；或者帮助他们减少因自己被粗暴地对待而产生的自责），这些仍然没有得到疏解的体验会造成个体在成年后出现明显的病症，如重度抑郁频繁发作。研究发现，恐惧型依恋的来访者可能同时呈现外显的症状（如犯罪行为），也具有内在症状的诊断（如重度抑郁与边缘型人格障碍），以及解离症状。

对治疗师来说，恐惧型依恋的来访者在治疗中十分具有挑战性，因为他们经常引起治疗师强烈的反移情反应。此外，治疗师还要处理来访者外显的行为问题，以确保他们的安全。这种类型的来访者通常需要长期治疗才能有所改善，因为他们过去的经验让他们觉得他人，包括治疗师在内，对自己都是拒绝的，无法在自己需要的时候帮助他们，或者对自己是有威胁的。这些来访者的确可以从治疗中获得帮助，但是他们不适合由新手治疗师进行治疗。

恐惧型依恋的来访者在治疗中不愿意投入治疗过程，这是因为他们总是害怕被拒绝。他们的自我表露、情感投入较少，对治疗师或他人的依赖性偏低。他们常常对其他人有一种顽固的不信任，并且将自己视为不值得被爱的、不值得被关心的。虽然他们想要接近他人、与他人建立亲密关系，但因为害怕被拒绝而表现出回避关系的行为，因此，他们对自己与他人都持负面的看法，他们的行为也让自己和他人感到困惑。他们的回避程度高但仍然想接近他人，而接近他人时，又表现出高度的焦虑。这些来访者很难将治疗师当作安全避风港（把他们的苦恼讲述出来）或者当作安全基地（修通或探索新的关系联结）。由于很难对治疗师产生信任，他们在治疗中进展缓慢。这一类型的来访者很容易产生羞耻感，感到自己没有价值，在人际关系上也缺乏安全感，这些都会导致他听不到治疗师善意的回应，因为他们看待周围人的透镜是扭曲的，即总是预期会被他人拒绝和利用。

了解恐惧型依恋来访者的关键是要了解他们不断在焦虑型和逃避型的应对方式之间的转换。有时候这些来访者会像回避型依恋的来访者那样暂时回避关系，但有时候表现得又像焦虑型依恋的来访者，当他们靠近依恋对象时，因为害怕会再一次经历被拒绝或被利用而感到高度焦虑、不知所措。在应激压力的情况下，有些受到性虐待的焦虑型依恋的来访者可能会出现更严重的解离症状，而有些回避型依恋的来访者在谈论自己的身体虐待等创伤体验时，也可能会表现出更严重的人格解体症状，表明他们与自己的体验极度隔离。虽然这四种依恋类型（包括安全型）的来访者都有可能经历创伤、虐待、被忽视或未解决的丧失，但这些却是恐惧型依恋者的核心经验。这一类型的来访者需要治疗师可以处理与容忍他们所表现出的善变与矛盾。

因此，如图 6.1 的第四象限所示，恐惧型依恋的来访者是高回避与高焦虑的（这些来访者会回避自己的情感需要，并在接近依恋对象时表现出明显的焦虑）。与恐惧型依恋的来访者一起工作时，我们会听到表明他们羞耻感的一些典型话语——这是他们曾经被拒绝、被虐待的经历遗留下来的，也是他们一直试图修复却难以破解的、令人抓狂的双重束缚。

- 一定是我有什么问题。
- 我正在失去一切，我不能没有她，但我也不确定我是否可以跟她一起生活。
- 我不重要，我就是讨厌我自己。
- 他们不会喜欢像我这样的人，即便有时候我也希望他们会喜欢我。

在治疗中，治疗师将看到恐惧型依恋的来访者重演的核心冲突就是那种令人抓狂的双重束缚，导致他们困在看似无法解决的"趋避"冲突中。恐惧型依恋的来访者通常在两难困境中度过童年，即被一个人真正地帮助的同时，又会在其他时间经历来自同一个人的威胁、拒绝或背叛。恐惧型依恋的来访者有时想接近他人，但是很快又会因为害怕被拒绝或被虐待而感到焦虑（或恐惧），这样的反复也会发生在其与治疗师的关系中，以及与他人的日常关系中。因此，他们既不能靠近也不愿离开，他们的生活常处于持续的应激和生理唤醒的状态中（肾上腺疲劳），让他们持续遭受这种"无法解决的恐惧"所带来的身体与心理问题。简单地理解这几种依恋类型的来访者所面临的困境，回避型依恋的来访者具有僵化地控制倾向，害怕与人建立联结；焦虑型依恋的来访者具有冲动性，害怕与人分离；而恐惧型依恋的来访者则两者兼有。

什么时候我们能终止与恐惧型依恋的来访者的治疗呢？那就是在他们有能力处理创伤与丧失的时候。这意味着承认那些过往不好的、既痛苦又真实的成长经验，能够耐受这些曾经伴随自己的被虐待的体验（可以体验并表达它们）。这个时候，来访者应该能够发展出反思能力，可以从不同的角度看待不同的事情与不同的经验（而不是将不同的经验都放入相同的图式中），即使在面对应激的情况下也能够调节情绪而不是将这些情绪转化为外部行为问题。最后，他们能够发展出灵活性，既能接纳自己与他人建立联结，也能保持自主性。通常，这些会先发生在他们与治疗师之间的互动中，然后（在治疗师的指引下）再发生在治疗之外与其他特定的人之间的关系中。换言之，他们通过与治疗师的情感再学习已经习得安全感，治疗师提供了对来访者的情感具有修复作用的依恋关系。

### 成人依恋类型总结

学习依恋类型可以帮助治疗师更好地了解来访者，但是，所有的分类都有实际的限制。与其思考你的来访者到底属于哪一种依恋类型，或者僵化地将他们的依恋类型归为某一类，不如着重于多种因素带来的变化：同一依恋类型的来访者有不同程度的表现，是在一个连续中落在不同的严重程度上；在四种基本的依恋类型中，每一种都具有不同的亚型；许多来访者不限于某一种依恋类型，他们可能存在一种以上依恋类型的特点；有些儿童或成人则不符合任何一种依恋类型（不能分类）。有些来访者在不同的关系中或不同的生活节点上会表现出回避型依恋或焦虑型依恋的特点。这些表现也会受到文化的影响，例如，种族与宗教背景，有多个照料者，以及在不同文化情境下自主性是如何被看待的，是否被鼓励。然而在面对问题时，许多来访者会在他们重要的关系中呈现一种主要的依恋类型。

安全型依恋具有很强大的缓冲作用和复原力，但这并不表示安全型依恋的成人在具有挑战性的生活环境中不会呈现出症状或产生问题。但儿童拥有安全型依恋关系的确意味着他们在现实的威胁中可以受到保护，可以缓冲现实中的危机，这是另外三种不安全型依恋的儿童所不具有的。当儿童面对问题时，身边有一个可以给予有效回应的照料者能够使儿童体会到更加安全的生长环境。相反，属于矛盾/焦虑型、回避型或紊乱型依恋的儿童会缺少保护因子，比较容易受到同伴压力和施虐者的影响，容易忽略环境中的危险信息，致使他们容易进入具有威胁性的情境或关系中，进而使自己受到伤害。

## 养育风格

除了上述提到的依恋体验外，另一个在亲子互动中对儿童及其成年后在治疗中呈现的症状和问题有显著影响的维度是养育风格。在这一部分，我们将会讨论儿童体验到的不同类型的养育风格对其成年后进入治疗时所呈现问题产生的影响。鲍姆林德（Baumrind）和其他研究者就不同养育风格对儿童自尊、自主与主动性发展、社交及沟通技巧等方面的影响开展了一系列研究项目。

为了更好地了解父母所用的不同养育风格以及成人来访者问题的根源和发展，治疗师可以从如图 6.2 所示的控制与情感两个维度入手。如横轴所示，父母的管教方式可能分布在从严格的规则（高控制，高情感）到纵容或松散的规则（低控制，低情感）的连续谱上。纵轴则表示父母的管教方式可能分布在有许多温情、情感反应与沟通的养育（高控制，高情感）到只有极少赞同、接纳或兴趣的养育（低控制，低情感）这个连续谱上。根据这两个维度的高低可以划分出四种不同类型的养育风格：专制型（严厉/冷漠），溺爱型（宠溺），忽视型（忽略），权威型（爱与严格）。一般来说，父母会使用其中一种类型的养育风格。只有权威型是最有效的养育风格，其他三种养育风格都存在很多问题。

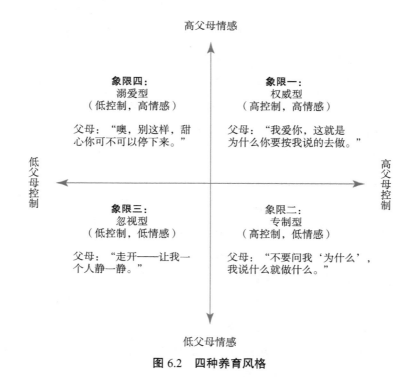

**图 6.2　四种养育风格**

## 专制型养育

最常见却无效的养育风格便是专制型养育，这种养育风格是充满控制和惩罚的（见图 6.2 中的象限二：高控制，低情感）。这些父母在温情、沟通与情感回应方面程度偏低，但控制与要求偏高。他们是严格的规范者，对孩子的行为有清楚的规定和要求：哪些可以做、哪些不可以做。父母的规定与要求很清晰，违反规则的惩罚也会被严格执行。专制型父母有严格的要求且希望孩子表现出负责任的、成熟的行为。然而，他们与孩子却极少相互沟通或者以尊重孩子的方式进行沟通，以便解释他们的规定——他们的孩子只需要遵守与顺从父母的命令，然后家长希望孩子能干、发挥他们的才能、成为负责任的和对家庭有所贡献的家庭成员。

然而，在面对问题和痛苦时，由专制型父母养育的孩子没有得到能够发展出归属感和安全感的情感支持，所以他们学会隐藏自己的脆弱而不让父母看见，最终发展为他们自己也看不到自己的脆弱。虽然许多人在后来的学习与工作中能够取得成功，却始终与他人保持距离，严格控制自己的情感。这些来访者只要体验到任何形式的脆弱都可能引发其害怕或不被赞同／被拒绝的图式，这是令他们经常感到痛苦挣扎的反应模式，这些模式甚至会贯穿他们的整个人生。他们经常将愤怒内化，在应对挫折时若出现困难，他们则用爆发愤怒的反应方式予以应对。这是因为他们和严格的甚至是冷酷的照料者之间没有亲密的、带有温度的情感关系。他们缺乏可以被自己认同的健康成人的榜样，除非他们有可代替这一角色的成人师长。鉴于他们的情感需求在原生家庭中不被重视，他们往往会远离关系，或者伪装独立，这些人可能在童年时期被称为回避型依恋的儿童，而长大成人后则成为回避型依恋的成人。

专制型父母的控制程度处在一个连续谱上，即可以从严格和坚定到粗暴严厉地采用恫吓的管教方式。因此，除了缺乏情感支持或温情，这些父母通过采用严格的管教方式，给孩子造成被拒绝的恐惧。这些孩子常会听到父母说："不要问我为什么你不能出去。我是你爸爸，你只要按照我说的做就好。"他们不会鼓励孩子提出其他可替代的方式，或者让孩子从自己的角度给出解释。这些父母常常对其养育和管教的角色非常坚定，他们提供"形式化"的爱，他们简单地认为让孩子吃饱、穿暖、给孩子辅导功课或者跟孩子做运动和玩游戏就是他们的全部职责。

专制型父母不苟言笑，一是一，二是二。他们的孩子也按照父母说的那样去做。尤其是当孩子还小的时候，父母的专制与被拒绝的恐惧使他们不得不遵守规矩。这种严格的、没有变通的养育方式比没有任何管教要好一些，但是也存在很大的缺点。这些孩子很听话、有成就，但同时充满焦虑、抑郁与不安全感，他们听话是出于恐惧。与那些在温暖与保护的家庭中长大的同龄人相比，缺乏父母的温暖和关爱使儿童和青少年缺乏合作精神，也显得不成熟。同样，研究发现在过度控制、没有温情互动的家庭中长大的儿童比较容易焦虑、抑郁，他们容易出现自我挫败的行为、低自尊、觉得自己的能力不足。此外，高度控制的管教也会引发进食障碍，例如，厌食症的来访者把厌食当作极少的可以体会控制感的方式之一。虽然大多数儿童对专制型父母的威严感到恐惧，在成长过程中内心充满焦虑，也没有什么积极的自我关注，但长大后有些人会变得具有攻击性、违抗或者变得多话。专制型养育风格下的儿童被社会化为符合传统性别角色的人，男人要有支配性、坚韧，女人则要表现得情绪化、顺从与依赖。

专制型养育风格的另一个缺点就是限制了儿童批判性思维能力的发展。因为父母不对孩子解释设立规则的原因，这样做不利于孩子理解父母为何设定这些规则；父母也不鼓励孩子提出其他替代的方式或折中的方案，孩子就没有机会练习自己的语言表达和推理能力，因为这些限制，孩子的认知发展较差，进而取得较少的成就。

反之，在健康的家庭中，儿童学习遵守规则，但又不需要牺牲自己的自发性与积极的自我关注。健康的儿童变得能够自我控制与自我依赖，但又不会因此感到失去父母的奖赏。然而，专制型养育风格下的孩子在依照自己的意愿行事与得到父母的赞许之间痛苦地挣扎着。因为专制型父母极少让孩子体会到温情与情感支持，所以**孩子为了赢得父母的赞许和支持，无法使自己的自发性与积极自我关注得到发展**。这些充满焦虑的孩子时刻都在担心，希望自己每件事情都要做"对"，不能犯错，这样才能避免父母的批评和反对。到了上学的年纪，这些与专制型父母形成的关系模式已经内化为他们的认知图式：这种最初的人际间的冲突现在变成了一种自我内在冲突，使他们在与其他人甚至与自己的关系中出现问题。具体而言，这些在行为上中规中矩但内心没有安全感的孩子慢慢地变得对自己严格、自我批评与自我要求，就像父母曾经对待自己那样。许多人在成年后寻求治疗的过程中常常带着罪恶感和抑郁情绪，他们缺乏自我肯定，焦虑与低自尊。即使这些来访者有责任心、认真工作并取得了一定的成就，但他们的内心依旧倍感痛苦。

面对在严厉和冷漠的家庭养育方式下成长的来访者，治疗目标可以是下列内容。

1. 肯定与确认来访者的这些体验，因为他们一直是不被共情与理解的，他们不能体会自己的感觉，也包括其身体的体验。

2. 提供机会并且帮助他们发声，那是其过往成长经验中所缺失的。

3. 帮助他们在治疗关系中起主导与自发作用，积极地教导和支持他们对治疗师及他人有更多的自信的回应，因为他们曾经屈从于父母的专制，会有攻击性或继续表现出依从性。

4. 提供安全避风港，在他们痛苦时可体验到爱与温暖，也提升他们共情的能力与建立成功关系的能力。

5. 帮助他们发展有利于建立亲密关系的沟通技巧（尤其是跟自己的伴侣与孩子），变得更加自信，并且可以体会到掌握自己生活的感觉，因此就不再需要通过不当的饮食方式来体会控制感。

### 溺爱型养育

虽然专制型父母认为孩子需要知道规则并且强调违规的后果，但是他们的养育是僵化且缺乏共情的；相反，有些父母可能落入另一个极端：放纵、放任和规则松散。虽然溺爱型父母通常是温暖的、提供情感支持的、可沟通的，但对孩子的成熟或独立的行为没有明确的要求，最重要的是，他们自己也是放纵的，很少对自己设定规则，即使有规则也无法坚定立场或贯彻到底（见图 6.2 中的象限四：低控制，高情感）。这些孩子自己做决定，也很少从父母那里得到适龄的教导。

溺爱型父母无法有效地管教和约束孩子，这导致孩子在其孩提时代及成年后产生许多明显的问题。有些溺爱型父母错误地认为，严格执行规则是粗暴严厉的表现，在他们看来，这就像自己（专制）的父母那样粗暴和令人害怕。例如，男性成人来访者说："我父亲是个暴君，当我 10 岁的时候，我就决定我不要成为他那样的人。"又或者，一些没有安全感（通常是焦虑型依恋）的父母会害怕，如果自己对孩子说"不"，或者坚守规则并耐受了孩子的反对，他们的孩子就不再爱他们，或者不再想跟他们亲近了。然而也有些（通常是恐惧型依恋的）父母也许是因为在儿童时期被他们的父母否认，所以觉得自己无能，以至于他们不相信自己有能力和权力按照他们自己的价值观与标准养育孩子，教导孩子应该如何表现。

由于这样或那样的理由，**在这些溺爱型养育风格的家庭中，父母与孩子之间的权力失去平衡，孩子对亲子关系拥有过多的控制权。**这些溺爱型父母常常对孩子无计可施，很难与孩子协商，要与孩子讨价还价或者甚至乞求他们的孩子遵守规矩。例如，"噢，别这样，甜心你可不可以停下来呢？"这样，父母的控制权就转移到了孩子的身上，父母和孩子都会感到痛苦和倍受折磨。由于没有被教导如何设置规则和界限，这些孩子没有学会如何自律。当这些孩子对其他孩子表现出跋扈，在玩伴不受他们主导时就生气，若不顺他们的意就不尊重大人或者与大人争吵时，其实问题很早地就出现了。多年之后，这些相同的关系模式往往也会发生在治疗关系中，来访者会试图回避规定与规则，试图操控与控制治疗师——就如同他们曾经对他们的照料者所做的那样。

由溺爱型父母养育的孩子不知道哪些行为是被期待的，也不知道如果他们违反父母的规定会发生什么事。这些孩子认为他们不用遵守规则，因为他们的父母不会始终如一地执行这些规定。父母如果不期待孩子将最好的能力表现出来，孩子就不会主动发展自己的技能并将规则内化为自律，以帮助自己走向成功。即使这些孩子有时展现出自信与自发性——就像权威型父母养育出的孩子那样——但他们经常被视为以自我为中心的、依赖的、对人苛求的，此外，他们很少投入到学业中，在学校常常不守规矩。因为缺乏管教，所以他们未能发展出适当的自律能力，他们也可能使用药物或酒精以及表现出异常的进食行为，如旷课、鲁莽地飙车、滥用药物或酒精等行为问题。除了对他人要求严苛、自私和愤怒，这些孩子跟同龄人相处时也可能因为出现人际问题而无法建立友情，而且其心理健康状态也较差。

溺爱型养育风格下的儿童与青少年知道他们是没有安全感的，觉得父母无法保护他们，即父母不能对他们说"不"，也不能忍受孩子的反对，或者给予孩子太多权力与控制。**但在苛求、愤怒与控制的表面下其实是一个焦虑的孩子，但若有清楚的界限、规定或预期，这些孩子就可从中学习并受益。**孩子不尊重父母（或许之后是治疗师）是因为他们觉得自己可以操控他们，或者这些父母因为需要孩子的赞同而不敢说"不"。

长大成人之后，当他们进入治疗关系中时，他们依旧继续表现出以自我为中心、对人苛求、对关系依赖，并且缺乏做出承诺的能力，难以负责任地履行义务。通常，这类型来访者会被法官判定需要接受强制治疗，因此他们常见于一些酒精与药物成瘾的干预项目中。另外，治疗师在员工援助项目中也会遇到这类来访者。这种情况往往是因为他们的领导对他们在工作团队中的表现及其与其他团队成员的相处不满意而让他们接受治疗。但在寻求治疗时，他们又不想承担责任，而将问题归咎于他人。他们还会借着操控他人来打破规则，回避其后果。当然，这些引发与他人问题的人际主题会很快出现在治疗关系中，在其与治疗师的关系之间重演，通常可能从第一次电话访谈或第一次面谈时就开始了。

最后，溺爱型家庭的亚型之一就是，父母跟孩子更像是朋友关系，而不是亲子关系。在这种亚型中，来访者所描述的原生家庭是一群居住在同一个屋檐下的兄弟姐妹，没有清楚的代际边界。当孩子需要父母的教导或帮助时，父母可能变得无能或者无法胜任。为了和这种类型的父母保持依恋关系，孩子就变得亲职化，开始担当成人的角色。例如，在紧急情况下，父母可能会崩溃，要求孩子帮助父母。这类家庭的孩子要照顾父母一方或双方的情绪上（有时是生理上的）健康。在有严重问题的家庭中，孩子则可能在父母中的一方对另一方施暴时被期待扮演"拯救者"的角色。孩子会受到来自父母的以感激的方式呈现的爱和关注；然而，**这样的爱和关注是有条件的，取决于孩子是否有能力帮助父母**。而这样"捆绑式"的爱会扼杀孩子的成长，让他们无法发展出安全型依恋和独立的自我身份认同，也无法成功地跟父母分离而脱离家庭，建立自己独立的成人生活。

成人来访者可能表面上看起来很自信，但是由于在没有规则与教导的溺爱中长大，他们缺乏对自己情绪的调节能力。最终，他们通常会表现出对他人苛求，而且并没有知觉到自己的行为会对他人造成影响。治疗师可以帮助这种类型的来访者做到以下几点。

1. 有清楚的规则与期待并严格执行（例如，来接受治疗并准时付费；不来面谈时，取消时间与重新安排时间都有规定；为自己的行为负责；来治疗时不能喝醉，要保持清醒）。

2. 帮助他们去自我中心化，觉察自己的行为（尤其是他们对人的苛求）对他人（如配偶或他们的孩子）的影响。

3. 不带价值判断和批评地、持续不断地澄清，在生活中，他人不会自动回应以及／或自动满足他们的需要。

4. 教导他们关系互惠的重要性，并且在与来访者互动的当下寻找机会进行探讨。

5. 鼓励他们发展自我控制与情绪调节能力，强调行为的因果。

6. 让他们知道当他们学会自我控制与情绪调节后，他们的问题行为都将会消除，如脾气暴躁、缺乏执行力、异常进食行为，以及酒精或药物滥用等。

7. 与他们建立安全的关系，让来访者觉得治疗师是真诚关心他们的健康，不会害怕他们的反对；维护清晰的治疗边界，但又不使来访者感到羞耻和被惩罚。

### 忽视型养育

第三种养育风格是忽视型（也称为忽略型），这种养育风格的问题特别严重，照料者与孩子是疏离的（见图6.2中的象限三：低控制，低情感）。这类父母不介入孩子的生活，在两个维度上的程度都很低，他们为孩子所做的极少。无论是被动的回应还是明显的拒绝，这些忽视型父母的言行所表达的是："走开——让我独自一个人。"这些父母极少承担照料者的角色，并且采用不一致的、反复无常的管教方式。在不同亚型的忽视型家庭中，孩子可能是被拒绝、被忽略，身体或情感上是被抛弃的，有些最后甚至被送至寄养家庭中。有些孩子的存在让父母感到厌烦或有负担，孩子为了适应这样的痛苦情境，经常学习如何隐藏自己，不要生事端，他们这样做阻碍了个人身份认同能力的发展。

为什么会有忽视型／忽略型的养育风格呢？忽视型父母通常自己处于药物或酒精滥用中，他们过度关注自我以至于无法注意孩子的需求，并可能使他们的孩子暴露于家中其他意图虐待孩子的人面前。同样，另一类忽视型父母可能长期处于抑郁之中，这种类型家庭中的孩子缺乏来自父母的回应，得不到关注，在之后的治疗中常常描述自己是"看不见的、隐形的"。而有些父母则可能具有自恋型、边缘型或偏执型人格障碍，直白地表现出对孩子的拒绝（例如，"我真希望没有生下你！"）。这些孩子也可能被生气的父母推开，或者父母把自己的所有问题都归咎于孩子。所以，与在权威型家庭中成长的孩子相比，这些孩子不够成熟，有关生活的各方面的能力也较低，会有更多烦恼。

研究进一步指出，忽视／忽略型家庭中的孩子可能会有较多的物质滥用行为，心理层面的幸福感较低，抑郁情绪多发，而这些问题在不同种族、不同社会经济地位、不同性别以及不同文化中都会出现。缺乏父母的关注也会让孩子变得不善于合作，不懂得与具有权威的人、事、物相处，甚至出现人格障碍，如反社会型人格障碍。由于无人监督或者不受人欢迎，这些叛逆的孩子会成为许多问题的高发人群，包括反社会行为、受同伴的影响而滥用药物、违法行为、过早的性接触等。这种类型的来访者通常会接受儿童福利机构的帮助，常见于团体家庭治疗及青少年管束项目中。他们没有照料者的监督，没人在意他们的"想法"，即觉察或意识到他们的需求、行动和决定，因此他们的社交能力较差，不擅长人际交往，有许多意外事件发生，在恶劣的人文环境中得不到保护，经常遭受性骚扰和身体虐待。

这些高危青少年强烈地拒绝、排斥和不信任治疗关系。在治疗关系中，他们会表现得好像他们不需要任何人，因为他们推测治疗师会拒绝他们，或者对他们不感兴趣，或者蔑视他们，或者认为他们不值得被关注，就像他们在原生家庭中那样。治疗师和这种类型的来访者一起工作时，需要做到以下几点。

1. 表现真诚的个人兴趣，让这些来访者觉得治疗师认为他们是值得关注的，并且和他们相处时是开心的，这样才能在此基础上和来访者建立合作关系并获得其信任。

2. 通过了解他们过往的成长背景，理解他们缺乏信任并难以和人建立关系的原因并予以接纳。

3. 处理他们由于在原生家庭中没有被选择或奖赏而带来的潜藏的羞耻感与合理的愤怒。

4. 通过共情性理解，帮助他们与治疗师建立依恋关系，然后帮助他们与生活中他们所选择的他人建立依恋关系，那些人可协助他们学习亲社会的价值观和拥有更好的生活选择。

5. 帮助他们了解自己的问题行为的因果关系。

6. 帮助他们发展反思技巧，包括自我觉察与自我了解的能力，在此基础上发展情绪调节的能力（个人内在层面的反思功能），并从他人的角度思考发生的事情，所处的情境，感受到的情绪、想法与需求（人际层面的反思功能）。

### 权威型养育

权威型养育风格是最有效能的且能教导出适应良好的孩子（见图 6.2 中的象限一：高控制，高情感）。权威型养育风格具有情感支持与良好的沟通，并且父母能够严格执行制定好的规则。这些父母能够敏锐地觉察到孩子的需求并有所回应。这些正向的照顾经验促进孩子的情感、认知和大脑的发展，也让孩子获得学业的成功与社交能力的发展。这些父母在与孩子建立的亲子关系中具有清晰的沟通和引导，并且父母对制定的规则与决定有清楚的解释与理由。父母高度期待孩子有负责任的、成熟的行为，同时在任何可能的时候给予孩子机会，让他们也参与到决策和选择的过程中。这个过程帮助孩子成为自信而独立的决策者。此外，因为父母设置合理的规定，积极和孩子保持温暖与相互尊重的关系，这种正向的养育风格与安全型依恋相关。在这样的家庭中长大的孩子，较容易接纳与内化父母的道德价值观，并且表现出亲社会行为。

因此，权威型父母相信的是管教与负责任的行为，与专制型父母不同，在表达情感时，他们会结合肢体动作，给予孩子口头上的赞许，并且对制定的规则做出解释。例如，权威型父母期待孩子有好的行为表现，但他们也讲故事给孩子听、与孩子在地板上打滚、拥抱他们，当孩子有好的表现就给予他们赞美，注视着他们的眼睛说"我爱你"。与有威胁或有距离的父母的要求相比，孩子更愿意完成充满情感支持的父母的要求。

权威型父母会告诉孩子，他们希望孩子做什么，并且解释为什么某些行为是被鼓励的或不被鼓励的。他们也鼓励孩子提供其他可选择的或折中的解决方案。相反，专制型父母制定的规则清晰并被严格执行，但没有空间可以折中、选择或解释。虽然溺爱型的父母可能会对孩子解释制定规则的原因，或者对之予以折中，但这主要是为了减少孩子的反对，最终，他们都无法坚定而信服地执行自己制定的规则。

显然，权威型父母使用了范围很广的管教技巧。虽然很多父母错误地认为，他们的角色要不就应该是严格管教的（即专制），要不就应该是充满温情的（即放纵），而权威型父母则具有灵活性，这使他们可以同时使用严格和充满温情的管教方式，因此他们的管教方式也就更加有效。研究数据一致表明，权威型养育风格比非权威型养育风格更能促进孩子的独立、能力感、成就动机、学业成功，以及更有效的社交能力。与在非权威型家庭成长的孩子相比，在权威型家庭中成长的孩子有更健康的心理状态，能够获得更高的成就，而且较少出现物质滥用的情形。

当治疗师倾听来访者的诉说并且更多地了解来访者的成长经历后，他们会听到在权威型、溺爱型或忽视型养育风格下衍生出的关系模式和主题。但是权威型家庭的孩子又是怎样的呢——他们是否"完美"而不存在问题呢？养育与成长总是充满挑战，即使在最好的环境下，没有冲突的家庭和个人也是一个神话。但是，一般而言，权威型家庭的孩子适应良好，就像安全型依恋的来访者一样，他们较少因为长期存在的问题而寻求治疗。他们通常在危机情境中才需要寻求协助（如孩子生重病），或者在人生发展的过渡阶段遇到困难时求助（如寻求婚前咨询）。因为他们已经知道有些人可以负责任地回应他们的情感需求，他们能够在有需要的时候寻求帮助，也更愿意进入治疗关系中并有效地使用它。

在思考这四种不同类型的养育风格时，我们需要明白，养育孩子极具复杂性，许多不同的因素都会影响家庭互动。例如，出生顺序、性别与气质都会影响父母对孩子的回应。家庭的功能也受到文化价值观与信念的影响，所有儿童养育的实践都嵌入社会情境中。因为诸多影响，我们所讨论的四种养育风格在生活中就变得更加复杂。举例来说，有些孩子成长在父母互相有冲突的养育风格中（如权威型父亲与溺爱型母亲），孩子可能会让父母中的一方反对另一方，他们借此可以避开他们需要承担的、对他们不利的后果。或者，为了进一步说明养育风格的复杂性，我们以另外一个家庭为例，在这个家庭中，孩子可能跟权威型与溺爱型的父母都相处得很好，因为孩子可能从父母中的一方那里得到情感支持和沟通，从另一方那里获得清晰的规则以及对成熟与负责任行为的期待。然而，假设这对父母离婚，而且专制的父亲在离婚后的几年里不再承担积极的养育。这个时候，孩子就失去了管教的来源，转而由溺爱型的母亲抚养长大。通常在这种情况下，孩子也会失去功能（除非这位母亲从离婚经验中有所成长，且能够更好地耐受孩子的反对和不满，并且对他们其更一致的管教），变得对人更加苛求，常感到愤怒，其成就动机也会减低。原则上，权威型养育风格（严格与爱的结合）对所有的孩子而言都是最好的，而忽视型的养育风格会产生最坏的结果。

## 撤回爱与价值条件化

　　许多不是权威型养育风格的照料者常常把撤回爱当作管教技巧。父母没有和孩子沟通并告诉他们父母反对他们的行为，而是用生气和拒绝来回应孩子，表达对孩子基本自我的否定。在管教孩子的时候，这些父母会收回对孩子的关爱和情感联结，使孩子因依恋关系断裂而感到焦虑（即使亲子间在物理空间上并未实际分离）。父母沟通的方式通常是非言语的，通过声音、语调、手势及脸部表情来表达他们撤回爱。父母用这种严厉的方式对孩子的心理进行控制，这常给孩子带来不良的后果，甚至导致孩子出现违法犯罪行为的可能性增加。在卡尔·罗杰斯理论的核心中，这一深远的发展性议题被称为"价值条件化"，即孩子学会了他们必须做些什么才能维持父母的赞许。例如，要完美，有成就，成为一个明星，要依赖，要像孩子一样，要照顾父母的情感需求，等等。

　　父母用撤回爱的方式惩罚孩子，表达他们的愤怒，而这种愤怒往往伴随着由语气和面部表情表达出来的轻蔑——这是一种更具有伤害性的情感。他们可能厌恶地说："滚开！我甚至都不想再看你一眼，你到底有什么问题啊？"功能较好的父母也可能会在他们疲劳或沮丧时偶尔用这些有伤害性的方式回应孩子，但之后会道歉或解释他们反应过度了（"爸爸太生气了，但我不应该那样说，对不起"）。

　　相反，对有些父母而言，撤回爱和与情感疏离的养育风格经常发生在亲子关系间，孩子与父母的情感联结常常遭到破坏。例如，父母可能直截了当地说："我再也受不了你了，离我远一点。"同这些直截了当表达拒绝的父母相比，也有些父母可能会以一种更隐蔽的方式撤回对孩子的情感支持和联结。例如，有些父母可能什么也不说，只是痛苦地叹口气，转身离开孩子，沉默地摇头，表达失望和厌恶。于是，孩子可能会表现出症状或发展出防御机制，以应对这种因依恋瓦解而引发的痛苦、分离焦虑以及羞耻的自我感。对这些孩子而言，他们发展出易于感到羞耻的自我图式，且这种图式贯穿在他们的生活中，让他们相信："我是一个坏孩子。""我一定哪里有问题。""我要的太多了。"或者"妈妈不要我了。"无论发生了什么，只要能被承认并加以讨论，而不是假装什么事情没有发生，那么任何事情就都有可能得以改变和改善。

　　专制型与忽视型父母通常通过"撤回爱"的管教技巧塑造孩子的不安全型依恋与分离焦虑；相反，溺爱型父母往往和孩子有过度的情感纠缠，或者过度干涉孩子。有时候他们用孩子并不需要的爱与关注让孩子感到窒息，这被称为爱的扩大化、特殊化和溺爱。父母使用这种方式是想让孩子更靠近父母，但这往往是父母的需求，而非孩子的需求。这只能让父母，而非孩子，感到更好一些。

　　就像我们提到与养育有关的属性，"撤回爱"或"价值条件化"通常也有严重程度之分。

在有些家庭中，因"撤回爱"而造成的关系联结破裂并不严重，或者就像先前所提到的，它们并不经常发生，或者只是发生在照料者感到有压力和疲劳的时候。只要"撤回爱"不常发生，而且有其他建立情感联结的机会，那么亲子之间的关系就能迅速得以恢复。虽然也有痛苦的焦虑，但孩子通常会以顺从或者承担问题全责的方式重新获取联结。例如，父母是忽视型的孩子可能采取安静地走开和向内退缩的人际应对方式表达他们对父母没有什么需求。父母是权威型的孩子则可能学会，通过追求成就或者强迫性地追求完美就能够尽其所能地维护其不安全的依恋关系。当新手治疗师在和不同的来访者工作中累积了更多的临床经验后，他们就能够开始辨识出这些来访者采用的不同应对策略，即那些来访者在儿童时期努力与依恋对象修复裂痕并保持联结所使用的方式。这样的人际应对策略（或"依恋规则"）可能听起来像这样的陈述：这是我的错，他们已经受够我了。我会好好的，如果我能够……

- 更会打棒球；
- 一直都表现良好；
- 为妈妈做更多事情；
- 所有科目都拿 A；
- 更瘦一点，看起来更漂亮；
- 让爸爸不要那么不快乐；
- 保持安静并且不要求任何东西。

为何了解所有这些成长过程中出现的议题是接受训练的治疗师所需要的，为什么这样做有利于治疗师厘清来访者的问题，找到治疗焦点呢？我们将在第七章中看到，儿童时期这些试图赢得关注、情感支持和寻求获得更多安全感的行为往往在其成年后发展为持续一生的普遍应对方式，被不断地应用到与其他人的日常互动中。也就是说，这些成长中形成的应对方式让来访者付出了极高的个人代价，成为来访者后来在治疗中呈现的症状和问题的核心。此外，这些从儿童时期的经验中发展出来的认知图式使来访者相信，他们必须要自己引起治疗师对他们的兴趣，或者对此负责，这就像在生活中他们必须要引起照料者和其他人对他们的兴趣和关注一样。

然而，在功能更加缺乏的家庭中，依恋关系的破裂更经常发生，也更加严重。这些家庭的日常互动中充满着管教与控制，尽管父母和孩子在身体和物理空间上是靠近的，孩子却经常经历人际关系的缺失和情感的孤立。更严重的是，父母经常对孩子表现出公开的嘲笑与拒绝。忽视型的家庭可能存在着严重的忽视，甚至实际上抛弃了孩子。在高度专制型养育风格的家庭中，这些行为可能会变成身体上的虐待。在这些令人痛苦的情境中，孩子感受到父母的愤怒、嘲笑与蔑视，而这些都在攻击儿童的基本自我，让儿童羞于知道自己是谁，让其心理上感到孤独。对于新手治疗师而言，他们需要知道自己将要与这些来访者一起就这些发展过程中的痛苦经验进行工作。他们也要知道，这些来访者仍然抱有这样的病理性信念，即他们自己要为父母的忽视、拒绝、对其身体的支配及蔑视等负责。换言之，这些曾经寻求依恋的儿童现在作为成人来访者，他们依然会假定自己需要为照料者的所言、所行和所想承担责任并为此自责。例如，我们经常会听到他们自责地说类似下面的话。

- 如果我不跟弟弟常常吵架，爸爸就会留下来跟妈妈在一起。妈妈现在整天哭，这都是我的错。
- 如果我完成妈妈要求我做的所有事，她就不会这么用力打我了。我真差劲。
- 如果我没有那样穿着打扮，他就不会碰我。我觉得自己好脏。

此外，当照料者不负责任地做出上面的行为时，他们反而经常公开为自己的不当行为而责备孩子。然而不幸的是，依恋研究指出，如果孩子在生活中体验到一定程度的心理控制感，那么这种羞耻感与应受责备感反倒是具有适应性的。这就进一步加剧了问题的复杂性。来访者更愿意坚信这个错误的信念，因为如果他们不这么想，他们就只能认识到他们的照料者真的在拒绝与惩罚他们，而这样会让他们觉得更加没有依恋感、保护感，更加感到孤独。简而言之，父母将"撤回爱"与价值条件化作为管教技巧是孩子羞耻感与自我责备意识的起源，并且进而通过焦虑症和抑郁症的症状表现出来。

**迷惑使问题扩大化。**撤回爱与价值条件化作为养育风格会以多种形式表现出来，也会出现在不同类型的家庭中。在父母撤回爱的那一刻，许多孩子跟父母的情感联结会被暂时破坏，孩子的依恋联结也在那个情境中破裂，这就引发了分离焦虑（并且羞耻感经常伴随而来），直到孩子找到应对策略，如顺从，他们才能修复这种依恋联结。当然，所有的孩子和父母之间的联结在某些时候都会受到威胁，但是如果这种联结断裂经常发生或者变得严重，甚至成为亲子关系的特征时，严重的问题就会明显地表现出来。

让我们在这里介绍另外一个维度，并且做进一步的探讨。当父母否认关系互动中的裂痕时，孩子身上一些长期存在的问题会被严重地强化和放大。也就是说，家里确实有人爆发脾气或发生家庭暴力，父母表现得就像什么事情都没发生一样。父母不承认这些实际发生过的行为，即使刚刚发生了令人害怕的事情，父母也不会说："今天我心情真的很不好，我刚才太沮丧了；那是我的错，不是你的。"这让孩子仿佛困在迷雾中：他们充满疑惑，没有赋能感，他们的经验与认知被严重否定，这使他们容易焦虑、抑郁及发生身份认同的混乱。在这方面，治疗师经常发现，那些在成长过程中就出现严重问题的来访者所在的家庭都有一个潜在的、不成文的家庭规则，就像上面所说的，具有伤害性的家庭互动不允许被谈论、被命名或被公开，就像孩子不允许谈论甚至不能知道刚刚发生的显而易见的事情。治疗师和来访者需要修复他们关系中出现的裂痕，同样，父母和孩子也需要承认、正视、分析和讨论并修复他们的关系中存在的裂痕。

不幸的是，新手治疗师将发现许多来访者在他们的家庭中做不到这一点。这就是为什么治疗师需要和来访者一起修复治疗关系中出现的裂痕，承认来访者所经历的这些经验，这样才能为他们提供修正性情绪体验，这对那些在成长过程中充满挫败体验的来访者具有深远的意义。从发展的角度看，对有些来访者而言，即使面对非常严重的人际问题，他们也无法重新获得人际联结。而对于其他一些来访者，他们甚至不能公开承认曾经发生过一些很痛苦的事情，这些人通常是长大后就发展为恐惧型依恋。

最终，当父母在愤怒或嫌弃中切断与孩子的情感联结时，许多严重的情绪或情感反应就会在孩子身上集中出现。如我们所见，即使父母待在孩子身边，孩子的心里仍感到孤单，而且承受着痛苦的分离焦虑。撤回爱也会阻断孩子自我效能感的形成，还会给孩子造成一种无助无望的感觉，因为他们在这种困境中无法获得父母的爱，对与父母恢复情感联结一直感到无助，除非父母可以开始对他们有正常健康的回应。当然，对于被抛弃，孩子也会生气和抗议，但这样做只会引起专制型父母更进一步的支配与恐吓，或者得到来自其他家庭成员的进一步的排斥或孤立。专制型父母坚持自己的绝对权力，通常不允许孩子表达反对，更不允许孩子用适当的方式表达愤怒。例如，他们可能告诉孩子："我是你爸爸，你永远不能对我生气。你明白了吗？看着我说'是的，遵命'。"因此，孩子不能在行为上有所反抗，甚至不能在心里觉得愤怒，因为这样的反应会进一步威胁亲子间已经很脆弱的联结。结果，孩子经常将愤怒转向自己而变得对自己具有惩罚性，在耐受挫折、控制自己的愤怒爆发上出现困难。当孩子采取父母原本对待他们的带有批判和轻蔑的态度对待自己的时候，这种带有惩罚性质的自责倾向就会加剧，而这也往往成为一个主要的治疗焦点。

就像这类父母在愤怒的时候无法体会到孩子的情感和体验一样，反过来，孩子对自己的内在体验也是不清晰和感到不真实的。这些孩子也丧失了与自我的一些重要方面的联结，用罗杰斯的话说，就是自我概念和自我体验间的"不一致"。专制型父母严格僵化地要求孩子顺从与遵守规则，溺爱型父母对孩子的成功或问题做出过度的反应，而忽视型父母对孩子的体验和需要如此加以否认和缺乏共情，每当这些时刻出现，这些孩子很快就失去了他们与自己的体验和认知的联系。几年后，当他们出现在治疗室中时，有些人可能连他们的主观体验的简单维度都不太清楚。例如，他们不知道自己喜欢什么或不喜欢什么，也不确定要做什么或不做什么会让他们感觉好一些。一般而言，他们自己的主观体验被推翻得如此彻底，以至于在青少年向成年过渡的这个时期，他们没有基础可以发展出属于自己的信念系统、无法澄清自己的精神追求、性观念，或者无法形成自己的职业兴趣。换言之，他们不被允许发展出自我身份认同或更基本的自我（即有自己的想法或声音）。新手治疗师常常发现，许多来访者都存在自我身份认同的问题，而这些问题都来源于他们在不同程度上具有上述成长经历。

再进一步看看这些儿童长大后会怎么样。如果他们的父母使用严厉的撤回爱与价值条件化的管教方式，即使他们已经成年，也依旧可能会持续受到相同的威胁与控制，就如同他们儿时所经历的那样。即使他们已成年，在他们的成年生活里，如果他们不按照父母现在所要求的做，他们就（看来似乎）在破坏亲子之间的关系。因此，治疗师可能会听到来访者像下面这样表达他们所面临的危机。

- 如果你跟他结婚，我们不会去参加你的婚礼，也不会再去找你。
- 如果你离婚了，我们将会跟你断绝关系，并且把你从遗嘱中剔除。
- 如果你那样做，家里的人都不会再跟你说话。

这里呈现的主题是，照料者使用严厉的撤回爱的管教方式控制孩子，他们不是像权威型父母那样给不被接受的行为设限，反而威胁要切断基本的关系联结。为了应对由这些威胁引起的强烈焦虑，寻求依恋的孩子就会变得顺从，形成一种常见的、泛化的人格特质。他们在性格上也会出现拘谨和抑制的特点，强迫观念和行为等症状以及其他一些与控制有关的问题也会经常出现，如进食障碍与酒精／药物滥用等。

面对这些来访者，治疗的初期目标可以设定为下面几点。

1. 肯定他们那些曾经被广泛否定的主观体验。

2. 鼓励他们过去被破坏的自发性，在治疗中让来访者带领，支持他们主动和他人互动的行为。

3. 提供一个治疗的焦点，即尽可能地协助来访者澄清自己的偏好，追求自己的兴趣，并且只要有可能，就尽可能地依照自己的目标采取行动。

## 回应各种养育风格和依恋类型的来访者

"早年形成的适应不良的图式"或"内在工作模型"这些概念所表达的核心意思是，在反复的、蕴含着情绪或情感的家庭互动中习得的角色、期待和关系模式，并不会因孩子们长大离家或开始独立生活而消失。因此，新手治疗师发现，他们的很多来访者仍然要面对与这些发展过程中出现的各方面的问题有关的困难。如果治疗师自己的成长过程中有比较好的体验，如父母采用的是权威型养育风格或者父母具有安全型依恋，那么他们可能难以理解成长于高度专制型养育风格下的来访者出现的严重情绪化与僵化的应对风格；成长于忽视型家庭中的来访者体会的被拒绝的痛苦；成长于严厉的撤回爱的养育方式下的来访者的孤单、边缘化和极度的焦虑；焦虑型依恋的来访者体验到的痛苦的自我意识和身份认同的混乱；以及恐惧型依恋的来访者那种缺乏一致的自我意识以及总是感到令自己目瞪口呆的恐惧倾向。

在早期的训练中，这些有幸有比较好的成长经历的治疗师可能觉得奇怪，这些外表看起来很正常、体面，在很多方面也表现得颇有功能性的父母，怎么可能有那么强烈的拒绝和那么明显的以自我为中心，并且造成来访者如此深刻的不安全感和自我憎恨感。而对于另外一些在成长经历中曾出现困难的新手治疗师而言，他们可能很难全身心投入这些来访者身上，因为来访者唤起了治疗师曾经经历过的、自己成长过程中的痛苦体验。很明显，因为这些议题会引起许多新手治疗师或资深治疗师强烈的反移情反应，所以要接近并进一步进入这些议题是具有挑战性的。因此，受训中的治疗师需要从他们的同学、实习指导老师、临床督导师那里获得持续的共情与公开表达的支持，帮助他们有效地回应他们的来访者，也更好地了解自己，并且发展更多的自我关爱。

我们以共情的立场为出发点，慢慢涉及新手治疗师正在改变的世界观，他们不断提高的对人类发展过程中存在问题的普遍性觉察，再到他们在第一年训练中常会有的反移情反应。现在，让我们转而讨论如何干预，即治疗师如何探索和评估来访者所经历的养育风格和依恋发展历史，并且利用对其成长经历的理解帮助他们解决现在所呈现的问题。根据经验，治疗师努力引导来访者回到与发展和家庭有关的议题通常不会轻易成功。因为对大多数来访者而言，这样做似乎和他们现在呈现的问题没有太多的关联，对解决现在的问题也没有太大的意义。因此，一个更有效的方式是寻找切入点，即当来访者主动提到与儿时／家庭经验有直接关联或可能有关的主题时，治疗师再介入。这样，来访者便拥有了相关话题的主导权，是来访者在引导治疗师进入这些议题，治疗师只是参与其中并表现出兴趣，如治疗师对来访者刚刚说过的关键字或词语予以反映等；用开放的姿态提议对这些议题做进一步探索；成为来访者探索的合作者，帮助来访者用自己的议事日程表探索这些议题。对大多数来访者而言，以人际过程为背景指导的治疗的效果是最好的。这样的人际过程通常都会引导治疗师和来访者谈及有意义的议题，使他们可以有效地读懂和理解现在所面临的问题。

在下面的三个示例中，治疗师在听到一个切入点后马上予以回应，并借此机会更加直接地邀请来访者参与讨论或者询问来访者成长过程中的体验。然后，无论来访者是否接受他们的邀请，他们只要保持对来访者的回应就可以了。

**治疗师：**我了解了，所以这就是你管教孩子的方式。（对切入点进行回应）我很好奇当父母对你感到失望或管教你的时候，他们通常是怎么回应你的？

**来访者：**我不清楚你的意思是什么。

**治疗师：**你父母说了些什么或做了些什么？以及那些回应让你感觉如何？

或者

> **治疗师**：你刚才跟我说的两个约会对象都没有顾及你的感情。（对切入点的回应）这让我很好奇，当你觉得沮丧或需要帮助的时候，你希望你的父母如何回应你呢？当你遇到问题时，你会寻求父母的协助并跟他们聊一聊吗？
>
> **来访者**：没有，不会。
>
> **治疗师**：可以让我知道是什么让你不想找他们吗？他们可能会说什么或者做什么你不想再听到或看到的事情呢？

或者

> **治疗师**：我真为你高兴。你这次升职真是一件非常有意义的事情，你应该觉得很开心和自豪。（对切入点的回应）你和爸爸或妈妈分享这个好消息了吗？如果分享了，他们各自有何反应？
>
> **来访者**：哦，我没跟他们说。
>
> **治疗师**：嗯嗯，让我们一起做一个思考练习。你可否闭上眼睛，并且想象你儿时最棒的一次成功的经验。现在想象你跟爸爸、妈妈分享这次成功的经验，请描述一下你所看到的他们脸上的表情，以及他们可能会跟你说什么？

对于治疗师在这些切入点的提议，以及他们在非常合适的时间对来访者的直接询问，很多来访者将会述说其深受困扰的亲子互动，这包括令人焦虑的撤回爱、痛苦的被孤立、不被肯定、恐惧和羞耻感等主题。要强调的是，治疗师可能会发现，虽然他们的来访者通常能回忆起并描述那些困难的甚至令人烦恼的关系互动，却可能看不到伴随这些回忆和描述而出现的痛苦感受。尤其是治疗师将会听到来访者说他们已经学会了不寻求帮助，或者也不期待他人的帮助，甚至他们没想过就自己的这些问题寻求父母的帮助，这对他们从来都不是一个选项。我们再回到他们依恋的核心：他们没有安全感，当他们感到痛苦时，他们不会预期照料者成为他们的同盟并努力帮助他们处理问题，哪怕这种帮助仅仅是照料者聆听他们的忧虑，并且和他们待在一起。

## 其他临床指引

亲子养育可能是生活中最具挑战性的任务。家庭治疗师萨尔瓦多·米纽秦（Salvador Minuchin）曾说，养育永远或多或少是一件不大可能的事，但这是可以被原谅的。几乎所有的父母都试图为孩子做到最好。即使是我们之前讨论过的养育方式非常无效的父母，虽然他们的确对孩子造成了严重且持续一生的问题，但是这些家长本身大多不是想残忍或充满恶意地养育自己的孩子。在养育孩子上，就像在人格发展的许多其他方面一样，每个人的发展都是参差不齐的。大多数父母可能在其他方面做得很好，遵循一些道德标准或规则，他们也相信自己大多数时候是在做对孩子最好的事情，且其对待孩子的方式通常比自己的父母对待自己的方式要好。虽然孩子确实被成长中的一些经历伤害，但普遍而言，他们依然爱他们的父母，也希望得到父母的肯定。

来访者与他们的父母之间的关系虽然有缺陷，但非常重要。如果成年的来访者愿意给他们的照料者一个机会，并且自己用持续一生的努力来改善或修复这种关系，那么治疗师需要予以理解和重视。治疗师的目标是帮助来访者现实地评估父母这些年来是否已经改变，以及他们现在能够在多大程度上比以前做得更好。一些父母也的确在改变，并且与来访者小时候相比，他们现在能够给予来访者更多有建设性的回应，而另外一些父母可能还在用一直以来颇具问题的方式回应现在已经成年的来访者。治疗师的目标是帮助来访者对其与现在已经年迈的父母之间的关系持更现实的期待，帮助来访者使这些关系变得尽可能好一些。在治疗中，治疗师应该鼓励来访者充分表达他们对父母的所有的正面和负面情绪或情感，并且同时努力接受它们。然而，如果治疗师仅仅对某种积极或消极情绪或情感做出太快的回应或者陷于这种情绪或情感中，那就会阻碍这个过程。治疗师的这种对某种情感的偏见会妨碍来访者整合他们与依恋对象关系中出现的积极的和有问题的体验，妨碍他们在现实层面接受这些有益的和有问题的方面，使他们难以进一步修正自己的内在工作模型并影响与父母的关系。从长远来看，当来访者不能解决他们对父母的矛盾的情绪和情感，不能整合好他们关系中这些有益和有问题的方面时，他们通常也很难同时接受自己身上及他们的孩子身上好与不好的一面。

正如家庭治疗的理论所强调的，治疗师的角色是了解来访者，而不是评价或责备来访者。治疗师需要帮助来访者形成在现实层面上更加符合他们经历的描述。因此，一方面，治疗师的角色不是鼓励分裂的防御方式，即猛烈抨击给来访者带来如此伤害的父母，把他们的形象描述得很坏，完全站在来访者一边，或者鼓励来访者拒绝父母并且切断与他们的联系。这种错误的方式通常会微妙地诱导来访者用理想化了的治疗师角色替换父母的角色。另一方面，治疗师也不要否认或小看与父母的伤害性的关系给来访者所带来的真实影响。在这种情况下，最常见的是来自治疗师（或原生家庭）要求来访者原谅父母的压力。让来访者原谅他们的父母虽然听起来在理论上解决了问题，或者具有治愈效果，但实际上这里的潜台词却是对伤害的否认和遗忘。这样就使来访者在目前与父母的关系中，来自同一父母的不当对待会继续对来访者造成伤害，或者使来访者屈服于"不要再制造麻烦了"的家庭压力，也使他们无法保护自己的孩子远离那些曾让来访者受到伤害的人和问题。因此，治疗师的治疗目标可以是下列几点。

1. 帮助来访者在更加现实的层面就原生家庭中好的与不好的方面达成调停，能够接受它们，并对他们的生活经验有更加准确或真实的描述。

2. 帮助来访者改变他们的回应方式，使他们能够更加有效地回应在现有关系中那些有问题的他人。

3. 积极训练和指导来访者与他人建立新的关系，使这些新的关系不再重复曾经发生的有问题的人际模式。

对于这些在不安全型依恋关系中长大的来访者，治疗师需要与来访者建立并保持工作同盟，同时在整个治疗过程中与来访者在情感上保持联结，随时给他们提供情感上的支持，这将给来访者提供意义深远的修正性情绪体验，当然，这在来访者体验到情绪困扰或者力求变得更加独立的时候尤其重要。这将给本章所讨论的许多来访者提供他们成长过程中所缺失的安全基地和安全避风港。同那些激动人心、扣人心弦但只是孤立出现的来访者的顿悟、重要的自我披露以及其他引人瞩目的干预方式相比，这种持续稳定的情感联结和支持对来访者的改变更加有效（单次学习模式对比稳定学习模式的效果）。但是，治疗师因自己原生家庭经验所产生的反移情通常使治疗师难以提供持续一致的具有修正性的情感联结和支持。

上述我们所讨论过的来访者都具有同样的经验，即他们的照料者以这样或那样的方式疏离他们，或者在他们有需要的重要时刻没有提供情绪或情感上的支持。这些成长中的缺失以及来访者在儿童时期为了应对这些困难情境而发展出来的不良的人际模式随时会以不易觉察的方式在治疗关系中重演。例如，有些治疗师对来访者的痛苦和脆弱保持情感上的回应。他们也可能无法与来访者的某些情感保持联结。例如，遇到来访者直白呈现的羞耻感或强烈的悲伤，他们无法耐受，所以只能很快跳到问题解决层面，如安慰来访者或者出现其他一些远离来访者这些情绪或情感的防御性反映。另外一些治疗师可能会对来访者呈现的健康的个体化感到不适应，因为治疗师的自主性在他们自身的成长中没有得到支持和发展，或者来访者的成功唤起了治疗师对自己工作或婚姻的不满。当来访者在治疗中取得进步，到可以结束治疗的阶段时，有些治疗师会感到怅然若失或焦虑，因为他们不再继续扮演来访者的照料者的角色，而这个角色正是他们在自己的原生家庭中所扮演的。

也许我们作为督导师，最需要引起我们重视的是，在观看受督导的咨询师与来访者的会谈录像时，常常会发现在他们的互动中，当来访者没有改变或者让治疗师感到失望的时候，治疗师就会疏离或者放弃来访者，或者当来访者对治疗师表现出模棱两可和矛盾的情绪信号时，治疗师就会感到受挫。例如，这种情况会发生在当焦虑型或恐惧型依恋的来访者在主动寻求治疗的同时又抗拒他们所需要的帮助（例如，来访者的"是的……但是……"语句）。此时，治疗师常常会放弃这样反复无常的来访者，然后习惯性地说："这位来访者可能还没有准备好要改变。"而非进行过程评述，与来访者讨论他们现在的关系和互动。治疗师可能感觉到自己是失败的或者被控制的，因为来访者虽然在说"帮帮我"但又不让治疗师做任何事帮助他们。虽然从督导师的角度看来，我们会看到这些矛盾的来访者在成功把治疗师推开以后，继而会重新再次试图与治疗师互动，进入治疗，但是这个时候，感到被来访者拒绝的治疗师常常看不到来访者趋 – 避矛盾心理中"趋近"的一面，然后对来访者表现出反移情的反应，如变得烦躁或者责备来访者，最终与来访者疏离，而这恰恰又重演了来访者过去的成长经验。

当这些常见的反移情反应发生时，来访者将再次感到孤独，并与自己的体验隔离。这种与治疗师之间有问题的人际互动不仅没有解决来访者的病理性信念、修正其适应不良的认知图式，反而证实了它们。也就是说，如果对这种重演置之不理，不予理清，那么这些旧有的认知图式或有问题的关系预期就会在治疗关系的互动中被再次确认和巩固。

除了治疗师的反移情倾向之外，来访者的某些特质也会让治疗师感到难以与来访者保持稳定的情感联结。例如，很多来访者会说他们喜欢或信任治疗师，但同时他们也相信"一旦治疗师真正了解我"后，他就不再尊重或者关心他们了。来访者秉持他们错误的图式和有问题的应对策略，他们认为是他们欺骗和操纵了治疗师，才使他们对自己有好感。这就是为什么治疗师有必要帮助来访者采用内在聚焦，然后用人际过程评述邀请来访者讨论其对治疗师的所有感受，包括来访者对治疗师所给予回应的感受。

**治疗师：** 当你告诉我这些时，你认为我对你的感受是什么？

遗憾的是，来访者通常秉持着自己的病理性信念，认为他们所鄙视的、软弱及那些不能被接受的情绪或情感才构成了他们真实的自我。来访者认为自己的这些脆弱、对他人的依赖和苛求、羞耻感或者自身的其他方面正是自己不能被接受的确凿证据。如果咨询师能够看到来访者的这些方面，但仍然保持对他们的肯定以及在情感上与其保持联结，来访者的这些深具影响力的问题就能得以解决。治疗师所能提供的最有力的让来访者得到再学习体验的，就是给予来访者关怀和理解，而不是像来访者预期的那样，对他们进行批判、撤回情感支持和评价等。卡尔·罗杰斯在很多年以前就提出价值的条件化是来访者问题的核心，他强调来访者要想改变，必须首先能够接纳自己，而他们需要先从治疗师那里得到这样的接纳，这样他们才能开始接纳自己。因此，治疗师需要提供一个安全的环境，在来访者经历这些冲突、矛盾的感受时能够给予容纳和支持，这样治疗师才能帮助来访者化解它们。

最后，有些来访者擅长诱发治疗师做出与他们过去所接收到的有问题的回应一样的回应。正如我们所看到的，人际过程取向治疗的基本理念是，大多数来访者的问题会在与治疗师的人际互动过程中暂时重演，这些问题需要被确认、被公开，然后对它们重新进行工作。治疗师很容易对合作的、友善的、有礼貌的来访者表现出共情、温暖和真诚的态度。然而，对于那些人际应对方式（如挑衅或支配、批判或控制、被动或依赖等）可能会使治疗师感到疏远、威胁或受挫的消极的来访者来说，治疗师与他们一直维持工作同盟就困难得多。对这些消极的来访者，治疗师尤其需要对来访者适应不良的关系模式形成工作假设。治疗师需要沿人际过程的维度进行假设，例如，这些来访者在先前的人际关系中试图引发他人什么样的反应？他们现在可能想引发治疗师的什么反应？如果治疗师能够沿着这个过程的维度对来访者进行个案概念化，他们就更可能保持对来访者的共情态度，更可能在说什么和做什么之前有充分的思考。这也就能够使治疗师为来访者提供修正性情绪体验，而不是像其他人那样自动化地回应来访者，因为这只会重演来访者所熟悉的问题情境（参考附录 A 和附录 B）。对新手治疗师而言，在治疗伊始看到和做到这些是具有挑战性的，所以我们在下一章将进一步探究。

总体而言，来访者会呈现丰富多样的成长经历和家庭经验，有些来访者的问题与这里讨论的议题无关；然而，即便如此，不安全型依恋关系、错误的养育风格、撤回爱的管教方式以及价值条件化等都会在来访者的叙述中随处可见。它们都有助于理解来访者现在的症状和问题，也可以帮助治疗师和来访者弄清楚在他们的生活中正在发生些什么。

## 家庭互动模式

将家庭系统理论与依恋类型和养育风格联系起来可以帮助治疗师区分和了解来访者的核心问题，更好地形成治疗焦点。家庭关系结构长期存在于家庭中，表现在家庭成员之间在联盟、结盟和忠诚等方面相对持久的关系模式。家庭亚系统之间的代际边界是否清晰对家庭功能有重要的影响。这些关系是家庭组织的基础，决定了家庭怎样作为一个社会系统而运作。这些家庭模式受到文化价值观和信念的强烈影响，反过来它们又会影响在家庭功能中哪些行为是正常的、可以被接纳的。因此，家庭关系结构及其所在的文化情境影响家庭成员如何互动以及家庭成员采取的角色和家庭沟通方式。

在运作良好的家庭中，清楚的代际边界会将大人与孩子的事情分开，即在成人与孩子之间，他们的角色与责任是清晰明确的。这意味着成人照料者要为孩子提供一个有组织、有条理的家庭结构，其中包括可以预测的日常活动，为家庭做决定和计划，设定限制和执行规则。虽然父母有合理的情感需求与被支持的需求，但这些情感需求需要从同一代的同辈关系中得到满足，而非通过孩子实现。相反，当成人和孩子的角色没有区分清楚，代际边界模糊不清，而且成人太多的需求、需要由孩子来满足，这个时候，孩子就会出现更多的问题。从这个总体的框架出发，让我们来探索一下新手治疗师在他们的个案中每天都会见到的两类问题：脱离原生家庭过程中的冲突和亲职化。

**脱离原生家庭过程中的冲突**。许多孩子被困在跨代联盟与冲突中，表现出模糊的代际边界。这些孩子在分化上都会出现问题，尤其是在青少年晚期和成年早期，当他们开始离开原生家庭，探索职业选择，以及开始致力于建立新的关系时。如果照料者与重要的伴侣结成联盟，或者虽然是单亲父母，但有支持性的同辈关系，那么孩子在成长的过程中都会有更多支持，并能成功地开始自己的独立生活。有清楚代际边界的年轻人通常发现自己可以更易于成功地离开自己的原生家庭，但同时也可以和原生家庭一直维持亲密的联系并参与原生家庭的活动中。他们不必为了自己独立生活而和家人在情感上疏离或断开和他们的联系，或者为了和原生家庭分离或逃离原生家庭，而采取冒险或极端的行为，如酒后驾车或未婚先孕。这些都是有可能的，因为为了实现他们想要的生活或者专注地处理他们自己的问题，这些照料者不再需要孩子对他们保持依赖或专注。

相反，如果在照料者与孩子之间存在一个主要的跨代联盟（如妈妈与长女），这些孩子对于留下孤单的父母或者弃父母于原本就不满意的和婚姻关系中，他们就会感到分离内疚。这些在缺乏安全基地环境中长大的孩子会发现，如果他们探索自己的世界，开始自主的生活，这将带来更多的破坏而非支持。他们尤其可能对自己的成就不满意，也不能建立令他们满意的关系或者对他人做出承诺，或者出现慢性抑郁。来访者在学业上的失败，或者他们在青少年后期或刚成年时在大学咨询中心所寻求帮助的症状和问题背后都有这种因脱离原生家庭而产生的内疚感。因此，当跨代联盟成为家庭的一个主要议题时，它就会把对原生家庭保持忠心的要求强加给来访者，从而使年轻人对于离家追求自己的职业兴趣、建立满意的爱情关系和获得其他成功都感到内疚。虽然在脱离原生家庭过程中出现的冲突在不同的文化中有不同的表现，但在每一种文化中都存在一些被允许的方式，以便使个体发展他们个体化的能力和建立配偶关系的能力。因此，如果子女不被允许用这些方式来发展自己的这些能力，那么他们就会出现症状性的内疚感和抑郁。这个问题对于许多第一代和第二代移民来说尤其具有挑战性，因为他们在新的国家所形成的家庭和文化价值观可能与其原来所在国家的价值观有很大的差异。

许多来访者都像我们在第四章里提到的安娜一样，挣扎于这种具有束缚力的与原生家庭分离的内疚感之中，其原因就是缺乏清楚的代际边界。这些来访者通常是在焦虑型依恋的照料者的照顾下长大，或者他们自己也属于焦虑型或恐惧型依恋，对于快乐、成功的生活，或者甚至是在治疗中变好都可能感到内疚。虽然这可能是对所有来访者提供安全基地时的一个重要方法，但是，治疗师做到毫不犹豫地与来访者分享他们的快乐，公开表达对他们成功的喜悦，这对这些依恋类型的来访者而言尤其重要。当来访者在治疗开始时开心地说"我今天觉得真的很好，我现在没有任何问题要说时"一些受训者不知道如何回应，或者不知道他们的角色是什么。是的，这样的情况可能是一种阻抗，但是对于在与原生家庭分离的内疚感中挣扎的来访者来说，他们更容易根据他们的内在工作模型做出（不准确的）假定：即他们的快乐、成功或独立可能在一定程度上"伤害"了治疗师或者不被治疗师期待。其他一些来访者在具有自恋型或边缘型人格特质的照料者的照顾下长大，或者他们的照料者用其他方式表现出不支持、具有竞争性，或者对来访者的分化与成功感到威胁，那么这些来访者则会非常担心治疗师也会在私下里感到不满或者嫉妒他们所表达的快乐或成功。治疗师对来访者好的感受表现出欢迎和热情的回应，这就是在给他们提供修正性情绪体验，有助于推翻来访者的这些内疚或错误预期，并进一步鼓励他们扩展与其他人建立联结的更健康或更有力的方式。

**治疗师：**"这真棒！这星期发生的最棒的事情是什么？"

没有接收到治疗师对他们生活中成功方面的清晰肯定，来访者就无法在和治疗师的关系中产生修正性情绪经验。具有这些束缚性成长经验的来访者开始从他们的成功中撤出，治疗就会停滞不前。根据旧有的预期，来访者还是在主动性和自主性方面不断地表现出缺乏能力，感到泄气，有不确定感或无效能感，无法持久地执行计划或者没有能力完成工作。除非这种重演可以被解决，否则治疗将不会有什么进展。

如果来访者成长于代际边界模糊的家庭且具有束缚性的跨代联盟，那他们在脱离原生家庭和取得自己的成功等方面就会表现出冲突。我们将在第十章进一步探索来访者的这些冲突，因为它们也将在治疗的结束阶段被激活。特别是对于那些在分离内疚中挣扎的来访者，他们会因自己不再需要咨询师，能够成功地独立前行而感到特别糟糕和担忧。这个时候，治疗师需要提供清晰的修复性的边界，允许来访者不再需要他们，支持他们离开治疗，明确鼓励他们享受和追求自己的成功生活。虽然鉴于来访者反应的独特性，对许多来访者而言这样做也不是很重要，但对于那些在成长中拥有我们所描述的体验的来访者而言，这样做使他们感到解放和自由，具有深远的意义。来访者因为自己的成长、变得更强、在工作和爱情中取得成功、甚至超越父母或治疗师、拥有更多的快乐或成功而感到内疚，这是来访者在治疗中常出现但表现隐蔽的一个议题，尽管很少有来访者能够自己辨识出这一议题。幸运的是，治疗师通过语言和行动不断告诉来访者，治疗师享受他们的成功，并且为他们获得的能力感到开心，他们变得更强和更独立丝毫不会使治疗师感到被伤害或受到威胁，治疗师这样做就可以很容易地帮助来访者消除他们与内疚相关的具有束缚力的错误信念。

最后，文化因素对在脱离家庭和家庭忠诚之间复杂的辩证关系上保持平衡具有十分重要的作用。家庭成员之间的彼此联结和与家庭保持长久持续的纽带，这对来自强调关系取向的文化（如亚洲或拉丁美洲）的来访者非常重要，治疗师需要进入这些来访者的主观世界，学会理解并重视这种以非常微妙的方式存在的平衡，即能够在对家庭和文化保持忠诚的同时，仍然能够拥有他们真实的自我。在每一种文化下都存在符合这种文化的、来访者可用以发展自己的个体化和脱离原生家庭的方式。为了熟悉和了解这些方式，治疗师可以请那些熟悉来访者所在文化背景的人做顾问。同样重要的是，治疗师也需要询问来访者他们是如何认同自己的身份的，因为在某一个组群内，组群个体成员如何与家庭建立关系及如何认同其所在的文化都存在很大的差异。治疗师需要与来访者一起合作并探索，帮助来访者在其所处的大家庭中找到角色榜样，或者寻找符合来访者所处文化的、在这个文化情境中被接受的方式发展自己的分化和独立能力。

**儿童的亲职化。**当家庭中的代际边界模糊不清时，家庭联盟主要表现在家庭中某个照料者与某个孩子之间的跨代联盟，这个时候，常常会出现孩子的亲职化现象，即家庭角色出现颠倒：不是成人回应孩子的需求，而是孩子承担满足照料者情感需求的责任。也就是说，当父母一方的情感需求无法被自己的配偶或伴侣或其他同辈成人满足时，他们就会不适当地转向一个或更多孩子，寻求满足自己作为成年人的对情感与亲密、赞同与安慰、稳定与控制的需求。当治疗师听到成人照料者描述孩子是他们"最好的朋友""救星"或"知己"时，治疗师要警觉这类亲职化的可能性。

虽然这表面上看起来不错，但让孩子负责和照顾照料者的情感需求存在很大的有问题。这种角色颠倒之所以有问题，是因为孩子必须对父母付出，而不是接受，于是孩子适龄的依恋需求就无法得到满足。而且，亲职化的孩子在成年后仍会持续扮演这样的家庭角色，使他们过度为他人负责，对依靠他人感到不安全，而且对于自己的需求有内疚感。成年后，亲职化的后代常描述自己很空虚或者"内心有个洞"，这是因为在他们童年期的成长过程中，他们只有给予，没有接收，因此其内心是空的。如果他们在成年后仍然把他人的需求放在自己的需求之上，便会感到"耗竭"。一般而言，亲职化的孩子最初是享受成为他们照料者的照顾者这一特殊角色的；然而成年后，他们常常埋怨自己的童年被剥夺。作为治疗中的成人来访者，他们会描述自己在现在的关系中常是生气与焦虑的，因为他们会有以下顾虑。

1. 不相信在他们痛苦时，其他人会帮助自己。

2. 当他们不能满足重要他人的要求时，会焦虑于失去与他们的关系。

3. 埋怨在重要关系中存在的不公平，因为总是他们在给予而不是接收。

亲职化这个主题尤其重要，因为它普遍存在于治疗师与来访者的成长背景中。一些寻求治疗的来访者被亲职化是由于忽视型的照料者要求他们担负起成人才有的照顾他人的责任，例如，承担起给弟弟妹妹喂饭的责任，成为照料他们的主要角色。相反，焦虑型依恋的照料者常常让亲职化的孩子感到困惑，他们温暖、善于沟通，似乎也可回应其他孩子们的情绪需求。然而，这种照顾角色反转可以很快但以很微妙的方式发生，很快，我们就会发现，他们的对话和互动满足的是照料者的需求，而非孩子的需求。因为他们基本的关系取向是照顾他人，亲职化的孩子常常会在长大后选择助人领域的职业，如护士、牧师和咨询师，使照料者的角色得以延伸，因为这符合他们童年所扮演角色的脚本与认同。尽管他们既温暖又有能力，但让他们对他人说"不"、设定界限、回应自己的兴趣和需要则会让他们感到内疚。因为没有很清晰的人际界限，他们倾向于过度认同他人的问题，随着时间的推移，他们就容易在工作中感到耗竭。因为他们在成长过程中不得不照顾父母，所以现在要他们放弃这种夸大的责任感，降低他们在现在的生活中事必躬亲的需要和过强的控制需要是具有威胁的。例如，即使他们也不喜欢凡事都亲力亲为，但还是很难让他人分担责任。这些与控制需要有关的议题也可从一些症状上得到证明，如飞行恐惧症，他们必须暂时把控制权交到飞行员或驾驶员手中。这些来访者在亲密关系上也有问题，因为要和某人情感亲密就需要放弃控制，而这会唤起来访者的高度焦虑。

然而，在一些家庭中，因为经济、单亲、家里有病人或其他现实存在的客观原因，需要一个孩子暂时担负起对年幼弟弟妹妹的养育角色。这和亲职化是不同的，因为很清楚的是，如果父母在家或在场，父母就会负起责任。这个孩子的角色是当父母不在时协助他们维持家庭的功能，这是暂时性的、情境性的。而且，孩子照顾的是弟弟妹妹的情感需求，而非父母的情感需求。这样的孩子虽然负责而且对大人有帮助，但他们仍然保持其孩子的身份，仍被养育与给予，而不会出现像被亲职化的孩子那样的角色颠倒。通常这些孩子长大后会更具有复原力，具有显著的个人优势。在跨文化情境中的一个例子就是，孩子给父母做翻译，但不取代父母的角色。

亲职化的来访者对治疗师具有高度的敏感性和回应性，正如他们过去对他们的照料者那样。尤其对新手治疗师来说，和这些来访者的工作短期内可能会让他们觉得很棒，因为来访者能敏锐地分辨自己需要说什么或做什么可以让新手治疗师感到胜任或安全。例如，这些来访者可能一直谈论他们在生活中的积极改变，甚至夸大它们，这样新手治疗师的督导师在看治疗会谈录像时就会称赞治疗师。然而，如果治疗师避免迎合他们而重演原来的有问题的关系模式，那么来访者就会开始探索他们被亲职化的结果，即在童年生活中所失去的或自己应该有的童年生活被剥夺而对自己形成的深远影响。当发现这种有问题的模式可能开始在治疗关系中重演时，如果治疗师能够尝试性地对此表示好奇，或者开始运用过程评述，那么这就可能是一个使来访者改变的机会。

> **治疗师：** 我真的很感谢你刚刚表达的对我的真诚的关心——我知道那是关心，而且是真诚的。但是想到我们曾一直在讨论的你的照顾他人的模式，以及那样的角色让你付出了多少代价，这让我很想知道，如果你关心我需要什么的话，那你的需求又怎么办呢？你认为呢？你了解我在说什么吗？

为了更好地澄清亲职化，我们先来看一个案例。

贾丝明是一名非常为人称道的精神科护士。她是一个非常值得信赖且负责的人，似乎能控制每个发生的状况。在医院急诊室，她需要处理危机中有严重障碍的病人，她快速并精准的评估、良好的判断及其对病人的关爱让她获得所有同事的尊重。虽然在工作上是超级明星，但贾丝明却因为不断复发的抑郁和"耗竭"而寻求治疗。

　　贾丝明是一个聪明的的来访者，善于和治疗师互动。她巧妙地让治疗师引导会谈，让治疗师谈论她自己，并使她参与讨论一些有意思的临床议题，能够和治疗师形成非常融洽的气氛。然而，治疗师已经对这种可能正在重演的关系形成了工作假设，有效地辨识出贾丝明试图和她重演这种问题关系模式的"拉力"。于是，治疗师在不断地寻找切入点，从而帮助贾丝明聚焦到她的内在感受。

> **治疗师**：当……时，能不能帮助我理解你怎么了？

或者

> **治疗师**：如果你说"不"并且……你害怕会发生什么呢？

　　治疗师不断邀请贾丝明考虑她自己在想什么，感受到了什么，而非停留在她自己的感受之外和担心治疗师想要什么。贾丝明终于回应治疗师的邀请，开始告诉治疗师说，用这样的方式关注自己和自己内在的经验对她来说是一种崭新的体验。虽然她非常享受这种新的体验，但她也发现这让她感到"不舒服"。注意，治疗师并没有在她还没准备好的时候强迫她关注自己的内在感受，而是不经意地询问和邀请她，如果她更多地看到自己的体验会发生什么。通过这种方式，两个人很快就发现，这种内在聚焦会引发她内在对"自私"的内疚，对成为"注意焦点"的羞愧。但是，治疗师对她的这些反应是肯定性的（例如，"噢，不，我一点都不认为你是自私的……"），于是双方很快达成一致，即这时候正出现了新的重要的议题。

　　治疗开始一个月后，贾丝明告诉了治疗师一件她从没有告诉过任何人的事情：青少年早期，酗酒的继父想要性侵她，她成功地击退了他，虽然当她用力推开他时，自己被抓伤，外面的短衫被撕开，鼻子也流血了。贾丝明对自己的遭遇回忆得非常具体，却没有任何情绪。此时，治疗师用充满关心和肯定的方式，有效地回应了她。治疗师是两个女儿的妈妈，她很快问了一个让贾丝明倍感煎熬的问题。

> **治疗师**：你已经保存这个痛苦的秘密快 20 年了，我很高兴你现在和我分享，但这么久的时间你都独自面对，真让人心碎。是什么让你没有把这件事告诉你妈妈，寻求她的帮助呢？
>
> **来访者**：我不想再增加她的负担。她的生活已经超负荷了。她已经不能再多做什么，我不想让她担心。

　　贾丝明令人心酸的回应说明了严重亲职化孩子的困境。在她和母亲关系的很多方面，为了满足父母的需求，贾丝明自己被保护与被安慰的强烈需要被放在了一旁。在此，我们再一次看到了依恋故事的核心，即就像所有不安全型依恋的孩子一样，贾丝明没有想过自己可以把自己的问题带到其依恋对象的面前，寻求他们的帮助，哪怕是像被性侵这么严重的问题。

治疗师将在很多来访者身上看到这种代际边界模糊和跨代联盟的结构化家庭关系所带来的严重后果。这也是为什么治疗师需要遵守治疗设置，并且保持清晰的治疗界限，以便向来访者提供修正性情绪体验。对于新手治疗师而言，督导师主动帮助他们检查在和来访者互动的过程中是否有清楚、明确的治疗界限是特别珍贵的。

## 结语

本章所呈现的发展性议题都可能在治疗师与来访者之间的关系中平行地呈现出来。有效的治疗师可以成为来访者的安全避风港，使来访者呈现自己的问题与脆弱而仍然能感到安全。随后，有了这种安全感，来访者就能够将治疗师当作安全基地，探索和尝试回应自己、回应他人的新方式。我们相信这个过程能够带来治疗中的深入探索，能够给来访者的生活带来有意义的改变。因此，作为治疗师个人，其面临的挑战是检视自己为来访者提供安全避风港与安全基地的能力，而这种能力也受到其自己成长的原生家庭的影响。我们鼓励受训者力求不带有防御性地不断挑战自己，扩展自己的人际交往范围，哪怕这会引发自己的焦虑。如果他们都致力于扩展自己的人际范围，那么他们就能够有效地回应来访者所呈现的更广泛的问题。

我们也讨论了对在治疗中采用发展视角常见的错误认识，即把发展视角当成聚焦在心理动力学上的顿悟，并且用来责怪父母是"坏的"，或者让他们为来访者的生活和选择负责。实际上，采用发展视角的目的是为了更好地了解真正困扰来访者的是什么，使治疗师能够获得更丰富的背景从而更好地了解在他们的生活中哪些是无效的人际互动模式。我们在这一章中所讨论的来访者家庭生活的特点对治疗具有深远的意义。它们给治疗师提供信息，帮助他们明确治疗焦点，理解来访者当前的问题及其适应不良的人际关系模式。新手治疗师常常会问他们的督导师："我应该做什么？"然而，通常督导师只能提供宽泛的一般性原则，这对来访者的帮助比较有限。但如果他们开始将来访者的问题置于一个更宽广的发展／家庭／文化视角的情境下，弄清楚首先要探讨的那个更困难的问题，即来访者呈现的问题"到底是什么意思呢"，这时，督导师才会对他们的受督导的咨询师更有帮助。

最后，对有些受训治疗师而言，阅读这些与发展议题有关的材料可能会造成一定的困扰，因为质疑或检视在原生家庭中到底发生了什么是违反家庭规则与文化规范的。而且，一些读者自己是父母或祖父母，在了解更多家庭功能、养育实践，特别是他们自己的依恋风格之后，他们的内疚感可能会被引发。这种内疚感可能是意识到他们之前养育方式的局限性，对自己的孩子和其他所爱的人造成的后果，但这些并没有帮助。我们希望这些读者能够消除对自己不切实际的期待，原谅自己过去对于养育孩子知道得不够多。

## 本章练习

你当前的成人依恋类型是什么？如果你在成长过程中形成的是不安全型依恋，你是否已经能够取得一些进步，获取一些安全感呢？如果有，什么样的经验和关系对你有帮助？如果没有，你可能需要怎样的帮助呢？或者你可能需要寻求怎样的体验，以促进你获得更多安全感？

# 第七章

# 僵化的人际应对策略

## 概述

在本章中，我们将继续聚焦于破坏性的内在工作模型及人际应对策略，以便帮助治疗师对来访者的症状和问题进行概念化。这些内在工作模型及人际应对策略凸显了来访者生活中的主要困扰，构成了他们的核心冲突。它们就像车轮的车毂，将来访者呈现的不同问题与困扰联系起来，为治疗提供了焦点。

来访者的核心冲突源于不安全型依恋关系、有问题的养育方式及错误的家庭关系结构的共同影响。来访者与其照料者之间有问题的互动方式重复出现或持续进行就会形成破坏性的内在工作模型，对自己的病理性信念、对他人的错误期待，以及在亲密关系中通常会出现的狭隘、扭曲的观点。为了应对这些发展性体验所伴随的痛苦感受、低自尊及人际威胁，来访者会发展出一种固定的人际应对风格。例如，许多来访者会出现以下特质：取悦他人，追求完美及顺从；另一些人则不断寻求控制和权力；然而还有一些人则一味地隐藏自己，避免一切冲突，表现出刻板的自给自足。问题的关键在于，这种人际应对策略被广泛且僵硬地过度使用——甚至在不必要或不再适应的情况下使用。

有时使用这些防御性人际应对策略对所有人来说都是必要的——它们帮助我们应对困难情境。如果咨询师能够理解并肯定某种人际应对策略是来访者在当时处理现实问题所能采取的必要且适应性的方式，那么来访者会感到被深深地理解和"被看见"。例如，取悦或顺从的孩子可以避免被焦虑或抑郁的父母忽视或批评；退缩和不被注意则是保护孩子不受酗酒的父母攻击的一种适应性策略。然而，对大部分来访者而言，问题在于这些人际应对策略在当前的大部分关系中已经不再有必要，或者不再具有适应性了，而来访者却仍在习惯性地使用这些策略。久而久之，这些策略变成了根深蒂固的行为模式，不仅无助于目前的人际关系，反而导致来访者在治疗中呈现许多症状和问题，如在需要的时候直言不讳。本章的目标是帮助治疗师和来访者辨识，来访者与谁互动时这些策略仍然是具有适应性的，而何时这些策略不再有帮助，并且明确这是一个重要的治疗目标。一方面，咨询师旨在帮助来访者理清在当前的关系中什么时候需要继续以取悦或回避的方式回应（如对待权威型、控制型的老板）；另一方面，帮助他们区分在哪些关系（如与新朋友或潜在的伴侣的关系）中哪些旧有的应对策略（如总是掌控）不再适用，如果继续使用只会带来新的问题。

为了实现这一治疗目标，治疗师应该做到以下几点。

1. 识别来访者核心冲突的形成性模式和痛苦感受。

2. 突出来访者为了应对这些发展性的以及在家庭中遇到的挑战而学会的人际应对策略。

3. 厘清来访者的人际应对策略在其当前与治疗师及他人的互动中是何时、以何种方式表达出来的。

4. 首先在与治疗师的关系中开始改变这种模式，然后在与其他人的日常关系中改变。

随着新手治疗师越来越能成功地对来访者的核心冲突及对此采取的人际适应策略进行概念化，治疗师便越能从来访者呈现的凌乱信息中识别其核心主题，找出其形成性模式。正如我们在第二章中提到的，对来访者进行概念化是一个持续的过程，这个过程从与来访者的初次接触就开始了。治疗初期，治疗师会对来访者的问题形成一般性假设。随着治疗师对来访者日益了解，这些初步工作假设会被进一步完善或被放弃。当治疗师聚焦于来访者的内在感受，让来访者的情绪流露出来，并使用过程维度探索来访者对治疗师和他人的反应和预期时，对来访者问题的关键关注点随之显露并变得清晰。然后，治疗师可以将它们视为路标，澄清来访者的核心冲突，并且聚焦在这些冲突是如何在来访者与治疗师及他人的关系中发生的。

## 对来访者进行概念化的人际框架

在本节中，我们将探讨对来访者核心冲突进行概念化的人际框架，即核心冲突最初是如何产生的，来访者为应对核心冲突采取了哪些人际适应策略，以及核心冲突在来访者当前的症状和问题中是如何被表达的。在这种人际框架下对来访者的问题进行概念化包括以下四个组成部分：

1. 来访者未被满足的发展性需求；

2. 来访者的内在工作模型及其基于发展中的挑战形成的对自己和他人的信念；

3. 来访者处理或应对焦虑的人际策略；

4. 对核心冲突的人际关系的解决之道。

上述四个部分来自霍尼（Horney）的人际理论，它可以帮助治疗师对来访者的问题进行概念化（见图 7.1）。在对这些破坏性的内在工作模型及僵化的人际应对策略进行更充分的探索之后，我们将这两个概念应用到治疗中，并且通过三个案例对其进行阐述。接下来，我们将依次从以下方面进行探讨：（1）若孩子的一个或多个基本的发展性需求未得到满足，则会如何产生持久性问题；（2）这些破坏性的内在工作模型及僵化的人际应对策略是如何导致来访者在治疗中呈现的症状和问题的。

## 未被满足的发展性需要

从图 7.1 的下端往上看。它凸显了幼儿的情感需求及安全依恋需求未被满足时呈现的发展轨迹。如果照料者总是回应孩子的需求——痛苦时给予安慰（安全避风港）、好奇时鼓励探索（安全基地）——孩子就能够自由地表达自己的需求。当然，随着年龄的增长，孩子学会接纳父母并非时刻都能回应自己，也学会容忍父母延迟的回应，这些学习对他们有益。如果父母常常不能回应，孩子的需求得不到满足，很快就会导致其焦虑。

父母的不回应会导致孩子形成一种内在工作模型，这一工作模型将会持续塑造孩子对自己及他人的感觉和看法，直至他们成年。例如，对理解和关爱的需求未得到满足的学龄前儿童，他们的父母多是疏离型、权威型甚至是溺爱型的。这些学龄前儿童靠近照料者寻求安慰时，得到的回应通常类似以下示例。

**忽视型：**你现在又想要什么？你总是想这要那的，赶快给我出去！

**权威型：**你怎么回事？别再哭哭啼啼了，不然有你好哭的！

**溺爱型：**好的，宝贝，去玩吧，想做什么都行，我现在有点儿忙。

如果上述模式反复发生或者成为亲子之间典型的互动特点，这些孩子很快就学会预期被批评、被拒绝或被忽略，当他们需要情感安慰或安抚的时候就会变得焦虑。影响更为深远的是，他们还会形成内在工作模型，认为自我是不配被他人回应的，他人是没有能力回应自己的，并且将这一模型带到未来的关系中。

孩子生来具有持续体验依恋的需求，但是父母的不回应使他们减少甚至否认（防御）依恋需求的直接表达（见图 7.1 底部）。然后，有依恋需求的孩子被迫寻找其他方式应对这样的痛苦情境。尽管来访者呈现的很多问题都与他们成长过程中遇到的各种挑战有关，但持续性心理问题的根源通常都与起始于童年时期的、未被满足的基本安全依恋需要（安全避风港和安全基地）有关。照料者无法和孩子明确地沟通，孩子痛苦时不能从照料者那里获得稳定的

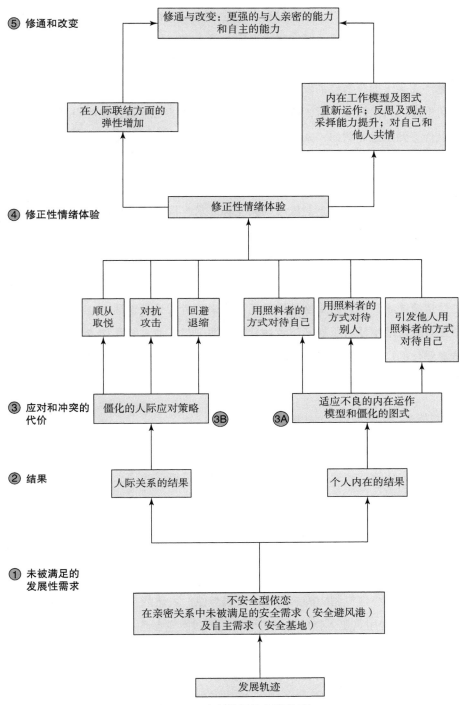

⑤ 修通和改变

修通与改变：更强的与人亲密的能力和自主的能力

在人际联结方面的弹性增加

内在工作模型及图式重新运作；反思及观点采择能力提升；对自己和他人共情

④ 修正性情绪体验

修正性情绪体验

顺从取悦　对抗攻击　回避退缩　用照料者的方式对待自己　用照料者的方式对待别人　引发他人用照料者的方式对待自己

③ 应对和冲突的代价

僵化的人际应对策略　③B

③A　适应不良的内在运作模型和僵化的图式

② 结果

人际关系的结果

个人内在的结果

① 未被满足的发展性需求

不安全型依恋
在亲密关系中未被满足的安全需求（安全避风港）
及自主需求（安全基地）

发展轨迹

**图 7.1　改变过程的人际模型**

情感支持，在孩子感到安全时，父母没有支持他们的自主和分化，这样会导致来访者在成年后产生诸多问题，或者在做出承诺和建立亲密关系上出现困难，或者在自我指导与自主方面有困难，或者两者兼有。就像我们在第六章中说到的，充满关爱且一致的限制性和可预见性的成长环境将使孩子拥有最佳的发展轨迹。然而，当情感需求持续得不到满足时，大部分孩子会体验到焦虑，当他们成年后，这些成年版的依恋需求或感受会在他们当前的关系中被激活，他们也会感到焦虑（例如，来访者遇到一个严重的问题，却无法开口向伴侣寻求帮助或者请对方分担自己的痛苦）。

图 7.1 的第②部分和第③部分阐释的是内在工作模型和人际应对策略。一方面，来访者转向对抗自己，减少或否认自己对依恋的感受和需求，从而降低在这些需求没有被满足时所唤起的焦虑（例如，我讨厌自己，我是个大嘴巴，每个人都受够我了）。与此同时，来访者还会采用一些人际应对策略应对不被接纳的需求及其与之相伴的焦虑感（例如，如果我再瘦一点儿，他就不会离开我了）。图 7.1 的第④部分谈论的是治疗师在治疗关系中旨在为来访者提供的修正性情绪体验，然后会将这种体验迁移至来访者的日常生活中，以帮助来访者解决核心冲突，更有成效地生活。正如来访者在日常生活中与其他人的互动表现的一样，我们也会看到来访者僵化的应对风格是如何在与治疗师的互动中一再重演的，这为来访者提供了一个难得的体验性再学习的机会。

## 内在工作模型和人际应对策略

在第二章中，我们提出了对来访者的问题进行概念化的三个方面：（1）适应不良的关系模式；（2）僵化的认知图式或内在工作模型（对自我持错误的信念，对他人抱有不切实际的预期）；（3）核心的冲突情绪。这三个方面相互交织，但是未被满足的依恋需求导致的不安全型依恋（图 7.1 的第①部分）是触发核心冲突的主要原因。接下来我们会看到，3A 部分将主要介绍由这些核心冲突引发的错误信念，3B 部分则主要聚焦于为应对这些核心冲突所采取的人际策略，这也是本章将主要讨论的内容。

来访者采用两种心理机制防御焦虑（该焦虑与他们表达甚至体验到未被满足的依恋需求有关）。首先，来访者用重要人物最初回应他们的方式回应自己（例如，他们根据照料者对待他们的方式发展内在工作模型，这些内在工作模型并非简单的、与其学习经验无关的非理性信念）。来访者发展出的内在工作模型会成为他们相信自己是谁、他人会如何回应自己及如何规范自己行为的持久方式。其次，来访者试图通过僵化及过度类化的应对策略（即通过克服或管理自己的个人需求或情感需求）消除焦虑。来访者之所以回避自己未被满足的需求，是因为这些需求如此痛苦和具有破坏性，来访者不愿持续地体验或提到它们。在治疗中，这种人际应对策略在来访者与治疗师的互动中会很快显现出来（如典型的取悦/顺从、控制/竞争或回避退缩）。

来访者一方面否定或回避会唤起焦虑的想法、感受和需求，另一方面又试图克服这些想法、感受和需求。这两种机制表明来访者在努力减少焦虑，让自己可以进行一定的自我调节，拥有效能感和自尊。它们是来访者应对核心冲突的解决之道，但与此同时，这两种机制也产生了治疗中来访者呈现的许多症状和问题。接下来我们会讨论，这种曾经帮助来访者更好地发挥功能的防御系统现在是如何让来访者付出高昂的代价且不再具有适应性的。

## 内在工作模型对症状和问题的影响

由于技巧和方式有限，不安全型依恋的孩子努力尝试获得照料者对他们情感需求的回应，却无法得到他们需要的帮助。这可能表现为父母普遍没有回应孩子，或者父母按自己的节奏回应孩子，而不是在孩子发起交流或表达需求时予以回应，或者父母的回应是惩罚性的或不一致的。为了在无助时获得一些掌控感，避免焦虑被唤起，这些孩子会用照料者当时的回应方式压抑或隔离他们的情感需求。例如，孩子可能会否认他们的需求或痛苦，并且认为那是不重要的，也认为自己是不重要的（"我很笨""我无关紧要"），或者排斥自己的需求和感受，轻蔑地认为自己的要求过多或太具有依赖性（"我的要求太多了"）。通常，咨询师会听到来访者用同样具有伤害性的话回应自己，那些话正是其他人当初对他们讲过的（"你怎么这么霸道"）。通过这样对抗自己的方式，孩子能够隔离不想要的焦虑感。换言之，如果他们感觉自己的发展性需求合情合理，但仍不被他们最需要的、最爱的照料者接受时，他们就会产生这样的焦虑。这一适应性为孩子提供了控制感，也保护了依恋联结（"是我有问题而已"），这允许他们继续认为这个世界和父母是合理的、公正的。通过这种方式，即认为这是自己的问题而非照料者的问题，孩子就会发展出某种安全感。随后，这会变成他们看待自己和他人的内在工作模型。孩子按照这个内在工作模型行动，便会引发与内在工作模型相一致的回应。例如，当他们要求一些事情（如加薪、请假、工作项目上的帮助等）时，他们请求的方式传达出的信息是他们并不真正期待自己的请求被准许。因此，他们的请求大多数情况下都不会被满足。孩子采取原本被对待的方式来对待自己，并且在当前关系中引发其他人用最初自己被对待的方式对待自己，这种适应方式在其他治疗取向中被称为模仿、与攻击者认同。

治疗师经常看到来访者采用三种破坏性的内在工作模型帮助自己避免焦虑或者管理痛苦，但是这些防御也会相应地带来进一步的问题。

首先，来访者以他人回应自己的具有伤害性的方式回应自己。如果父母对孩子的需求不予回应，那么孩子成年后感到脆弱或受到威胁的时候，他们需要抚慰或关爱的需求就会被唤醒，同时他们的焦虑也会被激发。他们会用照料者曾经对待他们需求的方式应对这种焦虑，即批评、指责或轻视自己的方式。成年后，如果他们的情感需求仍然不被接纳，他们会经常对自己说同样的批评、指责或轻蔑的话，就像多年前他人对他们所说的那样，甚至连用词和声调都跟当初听来的一模一样，只是他们没有意识到这些内化的"磁带"来自他们的依恋对象。而且，来访者在重播这些内化的磁带时，所感觉到的被评价、被惩罚、被忽视或被拒绝，与多年前依恋对象对他们表达评判、惩罚、忽视或拒绝时的影响一样。例如，"你就是一只害虫！"

其次，来访者避免体验和回忆这些发展过程中不被接纳的不良感受，在现在的关系中，他们会重新创造或重演一些同样的人际情境，这些人际情境在他们早年与他人的关系中曾给他们带来痛苦或恐惧的体验。也就是说，在人际层面，**一些来访者会在言行上模仿他们最初被对待的方式而对他人说同样的话和做同样的事**。例如，如果家长采取的是严格意义上的专制型或回避型教养方式，那么孩子长大成为父母后，也会以类似的方式忽视自己孩子的情感需求，特别是当孩子跟他们在性别、出生顺序、脾气、肤色等方面都很相像时。在扮演照料者这个角色时，如果来访者尚未整合好自身的冲突情绪，或者还无法以一种新的叙述方式对生活中实际出现的行为进行贴切的描述，那么他们就容易重演童年时期体验到的适应不良的人际关系模式。很多已经为人父母的来访者因看到自己用父母当年对待自己的具有伤害性的方式对待孩子而感到无助又绝望。尽管他们曾信誓旦旦地宣称："我绝不会像父母对待我那样对待我的孩子。"但是这些旧有的模式还是像时钟那样准时、不可避免地以各种形式出现了。成年子女不是经由理解或体验他们曾经看到的或感受到的，对自己所处的困境获得或恢复一些控制感，而是通过重复当初被对待的方式来实现这一点。

最后，一些来访者将他们在成长过程中体验过的关系模式变成当前其与他人关系中的议题，从而避免焦虑。这种焦虑不会被视为家庭的问题或他们自身的发展性问题。他们的做法是在现有关系中引发他人不满意的回应，也就是那些他们在依恋困境中所接收到的回应。例如，有严重发展性问题的孩子除非拥有其他（与叔叔、阿姨、朋友、老师及导师的）修复关系，可以帮助他们解决发展中的困扰，否则他们成年后很有可能选择一个无法很好地回应他们情感需求的伴侣。若伴侣善于表达关爱或亲密，他们可能也无法接受这样的情感回应。为什么呢？因为一旦有人回应了他们很久没有被满足的需求，哪怕这个回应是充满善意的，也常会激起他们的羞耻感，或当初童年依恋需要被剥夺而带来的焦虑感。在内在工作模型的驱动下，这些来访者预期他们的伴侣像从前他人对待自己那样拒绝或控制自己，尽管伴侣从未以这种不良的方式回应他们。

由于将更适合过去关系的认知图式或内在工作模型应用到目前的关系中，这些来访者可能会在诱发伴侣关爱的同时又拒绝他们。这无疑会令伴侣感到挫败和困惑，特别是当这些混合在一起的信息激活了伴侣自身的有问题的人际模式时。当伴侣之间的内在工作模型相互吻合，彼此在对方面前呈现出各自旧有的关系模式时，伴侣之间的冲突就会让他们陷入情感僵局。例如，一个回避型依恋的丈夫与一个焦虑型依恋的妻子，丈夫缺乏回应与沟通，令妻子感到更加焦虑及孤独，同时妻子对情感支持和安慰的需求会被丈夫理解为入侵和严苛掌控，这也正是他习得的从人际关系中预期会得到且为自己所痛恨的。在这个相互升级的循环中，可能会产生以下结果：持续不断且日益恶化的冲突破坏了婚姻的品质；夫妻彼此情感疏离，最后形同陌路；孩子被卷入持续不断的争吵中，并被迫选择支持父母中的一方；或者以惨烈的离婚收场，除非治疗师能帮助一方或双方意识到他们的互动方式并予以改变。

尽管对某一来访者而言，上述三种模式中的一种是主要的，但许多来访者也会使用上述全部人际应对机制。在上述三种情形中，来访者都将过往发生的被动的经验变成了主动的经验，以使他们获得控制感。通过向来访者直接表达对这些模式的好奇，治疗师就可以帮助来访者做出改变。

## 人际应对策略

对新手治疗师而言，很重要的一点是辨识来访者为应对发展性问题所采取的防御性人际应对风格。孩子未被满足的需求和发展性问题不会随着他们的长大而自行消失，除非他们的照料者在后期调整了回应方式，能够更好地回应他们，或者他们与其他人建立了修复性的关系。这些被体验为具有破坏性的需求和感受可能被否认，但在成年后的关系中会继续被触发，特别是在婚姻和育儿这样的与成人依恋有关的人际情境中。当这些需求和感受在目前的关系中引发太多焦虑，或者不允许被表达或直接处理时，来访者就会试图采用不同的人际应对风格应对。为了阐释这些人际应对策略，我们将聚焦在霍尼的三种生活适应方式上：顺从取悦、对抗攻击及回避退缩。这三种适应方式被很多理论家广泛运用，许多实证研究也发现这些僵化的应对策略是在有问题的亲子关系及不安全型依恋关系中习得的。在短期内，这些应对策略会对个体有帮助，但从长远来看，个体则会需要付出适应性代价。

### 僵化的人际应对策略：顺从取悦型、对抗攻击型及回避退缩型

来访者之所以采用固定的人际应对策略，一方面是为了减少因不被接纳的需求及感受被揭示出来（对自己及他人）带来的焦虑，另一方面是为了找到某种身份认同、自我认同或自我价值感。下面先来看霍尼的三种人际应对策略，它们对治疗师试图理解并回应来访者有很大的帮助。

1. 顺从取悦型：一些来访者学会用顺从或取悦他人的策略应对有问题的家庭互动。这些来访者学习到，过度服从照料者、总是乖巧听话（如总是乐于助人、友好、努力追求完美等）就可以赢得自己所需要的赞许，减少进一步被拒绝、被批评或被忽视的可能。这些孩子并没

有学习如何做到彬彬有礼、行为端正，而是为了隔离焦虑和维护脆弱的自尊放弃了太多的自我及自我认同。在这种想要被喜欢、被接纳的不断取悦他人的立场中，来访者丢掉了自己的声音，也失去了表达自己观点的能力。来访者将这种曾经用于取悦照料者的应对策略类化到成年后的人际关系中：他们总是试图取悦、迁就他人及避免争端。他们不表达自己的兴趣或偏好，也不明确他们的底线和界限。通过一味地以讨好、卑躬屈膝的方式顺从取悦他人，他们能够防御焦虑，赢得一些认同。这种应对策略在咨询师、护士及其他以照顾他人为职业的人群中经常可以看到。

2. 对抗攻击型：其他来访者则发现，如果自己违背或反抗父母意愿的时间坚持得足够长，也能够避免痛苦或不安全感。他们可能需要纵容型的照料者有更强的行动力，对家庭更有效的掌控，这样来访者就会感觉到安全，而不必让自己努力控制一切。或者，他们会认同另一方父母或者获得另一方父母的支持，藐视占主导地位的照料者。他们自我膨胀，有支配他人的需要，通过对抗攻击他人应对困难的情境。他们总想在任何时候对自己及自己的情绪都有绝对的控制，但糟糕的是，他们掌控、威胁他人或试图对他人施加过多的控制。在关系中，他们表现出竞争性的姿态，不惜一切代价一定要赢，而且为了达到这一目的，他们常常不惜表现得具有攻击性并坚持自己的权威。他们的心态是必须在任何情况或任何冲突中占上风。因此，这些来访者反复使用这种对抗攻击型应对策略实际是为了保护自己，回避体验到在某个情境下他们需要他人而自己却不能掌控这种情境时引起的焦虑。他们更愿意获得权力、影响他人，而不是与他人建立亲密或平等的关系。

新手治疗师可能会害怕对抗攻击型的来访者，因为这类来访者可能会挑战治疗师或者对治疗师很苛刻，并且还可能试图控制治疗师，或者与治疗师竞争。研究表明，很多治疗师难以面对来访者对他们表现出的愤怒，这些负面、愤怒或挑衅的来访者经常中断治疗进程。实习生的指导师和督导师需要通过角色扮演和有效的非防御反应练习，帮助新手治疗师准备好接待这些适合进行咨询但最初十分具有挑战性的来访者——他们会挑战新手治疗师的资质或胜任力。

3. 回避退缩型：在霍尼的第三个人际应对策略中，来访者学习到，减少在成长过程中所伴随的人际威胁体验、为自己建立安全感的最好办法是回避他人。回避的方式包括避免肢体接触、情感抽离，或者完全自给自足。这些来访者自己搞定一切，不寻求帮助，哪怕这些帮助是必要以及合情合理的。他们在生活上不需要他人，因为他们通常预期自己会被拒绝或被冷落，所以努力靠自己满足自己的所有需求。这种远离他人、回避人际关系的倾向常常与来访者对被拒绝和羞耻感过于敏感有关。

生活对每个人而言都充满压力，所有人都需要防御，因此，健康的个体有时也会运用这三种人际应对策略。只要这些模式未被夸大或过度使用，它们就具有一些适应性的优势特征。

但是，对功能良好的个体而言，这些防御并不是他们的一种身份认同或生活方式，它们只是一些可以被灵活使用的策略，用于应对某个难缠之人或特定的问题情境。前来治疗的大部分来访者常常有一种主导的或典型的人际模式，这种模式往往被过度使用，甚至被用于其不再具有适应性且不再有必要使用的情境中，故而无助于问题的解决。我们在下文中会进一步讨论治疗师该如何帮助来访者学会切合实际地进行区分或评估，何时及针对哪些人群需要或不需要采用这些模式。

### 僵化的人际应对风格：被粉饰成美德的防御

当与成长过程有关的问题广泛或严重时，来访者常常会采取这三种人际应对风格中的一种。这种僵化的应对风格也是他们在职场、婚姻或生活中需要做出重要选择的情境下与他人互动的一种惯用方式。尽管存在许多例外，但是顺从取悦型的人会发现护理或咨询类工作能更好地施展其照顾他人的技能，满足其想照顾他人的需求。对抗攻击型的人则会发现法律、医药或金融管理类职业符合他们的人际应对风格，他们常常有掌控和控制的需求。回避退缩型的人则对研究、艺术和技术专家一类独立工作的职业感到舒适，或者他们也比较喜欢冥想的生活方式。霍尼认为，许多来访者会将防御性的应对风格粉饰成个人的特征或品质，以此让自己感觉自己很特别，获取一些自尊或认同。但是，这种不现实的独特感仅仅是一种补偿，通常折射出的是具有羞耻感的自我。这些来访者的自我价值感是脆弱的，太依赖于他们超越其核心冲突或者证明这些冲突是错误的能力，即他们或者通过取悦他人，或者通过获得成功和成就，抑或是通过退缩和愤世嫉俗来获得优越感，以达到这个目的。

越来越多的当代治疗师就不同类型的来访者身上的"自恋倾向"著书立说，认为这些来访者的自恋倾向实际是在防御基于羞耻的自体感。他们指出，这些来访者随时随地都可能体验到羞耻感，如果他们感到被他人拒绝或蔑视，或在某些方面失败了，就会产生过度反应。这些著作描述了来访者在这些时候如何通过他们的"自恋"恢复自我价值感，或重新获得力量。这些都是困扰来访者的敏感议题，但是如果治疗师能够找到尊重来访者的方式，敢于邀请来访者一起探索这些对他们影响深远的议题，那么来访者也会因这些议题得以解决而感到如释重负。

尽管顺从取悦型的来访者是顺从的，但他们却不感觉自己卑躬屈膝。相反，他们常常觉得自己特殊——比其他人更懂得照顾他人，也更富有同情心。来访者将自己视为无私关爱他人者，总是表现出利他性，对他人的需求敏感，或者立志维护和平或正义，从而完成对自我的认知扭曲。通过这种方式，防御型人际交往风格变成了应对自尊缺失的一种方式，而这种应对方式被视为一种品质，为来访者赢得其所需要的他人的赞许，还避免了焦虑和羞耻感。由于这种应对方式过去对来访者曾有作用，因此想在治疗中修正它就会比较困难。

同样，对抗攻击型的来访者也不认为自己是愤怒、喜欢竞争、以自我为中心或苛刻的人，尽管他们经常表现得如此。相反，他们认为自己是英雄，是那些被他们视为软弱、依赖或无能的人的强大的领导者。

最后，回避退缩型的来访者也不认为自己在压抑情绪、躲避他人，太容易受伤害，或逃避风险而狭隘地限制了自己的生活。相反，他们因自己的超然感到高兴，并且将之视为显示他们更有教养、不需要他人的一种证明，或者抱持一种错觉，认为自己比他人更深刻地感受或体验事物。他们可能会愤世嫉俗，在某种程度上感觉自己比一般人优越，在他们眼中，普通大众的日常生活显得世俗又狭隘。

为了减少焦虑，很多来访者僵化地运用这些人际应对风格，从而让自己感觉特别，获得身份认同和自尊，管理被剥夺感，或者最大限度地轻描淡写那些导致他们现在使用补偿性人际应对方式的问题。但是他们的自尊是脆弱的，建立在一种不真实的独特性之上，而非建立在看重自己的价值及自己的真实感受的基础上。

另外，通过使用这些应对策略，来访者也常发展出某些重要的能力。例如，许多顺从取悦型的来访者不仅能够让他人喜欢自己，同时也特别擅长关心他人。同样，对抗攻击型的来访者通常会获得成功和权力，并且在这个过程中发展出重要的技能或其他方面的能力。类似地，尽管回避退缩型的来访者通常在冷漠离群中感到安然，他们也可以发展更丰富的内在生活，培养创造能力或艺术能力。

但是，治疗师需要做到的一种最重要的干预是帮助来访者认识到他们为人际应对策略所付出的重大情绪代价。治疗师帮助来访者进行成本/利益分析，确认并肯定他们的特长和能力，但同时也需要指出他们的人际应对策略现在如何为他们制造压力，并限制了他们的生活。

> **治疗师：** 你在工作中又获得了一项奖励，简直是大家眼中的"明星"，而且，你为家里的每个人都做了那么多。你的能力以及你总是乐于为大家服务的精神令我印象很深刻。但同时我也有些担心，你看起来是那么疲惫，并且经常生病，你经常说自己"筋疲力尽"。我希望我们能一起倾听那个声音，我想它在试图告诉我们一些重要的事情。

通过这种方式，治疗师既肯定了来访者从这些应对策略中发展出的能力，同时又共情性地表达了他们因此承受的代价。在本章的后面，我们还将讨论来访者如何保持从这些补偿性模式中发展出来的技巧和能力，但同时又不会再像过去那样以同样僵化或单一的方式使用它们。跟之前提到的一样，治疗师需要帮助来访者肯定他们的人际应对风格，以欣赏的眼光看待它们而非将它们病理化。在某些时候，这些应对策略确实是必需的，也是来访者在当时的发展阶段能做到的最好的适应方式。虽然这些策略在某些有问题的关系中仍然适用，但是它们现在被过度使用了，并且对目前的关系而言也已经不再有必要了，甚至还会带来某种伤害。

对很多来访者而言，一个很重要的治疗目标是帮助来访者认识到，更加灵活或多变的人际应对策略能够更好地帮助他们应对各种情境。

总而言之，通过将防御型人际适应风格转变成一种认同或一种处世方式，来访者通常获得显著的继发利益及真正的性格优势，这就很容易解释为什么一些来访者在治疗初期不愿跟治疗师探索这种适应性。因为这种适应性已经成为他们身份认同的根基，是其自尊的主要来源，也是他们防御未解决的冲突的唯一的方式。一旦治疗师能够完全理解这一防御为来访者提供的益处和代价，并且帮助来访者领会这些，咨访双方就不会对来访者的症状持那样批判的态度或者表现得缺乏耐心，都会对来访者在改变上出现的困难和挑战予以更大的共情，一起合作发展出更为灵活的人际应对策略。有一点是可以理解的，在没有更好的替代策略的情况下，来访者不会愿意冒险放弃他们现有应对策略。但是我们会看到，运用这些补偿性的适应方式并不能真正帮助来访者克服他们的核心冲突。通过承认问题和直面问题，来访者能够发展出更广泛的个人体验和人际范围，而这将会是解决来访者许多问题的重要组成部分。

### 自己的"应该"念头，他人的期待

在霍尼的理论中，采用这些人际应对策略的来访者对自己常持不切实际的"应该"念头，对他人常持不切实际的期待。例如，过于自谦的顺从取悦型来访者期待他人对自己毫不动摇的忠诚和持续不断的赞许，常常要求他人一再给予自己保证，以求安心，尽管他们并未表达出自己的这种期待和要求。自我膨胀的对抗攻击型来访者则表现出领导力和控制欲，期待他人遵从自己。尽管回避退缩型来访者看起来很超脱，对他人没有要求，但他们内心其实隐藏的期望是他人不要批评他们或者对他们有要求。当然，周围的人并不总能很好地回应这些隐藏的期望。相反，由于他人通常不会接受这些不现实的要求，也不一定能了解其未说出口的期望，更无法符合这种期望，所以它们只会不断创造矛盾，使来访者一直陷于挫折感中。

与对他人不切实际的期待同时并行的是，来访者为自己设定了一套严苛、无法妥协的"应该"做法。这些错误的信念体现了他们受损的自尊和削弱的自我感。例如，顺从取悦型的来访者常因他们给自己设定的（诸如我应该是一个完美的恋人、老师、伴侣或父母等）要求而痛苦不堪。他们必须总是关爱、体贴，总是回应他人的需求，并且从来不能生气、参与竞争或为自己发声。对抗攻击型的来访者要求自己无所不能——克服所有困难，占据主导地位。他们必须赢得第一，掌控自己的感受，无论何时都得坚强，并且能够通过意志力克服个人的不安全感、疲劳感甚至战胜身体疾病。回避退缩型的来访者为他们的应对策略所付出的代价是，他们认为自己应该不知疲倦地工作，并且总是取得工作成果。他们要求自己承受一切而不感到难过，并且无论何时都不需要他人的帮助。当然，他们不能总是达到他们加诸自身的苛刻要求，因此会不可避免地品尝失败的滋味。

当这些失败不可避免地发生时，来访者通常会产生强烈的焦虑、抑郁及其他症状，因此一些来访者会在危机中接受治疗。来访者的病理性信念是，如果他们不能成功地取悦他人、达成某个目标或保持超然，他们就不值得被爱，不能保护自己，太苛求或对他人期待太多。需要特别指出的是，人际应对策略的失败常会激起羞耻感——很多来访者将之称为"被打败"或"失败的经历"，这也是来访者在治疗中呈现出的诸多不同症状和问题的成因。

我们将会看到，"应该思维"是来访者为人际应对策略付出的重大代价。治疗师能做的最有帮助的干预就是，共情而清晰地和来访者讨论该应对策略如何成为来访者自我概念的核心，与此同时，治疗师需要帮助来访者以感恩的态度看待这些人际应对策略。这些应对策略的确蕴含着现实的优势，因此，治疗师可以帮助来访者看到这些应对策略曾经多么有必要，又多么具有适应性。但是，如今这些应对策略被过度使用、过度类化，因为它们在目前的许多情况下已经不再必需、不再具有适应性了。治疗师可通过以下两种方式来帮助来访者：（1）澄清来访者正在为这种单一的应对策略所付出的不必要的代价，即自己的症状和承受的压力；（2）帮助他们区分何时及与何人互动时这种应对策略依然具有或不再具有适应性。

## 解决核心冲突

图 7.1 的第④部分诠释了如何解决来访者的核心冲突。来访者运用目前的应对策略，最终无法成功解决其核心冲突。不管来访者通过这些人际应对策略变得多么成功，这些补偿性方式都不能解决来访者的问题。**来访者仍然在对抗最初的冲突，而不是理解和解决冲突**。由于不断重复使用这些人际应对策略——甚至在已经不必要或没有效果的情况下仍继续使用，来访者会在当前的关系中产生更多问题，带来个人压力，甚至影响到健康。接下来，我们了解一下为何来访者的人际应对策略和具有破坏性的内在工作模型会带来更多的问题，而非使问题得到解决，随后我们将探讨治疗师该如何帮助这些来访者。

首先，来访者的"应该思维"像个暴君一般对来访者设置无休止的要求。例如，在来访者刚开始接受治疗时，他们经常会这样感慨："我再也受不了这一切了。我做不了完美的父母，做不了好伴侣，也做不了办公室里最有成果的人。我不能事无巨细地满足所有人。"这些不现实的期望降低了来访者的生活质量。即使来访者对自身（及他人）的无休止的需求不会激发危机，从而迫使他们前来接受治疗，这些无休止的需求也会消耗来访者的精力，令他们疲惫不堪，削弱其个人与职业发展的潜能。由于缺乏安全基地，来访者就不敢冒险以随机应变的方式尝试建立新的人际关系。这种困难在那些被"应该思维"紧紧束缚的来访者身上尤其明显。而缺乏安全避风港使来访者形成的内在工作模型为：自我是有缺陷的、无价值的、过度渴求的。

来访者对自身及他人的苛刻期望通常也会落空。例如，顺从取悦型的来访者无法赢得所有人的爱或认同；对抗攻击型的来访者也不能总是成功地让他人遵从自己的要求；回避退缩型的来访者会遭遇来自他人的批评，或者迫于环境压力而参与竞争。来访者为补偿安全感不足所做的努力不可避免地会在他们的工作和家庭中带来冲突。通常，那些促使来访者前来治疗的危机都是发生在当情境性的生活压力源、成年期的发展转变，或者变老/生病使来访者的这些人际应对策略不再起作用的时候。

如果治疗师能够领会这些人际应对策略的失败给来访者带来的沮丧和痛苦，那么他们就能够帮助来访者做出改变。自恋创伤（Narcissistic Wound）会给来访者的核心自我感造成极大的痛苦，科胡特（Kohut）对此有详细的描述。即使来访者加诸自身及他人的要求不现实，但是当人际应对策略失败时，他们仍感到非常痛苦。悲哀的是，在面对这类失败时，个别来访者会企图自杀，其他来访者则会反复思虑。为什么有些来访者会产生如此极端的反应呢？简而言之，羞耻感使然。许多来访者采取的人际应对策略只是一个易碎的替代品，替代其所缺乏的真正的自尊或安全感。尽管来访者人际应对策略所具有问题的严重程度在一个连续谱上有很大的不同，但是，从很多来访者的观点看来，这些应对策略被视为他们取悦他人、达成目标或保持优越感及超然感的能力。这些来访者在一些看起来无关紧要的事件（如在假期自己的体重增加，或者对两岁的小捣蛋鬼失去了耐心）上也会反应过度。来访者之所以会产生这种过度反应，是因为当人际应对策略失败，羞耻的自我感因为自己的错误被表现出来时，他们的整个自我感受到了威胁。

为了说明这一点，让我们回忆一下那个在考试时取得了 A⁻ 的来访者，他因为没有得到自己期望的 A⁺ 而感觉自己很失败。大多数情况下，治疗师的第一反应都是挑战来访者对成绩的过度反应，让来访者意识到过度反应纯属小题大做，然后为他们提供一个更现实的现状评估方法。这种基于现实的善意回应有其价值，但就其本身而言，它错失了针对成绩对该来访者的深层意义的探索和理解。更有效的回应或许是提议和来访者建立共情性联结。也就是说，治疗师熟练地以试探性和好奇的口吻，邀请来访者一起探讨成绩对他的真正意义以及更重要的议题。治疗师可以像以下示例这样提问。

**治疗师：** 我很好奇，对你而言似乎不能犯错，永远都不能，一切都必须总是完美的。似乎如果不这样，你就会失去一切，后果也很可怕。

通过这种方式，治疗师从来访者的角度，努力与来访者一起探讨为何"失败"或失望对他而言如此重要。用这种温暖和好奇的姿态，治疗师继续邀请来访者参与讨论：为何成绩对该来访者如此重要，似乎关乎"他真正是个什么样的人"，是什么人让他有这样的感受。通过这种方式，治疗师和来访者通常会发现这个失败的经历在一开始就被视为一个证据或一种证明，表明来访者身上有一些糟糕的东西是真实存在的，这通常揭露的是依恋对象的期望而不是来访者的期望。以下是其他的一些示例。

**来访者：** 我晋升落选了，这在向每一个人证明我做不到。

**治疗师：** 当你对自己说"这在向每一个人证明我做不到"的时候，你听到了谁的声音？

**来访者：** 我父亲总是说我一定要做到最好，否则就是失败。

**治疗师：** 很遗憾你有这样的经历。我很好奇，你对自己的看法是否可以不同于你父亲对你的看法？

或者

**来访者：** 当我感到像那样挫败或不安的时候，我知道没人会再喜欢我或尊重我了。

**治疗师：** 你从谁那里听说你永远都不能摆脱不安的困扰，并且被诅咒永远孤单或者被排除在外？

**来访者：** 如果我难过或生气，我妈妈会厌恶地转身离开房间。

**治疗师：** 听起来那令你痛苦又孤独，并且也让你认为自己活该被那样糟糕地回应。你是否可以采取同妈妈不一样的看法看待自己呢？对自己多一些慈爱，而不是跟妈妈一样厌恶自己。

在这些示例中，治疗师和来访者朝一个目标努力，澄清不理想的成绩、错失的晋升机会或感受到的难过，了解它们表达的意义，以及这些如何定义了来访者是谁。例如，治疗师和来访者会一起发现，这意味着来访者实际上仅仅是一个能力不足的"骗子"，永远都不可能做对，或者总是让那些自己想取悦的人失望。尽管来访者付出巨大的努力，试图通过总是获得 $A^+$ 或者总是表现得"乖巧"来克服或推翻这种病理性信念，但在来访者的脑海中，这种病理性的信念是真实的。

治疗师和来访者一起探索和澄清来访者的自我概念如何完全依赖其取得成功或取悦他人的能力，这不同于解释、挑战或重构的干预方式和人际过程。然后，治疗师也会指出，来访者的不安全感和情绪剥夺是导致其运用防御性应对策略的原因。通过共情性的理解，治疗师在为来访者提供安全避风港的同时，也为来访者示范以慈悲的态度对待自己，包括对待其最初的问题为其带来的痛苦，也包括其为克服或否认这个痛苦长久以来所背负的重担。如果治疗师能够帮助来访者清楚地叙述并澄清这个两难的困境，那么他们实际上就在用行动向来访者表明，他们真正理解了在来访者身上重复出现的这种原型体验的真正意义。来访者的这种被肯定、被看见、被理解的经验有助于他们推翻自己保持的病理性信念，而且，治疗师通常会发现，来访者的焦虑和抑郁症状也随之减少。这种共情性理解为来访者提供了一个安全基地，使他们可以进一步探索和质疑对自己的这些看法及自己所使用的应对策略，理解自己何时学会了这些策略，以及为什么使用它们，这让他们开始观察自己在日常生活中对这些策略的应用。这反过来会帮助来访者改变人际互动模式——通常改变首先发生在来访者与治疗师的互动中，然后类化、迁移到其与他人的互动中。

治疗师需要重视来访者更广阔的生活情境，因为它们为来访者的人际防御机制失败所带来的"失败体验"赋予含义。不论是在他人看来，还是在来访者看来，这些体验对来访者的影响似乎都不合乎理性。因此，在来访者更广泛的生活情境下，治疗师对来访者的体验有准确的共情和理解，这是大多数来访者在之前从未体验过的。这种共情性理解就是修正性情绪体验，可以帮助来访者从"应该思维"的专制及他们加诸自身的不切实际的要求中解放出来，也可以帮助他们更实际地与他们自己及他们选择的生活融洽相处。

治疗师需要帮助来访者识别或开始觉察其内在工作模型和人际应对策略何时及以何种方式在上演。为了做到这一点，治疗师需要指出来访者在生活中与他人互动时重复出现的人际主题和模式。治疗师也可以使用过程评述，邀请来访者思考这些主题和模式有没有可能出现在他们当下的互动中，以及它们有没有可能被改变。

**治疗师：** 我想冒险分享一下此刻我的感觉，我不希望你会错意。或许完全没这回事，或许它们会告诉我们一些重要的事情。你能允许我直接讲出来吗？

**来访者：** 好啊，没问题。

**治疗师：** 我看待这个事情的看法跟你不太一样，但是当我开始分享我的观点时，我感到焦虑、紧张。好像我不应该反对你，不然你就会退缩，或者甚至下次不来治疗了。我们可以一起梳理一下吗？这只是我的错误看法呢，或者以前也有人跟你讲过类似的话？

**来访者：** 是的，有人曾经跟我说过我总是很容易溜掉。

**治疗师：** 我不希望你从我这里跑掉。让我们好好谈谈，找一个更好的办法。

因此，正如我们讨论的，治疗师不能回避来访者在这两种防御机制中暴露的真正问题。相反，治疗师需要帮助来访者触碰这些问题，觉察并开始理解它们，让来访者意识到，他们在过去某些关系中得到的熟悉但不愿看到的回应，并不会在所有关系中和所有人之间出现。治疗师在这里做出了新的、全然不同的反应，为来访者提供了修正性情绪体验。这是一种新的人际应对方法，使他们可以整合其他的反应性感受，帮助来访者推翻看待自己的病理性信念，调整来访者在与其他人的关系中出现的错误期待。在与治疗师互动的过程中做出改变的经验也会帮助来访者逐渐改变与其他人关系中僵化无效的互动方式。同时，通过与治疗师重新评估以前的受伤事件或问题，来访者大多能够理解和解决当初的发展性冲突。

**来访者：** 如果我变得更独立、更成功，并不意味着我是自私的或者我有什么不妥，即使这会令妈妈感到难过或有时候感到我远离她。

通过这种方式，适应不良的人际模式被瓦解，更灵活的新型人际互动风格及内在工作模型就成为可能。治疗师的慈爱和肯定也会形成一种新的修复性回应，这种回应能够动摇来访者的错误信念，使它们变得更接纳自己，更懂得原谅自己。现在来访者能够将之前不能接纳的那部分自我整合起来，也能够更好地接纳在其他重要但有矛盾的关系中那些好的方面及限制性的方面。在与治疗师的互动中，随着这些经验开始出现，来访者也就能将这一体验式再学习的经验总结并类化到与其他人的关系中。在治疗师的指导下，来访者开始以更具有适应性的方式应对，这就改善了他们与他人的关系，也使他们最初采用的狭隘的应对策略得到扩展。我们将会从以下方面更详细地探讨：（1）治疗关系如何被用于帮助来访者解决他们的核心冲突；（2）与治疗师一起拥有的情绪再学习体验如何被总结和应用到来访者的其他关系中。接下来，我们会用一个顺从取悦型来访者的比较详细的案例及另外两个拥有其他应对策略的总结性案例，帮助治疗师使用这些概念指导他们的干预。

## 彼得的案例研究：顺从取悦型的来访者

### 成长史和促发性的危机事件

彼得小时候是一个不安全型依恋的孩子，他的情绪需求在其专制的家庭中未被满足。因为总是看到父母不断地争吵，他感受到的应激压力也持续累积。在他 7 岁那一年，父母离婚了。父母离婚后不能很好地建立一段合作性的养育关系，彼得的父亲不是一个积极尽职的养育者。父母离婚两年后，彼得很少见到父亲，当他和父亲在一起时，也只是维持表面的互动。

彼得的母亲抚养三个孩子的同时需要全职工作，还要尽可能挤出一些属于自己的私人生活时间和空间，这些对她来说负担过重。她要承担这么多的要求，很少从生活中感到快乐，因此变得非常沮丧。彼得的母亲经常把彼得视为发泄自己不满的对象，对他缺乏耐心，容易愤怒，她会因为生活中的不如意而怪罪彼得。她经常抱怨彼得的需求，尽管她尽力想要公平地对待每一个孩子，并给他们一个具有良好氛围的家庭，但是对彼得，她总是不能做到回应或肯定。

在父亲离开之后，彼得很快认识到：照顾好母亲是避免不被母亲认可且尽可能赢得母爱的最好方式。在这种紧张而矛盾的依恋关系中，彼得要"全神贯注地"掌握母亲的心情和担心。在 10 岁的时候，彼得已经掌握了一种与他人相处的普遍方式，就是顺从取悦他人。他的老师描述他是一个非常有责任心并且守纪律的男孩，是"班级的幸运——他总是非常乐于帮忙"。让我们把时光快进到 15 年后，看一下这些成长过程中的挑战是如何影响他成年的早期生活的。

在 25 岁的时候，彼得成了一名心理咨询专业的研究生。成为一名治疗师对彼得来说似乎是最好的职业选择。他为自己对他人的敏锐觉察和关心感到自豪，并且因能够为有需要的人提供帮助而感到荣幸。他享受成为一个治疗师，并且感觉他经常能够切实地帮助他的新来访者。他的来访者似乎都很喜欢他，他们都会持续参与每周的会谈。在第二学期的实习开始前，彼得觉得自己一直在自己预期的道路上前行。

但在那个学期之后，彼得遇到了挫折。在团体督导中，彼得呈现了一段自己的会谈录像，之后得到了一些自己没有预料到的反馈。实习指导老师告诉彼得，他对来访者"太好了"，并且感觉似乎他太过于需要来访者的赞许。老师继续告诉彼得，他似乎害怕挑战自己的来访者，他过度频繁地安抚他们，并且在咨访关系中试图避免发生误会或冲突，而这些误会和冲突正是需要被处理的。

彼得很震惊。尽管他对自己厌恶冲突有一定的觉察，但他仍然因为这个批评性的反馈感觉到受伤和疑惑。对彼得来说，得到导师的喜爱及其对自己临床工作的认可很重要。彼得尝试小心地解释，认为导师不了解他跟来访者已经建立了紧密的关系，或者并没有了解来访者已经呈现出的重要议题。导师回应说这可能是真实的，但是彼得没有关注到重点。他再次指出，彼得需要考虑的是他对指出人际冲突的抗拒，或者害怕说一些来访者不希望听到的话。让事情更糟糕的是，同一实习小组的两位同学也同意导师的评价。彼得的焦虑因此升高到不能再继续解释或者从他人的评价里学习。他停止辩护，低下了头，在剩下的督导过程中变得安静而沉默。

在接下来的几天里，彼得仍然因为这些批评感到吃惊和失望，以至于无法思考其他事情。他考虑过退出实习小组，但他认为如果自己足够努力，就能够使导师看到其对自己的批评是站不住脚的。彼得持续寻找一些方法，以使自己不再那么看重这些反馈并能减少自己内心翻搅的焦虑。

一个星期后，彼得发现他的女朋友在跟实习项目中另一个同学交往。尽管他开始尝试理解对方，但仍然感到惊讶和被背叛。他在犹豫是退出并宣布结束这段关系，还是极力赢回女朋友的心。他变得非常焦虑并且不能好好吃饭和睡觉，更别说学习了。彼得开始感到呼吸困难、心悸，继而出现惊恐发作。

让事情变得更糟糕的是，彼得努力使自己不与任何人分享自己内心的巨大困扰，他认为应该保持"冷静和完整"，他害怕如果自己把事情搞得一团糟，甚至出现惊恐发作，那么督导一定不会再让他接待来访者。尽管他尝试掩饰自己的悲痛，但他的个体督导师不久后还是询问他最近发生了什么。

即使他从未允许自己主动寻求帮助，但他极度希望得到督导师的支持，当他获得这个支持的时候，他感到极大的宽慰。彼得解释他的实习项目如何成为他人生中最失败的经历之一，以及接受女友与他人交往这件事对他来说是多么困难。他的个体督导师非常具有支持性，但同时也很有策略地指出实习指导师的观点和评论与他自己的一些观察是一致的。因为彼得知道他的督导师喜欢他，所以彼得这次能够反思这个反馈了。督导师建议彼得这些都是他自身需要工作的重要议题，但最好是在个体治疗中而非督导过程中处理它们。彼得同意并且开始会见自己的治疗师。

彼得的督导师认为，尽管彼得经历惊恐发作，但他仍然可以成为一个好的治疗师，这对彼得非常有帮助。然而在治疗刚开始时，彼得的焦虑一直使他在治疗中什么也做不了。幸运的是，彼得的治疗师非常有经验和技巧，很快就围绕他易感而脆弱的倾向、他的人际应对策略，以及造成危机的情境性的应激事件进行概念化。彼得顺从取悦的应对策略直到此刻仍运作得很好。但是，彼得刚刚体验到的两个危机事件都直击他的核心冲突，以及人际关系应对模式的中心。当他期望通过顺从取悦处理该核心冲突的策略失败时，儿时那种深刻的、不安全的焦虑就会迎面袭来，从而导致他惊恐发作。让我们来更充分地了解，彼得为什么会发展出这些症状。

### 突发的危机、适应不良的关系模式及症状的发展

彼得经历的这两件压力事件很多人可能都会遇到，却不会导致如此显著的症状。然而如我们所看到的，来访者反应的独特性这个概念可以帮助我们更好地理解彼得的情况。我们将运用彼得的案例展示当情境压力源引发个人痛苦的成长经验，验证了其病理性信念或造成其人际应对策略失败时，症状会如何发展。

彼得的第一个压力源是实习指导师的批评性的反馈。对很多人来说，被一位受人敬仰的权威人士批评都会感到不安，但一般来说他们仍然能够应对。但对像彼得这样的人来说，这样的不认同却有大得多的力量。彼得童年的被剥夺经历和强烈的被赞美需要，加上他在过去受到了过多的批评，让他尝试采用乐于助人和友好的方式应对这些成长中的冲突，但在如今实习指导师的批评性反馈的重压下，这些方式却无法再发挥作用。

其次，实习指导师的反馈意见触发了彼得的核心冲突，即因为被批评和被拒绝而引发的焦虑。这也同时弱化了他顺从取悦和迎合他人需求的人际防御机制。当聚焦于彼得的内在工作模型是如何发展出来时，我们就会发现，彼得采用了早期照料者对他的态度来对待自己，即他不足以重要到能够让他人（父亲和女友）给出承诺，他不足以好到获得他人（母亲）的赞许和回应，并且认为他人（像他的实习指导师）经常会批判自己。他尝试通过变得完美而防御因父亲的遗弃和母亲的评判触发的焦虑，即取悦母亲和他人，并且为满足他们的需求而

掩盖自己的需要。这样，他的自我批评的认知图式就会因他人的感激和欣赏而被推翻。但是，这个应对方式注定是会失败的：因为彼得不可能在任何时候都被每一个他遇到的人所喜爱、感激和欣赏。在彼得看来，从来都没有所谓的建设性批评，因为他将所有的不认同都解释为拒绝，并且当他无法赢取他人的认同时会感到非常不舒服。例如，当开始第一次给本科生上课时，彼得似乎只关注课堂上那两三个看上去不满的学生。他没有看到大多数学生享受他教的课程且认为他教得很好。

如果不是失去女友的危机接踵而至，彼得可能会从第一个挫败中恢复而不表现出症状。最可能的是，他也许可以重新设立自己的人际应对方式，并且成功地从其他人身上——不同的导师、朋友，甚至从来访者身上赢得所需要的认同，像过去通常发生的那样。但是如我们所见，接下来与女友的关系这一压力源也同样冲击了他的核心冲突。在那个时刻，他顺从取悦的应对风格崩溃，与他的不安全型依恋历史相连的强烈焦虑感也被触发了。更确切地说，这是一种"羞耻－焦虑"模式——焦虑是因为感受到自己不被爱和没有价值的自我被暴露的威胁。彼得的这种担心羞耻的自我被暴露在自己或他人面前的焦虑变得非常强烈并造成其惊恐发作和其他症状。

伴侣的不忠对每个人来说几乎都会产生极大的压力。但是，当把这件事置于彼得的个人成长史和主观的世界观的情境下，我们就能发现，这个压力对彼得来说要严重得多。彼得需要处理的不仅是对女友失去信任，他同样需要忍受自我认同、基本自我价值感及以顺从取悦而赢得他人认同的人际应对策略被打击的痛苦。

对很多人而言，多重压力事件同时发生很可能会引发危机并促使他们进入治疗。然而，如果这些情境压力没有恰好符合个体原本已经存在的图式，没有重复熟悉但不希望发生的关系情节，没有证实病理性信念，那它们通常不会触发如此强烈的症状。来访者通常能够通过危机干预或短期支持性的治疗在很短的时间内得以恢复；相反，当压力生活事件直接影响来访者的核心冲突时，像彼得这样的来访者所要应对的就远远超过目前的情境压力。

因此，当彼得的女友与其他男性交往时，他需要应对的不仅是女友背叛带来的痛苦，他还要应对由此所触发的更大的成长议题：痛苦的依恋历史被唤醒；通过顺从取悦他人而避免被批评和被拒绝的人际应对策略不再起作用；在孩童时得到的共情太少，致使他几乎没有任何能够帮助自己度过困难的自我关怀和自我共情的能力。

在这种情况下，像彼得这样的来访者在遇到危机时没什么可以依靠。虽然来访者通过顺从取悦他人和"无私付出"的人际应对风格获得的次生利益可以成为他们唯一的身份认同和自我价值感的来源，但这是不切实际的，很少有人能真正获得这种身份认同和自我价值感。那么，彼得因焦虑发作而不堪重负也就可以理解了。这两个情境性压力源都加强了彼得的原始冲突，并且让他防御这些原始冲突的应对策略失效。就此而论，我们能看到来访者呈现的症状并非是不理性的。每位来访者的回应都是独特的，因此，如果我们把这些症状放到更广泛的情境下（如来访者的成长历史、认知图式、病理性信念以及基于这些情境下的人际应对风格），我们就能看到这些症状的合理性。

## 治疗过程

幸运的是，彼得的治疗师具备相关知识，也很友善。他对这些情境性危机为彼得带来的痛苦给予了真诚的共情，同时也抓住了使彼得如此脆弱的原因。治疗师知道面前的这个危机给彼得提供了一个机会，让他可以重新解决自己成长中出现的更重要的问题，这些问题让彼得在任何时候面对他人的拒绝或不认同时都会重新遭遇现在的危机。在接下来的几个月里，彼得解决了这个促发性的危机。更重要的是，他在应对自己成长过程的影响及伴随而来的问题方面取得了进展。因此，彼得能够拓展自己狭隘的顺从取悦他人的应对风格，并且采取更有弹性的人际风格。下面，我们将会审视让彼得能够达成长远改变的治疗过程。

从第一次会谈开始，彼得感觉自己被治疗师了解和关怀。治疗师的准确共情促使他们之间建立起一种强有力的治疗同盟关系，彼得的惊恐发作也停止了。治疗师持续提供有效的支持性环境，彼得曾经严重的困扰也慢慢缓解了。

治疗师在开始阶段的主要工作是帮助彼得识别其习惯性的顺从取悦他人的应对风格，并且对它是如何自动地频繁出现有所觉察。因而，治疗师给它命名，使他们能够充满关爱而不带任何价值判断地一起讨论、一同探索。这开启了改变的大门。例如，通过与治疗师的对话，彼得学习在自己觉得不得不使用顺从取悦他人的应对风格的时刻，聚焦于自己的内在并识别当下的感受，辨别自己与他人之间正在发生的事情。通常，在这样的时刻，彼得发现自己会预期他人不认同自己、离开自己或者以某种方式打断自己。有了治疗师的协助，彼得对这个人际互动顺序和自己以顺从取悦行为处理焦虑的倾向有了越来越熟练的觉察。

具体而言，治疗师倾听彼得的叙述，并在彼得的关键关系主题出现时予以强调。治疗师会在彼得呈现以下人际互动模式时予以特别的指明：（1）顺从取悦他人；（2）避免生气，避免其他人际冲突；（3）预期他人的批判或拒绝。特别是，不管任何时候，当治疗师认为这三个关系主题可能正发生在他们之间的互动中，或者发生在来访者与他人的互动中，治疗师就运用过程评述进入或探索这三个重复的关系主题。例如，当治疗师认为彼得也在试图取悦他时，他会公开、直接但以合作的态度邀请彼得就这个可能性进行探讨。

**治疗师：**彼得，当我们在谈话时，有时候我很好奇，你是否在为我或他人可能想要听到的内容而想得太多了？你觉得会有这样的事情吗？

无论何时，只要治疗师认为或听到彼得与他人关系中有上述这三个关键主题，治疗师同样会强调。

**治疗师：** 关于你与他们互动的描述，听上去似乎你很努力地让他们不要对你生气。我感觉之前也有听你说过这样的情形。在你看来，这样的情况常发生吗？

这个反馈为他们的工作提供了方向，也就是治疗的焦点，这也是制定共同治疗目标的基础。例如，治疗师鼓励彼得尝试冒险，不要取悦治疗师，只关注在他们的关系中他想说的话和想做的事，不必对治疗师可能喜欢什么或者想要什么保持警惕。这就给彼得提供了一个机会，让其可以为自己而活，拥有自己的想法，而不再担心他人想听什么。这对彼得来说是一种修复性情绪体验。他可以享受与治疗师的关系，在这段关系中，即使他没有取悦治疗师，也没有在某种程度上刻意做一些事情（例如，频繁地赞美治疗师或者告诉治疗师他的工作真的对自己很有帮助），使治疗师与他保持联结并确保治疗师不会离开他，他仍然能够从这段关系中得到关怀。

治疗师继续聚焦于彼得的内在感受，特别是探索当彼得没有运用平常的顺从取悦的应对方式，而是冒险运用与治疗师练习过的、新的、更为自信的应对方式所带来的感受。聚焦自己在使用这些惯用的应对方式之前那一刻的体验和感受，慢慢地，他就可以开始逐渐厘清在儿童时期情绪被剥夺的痛苦，但过去这些是他感觉太过于羞耻而不敢向他人透露的，甚至是自己也难以完全正视的经历。很快，治疗师展现的接纳让彼得克服了关于揭示自己痛苦的羞耻。如今，在彼得的生命中，他第一次可以完整地被他人看到自己的优点和问题，并且仍然持续得到他人的尊重。彼得开始理解自己过去如何通过照顾和取悦母亲及他人应对儿时的困境。然而，虽然彼得有了显著进步，但是，他仍持续地挣扎在强烈的焦虑、羞耻和悲伤之中。

彼得这些矛盾的情绪、情感在接下来的几个月里高低起伏。他越来越意识到，儿时他感到自己多么被人讨厌，多么孤独，多么羞耻。彼得同时开始意识到并挑战自己的那些错误信念，即因为自己对他人而言没有那么重要，所以自己不值得被爱。在持续感到被治疗师的理解所"支撑"后，他终于可以第一次将自己压抑多年的被剥夺和被否定的痛苦表达出来。由于获得了意义如此深远的修正性情绪体验，彼得成功地将原本的期待和应对方式抛在了身后。治疗师不断地对他予以肯定性的回应，这不仅推翻了彼得旧有的对人际关系的期待，也深深地安慰了他，让他得到一直渴望的肯定。这种肯定让彼得第一次体验到被看见或被了解，以及真正的自己被接纳的感觉。

彼得开始感到悲伤，但也开始感到对自己的慈悲。他开始哀悼自己在儿时所丧失的感受，而不再继续为所发生的事情责备自己。在回应悲伤这种主要情绪时，两种继发性的情绪感受随即呈现出来。首先，彼得发现自己感到愤怒：对父亲的愤怒，因为父亲离开了他；对母亲的愤怒，因为母亲让他感到自己不得不努力赢取她的爱，自己必须非常努力地成为一个"好"

孩子，才能消除她对自己的鄙视。但是当愤怒出现时，彼得变得非常焦虑，他担心自己的愤怒会让治疗师、女友、父母或其他令他感到愤怒的人因为自己抗议他们对待自己的方式而离开自己。彼得的情感集合集中了三种情绪或感受：因情感需求未被满足而带来的羞耻感；因随时都可能被拒绝和被忽视而带来的愤怒；担心他人因为自己抗议其对待自己的方式而离开自己或者断开与自己的情感联结，从而产生焦虑。这些情绪或感受中的任何一种都会在治疗中重复出现。在治疗师的帮助下，彼得能够逐渐整合和重新处理这些感受。他能够自己体验和了解这些感受，冒险跟治疗师分享和表露这些感受，并且发现他能够在治疗师的支持下与这些感受共处。

治疗师帮助彼得就其成长经历中那些好的和不好的方面巧妙地达成一种平衡。彼得能够接受和承认这样的现实，即他爱母亲，并且在所有这些事情发生之后仍然对她保持忠诚，而且，他认为最重要的那些个人品质也是遗传自母亲。但是，这些基于现实的优势也同时伴随着痛苦的现实：彼得的情绪和情感被剥夺、不被肯定。彼得变得能够承认和接受这两个方面，这个过程帮助他保留了他与母亲联结中的一些重要部分。彼得现在能够与治疗师一起抗议那些曾经对自己的一些不公平和造成伤害的事件，这并不表明他在拒绝父母，对他们怀恨在心，为自己感到自怜，或者把父母视为坏人。相反，彼得能够这样做，是因为他改变了对自己生命过程的叙述，他现在意识到这些事情确实已经发生，它们令人非常痛苦，但这不是他造成的，也不是他应得的。这个时候，彼得能够不再继续否认自己曾经历的遭遇，而是能够第一次肯定自己的感受和自己对现实的认知，这使他变得更坚强，他也能把在治疗中学习到的经验迁移到其他日常关系中。他变得更自信和坚定，与他人建立更为清晰的界限，更加清楚自己是谁，并且开始推翻一些病理性的信念，即如果自己不照顾他人，就会被批评或被拒绝。彼得开始理解母亲对自己的持续批评和愤怒其实都没有根据，而只是在表达她自己不被爱的绝望。显然，彼得对母亲感到同情，并且欣赏她处于困境中仍能应对长期的抑郁，也没有否认她对他所造成痛苦后果的事实。彼得第一次体会到父亲的遗弃是他没能力作为父亲的体现，与自己无关，也跟自己是否有价值或是否值得被爱无关。

随着这些变化的发生，彼得不再觉得自己必须让他人喜欢自己，也不再感到来自人际冲突的威胁，他有了更多的包容自己的能力。他也能够保留顺从取悦方式中最好的部分：他依然是一个真诚关心他人的、负责任的人。但是，这不再是过去那种单一的反应模式，他不再强迫自己得到每一个人的喜爱。他变得更加能够处理人际冲突，尽管这对他仍是一个持续的挑战。无论如何，他的这个不断发展的能力有助于他建立更加互利的人际关系。

彼得肯定还会在其生命过程中再次遇到危机，特别是当一些情境引发其"旧伤"时，但是他现在已经变得更有复原力了，他已经获得的改变将会帮助他以一种更加有力量的、以现在为中心的方式应对将来的这些问题。

## 两个案例的总结

在彼得的案例中，我们看到人际取向模式如何对顺从取悦型的来访者进行个案概念化。接下来的两个案例总结了对抗攻击型和退缩回避型的来访者具有哪些显著的特征。

### 胡安：对抗攻击型的来访者

胡安进入治疗源于妻子玛丽亚的威胁：如果胡安不接受治疗，改变他的嫉妒和具有侵入性、控制性的行为，她就会离开他。因为她再次发现胡安秘密地"检查"她的手机和邮件。当她让胡安停止这一切时，胡安愤而提出具有威胁性的指控，称妻子有外遇。事实上，她已经搬到父母那里一周了，直到胡安答应尝试治疗。

**来访者**：我在这里是因为我的妻子威胁要离开我。她说我的占有欲和控制欲太强。我不确定治疗是否能够帮助我，但她搬回了父母家，我就只能同意试一下。

**治疗师**：我听到你说，你不想来这里和我谈话，但你还是来了，目的是为了挽救你的婚姻。我希望你会发现与我交谈是有帮助的，并且最终决定你是为自己而来。你的妻子说你的占有欲和控制欲太强，你能跟我多说一点吗？

**来访者**：我刚从阿富汗回来，然后发现她开始去学校继续深造了，尽管她知道我不同意。她说她需要一份职业，但是我一直在这里照顾她和这个家啊，她为什么需要一份职业呢？我告诉她我不喜欢这样，她应该离开学校。还有，我不喜欢、不相信她交往的朋友。她说当我在军队的时候，她必须自己做所有的决定，现在她认为她应该能够为自己的生活做一些抉择。一直以来，无论在家里还是在我的工作里，都是由我来做决定，除了在我服役的过程中。

**治疗师**：你不同意她上学，你觉得现在自己既然已经回来了，有关家庭的任何决定都应该由你做，我说得对吗？

**来访者**：是的，我是家中的男人。她不应该去上学，而且是在没有我允许的情况下花时间与那些新认识的、她称为"朋友"的人相处。现在我回来了，她应该把我们家庭生活的决定权交还给我，并且尊重我不想让她去上学的想法。她甚至去读夜校！

**治疗师**：你是怎么回应她没有与你商量就做决定这件事的？

**来访者**：我告诉她我不喜欢，事情继续下去就会失控。在我去阿富汗执勤之前，她都会按照我决定的做，尽管她总是抱怨我有掌控和控制的个人需求。她过去会叫我"控制先生"。不过你也许觉得妻子不尊重自己的丈夫是一件挺好的事情，因为也许你是一个女性主义者。但是我觉得假如我在家庭里没有控制权，那我算什么男人？

**治疗师**：不，我不是一个女性主义者，也不认为你的妻子应该不尊重你，但是我比你更加在意关系中的互惠，也就是一起分享控制权和相互尊重。所以我们之间的价值观有差异，对此我们可以确认并进行处理。但似乎对你来说控制非常重要。你能帮我更多地了解这个方面吗？你过往一直都是这样吗？

**来访者**：噢，不。我还是个孩子的时候，我没有任何控制权。

**治疗师**：完全没有掌控……这听起来可不是啥好事，能告诉我那是怎么发生的吗？

**来访者**：对，完全没有掌控，就比如我晚上会在哪里睡觉。

**治疗师**：你不清楚晚上你会在哪一张床上睡觉？

**来访者**：我真希望只是这样，不是不知道睡哪一张床，而是不知道在哪个"家"里睡。

**治疗师**："哪个'家'"，那确实是"没有掌控"。我感到很遗憾，因为这听起来对一个孩子来说很困难。多跟我说说你还是一个孩子的时候没有掌控这件事，不知道你要到哪里睡觉，并且它是怎样影响现在的你？

**来访者**：嗯，我的母亲是个不可靠的变化无常的人。有时她会在家里，帮助我，对我也很友好，但当她找到一个新的男朋友时，她就会消失几个星期。我过去几乎都是和我的祖母一起生活，但是她在我五岁的时候离世了。在这之后我开始跟不同的家庭成员一起生活，也就是任何一个愿意让我住一段时间的人。跟叔叔或阿姨待在一起没法让我感到有一个真正的家，我总是感到自己像一个局外人。我无法控制自己的生活，我没有自己的床，没有自己的衣服，我有的只是他人"传下来的东西"。我总是很孤独而且人们说我太狂暴。我和他人打过很多次架。但是我知道自己是在生气，气自己不能像其他孩子一样有一个家，我不需要一个心理医生来告诉我这件事，并且我向自己保证，当我有了自己的家庭，并且能够掌控全部的事，包括如何生活的时候，事情就会不一样。

**治疗师**：你刚才说了很多，胡安，这实在让人心疼。我为你还是小孩时是如此孤单和痛苦感到遗憾和抱歉，事情确实失去了控制，你不知道母亲会在你的身边，还是会离开，也不知道谁将会照顾你。可以理解现在的你希望和玛丽亚有一个稳定的生活，这样事情才会变得可靠和在你的掌控之中。但是也许我们能够探索一个更好的方式，让你和玛丽亚都能够获得期望的生活。

**来访者**：我了解你们女人都很团结，同时我也不需要你为我感到抱歉。但一个女人，作为一个被照顾的女人，难道不应该想要她们的丈夫想要的吗？我是一家之主，所以我应该有最终的决定权。过去我总是一切由自己做主，自从我 16 岁获得自由开始。我非常想脱离瞻前顾后的生活，也不想让他人告诉我需要做些什么。我开始是在一个仓库里工作，负责那里所有的事务，他们很满意我的工作表现并且给我升了职，我变成了最年轻的装货负责人。我原本应该留在那里，但是他们让我做的东西越来越多，所以我愤怒之下离职了，选择去当兵。我想军队应该会提供更好的福利和支付上大学的费用，但是他们"真的"在控制我。我讨厌这样，但既然现在我回来了，我不希望我的妻子去我不知道的地方，和我不知道的人一起，做我不知道的事情。她是我的妻子，所以她应该尊重我想要什么。

**治疗师：**听起来，你对女人应该扮演的角色有很强烈的信念。能够跟我多说一些吗？

**来访者：**玛丽亚说她知道我是占有欲强并且需要有所掌控的人，但是她觉得一旦我们结婚事情就会有所改变。不过现在她觉得我进了军队之后这一点变得更严重了。然后她说她希望有更独立的生活——去上学——当我不在家的时候，而不是像以前一样只应该留在家里。她有了我，那么她还需要别的什么人和什么东西呢？

**治疗师：**我理解你童年的经历让你想为自己建立一种不同的并且更好的生活方式，当然我会尊重你。并且我能看到，对事情有所掌控，甚至是包括对玛丽亚有所掌控，这是你获得安全感和使事情变得更有预测性的方式，但是这似乎让你在同一时间付出很多。

**来访者：**让我付出很多，你的意思是什么，它没有让我付出任何东西，事情就应该是这样的。

**治疗师：**是的，我担心的是，这或许会让你付出失去玛丽亚的代价……她表示她不再想要这种控制，并且她已经搬回父母家了。

**来访者：**可是，她应该做一个好妻子。但是你可能会站在她的立场上。你是一个职场女性，就像玛丽亚期望成为的那样。所以如果她离开我的话，你可能会高兴。

**治疗师：**谢谢你如此直接地表达了你对我的看法的担忧。不是的，我并不希望她离开你，我希望你们可以找到一些新的、更适合你们一起生活的方式。

**来访者：**怎样才能做到？怎样能使这个愚蠢的治疗开始奏效？很明显，你认为我只是一个爱控制的怪物，就像她父母说的一样，只是你说的话更加狡猾一些。

**治疗师：**我一点儿也不想骗你，胡安。过去你生命中重要的关系都不值得信赖、难以依靠并且让你感到痛苦，我不想再给你添加更多这样的关系。我觉得治疗或许能够有所帮助，如果我们能够一起应对并找到一个中间地带，你能够拥有你期望的和值得拥有的稳定生活，但又不总是需要控制玛丽亚。这听起来如何呢？

**来访者：**如果我不能控制，那么我的生活怎么可能是稳定的呢？这就像是迪士尼乐园那样虚幻的快乐景象，那是不可能发生的。

**治疗师：**是的，我想你很难想象这个可能性，因为过去你从来没有这样的体验。但是我想，你和玛丽亚可以分享家庭的控制权并且拥有稳定的家庭生活，这样的可能性是存在的。你知道她正在选择你，她和你在一起不是因为她害怕假如她不按照你的方式去做你就会发脾气。我不能保证什么，不过我认为让你们的关系变得更好是可能的。

**来访者：**（降低了攻击性，更沉思的语气）玛丽亚过去跟我说过几乎一样的话（停顿）。但是当我们开始谈论的时候，我确实会感觉到沮丧——也许是愤怒吧，我想，然后所有的事情都会搞砸。我不喜欢她期望"独立"的事情……但是，我也不想失去她。可以有机会让我们三个人一起见面吗？这可能让我们更容易谈论相关的事。

**治疗师：** 是的，这跟我想的一样，我正打算这样建议。我还想说一些别的，胡安，关于我们，这是我认为很重要的事情。现在，我觉得我们之间的关系，你跟我说话或在一起的方式，已经有改变了。我感觉到你在我身上冒了个险，在我们的关系中你放开了对一些事情的控制，并且我们开始一起处理而不是一直争论。我非常喜欢这个改变，我很好奇的是，你是否也感觉到有什么不同的事情发生了？

**来访者：** 是的，我感觉得到，我也喜欢这个改变。

之前，在彼得的案例中，我们讨论了很多关于顺从取悦型人际策略在不同层面的表现，以及这种人际应对策略是如何在其生活和治疗中呈现出来的。现在，在胡安的案例中，我们将通过上面的治疗会谈强调一个核心的议题：过程维度。

像其他对抗攻击型的来访者一样，胡安会频繁使用挑衅的方式回应治疗师（大多数新手治疗师都不希望接触这样的来访者），正如他在日常生活中对待他人的模式一样。胡安面对治疗师时，以挑衅的方式不时表达出不尊重和冒犯，或许甚至是轻蔑。尽管他反复表现出这种对抗方式，但他的治疗师一直都表现得不具有防御性，没有将胡安对她和治疗的蔑视个人化。反而她能持续以共情的姿态面对胡安的表达，这对很多人而言都是不容易的。她很快就带着慈悲和爱捕捉到胡安严重的童年丧失（祖母）、被遗弃（母亲）和孤独（他在亲戚家所处的被人转来转去的局外人的境地）所带来的问题。尽管治疗师反复试图从胡安的视角看待所发生的事情，胡安仍对此不予理睬，而是反复指责并对抗治疗师，认为她和他的妻子是一方并且一起反对自己。

作为一个思考练习，请在此刻暂停并思考胡安给你的感受，如果他是你的来访者，你倾向于如何回应他呢？

像胡安一样的对抗攻击型来访者经常会引起他人战斗或逃跑的反应。对一些人而言，这是一种原始的或自动化的反应倾向，即对抗拒、敌意的姿态予以回击，而对另外一些人来说，他们只是简单地退缩或远离这类难以相处的人。对治疗师而言，无论他们使用哪种理论取向，如果治疗师以其中一种无效的模式予以回应，他们就重演了这个熟悉但错误的、来访者在与他人的关系中发生的典型人际交往过程。这个时候，治疗就很可能会失败。就是说，胡安的治疗师没有用对抗敌意的方式进行防御或者与他进入争夺控制权的斗争中——像胡安会引发其他人的回应一样。治疗师没有与胡安进入权力斗争之中，但同样也没有向胡安屈服。胡安没有控制或支配治疗师，治疗师也没有表现出胡安通常会从别人那里得到的回应，即在身体上表现出退缩或在情绪上放弃他。这反而让治疗师能有效地与胡安建立一段新的、不一样的人际过程，不重复斗争或退缩这两种在他的生命中常见的不具有适应性的人际情境。当治疗师耐心地在他们的互动中尝试创造一种不同的、具有修复性的人际关系过程时，胡安在对话的末尾有了一个重大的转变。他（暂时）停止了与治疗师之间的"我–反对–你"的互动方式，暂时放弃自己的控制立场，并且接受了治疗师的合作邀请。在会谈结束时，他们的人际过程，即他们的互动方式，已经在行动上把他与妻子面对的问题的解决方式展现了出来。

在胡安的过往历史中有如此重要的依恋创伤，以致他不能在短期内放弃这种防御型的人际应对风格。但是，这个成功的经验，即在人际关系中存在不同的互动联结方式，治疗师给它"命名"，帮助胡安认识到这一点，这对他有重要的意义。并且，当他和治疗师能够继续维持这种新的、不同的互动方式时，他与妻子之间关系改变的可能性就会极大地提升。

## 玛吉：回避退缩型的来访者

玛吉是一个38岁的混血女性，在正处于青少年期的女儿约会被强暴的六个月后她仍然处在危机中——如同昨天刚发生的一样。噩梦吞噬了她的睡眠，偏头痛则困扰她白天的时间。她感觉无助并且无法安抚女儿，也对律师和警方的漠不关心感到愤怒。玛吉担心自己的生活正在失控。在工作中，她的主管对她的评价是"易怒、沉闷、让同事难以接触"，并且建议她接受治疗。虽然玛吉总是"讨厌"因任何事情寻求帮助，但当她意识到自己很可能会丢掉工作时，她还是联系了一位治疗师。治疗师对玛吉因为女儿的遭遇所唤起的愤怒、愧疚和无助的感觉给予了回应。让玛吉惊讶的是，她感到自己被治疗师理解。治疗师一次又一次地"理解"了玛吉，即对她来说，有些事情到底意味着什么。这让玛吉开始实际上真的期待与治疗师的见面。她逐渐一点一点地开始信任治疗师，并且慢慢地冒险让自己在他们的关系中更加投入。

在一次会谈中，玛吉报告了自己前晚做的一个梦。在梦里，玛吉独自一人在一个荒凉的沙漠中，在这个广阔而安静的空间里没有其他人。沙漠里的夜晚一片漆黑，甚至没有星星或月亮的光亮。当她穿越这片无垠的沙漠时，有一股寒冷干燥的风吹过她的脸。玛吉躺了下来，闭上眼睛，然后在黑暗中安静地悄悄地离开。

玛吉告诉治疗师，这个梦境已经以不同的方式出现了好多次。因为这是一个经常出现的梦，治疗师明白它蕴含了很多意义，虽然她还没能完全明白这个梦是以什么样的方式表达这些意义的，或许这包含了她的核心冲突。治疗师期望这个梦境能够让玛吉触碰她内心孤单的核心感觉，所以尝试将梦境与玛吉回避退缩他人的倾向联系起来。

**治疗师：** 你能够闭上眼睛并再次回到这个梦境中吗？

**玛吉：** 嗯哼。（靠坐着并闭上了眼睛）

**治疗师**：跟我描述一下你在梦境中看到了什么？

**玛吉**：我正在走着，但是我觉得好累，不想再走了；反正这里已经没有任何地方可以再走了。这里安静并且黑暗，很空旷。我独自一人。我能感受到微风。这里有很多沙子而且离地平线还有很远的距离。现在我正躺在沙子上。我合上了双眼，并且在随意地滑动，似乎我将会长眠。

**治疗师**：我不希望让你独自一人待在那里，你能让我加入吗？

**玛吉**：（停顿，小心翼翼地说）那……好吧，谢谢，不过似乎当只有我一个人的时候，这个感觉更熟悉，也更安全。

**治疗师**：你习惯自己一个人，这是你的安全区域。

**玛吉**：嗯，我猜是这样的……

**治疗师**：那么，这是你想要的吗？

**玛吉**：（非常长时间的停顿，泪水充满了眼眶）不……其实，不……我不是真的想独自一人（睁开眼睛，望着治疗师）。我是真的想要和你一起，跟你的谈话让我很舒服，但同时也有些害怕，像是某种容易受伤害的感觉。

**治疗师**：嗯，让我留在这里会让你感到舒适，不再是孤独一人，但是容易受伤的感觉同时会让你害怕。

**玛吉**：是的，我想我已经习惯了什么事情都要靠自己。自己一个人，靠自己已经变成了一种安全的方式。但是不，我确实再也不想要一个人了。

**治疗师**：好的。你愿意让我进入你的世界，如果你愿意，可以跟我谈一下这个害怕／容易受伤害的感觉吗？

**玛吉**：可以……但是你真的想要进入我的世界吗？

**治疗师**：是的，玛吉，我是真的想要进入你的世界，如果你邀请我进入的话，我不会做任何伤害你或者吓到你的事。

**玛吉**：好的，或许这也很好，这样我就不再孤单一人了。

**治疗师**：谢谢你冒险让我进入你的世界。我们能够回到那个梦境里面，但这次是一起回去？

**玛吉**：可以。

**治疗师**：很好。现在，闭上眼睛并且想象那个相同和熟悉的画面。但是这次你不再是一个人。我正在向你走来，并且我在向你伸手，你会接住我的手吗？

**玛吉**：嗯，这也很好……但我还是会觉得有些害怕……

**治疗师**：嗯嗯，现在我跟你一起在你的梦境里，你不再是自己一个人了。我们手牵着手一起走在夜晚的沙漠里。这让你有两种感觉——感觉不错，感觉有些害怕。

**玛吉**：是的，我们正在一起走着。（睁开眼睛并且看向治疗师）我不再是独自一人了。有你跟我在一起我感觉变好了。好的感觉比害怕多……我似乎有点想哭，当我这么说的时候……

治疗师加入玛吉的体验中，在治疗中这是一个转折点。玛吉在安静和空虚的环境中成长，这跟她的梦境很相像。她从不认识父亲，并且母亲经常会"远离"并追求下一位新男朋友。在 10 岁之前，玛吉的周末都是自己一个人度过，她准备自己的餐饭，并且在母亲"不在"的时候自己上床睡觉。玛吉感觉到母亲对她的不喜欢和拒绝，并且对母亲带回家的男人感到不"安全"——那些人对她"不总是很好"，并且有时会让玛吉感到"害怕"。这个梦境反映了玛吉儿时的空虚和她体验到的缺乏舒适和保护的经历，也反映了她远离他人的生活适应方式。但是，这次女儿的危机沉重地打击了她的退缩、自给自足和疏离的应对策略。让治疗师进入黑暗的和空荡荡的世界里，玛吉其实冒了一个巨大的个人风险，因为她接纳了这份渴望已久的人际关系联结，但是还没有解决她与他人保持距离的不良的应对策略。当然，单次的修正性情绪体验并不能解决她的核心冲突或者改变她应对冲突的人际交往方式。但是，类似的分享或大或小地持续发生在她与治疗师的关系中。

玛吉意识到自己是混血儿，因此与他人不同，这使她的孤独感变得更加强烈。但是，她的治疗师也是混血儿，所以对她的感觉感同身受。治疗师给予支持能够清楚地指出家庭、文化和种族等因素对玛吉的孤独感的影响，这使她帮助玛吉开始从三个方面有所转变。

第一个方面的改变是，玛吉出现了一个情感集合。儿时被忽视造成的深深的悲伤情绪开始向她袭来，就像我们在上述对话的结尾所看到的一样。为了确保玛吉在童年时缺乏回应的痛苦经验在咨访关系中不再重演，治疗师小心地让玛吉知道她的感受这次被听到了。治疗师熟练地让玛吉知道，她现在不再是处于黑暗和沉静的空虚中，而是处于一种充满关怀并且有回应的关系中。玛吉变得能更加舒适地跟治疗师分享自己的孤单感了，并且她开始质疑与孤单相伴随的信念："她不是很重要"，以及在她碰到问题和有需要时，其他人"不是很有兴趣帮忙"的想法。与治疗师相处让她感到安全，使她敢于体验和直面情感需要被剥夺的感受，而不再像过去那样忽视它。她能够感到这些经验给她带来了多么大的痛苦。治疗师的深度分享和共鸣对她而言是种解脱，但是也唤起了另外一种有威胁性的情绪，即她对母亲强烈的愤怒，就是母亲从她身边走开，把她暴露在从公寓里进进出出的男人面前。治疗师确认了她的愤怒，肯定了她对于没有被照顾和被保护的感受。

**玛吉：**我不应该承受这些，母亲不应该离开她的女儿让她独自在家而自己去追求下一个愚蠢的男朋友，或者把所有这些令人厌恶的男人带进家里。那个在我家住得最久的男人真的很糟糕，他知道浴室的门没有锁，当我在里面的时候，他常常会"不小心"走进来。并且他还常常谈论我的胸部和臀部的尺寸。他是一个卑鄙小人，但是我母亲却从来没有制止过他讲这些事情。我想，与我相比，母亲更偏爱这些没价值的男人。甚至是在他们想碰我时，她都只会说他们只是在"逗你玩"。我讨厌这样。

对母亲愤怒的感觉唤起她情感集合中的第三种感受——焦虑。玛吉对母亲的抗议也让玛吉感受到痛苦的分离焦虑，但是玛吉害怕自己对母亲的愤怒只会进一步把母亲推开，并且让自己重新回到原点，感到更加孤单。治疗师肯定了玛吉情感集合中的每一种感受，并且随着她这样做，玛吉逐渐对每种情绪或感受都变得越来越舒适。自然而然地，治疗师在她们的会谈中开始听到玛吉对她与其他人互动的叙述，更直接、更具有参与性、更自信。

第二个方面的改变是，当治疗师继续了解和支持玛吉情感集合里的每一种感受时，玛吉的行为开始有所改变，这体现在她如何回应治疗师上。尽管玛吉与治疗师已经建立了坚固的工作同盟关系，她仍然极度不情愿接受任何人的帮助并且保留和掩盖部分的自己。但有趣的是，治疗师同样也是双种族的身份认同，由于在种族和性别上的相似性，治疗师便拥有了被赋予的可信度，这帮助玛吉在她起初不确定治疗过程能给她带来什么时，仍然愿意停在治疗里。但是现在，治疗师因为自己的技能和有效的回应，获得性可信度占据了治疗的中心位置。

当他们的工作同盟得以持续，玛吉逐渐放弃了回避退缩的应对方式，逐渐让治疗师看见她、了解她和帮助她。玛吉在治疗师面前变得更少保留，与过去和他人相处比较，她现在更愿意表达和回应。她能更自由地谈论自己，并且发现自己对治疗师的个人生活产生了好奇。对于这个来访者，治疗师把这样的改变视为积极的信号并且乐意不时地予以回应。玛吉的噩梦和头痛症状已经有所减轻，同时她现在还有一些幽默感和自信。

第三个方面的改变是，当玛吉提到内在有"更充盈"的感觉时，治疗师发现在玛吉的其他关系中变化也正在发生。在工作中，她的主管说他很高兴留意到玛吉变得"更少急躁和郁郁寡欢了"，这使其他同事能够更容易与她沟通和合作。当与他人关系变得紧张时，玛吉最开始的反应依然是退缩和"关闭自己内心"。但是，玛吉现在变得更加能够和他人一起应对问题和讨论在工作场合中难以避免的人际冲突。玛吉发现，自己能够跟治疗师描述她与同事或顾客之间的矛盾，从治疗师处获得新的、不同回应方式的建议，这对她特别有帮助。她们会一起角色扮演不同的回应方式，这让玛吉能够参与到人际互动中，而不是像过往一样退缩或者与人保持距离。玛吉喜欢由她扮演难以应付的顾客或同事，然后让治疗师扮演她，了解在这些冲突的情境中可以说什么或做什么来回应。玛吉认为这种行为训练是无价的。在这些人际交往中，玛吉变得越来越成功，她在与他人的交流中经常运用跟治疗师示范时用的词语和句子。

治疗师观察到的特别有意义的事是，玛吉变得更加容易靠近了，在面对她两个青少年期的孩子时，她表现出随时的情感支持。玛吉第一次与他们谈论她自己的兴趣和个人的成长史。快成年的孩子们都很欢迎玛吉的这些分享，也开始说更多关于他们自己和他们生活中正在发生的事情。玛吉感觉自己跟孩子们更亲近了，并且通过治疗师的指导，她能够更好地帮助女儿处理被性侵所受到的惊吓。

除此之外，玛吉开始改变她回应一个正在与之约会的男性的方式。这在过去是一段很表面的关系，就像她生活中很多其他关系一样。尽管他们已经认识两年多了，玛吉现在才开始在他们的关系里邀请对方做更多的个人分享和情绪靠近，希望对方有更多的承诺。尤其是，她会邀请对方说更多关于自己的事情，让对方能够有更多时间陪伴自己，对方也能够做到这些。这些向前走的每一步都让人既兴奋又焦虑。玛吉旧有的回避退缩的人际应对风格在每一次她更进一步地和男朋友或他人接近时被唤起，并且在对方不能积极地回应她时更甚。治疗师不断和她一起庆祝她在每一个方面获得的成功，也耐心地帮助她克服在这个过程中仍会不断遇到的挫折和障碍，帮助她从失望中走出来。玛吉持续取得进步，变得更加积极地参与生活，这时候，她试着结束治疗。

虽然事情进行得都很好，但当他们开始谈论治疗终止时玛吉还是变得很沮丧。尽管结束治疗的话题是她提出的，但她忘记了下一次会谈（"我完全忘记了"），在另外一次会谈时迟到。如之前一样，治疗师会持续聚焦在玛吉的内在世界，她的那些强烈的感觉（如没有人想要她、孤单、没有保护、脆弱等）再次出现。因此治疗师建议她们先把治疗终止的日期放在一旁，进一步处理悲伤的情绪。这个时候，玛吉回想起童年时期的抑郁，并且有更生动和更多细节的描述。痛苦的回忆又回来了。例如，在她 8 岁的时候，她自己一个人坐在客厅的沙发上，在那个空虚的下午，听着时钟一分一秒转动的声音。在谈论这个令自己伤痛的、渴望妈妈回家的回忆时，玛吉开始啜泣，童年经历的痛苦在她不幸的婚姻中重演。因为早年形成的适应不良的图式，玛吉嫁给了一位销售员，而他的工作在很长时间里都需要离开家庭，而当他在家时，他也一直担心、忧虑自己的事情，对玛吉没有情绪上的回应。因此，在她的第一段重要的爱情关系里，玛吉选择了一个会重复而不是消除她过往孤独感的人作为自己的伴侣。然而，如此直接地重新体验童年时被忽略的伤痛，如此充分地分享婚姻中与童年经验遥相呼应的失望和悲伤，这就缓解了她因终止治疗所引发的抑郁情绪。不久之后，玛吉再次觉得她已经准备好了要终止治疗，而这次她成功了。

## 结语

在本章中，我们学习了通过人际模式做个案概念化。透过彼得的详细案例，即一位顺从取悦型来访者，我们能够看到这个模式如何可以被应用在治疗中。我们也总结了另外两个案例，以说明如何将这个模型应用在对抗攻击型（胡安）和回避退缩型（玛吉）来访者身上。在这三个案例中，治疗师都是有帮助的，部分原因是他们把来访者僵化的人际应对风格作为引导治疗的焦点。其次，这些治疗师之所以能提供帮助，还因为他们与来访者建立了合作性的治疗关系，使来访者能够识别自己僵化的人际应对策略，进一步发展更有效的人际应对策略。

尽管新手治疗师经常能发现他们的来访者与这三种应对方式都有所关联，但他们却无法进行有效的干预。为了帮助来访者解决这一问题，萨夫兰（Safran）和穆兰（Muran）对此做了澄清。他们认为，如果治疗师急于确认来访者的人际关系模式（即把它强加在来访者身上），那么这通常会让来访者感到被指责。他们鼓励先建立合作的咨访关系，然后，与基斯勒（Kiesler）和其他治疗师的建议一样，使用"技巧性的试探"，和来访者分享他们所观察到的。强调治疗师的主观性（例如，"我感觉到……""这让我想到……""我在想，如果……"）会暗示这是一段更平等的关系。这会让来访者在接受、拒绝或修正治疗师的观察时变得更自由，让它们变成他们自己的观察。同样的一个错误是，当治疗师确认了这些模式时，他们会急于催促来访者改变它们。相反，对大多数来访者而言，更好的方式是，鼓励来访者先仅仅对这个关系模式有所察觉，让来访者注意到他们以这种方式回应的时刻，而不是在时机没有成熟时急切地给来访者施压，让他们改变自己的应对策略。

**治疗师：**让我们一起来寻找，留意它什么时候会跑出来。你知道，仅仅关注你发现在委屈自己或过于取悦他人的那一刻——我们开始一起去追踪它。当你变得对它有更多觉察的时候，我觉得对你来说改变它或者选择不同的回应方式会更容易。

这样看来，新手治疗师在个案概念化上需要更多的指导。他们也需要更多的帮助，以制订并调整治疗计划，从而使治疗计划能够引导他们，明白对每一个来访者而言，治疗该往哪里走，要达成什么样的目标。为了做到这一点，我们在第八章中提供了关于来访者目前人际功能的更多信息。但是在此时，读者应该准备好使用附录 A 提供的过程记录和附录 B 提供的制订治疗计划的原则。这些指导有两个目标：第一，它们将会帮助治疗师制订治疗计划，即通过对适应不良的人际和认知模式进行澄清，从而为治疗提供焦点；第二，它们将帮助治疗师聚焦在过程维度上，将来访者和治疗师的互动与来访者和他人关系中的问题联系起来，从而提供更有效的干预。

## 本章练习

你的主要或最初的人际应对策略是什么？作为一个孩子，为什么这会适用于你的原生家庭？这个策略让你在现在的生活中付出了什么代价和给你带来了什么？

# 第八章

# 关系主题与修复性体验

## 概述

在这一章中，我们会进一步探讨给来访者的生活带来困扰的人际关系模式，突出它们在治疗关系中重演的不同方式，并针对这些重演给出有效的回应方式。特别是，我们将探讨这些适应不良的关系模式，帮助治疗师对真正困扰来访者的问题有概念化的认识，并更好地理解在治疗关系中发生了什么。我们将学习治疗师如何利用自身的感受和对来访者的反应理解来访者与他人之间的问题，这也是最好的理解来访者的方式之一。通常，来访者擅长让治疗师按照同样有问题的回应方式感受或回应他们，就像其生活中的其他人一样。例如，让治疗师像他们生活中的其他人一样感到不堪重负、无聊或被他们所控制，或者让他们没有办法提供帮助而感到无助或挫败，或者担心冒犯他们或做错什么。我们将看到，破坏来访者和他人关系的问题模式是如何在治疗过程中被带入咨访关系中而在其与治疗师的关系中再次上演的。理解跟来访者之间正在发生什么能够为治疗师赋能，使他们更好地制订治疗计划，明确治疗方向，明白自己能做些什么才能更好地帮助来访者。在本章中，我们将讨论帮助来访者改变这些有问题的重演的应对方式，方法包括过程评述、提供人际反馈，以及使用其他即时性的干预方式松动来访者的内在工作模型，提供修复性的人际经验。

## 来访者在咨访关系中重演的三种人际问题

来访者在治疗中尝试解决的问题通常源于依恋关系和已形成的家庭关系。这些问题如今在他们目前的关系中正以相似的主题重演。通常，引起人际问题的同样的人际模式也会以某种形式出现在治疗关系中。就像我们之前看到的，来访者不只是跟治疗师谈论他们跟其他人之间的问题，也会重新创造类似的人际主题，该主题与他们正在跟其他人上演的问题模式平行。那么，治疗师面临的挑战就是找到能够改变这个模式的方法——通常是通过过程评述与提供修正性情绪体验。与理性层面上的说明或解释截然不同，在治疗过程发生的改变经验将在很大程度上提升来访者的能力，让他们改变自己与配偶、孩子和重要他人的错误人际模式。在整个治疗过程中，治疗师的目标是以下三点。

1. 识别并指出来访者与他人之间重复出现的、不再具有适应性的关系模式。

2. 提供新的、更好的回应方式，使来访者在与治疗师的互动中不再重复熟悉但有问题的人际情境。

3. 帮助来访者把在治疗关系中出现的改变经验带入与他人的日常互动中。

在实践中使用人际／关系、心理动力／主体间性、依恋或认知／图式取向的治疗师都会面对来访者将他们与其他人的问题带入治疗关系中的三种方式，它们密切相关但又明显不同：诱发策略、试探行为、移情反应。此外，这三种方式有一个共同的重要成分：每一种都会引发治疗师的**反移情反应**。

来访者通常会使用诱发策略让对方以某种其预期的方式回应，从而回避焦虑并防御、对抗自己的问题。而在另外一些时候，来访者会使用试探行为应对问题。在"试探"时，来访者将在行为上以某些特定的方式判断治疗师是会用他们预料的、熟悉但有问题的方式回应，还是会用他们实际上更需要的、有帮助的方式回应。最后（这也是更为人熟知的）一种来访者将其人际冲突带到治疗关系中的方式是通过移情反应，或者通过基于他们内在工作模型的认知曲解，即对治疗师的系统化的错误知觉或认知曲解。这三个概念阐述了大部分治疗关系中正在发生的事情，其中的基本假设是，来访者与治疗师再次创造某种有问题的关系模式是为了确认，治疗师同样会以他们不想要的方式回应他们（就像他们的依恋对象曾经做过的那样），还是会用新的、更有用的、修正性的方式予以回应。让我们更详细地看看这些重要的人际过程，以及它们引发的治疗师的反移情议题。

## 诱发策略

许多认知和人际取向的治疗师会描述来访者如何发展固定的人际风格，以便回避焦虑和防御，或者对抗他们不想要却预料会从他人那里得到的回应。一般而言，来访者对他人有不准确的感知，他们的情绪范围也比较狭窄。就像我们在上文中看到的，在回应他人时，他们通常不够灵活，会使用顺从、回避或对抗的僵硬应对方式。在某种程度上，来访者系统化地使用这些人际风格是为了达成以下两点。

1.引发希望得到的、能回避冲突或避开焦虑的人际回应。

2.避免从他人那里获得带有威胁性的或不想要的回应，因为这些回应会触发他们的内在工作模型与核心冲突。

因此，**诱发策略是一种人际策略，来访者用之避免焦虑并带来某种其希望得到的、安全的回应**。然而，这种在被养育过程及家人的互动中学来的防御行为让来访者受困其中，以至于他们的改变、个人成长及人际关系均受到阻碍。为了说明诱发策略如何做到对问题的防御，我们将回到第七章中提到的彼得的案例，一个顺从取悦型的来访者的案例。

彼得顺从取悦的风格往往会引发其他人的赞许和善意。在日常生活中，彼得乐于助人；跟他人相处时富有同情心、顺从、愿意合作。例如，他会尝试"理解"女朋友的不忠，尝试赢得实习导师的赞许。当彼得开始会见自己的治疗师的时候，他继续采用生活中跟他人交往时的人际风格。就像很多这类风格的来访者对他们的治疗师所做的那样，他尝试当一个很快变好的"好"来访者，以此引发治疗师的赞许——直到治疗师使用过程评述质疑这种彼得自己不想要的、症状性的顺从。例如，"彼得，有时候我在想，你是不是过于努力地想要弄明白我想要你做什么。对于这个可能性，你有什么想法吗？"

彼得在生活中很少对他人直截了当和恰如其分地表达自我肯定或愤怒，或者质疑任何人。这些反应都是一个功能正常的人在某些时刻需要采取的，但它们并不在彼得的人际关系技能工具箱中。例如，他不会让女朋友知道他有多生气，或者甚至他实际上对父母有多愤怒自己也没有太多的觉察。同样，他也没有跟自己的实习导师或同学设定一个界限，即他一次可以从他们那里接收多少批判性的反馈。因此，**他的取悦型人际应对风格是为了引发他人的赞许，阻止他所熟悉的、愤怒的或批判性的回应，因为后者会引发他强烈的焦虑感**。

如果彼得的治疗师只是自动化地回应彼得，简单地表达支持，满足他寻求赞同的迫切需求，而没有首先考虑彼得的人际风格会引发他人什么样的反应，那么彼得在治疗中就不会有太多的改变。彼得只会在治疗中重演取悦／照顾／随和的人际防御反应，因为那是他在自己的人生中惯常使用的。有些时候，支持这些防御性的应对风格可以是短程治疗或支持性治疗的目标，也可以帮助危机中的某些来访者重新恢复生活常态。然而，治疗师想要跟彼得做的比这更多，即旨在帮助彼得获得更多长期的改变，而不仅仅是症状减轻，为此，治疗师巧妙地使用过程评述，帮助彼得呈现其顺从取悦型应对风格，并把它作为可以共同讨论的焦点。因此，治疗师没有自动化地回应彼得的诱发，即仅仅提供赞许、支持和安慰。相反，治疗师聚焦在这个诱发策略上，将其视为彼得在治疗中需要处理问题的一部分。这样的干预如何才能做到呢？

在连续几个月的治疗过程中，治疗师一直在寻找治疗的切入点，以支持和好奇的态度试探性地询问彼得：其顺从取悦型人际应对风格在其与治疗师或他人的日常互动中是怎么呈现的。彼得和治疗师一起探索这个问题，他们开始考虑彼得的这种应对方式如何保护他，帮助他避免他不想面对的问题，但同时又如何给彼得带来了更进一步的冲突和困扰。他们给这个行为上的应对模式进行"命名"，注意到它什么时候会出现。随着这个过程的推进，彼得越来越能够指出自己在与他人交往时如何使用这种顺从取悦型风格。他也觉察到这个方式又如何引发了他人给予其赞许和支持。他也开始明白这个方式如何阻止了来自他人的批判或拒绝，而那正是其儿时所熟悉的、会引发其焦虑的回应。随着彼得在治疗中取得进展，他逐渐变得不再担心自己能否赢得他人的赞许，能否"解决"自己与他人互动中出现的小冲突和不顺利。彼得还可以持续列举类似下面这样的情形，即他不再像以前那么敏感，能够更直接地与他人对话，并且在需要时，能够更自信地捍卫自己的立场，这也实现了拓展他的人际范围的治疗目标。彼得对于这些改变感到兴奋，并用"较少感到焦虑"且更"坚强"来形容自己。

**来访者的诱发策略会引发治疗师的反移情。**来访者的诱发策略会引发治疗师的反移情反应，这往往会导致治疗师做出重演而非修复性的反应。举例来说，对大部分新手治疗师而言，像彼得这类顺从取悦型来访者所使用的诱发策略都不太具有个人威胁感或挑战性。然而，如果治疗师有强烈被喜欢或被赞许的需求，在关系中呈现出冲突回避的模式，那么，我们将很容易看到彼得和该治疗师一同重演彼得跟他人互动的经验。咨访双方可能都会觉得这挺好的，而实际上却阻碍了彼得的改变。与此相反，像第七章中对抗攻击型来访者胡安所使用的诱发策略通常会让新手治疗师甚至资深治疗师感到十分具有挑战性。例如，在首次治疗的前几分钟里，对抗攻击型来访者会做些事情控制治疗关系。他们可能会找到某些方式威胁或挑衅治疗师，让治疗师在治疗关系中感到不安全（或者感到防御性的愤怒和竞争）。例如，来访者会坚持坐在治疗师的椅子上，质疑治疗师的表现是否适当，贬低他们的专业资质，将他们跟"更好"或更资深的治疗师进行比较，或者批判治疗师刚才所说的或所做的。

> **来访者：**所以，如果你只是一个实习生，是什么让你觉得你可以帮我的？
>
> **治疗师：**嗯，我在进入这个项目之前有一些相关的经验，而且我有督导师可以帮我。
>
> **来访者：**我知道了。那督导师会一直告诉你应该说什么，还是说他有时会让你这个新手说你自己的想法呢？

来访者的这些挑衅会引发大部分治疗师的焦虑——就像在生活中，这种方式常常在来访者跟他人互动时奏效。为了停止这种带有敌意的挑战，大部分治疗师会努力表现得友好：继续顺着来访者，以为忽略这种敌意就能让他停止，或者变得安静，在情绪上撤退。与此相反，有些治疗师会以与来访者相同的方式回应，变得充满批判性或具有惩罚性，也有一些甚至会以明显的敌意进行反击。一旦对抗攻击型来访者成功地在治疗师身上引发其中一种防御性的"战斗或逃跑"的回应方式——就像他们惯常跟其他人做的一样，治疗就不会取得进展。通过跟治疗师重演这种适应不良的关系模式，这些来访者成功地使治疗师不再能帮助他们（或者伤害他们）。他们以这样的方式成功地防御了自己的焦虑，这个焦虑或者因他们自己的问题而起，或者因需要寻求帮助、放弃自己的一部分控制、越来越接近自己真正的问题而引发。来访者的诱发策略保护他们远离自己的核心冲突，却以无法改变作为代价。

遗憾的是，治疗师很可能会以条件反射或自动化的方式回应来访者的诱发策略。这实际上表现出他们自己的反移情倾向，即他们用自己在面对"战斗"或"逃跑"时的应对方式回应来访者的诱发策略。那么治疗师还可以做些什么不同的反应呢？首先，他们可以在内部对自己保持适当的自我控制，努力理解他们目前与来访者的关系中正在发生什么，而不是马上将来访者的这种行为个人化，使自己反应过度。对新手治疗师来说，做到这一点对他们的确是一个挑战。但是，随着经验的积累和督导师的帮助，他们可以转而围绕下面的问题开始建立工作假设。

- 这种对抗攻击行为对来访者生活中其他人的影响。例如，让人感到想反驳，或者想跟他们保持距离，等等。
- 来访者想通过这些行为避开什么样的冲突或者引发什么样焦虑情景？例如，因为需要寻求帮助或者存在自身无法解决的问题而感到自己是懦弱的或者觉得羞耻。

其次，在人际层面，治疗师需要找到一些方式，使对抗攻击型来访者能够参与治疗，而非让掌控、胁迫和竞争的人际模式重演。即时化的干预方式为我们提供了很多可能性。其中的一个选项是，治疗师采取好奇的立场对来访者进行探索，从来访者的内在了解他们的反应，而非回避来访者的挑战或者变得有防御性。这种与来访者工作的方式将有助于对来访者问题的诊断和干预。

**治疗师：**（平静而直接地）所以，你之前的治疗师是一个有经验的精神科医生，你不确定像我这样的年轻社工是不是能帮助你。让我们一起讨论一下这个问题。跟我多说一些你的顾虑。

治疗师的另一个选择是做一个过程评述，邀请来访者一起讨论目前的互动，讨论他们之间正在发生什么。

**治疗师：**你刚才跟我说话很大声，听起来你很生气。对于我们之间正在发生什么，你是怎么想的呢？

对于某些来访者，治疗师可能会用自我卷入式的陈述或者提供人际反馈，从而开始探讨来访者的人际风格给他人带来的影响，并指出其中出现的关系模式。

**治疗师：** 这样说可能有点冒险，但我想跟你说说有时你对我的影响。刚刚，当你再次纠正我的时候，我感到被批评，其他时候我也有过这种感觉。这让我好奇，在你的生活中，当你像刚才这样批评他人的时候，他们通常会怎么回应你？而紧接着通常又会发生什么呢？

有些来访者并没有意识到他们的挑衅／批评会对他人产生疏离和破坏性的影响，而这种人际反馈便为他们提供了一个切入点，使治疗师和来访者一起对之予以探索。而另外一些对抗攻击型来访者可能会说些什么的目的是"先发制人"。但这里的目的并非是赢得权力和控制。从过程的层面看，这样的互动只会让来访者与他人互动的循环模式持续或重演。相反，人际反馈是为了帮助治疗师找到某种使来访者参与治疗过程的方式，而不是像其他人经常做的那样，自动化地用反击敌意、控制或撤退的方式对待来访者的诱发策略。这也会帮助来访者提高他们的觉察力，让他们知道自己什么时候在使用旧的应对风格，这种应对风格对其他人的影响是什么，以及他们会为此付出什么样的代价（改变的最关键所在）。来访者得到治疗师的人际反馈，越来越能意识到自己对其他人的影响，也开始反思什么时候以及为什么他们会使用这样的方式回应，这个时候，他们就可能开始学会更灵活的回应，也会让他们想在如何回应方面拥有更多的选择。

治疗师还可以探索来访者的诱发策略对来访者及其他人的影响。

**治疗师：**（不带防御地）虽然我提醒过你不要坐在我的椅子上，但你仍坚持这样做了。现在，你坐在上面感觉怎么样？

通常，对抗攻击型来访者会在这些时候感觉孤独、空虚或焦虑，这种胜利后的空洞感给治疗师和来访者提供了一个新的、可共同探讨的切入点。就像以上四种不同类型的即时化回应所示范的那样，没有一个简单的公式告诉治疗师什么是"正确"的回应方式。每一个来访者的回应都是特定的，某一种回应方式可能会对这个来访者有用，而对另一个没有用。治疗师需要具备灵活性，评估来访者是如何回应每一种干预的，并且据此修改他们自己的回应，从而找到对特定的来访者最好的回应方式。因此，为了有效地回应这些具有挑战性的来访者呈现的诱发策略，治疗师需要做到以下几点。

- 留意自己的主观反应，识别来访者正在引发自己什么样的感受（如无能感或竞争性等）。
- 就其他人通常会如何回应来访者形成工作假设，并且开始识别那些在来访者生活中与他人正发生的、带来问题的人际模式。
- 尝试找到另外的回应方式（如过程评述、自我卷入式的陈述或人际关系反馈等），避免走上来访者熟悉的老路，或者重演来访者从他人身上引发的同样的人际情境。

虽然对抗攻击型来访者通常会给新手治疗师带来威胁，但这通常都不会持续太久。随着临床经验的积累以及更多的实践和演练，加上督导师的支持和帮助，新手治疗师可以学会，在来访者挥舞着好斗的红旗向他们挑战的时候，他们不需要随时接招。随着与对抗攻击型来访者有更多的接触，治疗师就会理解，无论来访者的诱发策略多么拒人于千里之外，这种策略的强度和僵化程度都与他们的焦虑和冲突的程度相匹配。当治疗师更好地理解这些使人疏远的行为所包含的意图时，就能够对来访者所处的困境产生共情，这也是帮助来访者走出被引发的旧有人际关系模式的最佳方式。通过灵活地尝试各种方法（与同学和督导师的角色扮演练习会有帮助），治疗师可以找到与来访者工作的方式，使他们参与治疗过程而非重演他们与他人关系中的威胁／退缩或竞争／敌对的人际模式。

就像我们看到的那样，与对抗攻击型来访者（如第七章里提到的胡安）的诱发策略进行面质让许多新手治疗师备感压力。然而，令人惊讶的是，相对温顺的逃避退缩型来访者（如第七章中的玛吉）从长远来说通常会带来更大的挑战。很多选择心理治疗作为职业的人都有强烈的与人联结的需求，并且深刻地享受紧密的个人关系。当顺从取悦型来访者持续维持他们典型的情感疏离的立场时，治疗师就会开始感到自己不胜任或不重要，对咨访关系及提供的帮助感到沮丧，最终会放弃来访者，这跟来访者生活中的其他人之前所做的一样。当出现这种情况时，来访者的诱发策略防御性地阻止了他们和治疗师建立一段有意义的关系，因此避免了自己在这种有意义的关系中需要冒险面对会引发焦虑的议题。这些议题在来访者的成长历史中是现实存在的。通过这种方式，过去因为面对这些议题而给来访者带来的冲突、威胁或危险就不会再被激活，而治疗师真正解决这些问题的唯一途径也就被关闭了。治疗师需要避免自动化地回应来访者的冷漠，例如，对他们不再抱有希望，或者更常表现出的是责备他们缺乏求助动机。反之，治疗师应使用过程评述，或者找到其他途径建立工作同盟。

**有效能的治疗师：** 玛丽，你好安静。有时候我觉得你好像没有跟我一起，没有在这个房间里一样。我们能不能聊一聊，你到这里来治疗，冒险尝试让我进入你的生命中，这对你来说是什么感觉，好吗？

**来访者：** 我不确定你的意思。是我做错了什么吗？

**治疗师：** 噢，没有，你什么也没有做错，一点都没有！我想，我试着想表达这样一种感觉，就是我没能靠近你，或者了解在你的生活中什么是真正重要的，虽然我很想这样做。其他人有没有跟你说过类似的话，还是只有我这样说了？

**来访者：** 是有一些。我曾经唯一一个真正特别好的男朋友离开了我，他说因为他从未真正感到他对我而言是重要的，所以他放弃"追求"我。

**治疗师：** 谢谢你跟我分享。这是个比较敏感的话题，但我认为这很重要。听起来似乎其他人被你以某种方式隔开，或者他们需要努力才能接近你……或者你可以轻易"走开"或不需要他们。我想多理解一点，这在你的生活中是怎么发生的。你能帮我更好地理解它吗？

**来访者：**我想我可以轻易地从人群中退出。我知道我太敏感了，我太容易感到受伤，哪怕他人什么也没说。有时候我觉得他们说什么都帮不上我……

**治疗师：**我明白了，当你感到受伤时你会走开，而他人并不真的明白对你而言究竟发生了什么。那么，我们现在需要谨慎，以确保它不会发生在你我之间。但是此刻，我很感谢你没有选择远离我，而是冒险留在这里跟我在一起，共同探索和理清这些感受。这种感觉跟我们之前有过的非常不一样。我感到跟你有更多的联结，而且我喜欢这样，不过，我也想知道，这对你而言是怎么样的？

**来访者：**我不知道……我不确定。我只是对其他人感到害怕。我知道我不应该太轻易走开，但那样会让我感觉更容易一些，更安全一些。

**治疗师：**那样会让你"感觉更安全一些"。或许此刻跟我待在一起也让你感觉不是很安全。

**来访者：**噢，你人非常好。但"走开"好像就是容易一些……我只是习惯了这样做。

**治疗师：**好的，我想可能对你而言"走开"是比较容易的，因为在你过往的经历中确实很少感到安全。你愿意多跟我说一些吗？比如，如果你持续这样跟我分享，我可能会如何伤害你？或者过去其他人曾经做过什么让你确实需要离开？你说，我会听。

　　治疗师可以留意来访者的行为一直在引发他人什么样的反应，并且据此做出假设，即来访者的人际策略如何影响他人并给自己的生活带来问题。为了做到这一点，治疗师需要关注来访者的发展史、近期的生活状态及其应对风格和诱发行为所处的文化情境。重要的是，治疗师也要留意他们自身被来访者引发的感受。这一种自我觉察是治疗师关于来访者最重要的信息来源之一，有助于治疗师了解来访者的人际风格会引发其他人什么样的反应（如感到被控制、被忽视、被推开、被理想化等）。然而，为了能够借着自己对来访者的个人反应有效地了解来访者，治疗师需要表现出足够的无防御性，这样才能观察来访者试图从他们身上引发什么。

　　因此，治疗师以这样的方式留意他们自身的反应将提供关于来访者的许多重要信息，包括来访者的核心顾虑、防御旧有问题的应对策略，以及在咨访关系中重演的人际关系主题如何扰乱其他关系。治疗师围绕下面的问题进行思考将非常有助于突出治疗焦点。

　　1. 来访者是如何走到今天这一步的（发展史）。

　　2. 目前是什么在来访者的生活中引发了问题，而这跟他们成长过程中不得不应对的困难情境是否有相似之处。

　　3. 这一切都是在什么样的文化情境下发展起来的。

4. 这些议题的方方面面是如何在治疗关系中重演的。

5. 如何触及并澄清对于来访者而言一直存在的困难，如何在治疗关系中提供不同的、修复性的和赋予来访者力量的经验。

随着治疗的深入，治疗师可以开始帮助来访者识别他们的诱发机制，辨识在哪些处境或互动情形中他们会倾向于使用这些方法，并且理解在过往的生活中这些行动如何给来访者创造了安全感。然而，这样做需要治疗师有很大的勇气，特别是在他们刚刚开始临床训练的时候。治疗师需要先发展足够的能力，以耐受这种不喜欢的感受，然后才能理清这些反应更多地跟自身的生活和个人感受有关（即反移情），还是主要由来访者的诱发行为造成的，使治疗师得以了解，这也是来访者在其他关系中倾向于让他人也感受到的。对于治疗师而言，关键是保持无防御性的反应，以便可以进一步思考在治疗关系中可能正在发生什么。

我们需要进一步探讨这个部分，下面让我们看看来访者的诱发策略通常如何引发治疗师的个人议题，激活他们的反移情反应，从而导致来访者旧有人际模式重演、错误信念和预期被确认，并且最终阻碍治疗。

**两种反移情类型：来访者诱发的反移情以及治疗师诱发的反移情**。在本章的开始，我们指出本章要讨论的三个主题都有一个共同的特性，即治疗师的反移情贯穿于每一个主题中。我们刚刚看到，来访者的诱发策略如何轻而易举地引发了治疗师的反移情反应，我们也会在接下来的两个主题，即来访者的试探行为和移情反应中看到这种现象。让我们在此先介绍一下相关的新概念，区分两种不同类型的反移情：来访者诱发的反移情以及治疗师诱发的反移情。

就像我们刚刚看到的，来访者的诱发策略倾向于在治疗师和他人身上引发特定的、为来访者所熟悉的反应，我们把这称为来访者诱发的反移情，因为来访者倾向于在与大部分人的互动中引发这些反应。当来访者的诱发策略刚好跟治疗师的个人议题或近期的压力相关时，事情会变得更加复杂，我们把这称为治疗师诱发的反移情，因为这跟该治疗师个人有较多的相关性。在治疗师诱发的反移情中，不只是关于来访者倾向于在他人身上引发什么反应，还包括关于治疗师个人生活和个性会如何被激发，以及如何带入这种反应程式中。

为了进一步说明，我们假设有一位情绪和行为激越的来访者，他表现得很无助，自己的困扰也不断升级，治疗师很努力想很好地回应他、帮助他，但是每一次尝试都以"失败"告终。理论上，治疗师应该维持一定程度的客观，仍然积极地回应，但避免过多地投入来访者的反应中，而要不断寻求其他的方法回应来访者。例如，使用过程评述，就无论治疗师努力做什么都会让来访者失望或者无法帮助他们进行讨论。然而，倘若这个治疗师在成长的过程中有颇为挑剔的照料者，无论她做什么都觉得做不对或无法取悦照料者，那会发生什么呢？倘若治疗师担心自己的个人表现，担心这些个人议题以这样的方式被激发，那么她将失去其有效性，因为来访者的诱发策略已经引发了其过往的经验及个人议题（即治疗师诱发的反移情）。接下来，来访者未说出口的对治疗师的不认可可能会引发治疗师的过度反应，治疗师可能会感到自己不胜任且想退出，错误地认为自己无法胜任治疗师的角色，或者感到气愤而对来访者也变得苛责。就像这里所发生的，在来访者的诱发下，当治疗师产生与来访者生活中其他人同样的反应时，治疗师和来访者是在对来访者的问题进行重演而非予以解决。这些"设定"重演了来访者不想要的模式而非为其提供修正性情绪体验。这些对于新手治疗师而言都是复杂且富有挑战性的议题。一旦新手治疗师学习更多的方式，帮助自己明白治疗师与来访者之间可能正在发生什么，他们就能够发现更多的具体的干预方法帮助他们的来访者做出改变。

就像上述情境一样，来访者的诱发策略引发了治疗师诱发的反移情，造成来访者的旧有人际模式在治疗关系中重演，这是十分常见的。无论是新手治疗师还是资深治疗师，对于他们而言，这只是工作的一部分。然而，当这种类型的重演发生时，来访者的防御性诱发行为已经成功地将治疗师困住或者让治疗师感到泄气，此时，来访者通常会转向矛盾的另一面，即尝试将治疗师重新拉入治疗中。例如，告诉治疗师治疗是多么有用，使治疗师感到宽慰。来访者不想结束关系，他们通常会努力让感到受挫或者内心感到远离的治疗师再次参与到治疗关系中。不幸的是，在这个时候，治疗有时就会过早地结束。这是因为受挫或沮丧的治疗师（也有可能是督导师）未能听到来访者想重新建立联结的心声，因为他们已经想要放弃治疗关系了。下面便是这样的示例。

**无效能的治疗师：** 这个来访者很无助，他还没有准备好要改变。他是个抱怨狂，他就只会跟所有人讲对方的问题，包括我的问题！难怪他的第三个秘书刚刚离职，而他十几岁的儿子也不想跟他有任何关系。

治疗师会发现，在那些需要应对自己受虐经历而倍感困扰的来访者身上，这些开始疏离而后又重新尝试建立联结的行为表现得尤其明显。

治疗师如何才能理清自己的强烈反应是被来访者诱发的，还是他们自身诱发的，或者可能两者兼而有之呢？如果一位特定的来访者让他人有类似的感受或反应（例如，来访者对生活中的其他人也感到无趣、没有耐心，或者感到被威胁，就像治疗师在治疗中所感受到的一样），那这很可能是来访者诱发的。如果不是，这个反应很可能跟治疗师的个人生活有更多的关系（这很可能是治疗师诱发的反移情）。当然，当来访者过去的人际模式正在治疗师和来访者之间重演，治疗师和来访者体验到他们关系中的裂痕时，这两者可能是同时发生的。这时候，进行督导通常是理清这些问题的最佳方法。

下面我们将转到探讨来访者的试探行为和移情反应，届时，我们会看到这两个不同的反移情概念也有助于我们理解来访者的试探行为和移情反应。

## 试探行为

我们已经了解到，来访者如何采用僵化且缺乏灵活性的应对风格系统地在其他人身上引发反应，这看上去是一种自我挫败的方式，实际上是来访者借此在过去的生活中避免焦虑或维护自尊。这些诱发策略最初被沙利文称为"安全操作"，实际上是一些人际防御策略。

诱发策略常用来防御性地回避焦虑，但有时候，来访者也使用不同的人际策略处理和解决问题。虽然这听起来相互矛盾，却反映了来访者对于治疗的矛盾感受：一方面，希望事情有所改变且越来越好；另一方面，由于自己的认知图式的影响而担心预期中自己不喜欢的结果再次出现。来访者通常会通过试探行为带出他们这种矛盾的方式中健康的、想进入治疗的一面。尤其在治疗初期，或者来访者的强烈情绪被引发时，他们会倾向于以直接或间接的方式与治疗师重新建构起那些在他们的生活中造成问题的关系。来访者使用"试探"来确定治疗师是否会像过往生活中的其他人一样用熟悉却有问题的方式回应他们。或者，如同他们所希望的，治疗师是否会以不同且修复性的方式回应，改变旧有的、可预期的人际情境，而这会帮助来访者扩展其内在工作模型，促进其问题的解决。来访者的试探行为是有意为之，他们非常想知道治疗师是证实还是推翻他们坚定秉持但又错误的期待和信念。很多来访者曾有巨大的被剥削、被诋毁、被排斥和被拒绝的痛苦经历，对他们来说，他们对他人的信任已然被辜负。他们对治疗师的试探行为通常反映了他们对更健康、安全的关系的强烈愿望，具体而言，就是希望治疗师的回应可以推翻他们担心自己再次被侵犯、被伤害的恐惧。换言之，通过试探，来访者正试图评估治疗关系是安全的，还是危险的。

如果治疗师能够从行为上推翻来访者错误的信念和预期，那么治疗师就在对来访者进行有效的回应并通过了来访者的试探。这种修复性的或真实的经验（不只是诠释、解释或重构）也就有力地开启了来访者的改变之门。如果治疗师不以来访者所预期的、跟其他人一样的熟悉且有问题的方式予以回应，来访者就会感到更安全。拥有这种修正性情绪体验的来访者通常会在治疗中有直观可见的进展。例如，在接下来的一两分钟里，治疗师可能会观察到来访者表现得更坚强，或者在行为上有以下几方面的进步。

- 他们对自己或治疗师表达更多的信心。例如，"你知道吗，我想我要告诉我的妻子这件事情。我对这件事情已经想很久了。我准备告诉她，放到台面上来——像这样总是逃避也没什么用。"

- 当焦虑或抑郁的症状有所缓解时，他们的感觉会好很多。例如，"我现在觉得稳定很多。也许他不可能停止他的专横，但这就是他，这其实跟我没有太大的关系。或许他无法改变，但当他那样要求我时，我不需要那么生气和沮丧。"

- 他们会冒险跟治疗师提起有威胁性的新信息。例如，"有些事我一直羞于告诉你：我有外遇有一些日子了。我知道我应该跟你讨论，但我很害怕告诉你。我想我是担心你会批判我。而且，如果你知道了这件事，可能就不再尊重我了。"

- 他们表现得更坚强，包括越来越诚实或直率地面对治疗师，提出与治疗师之间的问题。例如，"谈论这个对我而言挺难的，因为我不想伤害你，但我想了很久，我觉得治疗对我不是很有效果。你太安静了。大部分时间里，我都不知道你在想什么。我想我需要从你那里得到更多反馈或其他东西。"

来访者通常会主动在治疗师身上触发他们与其他人互动中存在的相同类型的问题，主动地试探治疗师是否能够改变这些有问题的人际模式，并且推翻他们这些病理性的信念。虽然来访者可能对这一过程没有觉察，但这是他们处理和解决自己问题的健康的尝试。然而，来访者很难找到推翻的证据，因为这些错误的信念已经被反复确认，这使来访者对可能存在的证据听而不闻、视而不见。他们的选择性注意和偏见过滤也让他们将多元化的经验归入狭窄的分类里。然而，这种即时的、现场的、和治疗师之间发生的再学习（内在体验）的经验给来访者带来一种力量，使他们开始质疑，甚至有时放弃内心深处秉持的关于自我和他人的错误信念。

为了更好地说明这一点，我们假设有一位青年来访者前来大学的心理咨询中心就其抑郁寻求治疗。她的治疗师建立了关于这位来访者的工作假设，即她被病理性的信念所控制，认为如果她有自己的想法并做她自己想做的事情，她的母亲会受伤、难过且与她保持疏离。因此，她相信无论何时，当她想以某种方式分化（与母亲分开）时，她就应该感到自己很糟糕，因为自己那样做是"自私"的，会伤害自己的母亲，而母亲就像个殉道士一样，会引发自己的负罪感。这个工作假设如何帮助治疗师通过来访者的试探行为，指导其开展进一步的干预呢？就像我们将在下面的对话中看到的，如果压抑的来访者以某些方式表达变得更加独立、自信，依自己的信念行事，或者以某种方式追求自身的兴趣和目标（而不是让自己淹没在他人的需求里），而治疗师传达出谨慎、担心或怀疑，那么治疗师就很可能无法通过来访者的试探，因为他正在与来访者重演来访者与生活中其他人之间的人际模式。

**来访者：**我其实不认为我要从事与商业有关的职业。我不喜欢我现在正上的这些商科的课程。其他同学都挺好的，可是我跟他们不太一样。我想我更喜欢教书。小孩总是能够带给我欢乐。

**无效能的治疗师：**是的，或许教育是更适合你的专业，但是，现在教师行业的人才市场已经很饱和了，而且待遇常常跟不上。

**来访者：**（沉寂）是的，我没有想过那些。我想我需要更现实一点。可能教书毕竟也不是那么

### 适合我吧……

对很多其他来访者而言，上述治疗师的顾虑或许无足轻重，也许对某些来访者甚至是有帮助的，但对这位来访者而言却是很大的问题。例如，在这重演的一幕中，来访者自身的选择和兴趣被否决了，这会加剧其目前的抑郁症状。相反，有帮助的、能起中和作用的回应反而能让治疗师通过来访者的试探，并且赋能于这位谨慎而顺从的来访者，包括对来访者表达自己的兴趣持感兴趣的态度，在来访者采取主动的行动时给予支持。当然，治疗师仍然可以就来访者自己的兴趣和行动表达现实的担心，指出存在的潜在问题，但要在来访者自身的兴趣和选择被清晰地识别和确认之后。

**来访者：**我其实不认为我要从事与商业有关的职业。我不喜欢我现在正上的这些商科的课程。其他同学都挺好的，可是我跟他们不太一样。我想我更喜欢当老师。小孩总是能够带给我欢乐。

**有效能的治疗师：**小孩会给你带来欢乐，这一点我也注意到了。我想多听听你在当老师上的兴趣。跟我多说一点吧。

**来访者：**好啊，我想我父母不会想看到我"只是当个老师"。你知道吗，我之前是全国优秀中学生。但我希望有自己的教室，有暑期可以更好地平衡工作和生活——你知道，我可以有时间照顾家庭。

**有效能的治疗师：**听起来你对这个感到很兴奋，就像它会让你以自己想要的方式生活。你知道吗，你刚刚真的听起来不太一样……当你在谈论这个可能性的时候，你的语调比较生动，有更多的感受。

像这样的试探行为渗透在所有的治疗关系中，从第一次的会谈到治疗结束时的最后一次会谈。然而，试探最可能发生在治疗的最初阶段，当来访者的强烈情绪或感受被引发时，当治疗师与来访者目前的互动正重演来访者与他人互动关系中存在的问题时。如果来访者被创伤或虐待等更为严重和痛苦的问题困扰，其试探行为也会更加持久和广泛。如果把这些试探行为放到来访者更广泛的生活情境中看待，就更易于被理解。例如，来访者的经历经常是这样的：在来访者年幼的时候，她的母亲不相信她所说的被继父"触碰"；在高中时，她的姐姐（有过同样的被侵犯遭遇）说"不想再讲这个事情"；在大学时，她最好的朋友焦虑地说"我很难过"，然后就马上转移了话题；而在之前的治疗中，当她含糊地暗示有关童年被侵犯的遭遇时，之前的治疗师却建议对她呈现出的焦虑发作症状保持持续的关注。所以，试想一下，如果这位来访者确实决定在某个时间回到治疗中和另一位治疗师一起工作，她将会在最初的电话预约和首次治疗中寻找适当的机会急切地想试探这位治疗师是否愿意聆听发生在她身上的事情，这样她就不会再次经历自己的体验被否认的痛苦。因此，试探是来访者为了评估其所在的人际环境是否安全的方式。

让我们来看另一个试探的例子。一旦治疗师了解了试探这一概念，他们就可以轻易识别出来访者大部分试探行为，帮助来访者在治疗中取得进展，进而在生活中做出改变。假设有一位女性来访者，她在生活中通常用消极而依赖的方式与他人相处。她询问她的男性治疗师："我们今天应该从哪里谈起？"即便治疗师有最好的意向，但如果他说"跟我谈谈……"，那么他就"陷入了圈套"，而无法通过来访者的这次试探。即便是像这个来访者一样只是询问治疗的方向，但如果这个治疗师告诉她该从哪里开始今天的会谈，那么治疗师就已经确认了这位来访者的病理性信念：即在与他人的关系中，她需要扮演顺从的角色，跟随或服从他人的需求。当治疗师告知这位来访者该谈论什么时，来访者那些有问题的观念，如不应该自我肯定、不应该主动或成为主导等，就会被确认（但是，需要注意的是，根据来访者反应的独特性，治疗师的这种指导性的回应对不同的来访者也可能是有帮助的）。因此，这位来访者很可能会在与治疗师的关系中维持不自信和依赖，最终，她也无法在与其他人的关系中做出改变。相反，如果治疗师持续寻找方法鼓励来访者发出自己的声音，而且无论什么时候只要她冒险表达自己的观点，就对她的这种主动性表现出积极的支持，那么治疗师就可以通过来访者的试探（如果治疗师已经将她的问题概念化为顺从他人的应对方式，那么就较易识别出其试探行为）。因此，当这位来访者试探治疗师，顺从地询问治疗师要谈论什么或者从什么地方开始时，治疗师可以通过以下回应为其提供一种改变的体验。

- 嗯，也许你可以静静地坐一两分钟，想一下目前对你而言最重要的议题或顾虑是什么，然后让我加入和你一起讨论。
- 今天你想让我们从哪里开始？
- 好的，我这里确实有一些可能的话题，但也许我可以先听听你的想法，看看你觉得我们今天怎么可以更好地利用我们的时间。
- 我想谈的是任何你觉得对你最有帮助的话题。对你而言，今天什么是最重要的呢？你脑海中浮现的是什么？

当然，大部分顺从的来访者都不会轻易接受这些邀请。通常，他们不会一开始就接受邀请，而会继续试探治疗师是不是真的对他们想要谈的或他们认为重要的内容感兴趣。

**来访者：**（含糊地）嗯，我不是很确定，我想不到任何东西。你有什么建议吗？

这个时候，治疗师需要记住的是，他们需要在目前的关系中持续地努力改变来访者旧有的关系模式，帮助来访者使用新的、更为平等的方式参与治疗。因此，如果治疗师以下面的方式再一次向来访者发出让其主导的邀请，那么他们就可能通过来访者的试探。

**治疗师：**（自在且耐心地）那好，我们再等一会。或者你尝试用一点时间跟自己待一会儿，我们看看会有什么在你的心里浮现。

**来访者：**（停顿）嗯，好的……我觉得我最近睡眠不太好。我总是做同样的噩梦。

**治疗师：**一直在做同样的噩梦——我为你感到难过，那的确让人不舒服。让我跟你一起看看，能不能告诉我一些关于这个梦的内容。

在上面的每一个回应中，治疗师旨在用真诚合作的方式向来访者发出邀请，希望他们更主动地参与治疗。治疗师在行为上向来访者表明，自己并不认同来访者的信念，即认为她需要维持依赖或顺从，或者按他人的指令做事。治疗师也更清晰地识别出，在来访者的其他关系中，事情经常就是这样发生的，并将此作为治疗的焦点。重复上面这种类型的互动，即始终如一地推翻来访者引发症状的信念，包括他们认为自己没有能力独立，其他人需要自己依赖或顺从，或者自己没有权利表达自己想要的和自己的需求。这种做法对来访者具有修复性，能提高来访者的自我效能和自主性。当她不断发现自己在治疗师面前表现得坚强但仍然感到安全的时候，她也就可以开始尝试把这个新的方式类化并应用到生活中与其他自己小心拟选的人（即安全／可靠的人）的关系中。她和治疗师会开始将她生活中的人进行区分，识别出哪些人是安全的，即来访者可以在这些人面前表现得更加自信和独立而不会感到有威胁，而哪些人会削弱她的自信，试图控制她，以及想要她持续地受控或依赖他人。

通常，新手治疗师比较容易识别这类关于依赖／顺从议题的试探，并且给予来访者有效的回应。但是，那些跟权力和控制议题相关的试探，无论是对新手治疗师还是资深治疗师而言，都颇具挑战。有些来访者有不同的成长经验，诸如那些可以"碾压"其照料者的来访者，或者在家庭事务上有太多权力和影响力的来访者，他们通常会试探治疗师的决心。当这些对抗或对抗攻击型来访者可以成功地主导、贬低或控制他们的治疗师时，治疗就会走下坡路。这些来访者也需要评估治疗关系是否安全，这样才能知道自己是否可以安全地表露个人话题或脆弱的议题，或者甚至是开始加入工作同盟。对于这类来访者而言，他们要试探的是治疗师对他们的需求是否可以恰当应对，能够维持边界，而不会变得恼怒／苛刻或退缩。例如，当来访者在治疗师面前表现出侮辱、挑衅、操控或试图突破治疗边界时（就像对待其溺爱型的照料者一样），他们通常是在试探治疗师。让我们来看一个更具有挑战性的挑衅型的试探案例。

卡尔所在的培训项目要求研究生对所有的治疗过程进行录像。然而，在治疗的前期，卡尔的来访者露西抱怨录像让她感到"不自在"。她说，谈论她生活中正在发生的事情对她而言已经很困难了，而录像更让她"无法"谈论真正重要的事情。在每周一次的治疗中，露西表达她对卡尔越来越生气，也对治疗越来越失望。她告诉卡尔，他没有在帮助她，并且扬言如果他不关闭录像机，她就要停止治疗。

卡尔觉得非常为难，不知道怎么办才好。他知道诊所的规则，而且他的督导师也要求他遵守规则。然而，他也觉得面对来访者的需求，他需要更灵活地应对，他不希望她停止治疗，使"又一个来访者脱落"。在没有征求督导师的意见的情况下，他跟露西达成协议，同意在每次治疗的最后五分钟关掉录像机。露西很感激，而且确实告诉了卡尔新的信息。没有经过督导师的同意就这样做，卡尔觉得不太好，但又觉得这似乎是唯一能够帮助来访者并让她继续接受治疗（这是卡尔的需求，而不是露西的）的方式。

然而，不久之后，卡尔留意到，治疗并没有进展得很好。虽然露西讲述了一些相关的新议题，但是她叙述得很分散，并开始从一个话题跳到另一个话题。卡尔尝试让她一次固定在一个话题上（例如，她不断变化的情绪或感受上，或者她过于散乱的观念上），但是，她每次都溜到另外的话题上。露西的痛苦逐步升级，她表示自己"非常难过"，想得到卡尔更多的指导，但无论卡尔做什么，都无法帮助她。卡尔意识到自己犯了一个错误，他的来访者并没有好转反而越来越糟糕，卡尔明白自己需要面对自己的焦虑，需要跟督导师进行讨论。

首先，卡尔跟他的督导师很诚实地讨论了他关掉录像机对他们二人之间的督导关系意味着什么，以及这对他们一同合作的能力有什么影响。在他们的督导关系重新得到修复之后，卡尔和他的督导师开始探索露西和卡尔之间发生了什么，并且尝试理解这个互动模式的意义。一开始，他们澄清了当其他人对卡尔的表现进行评判时，他的感觉有多糟糕。卡尔进一步说道，他特别"害怕"会陷入一种"无论他做什么都做不好"的情境里。督导师帮助卡尔进一步澄清他和露西的互动，使卡尔识别出自己生活中的反移情议题如何被露西的批评和苛求倾向所激发，当然露西也同样会激发她生活中的其他人同样的回应。通过这些新的方式思考治疗关系中发生的事情，卡尔感到被赋能，并接受了督导师提出的每次治疗都需要全程录像的严格规定。然而，让卡尔感到沮丧的是，当他在下一次治疗的开始，重申要执行这个规定时，露西非常生气，她觉得自己被背叛了。她谴责卡尔"不值得信任"，因为他打破了他们的协议，并且告诉卡尔她不认为他正在成为一名非常好的治疗师，也告诉卡尔她不会再跟他谈论任何重要的话题。这一切对卡尔而言已经很难了，而当露西告诉他，她要想一想下周是不是还要继续跟卡尔做治疗的时候，卡尔感受到了最大的威胁。

对于露西的威胁和指控，卡尔觉得"糟糕透了"，但这次因为有督导师的支持，他忍受着这些不适，尽他所能地保持无防御并坚持规则。虽然露西仍持续指责、威胁和抱怨，但她还是回到了治疗中。事实上，尽管她仍然抗议，但她在治疗中却表现得比之前冷静，并且开始在治疗中更有效地保持聚焦。在接下来的几周里，露西终于在生活中发生了一些重要的改变。她开始跟卡尔分享，她对于自己能够"像母亲那样对父亲发号施令"觉得非常"厌恶"。在这个令露西感到羞耻的自我暴露之后，在下一次的治疗中，她提到她为自己的"过分苛求"向男朋友道了歉。露西告诉她的男朋友，她"不想再这样对他或其他人了"，并且正在尝试改变。

像露西这样的来访者，试探治疗师是验证还是推翻他们的病理性信念，这是具有适应性的——甚至是至关重要的。倘若目前的治疗关系比之前所有的关系都更安全，来访者就会更多地暴露自己脆弱的一面，或者在他们的生活中有行为上的转变。然而，如果仅仅在言语上对来访者根深蒂固的信念和期待予以宽慰，那么只能带来有限的变化。更何况，大部分来访者并没有在意识层面上觉察到他们正在用这些方式试探治疗师，因此，指出他们的试探行为通常对他们没有什么帮助。相反，跟所有人类的关系一样，治疗师的所做比其所说更重要。

对于来访者的试探行为，如果治疗师能够在行为上对来访者的病理性信念重复进行矫正，用自己的行为改变来访者适应不良的关系模式，那么他们就可以通过来访者的试探并且给来访者提供一种修正性情绪体验。幸运的是，虽然所有的治疗师有时都会无法通过来访者的试探，但他们还是有很多机会对之予以修补，就像卡尔所做的一样。最重要的是，我们需要使治疗师坚信，他们可以随时从自己的错误、试探上的失败及对来访者不良人际关系的重演中走出来。他们可以承认哪里出了问题，并且跟来访者开诚布公地讨论，或者在本次会谈稍后或下次治疗会谈中，当同样的议题或主题出现时再做出更有效的回应。具体而言，下面的建议可以帮助治疗师补救在来访者试探上的失败，修复他们与来访者的关系裂痕。这些失败和关系裂痕即使是在那些非常有效和资深的治疗师身上也经常发生。

- 对来访者任何关于关系的陈述保持密切的关注，无论是明显的还是隐含的，这通常是来访者对治疗师或他们与治疗师之间互动的陈述。例如，来访者也许会说："你可能不是那种会认可这种事情的人，但……"
- 在连续的互动中，追踪来访者对治疗师刚才说了什么或做了什么是如何予以反应的。例如，治疗师可以说："我刚才让你帮我澄清的时候，你变得安静了。我在想，当时，我们之间发生了什么？是不是有些东西让我们感觉不太对？"
- 当治疗师心里在想现在有什么不太对的时候，与来访者核对并询问来访者。例如，治疗师可以询问："我可以花一点时间跟你确认一下我们之间刚刚发生了什么吗？当我们谈论这个的时候，你对于我们之间发生了什么有什么感受呢？"

治疗师以来访者需要的方式进行回应就能通过来访者的试探，同时也为他们提供一种修正性体验。来访者在咨访关系中体验到新的安全感（例如，给露西设定限制，她在成长过程中掌握太多高于家中成年人的权力，而没有体验到恰当的限制和边界）。治疗师通常会发现，来访者对于这种新出现的安全感的回应是：开始记得更清晰，感受更深入，分享得更全面。在之后的几次治疗中，治疗师也会观察到来访者开始有所冒险，就像露西所做的，尝试用新的且更好的方式回应生活中的其他人。大部分来访者会在他们的生活中主动开始有所改变。以下是他们可能会说的话的示例。

**来访者：**嘿，猜一下我这周做了什么？我终于跟我的男朋友说……

此刻，治疗师可以支持来访者冒险用新的和更加自我肯定的方式与其他人进行日常互动的意愿。这样就会带来更深入的讨论，即识别出在来访者的生活中哪些人能够对来访者的改变有肯定的回应，而哪些人不能。因此，来访者可以安全地与治疗师一起讨论，如何把在治疗关系中学到的新的回应方式迁移到日常生活中，如何巩固对自己和他人的一系列新的信念。

**治疗师：**你刚刚在我面前有不一样的做法，这好棒啊！你知道吗，那让我想到，你是不是也不能在你的丈夫面前更多地为自己发声，说出更多自己想要的。如果你尝试这样做的时候，就像你刚刚对我做的一样，会怎么样？如果这样做，有什么好的和不好的方面呢？

**帮助治疗师提供修复性回应以通过来访者的试探**。治疗师如何明晰每位特定来访者所需要的人际回应，从而通过他们的试探并为他们提供一种具有修复性的体验？治疗师做出回应时可以考虑以下两个方面：（1）考虑来访者反应的独特性；（2）追踪当下的此时此刻的一系列互动，评估来访者对治疗师刚刚所说或所做的积极或消极的反应。让我们更详细地说明这两个方面。

**来访者反应的独特性**。就像我们在第一章所讨论的，治疗师需要具有灵活性，以便能够对不同的来访者有不同的回应。在咨访关系中，不存在一刀切的、菜谱式的、唯一"正确"的干预方式。同样的治疗性回应可以通过这个来访者的试探，而对另一个有不同的内在工作模型和预期的来访者却可能是其人际问题的重演。例如，妮可为了回应来自她的来访者的压力而同意降低她的治疗费用。然而，在他们的下一次治疗中，妮可留意到她的来访者戴了一块很贵重的手表，并且提到他跟他的妻子把去夏威夷度假的机票升级为头等舱。意识到来访者是在"利用"自己时，妮可明白，他们需要公开讨论这个治疗议题并重新商定治疗费用。这位来访者被溺爱型的父母和妻子宠坏了，而现在是在试探治疗师是否也只会"顺着"他。干预切入点很快就出现了，当妮可发现这个充满潜在挑战的对话进行得很顺利时，她感到如释重负，看起来几乎像是她的直接讨论和限制让来访者感到安心。之后在这次治疗中，来访者讲述了重要的新信息，当他感到自己对他人有过多的控制时，他感到"孤独"和"焦虑"。他们一同合作，进入了一个有效的、新的治疗阶段，来访者开始探索他的苛刻或利用他人的模式是如何在他与他人的关系中展现出来和破坏他与其他人的关系的，因为他人发现了这一点，于是，最终不再信任他、喜欢他。

根据来访者愿意开始探索自身不喜欢的方面的程度，妮可确定了她可以用坚定且不让来访者"得逞"的方式通过来访者的试探，并为他提供他需要的修复性回应。然而，这位来访者并没有意识到自己对妮可的试探行为，也没有办法用任何方式表达出来。就像大部分来访者一样，他无法感到足够安全，以便识别或谈论这个敏感的议题，直到他从行为上确信他不能像操控生活中的其他人一样操控妮可。

相反，同样是降低治疗费用的回应，对其他来访者可以是有帮助的。克莉丝正疲于应对因为最近离婚造成的经济方面的困难和入不敷出。治疗师了解到，克莉丝有一对专制型的父母，在她成长的过程中，父母对她吝啬而苛刻，因此治疗师意识到，给她提供一个更灵活的治疗费用减免可能是一个有效的建议。可是这位来访者从来不会要求治疗师降低费用（或因任何事向其他任何人寻求帮助），而且一开始也不愿意接受治疗师减免治疗费用的提议。当治疗师问她为什么对这个建议不予考虑时，克莉丝哭了。他们的讨论很快揭示出，治疗师慷慨的回应推翻了她认为自己"不重要"的病理性信念，这也引发了她的渴望，渴望在自己遇到问题时父母能够"看到她"、给予她帮助。克莉丝就是在这样苛刻的期待下长大的，她需要"完美"地做好任何事情，从来不应需要任何帮助或支持。那就是他们的家庭规则，也是家人对她的期待。很明显，治疗师提议减免治疗费用的行为推翻了她对于自己的病理性信念和对于他人的错误预期。在这次的治疗中，治疗变得更加深入，触及了来访者情感被剥夺的体验以及由该体验导致的"她对他人不是那么重要"的信念。就像这两个例子所示范的，治疗师同样的回应对不同的来访者常常产生不同的影响。

来访者的文化／种族背景会使来访者反应独特性这个议题变得更加复杂。例如，在某些传统的亚裔来访者看来，治疗师披露自己生活中难以解决的问题是不够专业的表现。然而，在某些非裔美国人眼中，同样的自我披露却是受欢迎的，表明治疗师也是人。从这个角度看，种族、性别、宗教或治疗师和来访者之间的其他差异将会影响来访者对治疗师自我披露的回应。根据我们之前的指导原则，治疗师需要密切留意来访者是如何回应这种干预方式的。举个例子，如果治疗师判断自我披露对某个特定的来访者可能会有效，那么治疗师就要仔细地观察这位来访者对这个自我披露的反应，例如，来访者是否产生了新的视角，或者在工作同盟中更加投入，还是对治疗师有更多保留，在情感上更加疏远。

来访者反应的独特性提高了对治疗师的要求。它不再假定治疗是一个简单的、以规则为基础的干预方式，这也就带走了治疗师因为这种假定而具有的安全感。手册式的干预对坚守治疗流程有所帮助，特别是在关于疗效的效能研究中，对治疗流程的坚守是这类研究原本的目的。然而，如果手册式治疗不允许治疗师根据来访者的具体需要而对干预方法有所变动，那么就没有重视来访者反应的独特性。有关动机式访谈的丰富的研究文献让我们了解到，当来访者表达出的需求、主动性及引领没有被充分考虑，而治疗师又必须严格地遵守治疗手册的流程时，手册式的干预方式会带来很大的限制。动机式访谈的研究者发现，如果治疗师能够灵活地运用手册，追踪来访者对干预的回应，即留意来访者对治疗师刚刚所做干预的反应并进行相应的调整，那么治疗就更可能带来有效且长久的改变。来访者反应的独特性要求治疗师紧贴每一个来访者独特而个人化的经验。然而，虽然这是一个非常个人化的干预方式取向，但还是存在一些指导原则，以帮助治疗师更准确地识别不同来访者的特定需求。具体而言，通过识别来访者适应不良的人际模式，治疗师就可以学习如何评估每一个来访者所需要的独特的人际经验。这些适应不良的人际模式通常出现在以下三个方面。

1. 来访者和治疗师当前的互动中。

2. 来访者日常与其重要他人的关系中。

3. 来访者的原生家庭中，也就是最初产生这些内在工作模型和图式的地方。

我们已经开始了解，通过评估来访者对治疗师的不同干预的反应，治疗师学习如何通过来访者的试探并给来访者提供他们所需要的特定的人际经验。现在让我们更近一步说明如何做到这一点，这将对新手治疗师具有赋能的作用。

**评估来访者的反应。** 治疗师如何知道他们是否通过了来访者的试探，或者大概确定他们对来访者的言行是否给予了有效的回应？在这一节中，我们会提供一些指导，以帮助新手治疗师评估其干预或回应是有帮助的，抑或是潜在地重演了来访者的某些冲突。

新手治疗师通常会错误地以为对来访者的干预存在一种单一且正确的途径，他们担心或不确定自己做得是否正确。实际上，更好的方式是观察来访者对治疗师的回应是如何反应的。在这种灵活的、以评估为指引的干预方式中，来访者决定了干预的最佳方式，即根据来访者如何使用治疗师所说或所做的具体情况进行干预，从而使治疗取得进展。在每周一次的持续会谈的每一个节点上，治疗师都需要决定什么是此时此刻对这位来访者而言最佳的回应方式，然后据此选择共情、挑战、探索、肯定、重构、建立联结、提供反馈等方式进行回应。

在治疗师做出某种干预之后，一个关键点是，治疗师需要立即仔细留意并观察来访者对这种干预是如何回应的。如果治疗师能够对治疗中与来访者此时此刻的一系列互动中追踪来访者对治疗师刚才所说或所做的如何给予回应，那么治疗师就可以经由自己的观察从来访者那里得到有用的信息，指导自己后续该怎么进行干预才能使来访者获益。来访者通常不会直接在言语上告诉治疗师该怎么做，他们甚至对此都没有觉察，但他们在行为上体现出对治疗师干预的回应，稳步地指引着治疗师。让我们更仔细地看一看些这是如何发生的。

当治疗师对来访者的试探予以有效的回应并推翻了其关于自身的病理性信念和对他人的错误预期时，来访者通常都会感到更安全，并且开始出现新的、更具有适应性的行为。这一进展可以通过不同的方式表现出来。例如，在治疗师通过试探后的几分钟里，来访者会停止抱怨其他人，开始更直接地讨论自己的想法和感受。或者就像上面提到的来访者，他们可能会更加诚实地看待自己在问题中扮演的角色。可能来访者会比以往更加清晰地将自己和某种人际情境联系起来。来访者跟治疗师的互动可能会更具有即时性或更深入，且对话也较少停留在理性或表浅的社交层面上。来访者通常会更直接地与治疗师交流或更为全身心地处于当下，他们可能会对治疗师表达更多温暖的感受，或者会冒险提出他们与治疗师之间的问题。治疗师可以记下上面这些来访者在行为上表现得更有力量的时刻。看到来访者正在进步是一件令人愉悦的事情，但是来访者同时也在让治疗师明白，他们刚才做的什么促进了他们的改变，以及之后还可以为此做什么。

如果来访者提出新的相关信息进行探索，那么治疗师也应该明白，自己已经有效地回应了他们或者通过了他们的试探。当来访者以这样的方式主动发起新的话题时，他们的努力也往往变得特别有成效。尤其是，来访者会自行将他们目前的行为和在成长过程中形成的家庭关系和人际关系有效地联系起来，而不需要治疗师给予解释或引导。来访者在这些情境中所获得的洞察非常具有活力，也具有很现实的意义，因为他们随时可以把新的思考和行动方式运用到他们的日常生活中。相反，如果只是由治疗师对来访者的成长历史进行解释，由治疗师带着来访者与他们的家庭关系建立联结，这通常不会有太好的效果。哪怕治疗师对来访者目前的问题与成长过程的关系给予了准确的解释，来访者通常仍然无法感受到这与他们目前的问题有什么联系，因为这些解释只是一些抽象的概念，一些遥不可及的可能性，它们缺乏现实的意义，也不会给来访者带来行为上的改变。例如，来访者可能会生气地说："我的母亲？你为什么问起她？我已经 31 岁了，我母亲怎么可能跟这有什么关系？！"

因此，当来访者像上面所讨论的以更有力量的方式回应治疗师时，治疗师通常就可以不用再担心了，因为来访者的这些反应表明他们已经有效地回应了来访者，或者通过了他们的试探。例如，当卡尔在整个治疗过程中都打开录像机时，露西抱怨甚至威胁要结束治疗。但通过维持这些适宜的专业边界，卡尔从行为上呈现出他跟露西的父亲是不一样的，也因此是更安全的。卡尔忍受露西的不认可，根据她的需要而不是她的要求行事。虽然露西发出威胁并持续抱怨，但她也开始跟卡尔一起更有效地工作，并且开始改变她与生活中其他人的关系。

治疗师做出某种干预之后，如果他们能够积极观察来访者是如何回应的，并且试着识别自己方才做了什么而通过了（或没有通过）来访者的试探，那么他们也就能够更有效地确立治疗计划。他们由此发展出来的个案概念化对随后的干预也会产生影响，给来访者提供更好的回应，促进其发生改变。例如，在露西的治疗中，当引发焦虑的其他情境再次出现时，露西可能还会再次想突破卡尔的设置。然而，如果卡尔已经从他们之前的互动中获得经验，他就能够做好准备，给露西提供清晰的限制，这些限制是她所需要的，也是她暗中希望从卡尔那里得到的。

硬币的另一面会是什么样呢？治疗师如何才能知道他们没有通过来访者的试探或无意间以某种方式重演了来访者的冲突呢？在这种情况下，治疗师通常会观察到来访者以某种方式表现得更无力了，如越来越爱抱怨、防御、困惑、将问题外化、疏离、自我怀疑、自我惩罚等。来访者也可能会废除最近在治疗中取得的成功，停止之前表现出的健康的新行为，或者在工作同盟中不再像一个合作伙伴。如果治疗师仔细地评估来访者是如何回应他们所说的，他们就会观察到来访者的这些反应通常会在一两分钟内出现，而且会延续到下一次治疗中。通过这种此时此刻的方式追踪他们的人际过程，治疗师就较易识别出在他们当前互动的哪个点上自己可能没有通过来访者的试探。尤其是，当出现以下情况时，治疗师要考虑他们是否无意间重演了来访者某些方面的冲突。

- 来访者开始谈论他人而非自己，且对话开始变得流于表面。
- 治疗过程变得重复乏味、理智化，或者失去任何实质的焦点。
- 来访者变得消极或抱怨，失去主动性，或者无法找到可以讨论的有意义的信息。

我们已经看到，当治疗师通过试探时，来访者会肯定治疗师的有效性，表现得更有力量，并且在治疗中取得进展。同样，当治疗师重复在某一特定的试探中失败时，来访者可能会向治疗师传达有些地方出错了，这个时候，他们会回忆起一些其他的关系，这些关系重演了相同的有问题的人际情境。也就是说，来访者会开始告诉治疗师一些与其他人交往的片段，或者可能是书中或电影中的人物，他们也在重演同样的问题模式。治疗师需要一直思考这样的可能性，即无论何时来访者谈论起另外一段关系，他们也可能是把这段关系作为一个隐喻、类比，或者一个带编码的参照，用来描述治疗师和来访者之间正在发生的事情。对于每一次治疗会谈，治疗师自始至终都要聆听并识别来访者选择描述的人际交往片段所具有的关系主题的特征。例如，在来访者重复分享的一些故事里，如果信任被辜负、控制权之争在上演、有人是不负责的或者需求没有被满足的，这通常是在表达同样的模式是如何在当前与治疗师的关系中被激发或呈现的。亚隆将此描述为用"兔耳朵"聆听，即始终考虑这么一种可能性，无论什么时候，当来访者谈论另一个人时，他们可能在影射治疗师，或者影射这也可能是来访者与治疗师之间正在发生的事。当出现这种情况时，治疗师可以使用过程评述询问这种可能性，让这个关系主题显露出来，把它带到当下的治疗关系中，由此，他们可以做一些事情处理和解决误会，修复工作同盟中出现的裂痕。

**治疗师：** 你刚刚告诉我的这两个人都没有很好地聆听他人正在告诉他们的重要信息。我在想，类似的事情有没有发生在我们俩之间？

**来访者**：我不确定你在说什么？

**治疗师**：我在想有没有可能，就像这两个人一样，你可能之前在告诉我一些对你来说重要的事情，但是我没有很好地听到。你想到了什么吗？

**来访者**：嗯，既然你提到了，那也许是有那么一点吧。我想有时候你在努力地让事情变得更好一些。就像你要我再开心一点，或者想我让我的问题变得少一些。

**治疗师**：听起来好像我总是想要把事情变得更好。好像有时候我不想看到它对你而言有多糟糕？我明白你为什么不喜欢那样，你直接跟我表达并谈论这一点我觉得很有帮助。我需要多明白一点，这样我就能够改变它。你可以给我举个例子吗？比如我今天有那样做吗？

**来访者**：呃……我今天告诉你，我起床后发现他们不在时，我"很恐惧"。你说："是的，我能明白你有多焦虑。"也许你更希望我只是感到焦虑，但我并不是这样。我是"很恐惧"，那才是我所说的，才是我想表达的，但我不认为那是你希望我感受到的。

**治疗师**：明白了，谢谢你。我现在明白你的意思了。我不想这样做，我会留心并改变这一点。如果你觉得我还在那样做的话，在它发生的时候，可以请你直接说出来，告诉我吗？我不想让它继续发生。

**来访者**：好的，我会的，也谢谢你这样听我讲。（停顿）你知道吗，我想我总是觉得我的感受对他人来说"太多"了……

诚然，接受督导和学习治疗理论对治疗师的成长有用，但是新手治疗师也需要发展更多的自主性，最好是通过学习如何评估来访者的回应，判断自己做出的干预的有效性，从而确定自己是什么样的治疗师。这里讨论的追踪治疗过程的方式将帮助治疗师发展他们的自我评估的能力，以判断他们是否给来访者提供了对方所需要的修复性回应。然而，让新手治疗师同时做这么多对治疗过程的追踪，看起来不太容易。让治疗师一下子思考这么多东西，同时还要和来访者互动、保持跟来访者同在，这可能让治疗师感到不堪重负，但随着不断练习和数年经验的积累，这会变成一件自然而然的事情。然而，当治疗师用这个方式逐步学习追踪并评估来访者的反应时，他们就能够更加自信地选择（或者更容易知道），他们对来访者刚才所说的内容马上需要做出什么样的回应，而那种感觉是非常棒的。

## 移情反应

移情反应是来访者把他们与其他人的问题带到咨访关系中的第三种方式。移情的意思是来访者把自己对他们过往生活中重要他人的各种积极和消极的感受和态度错误地置换或投射到治疗师身上。这意味着，这些情感和认知上的扭曲已经被来访者泛化或转移到治疗师身上，错误地给治疗师赋予一个更符合他们过去生活中某个人的角色。来访者最脆弱、最困扰、最充满情绪反应的时候，是他们最有可能依照旧有的家庭人际模式对治疗师或其他人产生错误认识的时候。这些对治疗师（包括他人）难以消除的扭曲反映了来访者的认知图式或内在工作模型。越是陷入困境的来访者，其移情扭曲也越弥漫而普遍，造成他们个人与他人在亲密关系中的严重问题，也会对治疗师产生扭曲的认知。

随着新手治疗师临床经验的不断丰富，他们的世界观通常也会发生变化，因为他们体验到这些受困扰的来访者对他们的强烈反应和他们是谁或者他们如何回应来访者并不一致。然而，如果治疗师自动化地或太轻而易举地将来访者对他们表达的积极或消极的情绪或情感仅仅看成是移情反应上的扭曲，那么他们也可能犯错。当然这是一种可能性，我们可以将它视为一种工作假设。但是，治疗师也需要足够无防御性，以便考虑来访者的这些反应是否可能是合理的，或者部分是真实的。可能来访者的抱怨确实是合理的，而且有时我们所说的或所做的（在来访者看来）造成了来访者的错觉或误解。从移情反应对等的观点看来，对于移情，治疗师从来都不是一个完全中立的或客观的观察者，相反，始终要考虑来访者和治疗师自己的偏见对移情反应的影响。在这方面，依恋理论的研究者发现，安全型依恋的治疗师比非安全型（回避型或焦虑型）依恋的治疗师能更好地保持无防御性的状态，保有反思能力，考虑来访者的不同观点，且不会轻易地产生来访者惯常从其他人身上所诱发的自动化反应。

治疗师不仅可以借用移情反应对来访者做个案概念化，还可以借此解决在治疗关系中出现的问题。关于治疗师如何就来访者的移情反应进行工作，已经出现了一个重要的改变。在过去的数十年里，移情反应被当作出发点，用于解释来访者过往的关系及其跟父母和早期照料者冲突的起源。但是现在，它们会被用来理解和改变来访者与治疗师当下的互动。如之前所提到的，治疗师通常会发现来访者目前的问题和他们成长过程中经历的关系有着重要的联系，然而，如果来访者没有先处理和解决他们与治疗师的关系中出现的这些移情反应，那么很少有来访者能够意识到这些联系是有意义的。在这个更当代的治疗取向中，治疗师把来访者的移情反应带到此时此刻的治疗中并对之予以工作，而非以相对疏远或理智化的方法试图解释或引导来访者回到历史关系中。

**有效能的治疗师**：当你告诉我这个的时候，你觉得我可能会想到什么，或者会对你有什么看法呢？

对比

**无效能的治疗师**：所以，你觉得我在此处是有所保留的？这个感知会不会是对你父亲的，而不是对我的？

这种此时此地的取向与较好的治疗效果相关，这一点已经得到了实证研究的有力支持。

根据当代关于移情反应的取向，治疗师的目标是做到以下几点。

1. 帮助来访者探索和讨论他们对治疗师的个人反应，但使他们仍然感到安全。

2. 和来访者共同合作探讨，治疗师和来访者如何相互造成了治疗关系中出现的问题和误解。

3. 和来访者一起改变有问题的互动，或者先解决来访者对治疗师的误解，然后再开始探索这些误解在来访者与生活中的其他人之间是如何呈现和被解决的。

我们想进一步强调的是，来访者对治疗师的反应可能准确地表明了他们跟治疗师之间的互动或者互动中的一部分是什么样子的。重要的是，治疗师需要承认并考虑到来访者对治疗师的感知有可能是现实而合理的。事实上，如果我们意识不到这一点，那我们就可能已经说了或做了一些事情，引起了来访者对我们的错误感知、误解或关系裂痕。在工作同盟出现任何误解或裂痕时，治疗师需要保持不带防御地与来访者进行真诚的对话，澄清双方的想法、感受和出发点。一旦出现对治疗的不同意见和治疗关系破裂，用这种方式予以处理和解决将会有助于治疗的维持和达成治疗效果。在这个平等的关系中，来访者感到被尊重、被赋能，也通常能够越来越真诚地对待治疗师和他们生活中的其他人。

为了做到上述这一点，治疗师需要对来访者的反应持一种开放和接纳的态度，即它们可能具有潜在的现实性和合理性。治疗师也要理清目前治疗关系中存在的不同意见或对彼此不准确的认识并予以处理，而不是回到来访者的成长历史中寻找这些冲突产生的原因。有意思的是，当治疗师和来访者能够以这种方式处理他们之间的错觉或误解时，来访者通常都会自发地将已有的关系和眼前的关系做有意义的关联。

**日常生活中的移情。**移情反应是非常普遍的，人类所有的关系都存在移情反应。可以说，移情反应发生在所有人身上，包括治疗师，只是程度不同而已。所有人都会对他人产生系统化的不准确的认知，这是因为我们会把过去的学习经验过度类化并将其应用到我们目前所处的情境中，**特别是当我们感到脆弱或沮丧的时候。**

移情反应也可能发生在其他充满情绪、情感的人际情境中。例如，当两个人陷入热恋中时，移情反应就特别明显。大部分夫妻忆起热恋，会认为那是他们生命中最幸福的时光。在那些日子里，双方都可能系统化地误认为另一半是那个可以满足他们未被满足的成长需求的人——可能更常见的是，让另一个人感到自己是值得被爱的或者被需要的，而这在其以前的经历中是没有过的感受。然而，这段浪漫的时期持续的时间通常很短，原因有两个。首先，移情投射会瓦解，即他们都会发现对方并不能满足他们未被满足的成长需求，而且当他们面对这种失望时，他们旧有的图式会复发。如果未满足的依恋需求以及伴随的移情扭曲是强烈的，梦想就破碎了，或者感到被背叛的愤怒情绪。相反，如果对对方的移情扭曲不是那么极端，他们可以轻易摆脱，从而有机会发展一段更加真实且持久的关系。放弃对新伴侣的移情扭曲是热恋期和婚姻早期的主要心理任务之一。

其次，不安全型依恋的个体通常会在关系上做出更加不明智的选择，因为他们看不到在令人兴奋的新伴侣身上存在的问题、现实存在的限制或危险的信号。在这种情况下，在来访者没有获得安全感之前，另一半所呈现的跟自己的依恋对象关系中的问题通常都不会被来访者注意到。他们需要对现在的生活有一个新的、更加现实的描述，即他们可以接受他们的依恋对象好的和不好的一面。对于很多人而言，这意味着再次哀悼曾经重要的丧失，或者为想要却得不到的情况感受其中的悲伤。

在生活中，移情扭曲可能主要发生在教养过程中。一种情况是，父母一方将自己与其父母之间未解决的冲突投射到孩子身上（通常会根据出生的顺序、性别或外表），孩子让他们想起自己的父母曾经是如何伤害他们的。另一种情况是，就像下面这个令人心碎的故事一样，孩子让母亲"想到"与自己已经分居的孩子的父亲，那个让她深恶痛绝的人。

10岁的亚当在老师的要求下开始接受治疗。这个老师报告亚当总是"闷闷不乐和逃避退缩"，经常在课堂上画愤怒/有肌肉的男性、剑和其他武器，还有血。看到他开始在学校跟其他人打架时，老师越来越担心。当留意到他的手臂上有割痕时，她做了转介。在对亚当进行评估的时候，治疗师确定亚当的母亲在过去的一年里对他很不好且怀有敌意（例如，让他睡在车库里）。她曾告诉亚当她"恨"他没用的父亲，而且认为亚当"就像他父亲"一样，并说"有其父必有其子"。亚当报告说他曾经有过急性的自杀愿望，且曾因此住院接受治疗。亚当的母亲也有很多困扰，她不同意让亚当接受任何治疗，并怀疑他住院的必要性。她在亚当面前对治疗师说："你确定他不是想控制你——就像他爸爸那样常常想要引起关注？"这让亚当更加确认了自己的想法："我妈妈恨我。"

在治疗中，治疗师可以系统地利用来访者的移情反应，更好地理解来访者跟其他人之间的关系问题。最有效的识别来访者的内在工作模型和错误期待的方法是不断地和来访者确认，询问来访者对治疗师有什么样的感知或反应，或者目前在两人之间正在发生什么，这样做也能够让移情扭曲得以在治疗中被讨论。在治疗中，经常可见的是来访者呈现的是相同人际模式和主题，它们造成了来访者与其他人之间的问题，但现在会被激发并在治疗师身上或在治疗关系中呈现出来。如果治疗师能够追踪这些移情反应，成功地让来访者参与对它们的讨论，他们就可以和来访者澄清这些错误的图式并帮助他们改变正在跟治疗师重演的有问题的关系模式。当这个重要的再学习体验在与治疗师的互动中出现时，来访者被赋能并开始改变与他人之间的这种互动模式。让我们更仔细地了解移情是如何帮助治疗师识别问题且澄清治疗焦点的。

**利用移情反应对来访者进行个案概念化。**来访者的依恋历史为治疗师提供了一个有用的视角，帮助我们理解移情反应并对来访者进行概念化。就像鲍尔比提到的，早期跟照料者的周而复始的互动影响了孩子的预期，也影响其随后对治疗师和其他人的移情扭曲。这一点也得到了研究的支持。研究发现，个体发展出来的依恋模式影响来访者自己的移情反应，也影响治疗师的反移情反应。例如，研究者发现焦虑型依恋的来访者倾向于在治疗中错误感知治疗师，认为治疗师在满足来访者的情绪需求方面是不可信赖的，或者治疗师会因来访者的情绪需求而不堪重负。与此同时，**因为害怕冒犯治疗师，或者害怕因此失去跟治疗师的关系，**焦虑型依恋的来访者不处理他们与治疗师之间存在的这样或那样的问题，而这正是来访者的问题所在。因此，治疗师直接询问这类来访者对他们的反应，探索他们对治疗师的感知，就显得尤其重要。这种方式帮助这类来访者明白，他们与治疗师的关系是一种安全的、与以前关系不同的关系。这种关系的存在是对他们内在工作模型的挑战，因为在这种关系中，治疗师明确地表明自己不会因来访者的情绪而感到不堪重负，也不会因为过于陷入治疗师自身的情绪问题或困扰而无法看到来访者的情感需求，对此予以一致和可靠的回应。这和来访者过去生活中的重要他人的做法是完全不同的。

对于回避型依恋的来访者，他们的移情扭曲会呈现这样的主题：如果他们在治疗师面前表现得脆弱或者过度深入地分享，治疗师就会视他们为软弱的、烦人的、喜欢控制他人的。回避型依恋的来访者也会倾向于将治疗师和生活中的他人视为有敌意且具有竞争性的，而实际上，是他们通过控制或占主导地位的方式给予回应，从而造成了与他人相处中的问题。

**治疗师需要采取主动的干预**，才能看到来访者的移情反应及其对理解来访者和进行个案概念化的价值。让我们更进一步地了解，治疗师可以如何突出或辨识来访者的移情反应。我们会在下面呈现将来访者的移情扭曲公开化的不同的方式，以便让他们可以与治疗师合作，一同理解和改变他们的这些移情扭曲。

首先，治疗师需要以巧妙但直接的方式询问来访者对治疗师的感受和反应。就像我们在第三章中讨论阻抗时所看到的，治疗师和来访者一同了解来访者寻求帮助的反应，这是非常重要的。随着治疗的深入进行，了解来访者对治疗师的感知和反应也很重要。而在以下情景下中尤为重要。

- 治疗师和来访者之间发生冲突或误解。
- 来访者刚刚分享了强烈的情绪或者进行了自我披露。

在上面这两种类型的敏感互动中，来访者最有可能将治疗师误认为会像过往的其他人一样，用同样有问题的或其不想要的方式对其进行回应。例如，就像我们刚才看到的，如果来访者披露了一些让他们感到尴尬的事情，或者进入强烈的感受中，他们通常会（错误地）认定治疗师会因为他们难过的感受而感到有负担或抑郁。或者，他们可能会错误地相信，当他们披露这些信息时，治疗师再也不会尊重他们了。因为过往的重要他人就是用这种他们不想要的方法对他们予以回应，**所以即便治疗师没有这么想过，没有这样看待他们，也并没有以任何方式表达出对他们的不认可**，来访者也相信治疗师在其内心隐藏了类似的回应。

　　对于大部分新手治疗师而言，在一开始时捕捉这个要点不太容易。因为彼此的互动或分享在治疗师看来似乎都是正面的，来访者对此也能接受，新手治疗师很难相信来访者会以某些有问题的方式对此产生误解。然而，如果治疗师没有跟来访者确认，并且询问他们与治疗师分享这个特定的感受或披露这个重要的议题对他们而言是什么样的感觉，那么，有些来访者就可能会忘记下一次治疗的时间，或者改约时间，或者迟到，或者虽然来治疗，但只谈论些表面的事情。因此，治疗师需要向来访者询问或澄清潜在的移情扭曲，而且在必要的时候清楚地告诉他们，自己并没有也不会像过往的其他重要他人一样，以他们不希望的方式理解或看待他们。

> **治疗师：**你分享了很多，有很多难过的感受在里面。
>
> **来访者：**是的，我想我也哭得很厉害！
>
> **治疗师：**是的，你选择跟我分享这些重要的感受，我感到很荣幸。我可以花一点时间跟你确认一下吗？跟我分享了这么多，并且在我面前这样哭，你现在是什么感觉？
>
> **来访者：**嗯，你总是很好，但你肯定也觉得挺累的吧。
>
> **治疗师：**累？不，一点也不。事实上，它让我很受触动，我感到我现在跟你是有联结的，我们分享了一些对我们而言都很有意义的事情。
>
> **来访者：**真的吗？我这样做没有让你觉得很累吗？
>
> **治疗师：**不，我一点都没有觉得累。事实刚好相反，我喜欢能够这样回应你的真实体验。
>
> **来访者：**啊，这对我来说真的太不一样了：我觉得难过，有时候还会哭，可是你觉得这是可以的。我妈妈总想要我开心，所以我就表现出开心，即便我一点也不开心。人们看到我的照片的时候，总会说我很漂亮或者笑起来很好看，但我看到的却是一张悲伤的脸……

　　在有关敏感话题的互动结束后，治疗师需要和来访者做一个简短的总结，确认来访者对治疗师的感知是扭曲的还是准确的。如果移情扭曲正在上演，治疗师则需要将自己从那些重要他人以及来访者的内在工作模型中区分开来。

> **治疗师：**可能你在跟我说你生命中的其他人常觉得你是个负担，或者你的需求让人觉得"疲惫"，但我想，我跟那些在你生命中的某些重要的人不一样。我并没有感到"疲惫"或有负担或有任何其他类似的感觉。

　　在治疗中其他一些相对不那么关键的时刻，治疗师也需要与来访者确认并探索他们对治疗师的反应。通常，以下这类问题可以帮助来访者开始分享一些最重要且意想不到的信息。换言之，来访者会分享与他们的问题密切相关的感知、感受和反应，但只有治疗师用以下这些方式询问才能获得，否则我们无从了解这些重要的信息。

- 你今天开车过来治疗的路上，你觉得来见我是什么感觉？
- 当你想到治疗这件事，你对我、对我们一起工作这件事有什么看法吗？
- 当我们谈论这个敏感的话题时，你觉得对我来说，这意味着什么？
- 我想确认和明白你对于我们一起工作的想法，你觉得我们做得如何。比如，你喜欢我们在一起的哪些时刻，以及我们的互动中有哪些是你感觉不是那么好的？

治疗师也可以探索来访者在自己身上投射了什么——在那一刻，来访者认为治疗师在想什么、期待什么或者对来访者有什么感受。例如，治疗师可以询问以下问题。

- 当你告诉我那些事的时候，你认为我对你会有什么感受？
- 如果你那样做，你觉得我会如何回应你？
- 你认为在那样的情景中，我会期待你做什么？

通常，对于新手治疗师而言，打破长期秉持的家庭和文化规则，邀请来访者直接讨论关于"我和你"之间发生了什么是不太舒服的。然而，这样的做法常常能够带出与来访者面临问题以及与治疗关系相关的关键议题和来访者的顾虑，即便治疗师并不知道对于来访者自身而言发生了什么。通过培训和实践，受训治疗师可以学会如何在直面来访者时让自己感到更加安全和舒适，虽然他们在生活中与其他人在一起时很难（或很想）做到这一点。

日常生活中的社交互动与临床干预有明显的区别。因为许多治疗师都有顺从取悦型人际互动风格，用这种相对直接的方式，而且要冒着不被来访者认可的风险，这对他们来说尤其困难。通过与同学和督导师进行角色扮演，反复练习这种人际互动技巧，观看自己进行治疗的录像并从中寻找那些原本可以使用以过程为取向的干预的时刻，以及接受个人治疗，新手治疗师可以练习如何在面对来访者时越来越直接或坦率，但又不会有所越界、显得和来访者对抗或有侵入性——这是我们不想要的，也是不需要做的。如果受训者与其同事练习这个干预方法，并且委婉而尊重地冒险提出这类问题，那么这将有助于他们在治疗中将来访者的移情反应公开化，使他们能够直抵来访者问题的核心。通过这种直接干预的方式，来访者所披露出的新问题通常是富有含义的，例如，来访者下面的回应通常都会让治疗师感到惊讶。

- 我在想你是不是对我感到失望。
- 我想你虽然还是会表现得很亲切，但其实心里很希望我不要再来了。

- 你可能在想我是哪里有问题，竟然在考虑离婚——那样做对我的孩子来说太自私了。

当类似的内在工作模型和误解被公开化的时候，治疗师可以澄清他们对来访者的真实反应，而这本身通常就给来访者提供了一种修复性的体验。当移情反应以这样的方式被披露时，治疗师便有机会用即时化的和真诚的方式回应来访者，而这通常在来访者的其他关系中很难见到。例如，治疗师可以通过以下方式澄清来访者的移情扭曲。

- 不，我完全没有对你感到失望。事实上，我很高兴你一直都做得那么好。不过，我在想，那种"感到失望"的感觉是从哪里来的。我今天做了什么让你觉得我对你感到失望吗？或者其他人曾经这样对待你吗？

- 我希望你"不要再来"？噢，不，我完全没有这样想，相反，我很喜欢跟你一同工作。但我很高兴你告诉我这件事，这样我们就可以一起讨论它。你知道自己是从什么时候开始有这种感受吗？

- 不，我并不认为你是"自私"的。我在想，这对你而言真的好难，你在尝试如何把事情做好——在你的需求和你想为他人做的事之间找到一种平衡。可不可以多告诉我一点关于"自私"的想法？这么带有主观判断和批判性的字眼对于你来说是不是很重要，或者很熟悉？

在治疗中，来访者对治疗师产生一些重要的情绪反应和错误认知，但这并不是基于治疗师实际上对他们的回应。对大部分新手治疗师来说，对此进行探讨都比较困难。但随着经验的累积，治疗师通常都会越来越熟悉来访者的移情性的扭曲反应，也就越来越可以对它们进行探索和澄清。即便治疗师对来访者的回应方式可能从来没有反映出来访者对治疗师的错误感知，但治疗师需要有洞察力，仍然能够假设来访者很可能会有那样的反应，只是没有呈现出来而已。如果这些情感和认知上的扭曲没有被呈现并被修正，来访者的变化将是有限的。这对于受训中的治疗师而言可能是非常关键的一点，即他们可以从理智层面接受来访者对他人可能有这样的错误期待。然而，探索来访者对治疗师可能有的扭曲性反应通常会让他们感受到威胁，因为这会诱发他们因为担心自己做错了什么而感到焦虑或愧疚。

探索来访者对治疗师的反应有助于了解三个方面的重要信息。第一，来访者对他人的错误感知和期待反映了他们在治疗中所呈现问题的核心。它们为治疗提供了一个焦点，并且可以让来访者在与治疗师的现实关系的当下得以理清和解决它们。

第二，探索来访者的移情反应，也有助于治疗师更加清晰地看到来访者和其他人之间的问题，即来访者在以往的关系中形成的问题现在如何在其与治疗师的关系中重演。治疗师需要直接邀请来访者一起探讨其对治疗师的反应，否则这些扭曲及其在治疗关系中的重演就不会被识别或被处理。这里再一次强调，来访者的移情反应揭示了来访者问题的关键所在，并且提供了一个解决它们的机会，先是在来访者与治疗师的关系中，然后是在其与他人的关系中。

第三，移情反应最终给来访者提供证据，表明他们的感受和感知是值得信赖的，虽然起初这听起来显得矛盾和不可思议。让我们回到自我效能感的主题。因为来访者对他人的预期和情绪反应可能并非准确地契合他们当前所处的人际情境，因此，在开始的时候，不管是来访者，还是其他人，可能都对这些反应难以理解。所以，大部分来访者会觉得他们对配偶、孩子、雇主及其他人有那样的情绪反应是"非理智的""愚蠢的"或者觉得"自己一定是疯了"。结果，他们不再相信他们所体验的情绪或情感的有效性，他们的自我效能感也就被破坏了。这通常也会发生在治疗关系中，当来访者对治疗师有看上去不适当的或夸张的情绪反应时。

然而，来访者的情绪反应并不一定是非理性的。虽然它们或许并不完全与目前的人际情境相吻合，但若把它们放到来访者最早的成长过程的背景下看待，就会发现这些反应可以被理解。现实生活事件理所当然地会引起来访者的感受和他们对自己行为的预期。治疗师帮助来访者将他们的情绪、感受和预期与他们最早学会这些反应的情境联系起来，就会发现这些反应在彼时彼地面对另外的人时是恰当的。例如，治疗师可以询问："你记得你第一次有这种感受是什么时候吗？你跟谁在一起，而当时又发生了什么？"一旦治疗师和来访者能够在他们当前的互动中澄清并解决移情扭曲，就很容易看到它们和来访者成长过程之间的联系。相反，如果移情反应没有首先在当前与治疗师的互动中被澄清和讨论，那么，来访者的成长过程对理解来访者移情反应的作用就难以显现出来，对来访者也没有任何意义。通过这种方式，我们会发现，来访者的移情反应就像治疗中的阻抗一样，最终揭示的是来访者的这些情绪或感受是合情合理的。请思考以下互动。

**来访者**：他不想听我说，可能是我想要的太多了——需求太多，要求太多，想维持的太多……我不知道……

**治疗师**：跟我一起的时候，你有过这种感受吗？感到我认为你在某些方面"要得太多"了？

**来访者**：噢，当然，我想我有时候会那样认为，但因为你是治疗师所以你什么都不能说。你知道吗，你需要显得友好——那是你的工作。

**治疗师**：噢，不会啊，我不认为友好是我的工作，给你最真诚的反馈才是（我的工作）。如果我认为你正在对我做的某些事情正是你在生活中与他人相处时会引起问题的，我就会告诉你。虽然这对我而言不容易，但我一定会冒险，努力找到一种建设性的方式告诉你。所以，没有，我没有觉得你在我面前有太多需求或者要求太多或太过了。事实上，当你为自己发声时，我觉得很棒，我想这是你坚强和健康的一面。

**来访者：** 我很高兴你这样说。我想我太顺从其他人了，很少表达我想要什么，因为我害怕自己被看成一个自私的或要求太多的人。我想，对我而言，在这里跟你说我想要什么，比在我生活中跟其他人说要容易得多。

**治疗师：**（将来访者跟治疗师的互动与来访者的日常生活联系起来）我很高兴你觉得跟我说容易一些，但如果下一次你感到你的男朋友没有听你说或者没有认真对待你时，你希望你能够如何回应？

**来访者：** 直接告诉他不要表现得那么混。

**治疗师：** 你认为那样做会对你们的关系有怎么样的帮助？

**来访者：** 我想我们应该会直接吵起来……你有什么建议吗？

**治疗师：** 有没有可能，下一次，你就跟你的男朋友说："我不认为你现在真的在听我说话。我们能不能尝试更好地聆听对方？"尝试说一些类似这样的话，对你来说怎么样？

**来访者：** 是啊，那样好一些。我可以那样对他说。而且我想如果他真的没有办法听我说，我可能不再考虑搬进去跟他一起住。

**治疗师：** 是的，当你告诉他你的需求时，如果他能给你一个好的回应，这就是一个绿灯，表明你可以继续和他交流；但如果你用这样谨慎而又尊重的方式提出你的要求，他还是不能够听你讲的话，这就是一个红灯，你可以考虑停止和他交流了。

在治疗关系中以这样的方式澄清来访者的移情反应会给来访者带来现实经验上的改变。因为他们看到了自己对他人的错误期待或有问题的内在工作模型并不适用于当前与治疗师的关系。当他们与治疗师在一起时经历了这样一种现实经验上的转变，他们就会发现，在他们的生活中，至少有些关系在有些时候可以不一样。这种体验式再学习的经验得益于澄清来访者对治疗师的错误感知，这让许多来访者迈出了重要的两步。其一，他们通常能够联想到之前已经形成的关系，看到这些旧有的关系对他们目前的人际模式和问题的影响。其二，通过澄清对治疗师的移情扭曲，继而发现治疗师并没有用他们熟悉但不想要的方式回应自己，此时，许多来访者就会被赋能，并且尝试将其与治疗师之间出现的这种新的回应方式运用到其他关系中。有些来访者会主动做出这一步的改变。例如，有的来访者可能会说："猜我这周做了什么……"而有些来访者可能会在治疗师有所建议后才冒险开始这一步，就像我们之前看到的对话中，治疗师问："你这么和他说，会怎么样呢？"然后，治疗师和来访者就可以一起开始这个重要的过程，即找到在来访者的生活中，谁可能对来访者的这些改变有好的回应，而谁不会。

## 寻找人际平衡

在本章中，我们尝试理解来访者的人际功能模式和意图，从而找到治疗焦点。尤其是，我们现在正探讨的是，来访者通过哪些方式在其与治疗师的关系中重新演绎同样引起其与他人之间的问题的人际过程模式与主题。然而，当我们考虑来访者的诱发策略、试探行为及移情反应时，这将我们进一步带入另外一个密切相关的议题：治疗师的反移情反应，即治疗师被拉入与来访者的"重演"过程。因此，在与来访者人际卷入的程度上，治疗师需要维持一种平衡。治疗师要做的是保持共情、与来访者同在并且在情绪或情感上投入与来访者的互动中，但仍保持与来访者的边界或分化。这种人际卷入的平衡能够帮助治疗师更有效地管理他们的反移情，包括被来访者诱发的反移情和治疗师自己诱发的反移情。这也使他们能更好地给来访者提供修复性的反应，而不是重演来访者熟悉但不想要的人际情境。

在心理治疗师的临床训练中，保持这种平衡是一个非常核心的议题。为了更好地理解这一议题，我们回顾一下之前介绍过的两个重要的依恋概念：安全避风港和安全基地。作为安全避风港，治疗师使用共情性理解和情感支持让来访者感到足够安全，使治疗师可以分担来访者的痛苦并让来访者感到被回应。同时，作为来访者的安全基地，与其保持联结的同时，治疗师还需要支持来访者发展他们的自主性和分化的能力。例如，以一种尊重来访者的方式挑战和质疑来访者错误的认知图式及其在当前的人际关系过程中所使用的应对策略的有效性。因此，治疗师需要留意这两条不同的轨道，在与来访者同时保持分离和联系的状态上努力达到平衡，避免出现两种常见的反移情反应：纠缠和疏离。

为了给来访者提供能促进他们改变的治疗关系，治疗师需要追踪自己和来访者互动的人际过程，而且，当在这个过程中迷失方向时，需要重新调整自己参与这个过程的程度，重新恢复到平衡的人际互动状态。一方面，如果治疗师过度参与来访者的选择或改变中，这对许多来访者而言将会是不想要的重演（即纠缠）。特别是对于那些在成长经历中有太多被父母控制或干涉体验的来访者，或者那些在追求自己的兴趣和目标时得到太少支持的来访者，这种重演将会证实他们会被治疗师（以及他们生活中较为亲近的人）控制的恐惧和预期。另一方面，如果治疗师情感抽离或太过保持个人距离（即疏离），修正性情绪体验也不会发生。虽然这对那些由专制型、拒绝、忽视、回避型或其他疏离型照料者养育的来访者而言特别成为一个问题，但对大多数来访者而言，因为这个关系显得如此无足轻重，因此也就无法对来访者的改变有任何影响，从而限制了治疗的效果。也就是说，即便是这类疏离的治疗师以新的、更健康的方式回应来访者，说明来访者的认知图式和期待是错误的，这种疏离的治疗关系对来访者仍然不会有太大的影响，因为这种关系对来访者而言并没有太大的意义。因此，治疗师需要在整个治疗过程中追踪治疗关系中自己与来访者的分离和联结的状态，从而维持一种有效的人际平衡。

新手治疗师对自己将人际平衡这个概念运用到来访者身上的能力需要保持耐心。有时，因为治疗师的反移情反应，不论这是由来访者诱发的反移情，还是治疗师自己诱发的反移情，所有的治疗师在和一些来访者工作时都会在维持有效人际平衡上出现困难。为了管理这些反移情反应，在治疗关系中，治疗师不仅需要成为一个真诚的参与者，同时也要做一个客观的观察者，对此我们将会进一步澄清治疗师需要这样做的原因。沙利文使用"参与者／观察者"这个经久不衰的名称精准地形容治疗师需具有的复杂且双重的角色。然而，将真诚共情的投入与"观察性自我"或客观的视角相结合，这对新手（甚至资深）治疗师而言并不容易，因为同时保持与来访者接近或有联结（即保持共情投入）和分离（保持与来访者的分化和清晰的边界）实际上是一个十分具有挑战性的悖论。

毫无疑问，对新手治疗师而言，保持这样的平衡是他们最难发展的技能之一。这就像一个人第一次学习驾驶一辆手动挡的汽车。这位新手司机同时要用左脚踩离合器，右脚踩刹车或油门，左手控制方向盘，右手换挡。在做这些动作的同时，这位学员还要观察前方的路况、前进的方向，留意突如其来的其他车辆，以及听从坐在旁边的教练的指导（吼叫）！当然，在很短的时间内，这位新手司机几乎能够自动化地完成这些动作，甚至可以同时切换播放器上的歌曲，查看 GPS 上显示的方向，以及和他人聊天。因此，与之类似，经过两三年的实践体验，心理治疗的受训者也可以更容易保持这种自我反思的能力，即一方面可以投入并参与治疗过程，同时也能够对治疗互动中发生的一切有所察觉。

### 纠缠

在不同的治疗时间，所有的治疗师都会对某些来访者过于认同，用家庭系统的术语来描述，这就是所谓的"纠缠"（enmeshment）。例如，如果某个来访者非常善于让治疗师及他人搭救、指导他们或者让这些人对自己负起责任，这就是来访者诱发的反移情的例子。这更可能是来访者与他人互动时会引起的，而不是治疗师自身的议题。在督导师的支持和帮助下，治疗师可以识别这位来访者正在让治疗师负责任，就如同来访者与他人的互动那样。治疗师和来访者开始讨论这种类型的人际模式并改变这种人际互动可能在治疗关系中的重演，这在一定程度上比较容易。

然而，如果来访者"试图让治疗师负起责任、自我披露或者像朋友一样彼此互动"的努力与治疗师的个人议题（例如，可能这个治疗师是以亲职化／照料者的角色长大的，或者其是焦虑型依恋，有很高的被赞许的需求）不谋而合时，这就会变成一个更加复杂的议题。在这类治疗师诱发的反移情中，治疗师失去了他们对于来访者的客观性，因为他们自身的担忧已经被激发出来。例如，亲职化的治疗师会继续以照料者的角色与来访者互动，这就助长了来访者的依赖性；或者，焦虑型依恋的治疗师难以维持清晰的边界或者难以挑战来访者，因为他们不想冒险被来访者反对。再举一个例子，治疗师在来访者离婚（或不离婚）的选择上有太多个人的意见，因为治疗师最近在自己的离婚经历或者早年父母的离婚经历中有非常痛苦的体验。

我们看到，在上面这些例子中，治疗师自身成长的经历有时会让他们在有些时候失去清晰的个人边界，变得越来越过于卷入某些来访者的议题中。治疗师如何识别自己引发的反移情呢？如果治疗师发现他们对来访者还没有发生改变感到挫败、愤怒或者对来访者变得苛刻时，他们就处于过度卷入，是在通过来访者处理他们自身的议题。同样，如果治疗师梦到来访者，或者在治疗之外时常想起来访者，或者因来访者没有改变而感到郁郁寡欢（而不只是适当地表现出担心），或者对来访者生活中的积极改变感到嫉妒或过于兴高采烈，这都表明他们陷入了"纠缠"。如果治疗师用"就像我一样"来描述来访者，看不到他们与来访者之间在现实中永远都存在的各种不同，纠缠通常也就发生了。例如，治疗师的这种过度卷入表现在一位焦虑型依恋的治疗师与一位焦虑型依恋的来访者之间：来访者给治疗师施压，渴望得到治疗师更多的投入甚至与治疗师的融合，而治疗师也失去了与该来访者之间的清晰边界。需要注意的是，这种过度卷入与治疗师对来访者真诚的关心和喜欢非常不同的，后者如果能以恰当的方式表达出来，当然会对来访者有所帮助，而且也是恰当的。但纠缠出现时，治疗师通常需要来访者做出改变以满足他们自身的需求。例如，为了支持他们作为治疗师的胜任感，或者管理他们自身与来访者相似的个人问题或感受。把纠缠这个概念与我们之前讨论过的"由内到外的改变"或"改变的内在焦点"的概念联系起来，陷入纠缠的治疗师实际上是在通过来访者以外在的方式解决他们自身内在的问题。

当治疗师过于卷入来访者的议题时，治疗过程和来访者的改变通常会在这个节点上停滞不前。当治疗师陷入纠缠时，他们就不能再看到这样一个事实，即来访者有他们自己的主观世界观，被许多与影响治疗师世界观的不同因素所影响。他们容易变得控制来访者，将自己的问题及解决方法投射到来访者身上。治疗师这样的回应通常会导致来访者成长过程中的困境在治疗关系中重演。例如，许多来访者成长于有过度控制或侵入性照料者的家庭中。如果治疗师无法支持来访者发展自己的自主性和分化能力，那么他们就是在沿袭这些照料者在以往的关系中使用的有问题的回应方式与来访者互动。这种重演会阻碍来访者解决与亲密关系和控制有关的冲突，而这原本是让他们前来治疗的问题。因此，治疗师需要用心维持与来访者的人际平衡，时刻考虑到纠缠出现的可能性，这样才能对自己的反移情保持警惕，避免用来访者熟悉的，但实际上造成来访者问题的方式回应来访者。

当治疗师与来访者过于接近，或者对来访者过度认同时，他们就失去了自己作为参与者／观察者的能力。他们不能客观地看待来访者，也难以跳出自己正在与来访者重演的人际过程，思考他们之间的互动可能对来访者有什么意义。同时，他们对来访者强烈的情绪反应会妨碍他们对来访者的理解，而且削弱他们的能力，使他们无法给来访者提供一种抱持性环境，随时随地承接和容纳来访者的情绪、情感和痛苦。陷入纠缠的治疗师缺乏足够的反思能力，而这种能力可以使他们在与来访者的互动中不被情感主导，以充分地反思他们自身的想法、感受、行为及来访者的经验，并且对他们之间所发生的事进行回应。陷入纠缠的治疗师只会给来访者提供笼统的、未分化的同情和不准确的共情，即持续捕捉治疗过程中来访者的某个特定的体验对其有什么具体的、个人的意义。例如，无效能的治疗师会这样说："噢，我完全了解了，我完全知道你的意思。"也许最重要的是，治疗师无法区分他们和来访者之间现实存在的不同，而开始将来访者视为如同他们自己一样。这种过度认同可能让来访者觉得很亲近或被深深地理解，所以在一开始可能对有些来访者有所安慰。然而，来访者起初的这些积极的改变，在陷入纠缠的治疗关系中并不能持续太久，因为来访者同样需要分化，而陷入纠缠的治疗师难以在这方面提供支持。

## 疏离

就像许多治疗师跟来访者之间的纠缠有时会越来越深，也有许多治疗师有时会对某些来访者保持疏离（disengagement）。在来访者诱发的反移情中，治疗师会观察到自己与那些具有对抗攻击倾向的来访者、其他"刺儿头"来访者在一开始就保持距离。这些来访者通常会表现出对他人的敌意、批判、竞争、不信任、控制或操纵。疏离的治疗师与来访者保持距离，就像来访者生活中的其他人一样。同样，回避型依恋的来访者通常会引发治疗师的厌倦，难以和他们建立联结，或者感到自己不重要和不被需要等。这些感受正是这类回避型依恋的来访者在其生活中会给他人带来的感受，也是他们自己童年经历的写照。如果治疗师能够从自己的这些情绪反应中了解来访者与其他人日常互动中的问题，他们就可以开始寻找治疗的切入点，引入此话题并对之予以讨论。

如果来访者引起了治疗师的个人冲突，治疗师也会倾向于停止与来访者的互动或者与来访者保持距离。例如，当来访者谈论年老的父母即将死亡的议题时，治疗师就可能会减少与该来访者的互动，因为该情境可能引发治疗师尚未解决的悲伤情绪。这种悲伤情绪与治疗师过去所经历的重要丧失、失望或情感需要被剥夺有关。而督导的一个主要目就是帮助治疗师意识到自己的反移情反应，找到更合适的方式管理自身的个人感受（例如，跟督导师或同事谈论它们，或者如果议题一直延续，则在自己的治疗中对之予以讨论），从而给治疗师赋能，使他们能够以更好的人际边界重新与来访者建立联结，产生互动。许多研究表明，关注治疗师的反移情对治疗取得积极的效果是极其重要的。

如果治疗师无法为来访者随时提供情绪或情感上的支持或者在情绪或情感上给予及时的

回应，那么他们之间只能形成很弱的工作同盟，或者治疗师太缺乏共情，故而无法使来访者在初始访谈之后继续进入治疗。当治疗师无法在与来访者的真实关系中成为一个"参与者"时，治疗也就失去了其强度，治疗过程就会变得很理智化。治疗师需要做到能够冒险影响来访者或被来访者影响——不入虎穴，焉得虎子。

治疗师远离来访者也会使自己丧失直觉和创造力。来访者需要主动投入治疗过程，而这取决于治疗是否基于一种支持性的关系，或者在一个安全抱持的环境中进行，这是来访者能够探索充满情绪张力的问题所必需的。治疗不只是咨访之间在理智层面的互动。在缺乏情感联结的关系里，来访者很难发生持久的改变。来访者和治疗师以真诚的态度将自己投入治疗过程中，这是治疗前行的动力，也使治疗对来访者具有了现实的意义。如果做不到这一点，来访者就不会体验到修正性情绪体验，即便治疗师的回应可以推翻来访者错误的认知图式。换言之，如果治疗关系不够强韧，显得不够重要，那么就难以影响来访者并推动其发生改变。

最后，在治疗关系中，如果治疗师太过疏离或袖手旁观，这将重演许多来访者成长过程中的问题。例如，如果来访者的父母是冷淡的、以自我为中心的、具有回避型依恋或专制型养育方式，那来访者童年时期所需要的情感支持便无法得到满足，因此在治疗中，疏离的治疗师就可能会令这些来访者感到沮丧，但终归还是会感到"安全"。这是指来访者由于不安全型依恋和未被满足的需要而带来的焦虑，以及与信任、亲密或承诺有关的所有问题将由于治疗师的疏离而不会被来访者体验到。这种情况尤其可能发生在当治疗师和来访者的依恋类型相同的治疗关系中。例如，当回避型依恋的治疗师遇到回避型依恋的来访者时，双方都因为保持距离而感到舒适，所以彼此就不愿意进行有意义的互动，自然无法深入触及来访者的真正问题。然而，不幸的是，在疏离的治疗关系中，来访者内心的冲突没有被唤醒，因此也错失了解决这些问题的机会。我们作为督导师的经验是，同那些愿意冒险和来访者建立真正关系的治疗师（虽然有时这些治疗师会过度卷入治疗关系中）相比，新手治疗师如果一直都不敢冒险和来访者进行真诚的互动，那他们就不太可能使治疗有效，也无法从督导中获益。

## 维持人际平衡是有效的中间立场

在治疗中，治疗师既是参与者又是观察者的角色，或者在与来访者保持分离的同时，也要与他们保持联结。有效的治疗师需要在这两者之间保持平衡。为了做到这一点，治疗师需要努力保持中间立场，以决定自己在多大程度上投入治疗关系中。虽然我们的目标是在整个治疗过程中都保持这种平衡，但这绝非易事。让我们看看有其他可以帮助我们实现这个目标的方法。

**学习如何管理自身的反应。**在治疗中，治疗师因来访者呈现的敏感而富有情感的材料而需不断面对自己生活中的个人议题。对于每一个治疗师而言，这只他们工作的一部分，是从事这项工作的必然。心理治疗师训练的一个基本要素是，鼓励所有的治疗师留意自身的反移情倾向，对自身的焦虑或个人议题被激活时自己倾向于如何反应有所觉察。例如，当你的来访者谈论的议题对你而言很难时，暂停一会儿，努力想想你的第一个反应是什么。

有些治疗师一开始觉得需要从来访者面前后退，使用理智化的方式让自己与来访者保持距离。例如，在来访者还没有充分体验到某种情绪、情感之前就对这种情绪、情感予以解释，或者无效地"解释"或诠释某些事情的意义。其他的治疗师也可能变得过于聚焦在解决来访者的问题上，给他们"开处方"，告诉他们在某个特定的情境中应该怎么做。虽然有些治疗师会开始说得越来越多，但我们发现很多新手咨询师会变得太安静或无反应，这让来访者感到没有从治疗中获得任何帮助，或者感到治疗师不是自己真实的搭档，因而感到孤立无援。然而，随着治疗师的不断努力和一些防御被卸下，他们变得能够开始识别自身的反移情倾向，并且学习如何负责任地管理它们。再一次强调，这非常重要，因为许多研究一致发现，反移情反应会对治疗效果产生影响。

我们对自身的反应倾向越来越熟悉，这在跟对抗攻击型及其他给予治疗师负面回应的棘手来访者的工作中显得尤为重要。在上文阐述的诱发策略、试探行为以及移情扭曲中，我们已经看到，有些来访者会以消极的方式回应治疗师。很多治疗师没有被给予他们所需要的练习和准备，以便他们可以用非防御性的方式回应这些充满挑战的情境。受训中的治疗师需要与督导师进行角色扮演，反复练习那些具有更加"中立"立场的反应方式（即不是那些通常为人所熟知的被引发的"逃跑或战斗"的回应），这样就能够避免使用这些"刺儿头"来访者常常从他人那里引发的、熟悉却有问题的一系列回应。我们也鼓励新手治疗师预期并探索自身的个人议题和反应倾向将如何被来访者不同的挑战和反应引发，如权利争斗、批判、性暗示等。

在心理治疗师的训练中，我们可能讨论了很多"好"的事情，诸如怎样共情、真诚和温暖，又如何建立工作同盟，然而却常常很少提供训练，以帮助新手治疗师学习如何回应一个苛求、被动攻击或贬低他人的来访者。例如，某个来访者会有这样的评论："你看起来好像胖了几斤，你丈夫对此说什么了吗？"在这方面，研究者发现，治疗师通常不太理会或不能很好地回应来访者对他们的这些负面反应。治疗师倾向于否认或避开这些不希望听到的言论。看起来，对于治疗师而言，忽视或掩盖来访者给予的这些负面和充满敌意的回应比做出正向的回应容易得多。然而，我们不想无视或错过来访者提供的这些重要信息。为什么？因为来访者对我们的这些负面反应通常正是引起他们与他人之间关系问题的核心。因此，我们需要充分利用我们跟来访者在一起的时间，帮助他们处理与他人的问题，特别是当这些问题在当下与我们互动时也出现了，这才是最好的做法。

我们需要做的是以非防御性的方式处理来访者对我们的负面反应，而非避开它们，或者表现得好像来访者所说的是他们的一些无足轻重的反应。当然，我们很难在一开始就做到这些。我们的目的是直接面对并处理这些反应，帮助来访者从这些反应中理解他们是如何影响他人的，从而学习运用更好的方式协调和管理人际关系中的冲突和情绪感受，而不是以任何方式处罚或责怪来访者。我们来看看下面的示例。

**来访者：**（批判的语气）你的办公室看起来有点老旧。这些家具和棕色调的装潢好几十年前就过时了。

**治疗师：**（平静的语气）你觉得这里的东西有点陈旧。

**来访者：**是的，你该把它们都换一换。

**治疗师：**嗯，我觉得我不会想换掉它们，我在这里觉得挺舒服的。但我们花点时间谈论一下这个或许对我们会有所帮助。你之前也跟我说过这样的话，而我好奇，当你评论或告诉他人应该怎么做时，其他人一般都是如何回应你的？

**来访者：**天哪，医生，放轻松。我只是想提点有用的意见。你不用这么敏感。

**治疗师：**你不喜欢这里的装修风格，这没有关系的。但我还是好奇其他人一般会如何回应你刚刚那样的建议或评判。

**来访者：**好吧，我不知道，我觉得很可能他们都会按照我说的去做吧。

**治疗师：**嗯，我理解。你的品位的确很好，也能用专家的口吻表达坚定的意见。但我在想，这如何影响你与他人的关系。或许你是对的，可能在这里我会这么认为，但我在想大部分人不太会喜欢这样。你觉得呢？

**来访者：**（停顿）好吧，是的，可能教会里有些人会同意你的观点，他们说我是万事通。

**治疗师：**嗯嗯，那个可能不是我表达的重点，我是在想这会如何影响你跟他人的关系。是这样的，我可以想象有些人会觉得被威胁而想要逃离你，而且可能会因为感到气愤而想跟你争论。你被这样看待，感觉如何？

**来访者：**好吧，当你这样说的时候，让我觉得不太舒服，我有点想哭……

**治疗师：**想哭。让我们一起体会一下这种感受，跟它待一会儿。

**来访者：**（缓慢地）我想掌控一切，是不是？就像我妈妈那样。给他人建议和意见，虽然他人并没有问，也不想要。有时候我在想，我是不是正在毁掉我的婚姻，就像我妈妈毁掉了她的婚姻一样……

这位治疗师是有效能的，因为在面对来访者的批判和控制时，她保持了非防御性的态度。而且触及了敏感的议题，冒险给它命名，并且以尊重的方式讨论它，而非一带而过，表现得好像她们之间没有发生什么重要的事情。然而，与此相反，有些治疗师通常会以个人的或反移情的反应无效地回应来访者给出的这些负面评论。下面的互动就是一个示例。

**来访者：** 你的办公室看起来有点老旧。这些家具和棕色调的装潢好几十年前就过时了。

对这位来访者的三种无效的回应：

**治疗师（顺从取悦）：** 噢，抱歉。你可能是对的。可能是时候该把这里重新改装一下了。

**治疗师（退缩回避）：** 好的。嗯，你觉得我们今天应该谈论什么？

**治疗师（对抗攻击）：** 或许你应该多花点时间思考一下你自己的问题，少花点时间在其他人应该做什么上。

通过练习和观察老师以角色扮演或示范的方式呈现的有效回应，治疗师可以学习如何保持用非防御性的态度应对来访者的负面反应，这是有效回应的关键。面对来访者的负面反应，治疗师提供人际反馈，使用过程评述，对来访者所说的持好奇的态度，或者就是简单地采用中间立场就这些负面反应加以询问，突出或探索它们。以上所有方式都能给治疗师赋能，帮助他们对来访者的问题进行有效的干预。针对来访者的负面反应，治疗师该如何予以有效的回应，这一点还没有被很好地整合到心理治疗师的训练中。然而心理治疗的研究者们数十年来的研究都表明，在心理治疗的实践中，许多来访者都会对治疗或治疗师有负面反应，因此治疗师需要学习如何更有效地处理这些反应。显然，这是心理治疗过程中的一个重要部分，但无论对新手治疗师还是资深治疗师也都是棘手的部分，因为他们习惯于用"逃跑或战斗"的方式回应来访者，而这正是来访者所熟悉的、引发他人的反应，也正是因为这些反应，才造成了他们生活中的问题。

为了帮助治疗师在与来访者的关系中更好地保持有效的人际平衡，让我们进一步了解治疗师可以如何管理自己面对棘手来访者时的反应。安格斯（Angus）和卡根（Kagan）强调，非常重要的一点是在最早开始受训时，治疗师就需要追踪自己对来访者的回应习惯和自己的反移情倾向。他们也提供一些指导，帮助治疗师进行这个追踪的过程。其中一个有效的练习是，在不同的焦虑唤醒情景下治疗师记录自己最初的反应倾向是什么。例如，当来访者对你表现出苛求或批评，或者对你说你很了不起，然后邀请你下周一起喝咖啡时，根据你的第一反应，你最有可能说些什么和做些什么。

其他的练习方式包括和同伴进行角色扮演，练习在不同的具有挑战性的情境中回应不同的来访者。例如，其中一人可以扮演一位表现出竞争性、威胁性或无礼的来访者，质问治疗师是否真的有能力、有经验或足够老练而能够帮助他们，另一个人练习回应这位具有挑战性的来访者，然后彼此交换角色。练习还可以组成三到四人的讨论小组进行，大家彼此给予反馈，或者大家观看自己的练习录像，交流自己所观察到的，了解其他治疗师在挑战情境下是如何回应的，并且角色扮演自己在这些情境中将如何回应。通过这样的练习，并且在督导师的帮助下，新手治疗师可以学会如何面对而非掩饰和逃避困难的、充满挑战性的人际情境，能够找到一种非对抗、非谴责的方式将来访者的负面反应呈现出来，自在地讨论它们，并且开始和来访者一同合作探索它们。这样做的目的是为了识别并改变惯常发生在来访者和他人之间的有问题的人际情境。这给治疗师一个机会，使他们能提供新的、修正性情绪体验，就像我们在之前的对话中看到的。

**对过度卷入和参与不足的管理。** 在过度卷入和参与不足之间维持一种有效的平衡对治疗师也是一个挑战，因为在治疗过程中，来访者会试图改变治疗师参与治疗的程度，而这也是他们人际应对策略的一部分。这与"来访者诱发的反移情"这个名词相符。当治疗师进行有效的回应时，有些来访者会因此感受到威胁，这可能是因为随之而来的议题会唤起他们的焦虑（成功和有所好转），治疗同盟被巩固，从而觉得治疗师对自己更加重要。为了应对这些因治疗成功而引发的焦虑，有些来访者会重新试探治疗关系中的安全和危险程度，他们会再次使治疗师陷入纠缠或者与他们变得疏离。例如，有些来访者可能会讨论一些他们其实并不真正关心的话题，从而使治疗师感到厌倦（这对焦虑型依恋的治疗师而言可能更具有挑战，因为他们需要深入参与跟来访者的互动）。相反，其他来访者夸大自己的痛苦和需要帮助的紧迫性，从而使治疗师进一步卷入与他们的互动中（这对回避型依恋的治疗师可能更具有挑战性，因为他们的反应倾向是对强烈的情绪反应轻描淡写，对强烈的人际互动予以回避）。通过这样或那样的方式，来访者的诱发策略可能会迫使治疗师偏离他们所处的人际卷入的平衡状态。

如果治疗师能够始终处在这个中间地带，维持与来访者互动的人际平衡，也就是在治疗关系中保持自己既是参与者也是观察者的角色，那么他们提供的治疗就会比较平稳，不会有太多跌宕起伏或陷入冗长的僵局。如果治疗师能够让来访者感到他们可以一直被依赖而不会左右摇摆，也不会变得反应过度或没有回应，这也会让来访者感到足够安全，从而信任治疗师并呈现自己的脆弱。在来访者的诱发行为面前，治疗师能够做到镇定自若，持续稳定地给来访者提供情绪上的支持，这实际上就是在为来访者提供一个安全的避风港。更具体地说，当治疗师可以维持这种有效的人际过程平衡，来访者也就不再担心会不会让一位过度卷入的治疗师感到失望或被辜负，或者担心自己是否可以得到缺乏情感投入或情感疏离的治疗师的回应，是否可以使他们参与人际互动。在这方面，依恋理论的研究者已经肯定，照料者和治疗师给予一致性回应对于在关系中发展出安全感和信任感十分重要。这里最关键的是，治疗师需要维持自身的个人边界（与来访者的分离），但同时，仍然保持对来访者的共情和回应（与来访者的联结）。治疗师一方面要努力进入来访者的主观世界，以便全然地同在和保持情感上的同频，但仍然维持适当的自我边界和自我 / 他人的分化。

我们如何帮助治疗师意识到他们正在跟来访者上演的人际互动过程并评估他们在人际卷入上的平衡呢？在每次治疗会谈结束后，治疗师可以考虑以下问题。

1. 我对这个来访者的感受和个人反应是什么？

2. 我的反应跟来访者生活中其他人的相似吗？

3. 我的感受是我通常对其他人的反应？还是它们仅是针对这位来访者的？

每次治疗结束后，治疗师在案例笔记上写下这些问题的答案，这时就可以确定他们是在过程维度上考虑问题。思考这些问题也可以帮助治疗师区分，哪些是他们对来访者的个人反应（即治疗师诱发的反移情），哪些又是来访者的诱发行为及其人际应对风格（它们也影响到来访者生活中的很多人）所带来的反应（来访者诱发的反移情）。在思考这三个问题的基础上，我们鼓励治疗师在每次治疗会谈后，使用附录 A 中的指导记录治疗过程。

所有治疗师都会在某些时候与某位来访者过度卷入。事实上，许多理论家将治疗过程描述为治疗师具备一种能力，即他们可以进入来访者的关系模式中进行体验，而后又能从与来访者的互动中全身而退。对于新手治疗师，当督导师准确地指出他们在咨访互动中又在重演来访者的问题时，他们通常都会感到泄气。新手治疗师需要检视自身的情感和人际范围，预期自己的反移情倾向，追踪在治疗关系中与来访者保持分离 – 联结的程度，这些都可以帮助新手治疗师变得越来越能够维持有效的人际平衡，成长为更加有效能的治疗师。

当治疗师意识到自己可能已过度卷入或参与太少，但无法靠自己以过程评述的方式调整治疗关系时，最好寻求同事或督导师的帮助，以重建清晰的边界。督导的最有效的作用在于帮助治疗师重新找回他们对自身情绪反应的掌控，从而使他们在被来访者推开或被过度拽入治疗关系中之后，能够重新建立有效的情感卷入程度。维持这种人际平衡是提供修复性关系最好的方式之一，也能够防止重演来访者与他人之间熟悉但充满问题的人际情境。

## 矛盾：回应来访者经历中的两难

如果治疗师能意识到来访者在其问题中存在的矛盾心理，就能对这些问题有更好的理解。在通常情况下，在来访者长期存在的问题和核心冲突中都存在两面性。在来访者的许多问题能够被解决之前，治疗师需要对他们所处的两难境地中的两面性都有所觉察和回应。对这些两面性，治疗师都需要表现出兴趣和好奇，秉持开放和探索的态度，而不是说服他们，或者给他们压力，或者以不易觉察的方式引导和劝诱他们偏向其中一面。

在通常情况下，治疗师因为自身的反移情而无法识别来访者冲突中的两面性。有时，他们相信自己知道对来访者而言什么是"对的"，知道来访者"应该"做什么，于是迫使来访者做出偏向其中一面的决定。例如，无效能的治疗师会说："离开你的男朋友……你需要留在学校……你应该申请那个职位……你应该给他买那辆车……太早结婚是个错误……"治疗师需要了解，来访者的冲突常常充满了矛盾的两面性，如相反的情绪或感受、彼此竞争的需要及相互矛盾的观念等。来访者常常陷于这些矛盾的纠缠中，想挣脱却又无力自拔。因此，治疗师需要更清晰地指出这些矛盾和对立的两面，突出它们，帮助来访者探索和理清它们，这样治疗才会更有效。

**有效能的治疗师：**是的，我能看到这个决定对你而言有多重要、多艰难。我不会参与你做决定。我只是想帮你厘清这些混杂的感受，以及这个决定带来的好的一面和不好的一面。让我们探索一下这两个方面：告诉我你的哪一部分想要离开他，你的哪一部分又不想离开他。

我们可以用一些通俗的表述来形容来访者在其冲突中体验到的相互矛盾的两方面，如我们经常说某人"进退维谷"。这样的描述准确地捕捉到冲突中存在着的"推－拉"矛盾的本质，也就是你"既无法跟它们共处又不能没有它们"，或者"你做也不是，不做也不是"。同样，治疗师在不同的理论视角下会使用不同的术语进行描述。例如，很久之前，行为取向的治疗师多拉德（Dollard）和米勒（Miller）就指出来访者通常如何受困于"双趋"型或"双避"型冲突之中，而沟通理论学者和早期的家庭治疗师则强调家庭系统中存在的双重束缚的互动和自相矛盾的沟通。我们也看到当代的依恋理论研究者揭示的"D 类"儿童所处的无法调和的困境，即他们不得不与那些虽然有时给他们提供帮助，但有时又会恐吓或伤害他们的照料者建立依恋关系。对于这些孩子而言，这种两难境地似乎是无法解决的。他们会想："我不能离开这个我需要依赖的照料者，而同时，我不能对这个如此恐吓或伤害我的人太亲近和太依赖。"因此，在这种充满矛盾的关系中长大的来访者，他们有着最难处理的症状，倾向于内化或重复他们的照料者有问题的教养方式或有症状的行为。事实上，如果照料者总体上是好的，或者总体上是有问题的，个体的生活都会更容易一些。反而当太多好的与不好的东西混杂在一起时，问题就会变得越来越复杂且难以解决。例如，一位来访者被继父猥亵，但这位继父又是生活中对她最热切、最有帮助的人。

当涉及来访者冲突中的矛盾对立议题时，治疗师需要考虑不同方面。其中一方面是，治疗师经常无法理解为什么来访者既担心治疗师会像其他人一样伤害他们，也担心如果他们表现得正常可能伤害其他人。心理治疗领域已经建立了一些非常成熟的概念，用于理解来访者会预期被治疗师伤害、误解或背叛，因为在其他重要的关系上，他们就是这样被他人对待的（即来访者的移情）。然而关于来访者担心自己如果在生活中表现得好就会伤害治疗师和其他人（以及他们内在的依恋对象）并为此感到内疚，却很少有涉及。这通常表现在这些来访者比他们的父母做得好，或者在某些领域超越他们的照料者时，诸如有更多的财富、更大的成就、更幸福的婚姻生活，或者只是活得比他们的照料者更久或更好。这也可能发生在来访者成功地实现了某个一直追求的目标，能够站出来为自己发声，争取自己的利益，以及追求自己的兴趣或职业选择时。

当这些来访者在治疗中有所进展和改善（如和一个对他们很好的人建立关系）时，他们可能从这些成功的经验中退缩。他们可能会刻意破坏已经取得的成功，无法朝着他们选择的目标持续前进，或者更常见的是，无法再为自己取得的成功感到欣喜和高兴。治疗师会观察到，有些来访者会因为和依恋对象的分离或者自己是一个幸存者而感到内疚和自罪，并且因此变得抑郁。更多来访者会变得焦虑是因为他们的成功会威胁他们与内化了的照料者的依恋和联结，因为这些照料者并不支持来访者变得独立和个体化。他们感到焦虑也可能是因为自己的成功使他们偏离了他们既定的被赋予的家庭角色。例如，照顾他人，放下自我的需求而非追求自己的兴趣或目标。因此，很显然，当来访者开始在治疗中有所进展，在生活中有所改变时，治疗师不能掉以轻心，因为这通常是真正工作的开始！来访者的相互矛盾或自暴自弃的行为确实有其意义，但要想准确理解其中的意义，我们需要先意识到来访者的冲突中出现的对立的两面、"推－拉"的矛盾和双重束缚。

在对来访者的矛盾心理或"不为人知"的一面有更多的理解之后，治疗师可以采取一种中立、探索性的立场，邀请来访者探索其议题中出现的所有充满矛盾、对立和竞争性的想法和感受，此时，治疗师会因此变得更加有效。

> **治疗师：** 这听起来似乎是一个你想要结婚，但另一个你不太确定。让我们充分听听这两个声音。跟我说说想要跟他结婚的那个你，以及不想结婚的那个你，这样我们可以理清你对这件事的所有看法和顾虑。

治疗师对来访者冲突中表现出的所有矛盾方面都表现出欢迎和邀请来访者探讨的态度，并且对伴随这些矛盾方面的对立和矛盾的情绪或感受予以回应，那么治疗师就是在为来访者提供一个安全基地，通常这对他们也是一种修正性情绪体验。当来访者发现治疗师支持他们探索关于某个决定的所有顾虑时，他们就会感到被赋予力量，使他们能理清自己的偏好，对自己的决定负责任，并且按照自己的选择而有所行动。相反，如果治疗师只是回应来访者矛盾心理的一面，不鼓励来访者探索他们面临议题的所有矛盾的方面，或者不假思索地暗示或公开地告诉来访者应该做什么，那么，这样的治疗师将是无效能的。在与酗酒者的动机式访谈的工作中，米勒和罗尔尼克发现了强有力的实证证据，支持治疗师应当聆听并支持来访者寻求改变的内在动机，而非试图灌输或"激发"来访者做某个决定，如戒酒。当治疗师无法"聆听"来访者矛盾的两面时，或者当他们敦促来访者以治疗师想要的方式行动或选择时，这通常是治疗师自身的反移情正在上演，就像以下案例一样。

玛丽是一个有抑郁症状的 25 岁的研究生，进入学生咨询中心接受有限定次数（16 次）的治疗。在前几次治疗中，她探索了自己有多生母亲的气。她的母亲期待玛丽是"完美的"，坚持认为玛丽没有任何问题，且常常要玛丽"开心"。在治疗中，玛丽开始意识到她对母亲有多愤恨，因为母亲总是否认她的很多真实感受，同时母亲对她有很多"应该"的期待。玛丽的治疗师回忆起自己童年的相似议题，对玛丽的愤怒有强烈的共鸣，且积极地支持她的愤慨。

首先，玛丽长期压抑的愤怒能够被确认，对她而言是一种释放。玛丽意识到她不再需要总是满足母亲不切实际的期待，这让她感到既兴奋又如释重负。然而，这种感受持续时间很短暂。在之后的几次治疗中，玛丽新发现的自由不翼而飞了，取而代之的是不断增加的沮丧，慢慢又回到了长期的抑郁症状里。治疗师认为，这可能是因为玛丽正在担心自己会因蔑视母亲的期待而被认为是"坏孩子"，她感到对家庭的不忠，因为她向治疗师抱怨她的母亲，且为自己生母亲的气感到愧疚。

在询问并寻找机会探索上面这些合理的可能出现的情况的同时，治疗师继续鼓励玛丽宣泄她对母亲的愤怒。然而，玛丽走向了跟治疗师不同的方向，她开始与治疗师分享她和母亲的一些美好的记忆，回忆起她们曾经在放学后一同烘焙和做曲奇饼的特别时光。治疗师认为，玛丽的这些美好的回忆是她否认对母亲愤怒的一部分防御，让她避开了她们关系中现实的冲突。治疗师担心玛丽被母亲有问题的期待继续牵制。

像上述玛丽的治疗师的反应很常见：她只是识别了玛丽矛盾心理的一面，而没有回应冲突中玛丽另一面的感受。是的，玛丽是生她母亲的气，而且这些感受确实需要被探索和确认。但与此同时，玛丽也知道她的母亲作为家长也曾给予她很多美好的经历，她不想舍弃她们曾经共同拥有的这些美好的事情。玛丽的冲突是她想保持她跟母亲曾经历的这些美好，而同时不需要承担和采用关系中有问题的一面向。一方面，玛丽想拒绝母亲对她不切实际的、要求她表现得完美和开心的期待；而另一方面，当玛丽看到她拒绝母亲的期待似乎只能通过放弃对母亲的认同而实现时，她就变得抑郁了。这是她生命中最重要的关系，玛丽不想冒险失去这种关系中美好的部分，这是合乎情理的。

意识到治疗次数的限制和治疗的停滞不前，玛丽的治疗师向一位同事寻求意见。作为局外的观察者，识别玛丽矛盾心理的两面性对于同事而言比较容易。同事鼓励治疗师**支持玛丽对母亲既有欣赏又有愤怒的互相矛盾的感受**。起初，治疗师感到不情愿，并且与同事争论。然而，不久之后，她开始考虑是不是自己的反移情在起作用，即由于她的成长经历，支持玛丽对她母亲的愤怒比欣赏她母亲更容易。同事的意见对玛丽的治疗师非常有帮助，她在下次治疗中寻找切入点，用下面的方式邀请并确认玛丽感受中的另一面。

**治疗师：**听起来似乎你同时对母亲有两种不同的感受，在我看来这是可以理解的。你对她期待你要一直保持完美和开心感到生气，但你也珍惜许多你喜欢跟她在一起的时光。跟我多说一点你对她的愤怒和对她的爱，让我们一起看看你的这两种矛盾的感受。

这个新的干预方法对玛丽有即时的影响。一旦治疗师鼓励玛丽探索其感受中矛盾的两面，这实际上是允许她可以既爱她的母亲同时又生她母亲的气，这让她感到有活力并开始有了真正的进展。玛丽开始厘清母亲哪些方面的特质是她想保留的，并且让她成为自己的一部分（如母亲有时令人愉悦的笑声和真诚的温暖），而哪些方面是她想摒弃的（如母亲很在意外表和他人的看法）。这个分化的过程也让玛丽厘清哪些议题是她想在治疗中讨论的，而哪些议题是她决定要放在一边，让自己对之予以适应。

当治疗师继续沿这个方向对玛丽矛盾心理的两个方面都予以支持时，她在治疗中持续取得进步。例如，很多时候，治疗师会观察到自己对玛丽说这样的话："当她那样做的时候，真的让你很生气。"而紧接着的情感反映则是："我可以看到你们对彼此而言是多么重要，看到你有多爱她，虽然这些问题有时候也会造成妨碍。"治疗进行16次后成功结束了。玛丽不再抑郁，而且更好地整合了她作为女性的身份认同。结束治疗后的几个月里，玛丽继续主动寻求与母亲进行和解，整理清楚目前在她们的关系中哪些是可以改变的、变得更好，而哪些不能。她还探索在生活中，在与母亲不同的生活节点上，她需要在多大程度上表现出对母亲的真诚和保持怎样的亲密度。

就像玛丽的案例所示范的那样，当治疗师识别出来访者冲突中具有的矛盾的两面性的结构，并且帮助来访者探索和整合这些矛盾的方面时，他们便能帮助来访者改变。由于被训练要去寻找症状，治疗师就变得容易忽视在冲突的关系中存在的个人的优势或积极的方面。然而，要想来访者在治疗中取得长足的进步，治疗师需要积极地鼓励来访者，在他们探讨与父母（或配偶）关系中所呈现的现实问题的同时，也要保留这些关系中好的一面。在这方面，治疗师需要明确地告诉来访者，当他们在谈论父母或配偶有问题的一面时，他们并不是在背叛他们，而且治疗师知道来访者的抱怨并非反映了他们对这个人的所有感受。这样明确的表达通常很有帮助。这意味着来访者对自己所爱的人可以感到失望或愤怒，但同时还可以与对方身上有益的、有价值的部分保持联结。这反过来也会让来访者感到，即使他们对自己某些地方感到失望，他们也是有价值的。

## 结语

在本章中，我们提供了一些概念上的指导。在下一章中，我们会更直接地回到治疗过程，更深入地探索过程维度。沿过程维度与来访者在此时此刻工作对任何治疗取向的治疗师都是有帮助的。然而，如果治疗师想要使用过程导向的干预方法，利用治疗关系影响来访者的改变，他们需要能够跟来访者讨论眼前的互动，以及他们之间正在发生什么。对于大部分新手治疗师而言，这些即时化的干预非常有力量，但也十分具有挑战性，因为就"我和你之间发生了什么"进行所谓的元沟通，这个过程很容易让人感到不舒服。因此在第九章中，我们将会探索治疗师在沿过程维度进行工作时的顾虑，为他们提供指导，帮助他们更有效地使用过程评述。

## 本章练习

　　用疏离或纠缠（或者两者都有）的术语描述你的原生家庭。举例说明是什么事情让你知道自己的原生家庭存在疏离或纠缠的关系。你认为在你的原生家庭系统中，成员之间彼此建立联结的方式是如何影响你现在的重要关系的？这些又是如何影响你在个人或情感上与你的来访者保持联结的同时维持清晰的界限的？

PART
4

第四部分
修通和改变

# 第九章

# 使用过程维度工作

## 概述

第六章至第八章帮助治疗师对来访者的问题进行概念化并形成治疗方案，下一步我们重点探讨过程维度，以及变化是如何产生的。治疗师需要帮助来访者用新的叙述方式描述他们的生活，从而使他们能够理解在之前的重要人际关系中发生的哪些事情对他们造成了影响，让他们成为现在的自己，面临自己现在遇到的问题，这实际上是治疗师给来访者赋能的过程。来访者需要发展出一种新的自我叙述的方式，它更加符合现实，更贴近他们在依恋关系中的实际体验，其中包括好的体验，也包括不好的体验。这种新的叙述方式不再被家庭中错误的角色期待和愿望禁锢，不再否认现实或受制于对现实的其他歪曲。否则，当治疗结束后，来访者就很难指导自己找到未来的成长方向或维持已发生的改变。治疗师用这种方式对来访者以前的人生经历和人际互动模式进行更有现实意义的评估，可以同时让咨访双方理解事情如何演化到当前的地步，即来访者早年形成的适应不良的认知图式和有问题的内在工作模型是如何发展的，以及为什么当前的关系会以其现在存在的方式被构建和重演。然而，一直关注过去的关系或者把过去发生的事情当作重点，不但不能帮助来访者改变，反而只能使来访者回避因面对当前的问题所引发的焦虑。

当来访者在与治疗师的关系中首次对自己的问题做出新的回应，然后在治疗师的指引下解决治疗之外与其他人之间的相同议题时，改变往往就会发生。这种体验式再学习的力量远大于仅仅停留在理智层面解释或重构某一事件的含义。对此，依恋理论的学者用了一个最恰当的比喻强调这种体验式再学习的重要性：教导或忠告无法让一个孩子发展出同理心，而用同理心对待这个孩子则能让其具有同理心。治疗师的目的是让这种改变体验成为治疗关系中咨访之间的互动特征，因为一次性的学习和尝试是不够的。当这一过程发生时，治疗的重心就可以转移到帮助来访者把这种治疗关系中的生动的再学习体验类化和迁移到生活中的其他方面，因为在日常人际情境中平行上演着与来访者在治疗关系中呈现出的相似的人际互动模式，这影响着来访者现在的问题。相反，如果治疗师和来访者仅仅谈论一些重要的议题和行为选项，而不是由治疗师主动地帮助来访者把在治疗中学到的与治疗师建立关系的新方式应用到其他人际关系中，那么来访者的改变就会受到限制。在这些关系中，来访者与他人的同样的互动模式造成了他们的人际问题。因此，这一章的目的是进一步澄清过程维度，示范不同理论取向的治疗师如何利用治疗关系帮助来访者实现改变。

## 通过人际过程解决问题

在这一节中，我们看看来访者的问题如何被带入治疗关系，以及治疗师如何通过提供一种崭新的关系体验，使这种关系不再沿来访者熟悉的旧有的模式发展。我们把这些放在一起讨论，就会把我们带进下一个治疗阶段，即提供修正性情绪体验，帮助来访者把这种再学习的体验应用到日常生活中的其他关系里。在概述之后，我们会用四个节选的案例示范如何将这些概念应用到实践中。

### 在治疗关系中回应来访者的冲突

来访者和养育者之间持续存在的、有问题的互动模式，导致来访者无法自行解决其成长中的冲突。当来访者采用僵化的人际关系应对策略应对自己困难的情绪、感受和错误的信念时，症状和问题便随之产生。尽管这些应对策略曾经是必要的、具有适应性的，但它们现在不仅不再必需，反而还在如今的很多人际关系中造成问题。治疗师的首要任务是通过准确的共情与来访者建立联结，建立起一种充满合作性的工作同盟。这与实证文献的结论是一致的，即治疗同盟是预测治疗结果的一个非常重要的因素，这一因素比任何一种治疗取向都更为显著。换言之，治疗师的共情和同频可以促使来访者发展自我反思和观点选择的能力，使他们更有行动力，并且可以提高他们投入治疗的动力。

一旦治疗同盟建立，来访者和治疗师随即共同工作，识别并改变来访者在其他关系和治疗关系中出现的适应不良的关系模式，以及与之伴随的冲突感受和病理性信念。随着这一工作的推进，治疗师要留意并识别来访者的拉力，即来访者试图拉着治疗师在治疗关系中重演这些适应不良的关系模式。此时，治疗师的目标是以不同于其他人通常回应来访者的方式做出回应，从而改变这种来访者熟悉但有问题的人际情境。这就给来访者提供了一种不一样的人际关系体验，使来访者循环往复的问题人际模式得以修正而非重演。治疗师的这些新的不同的回应抵消了来访者在过去习得的对他人（包括治疗师）的错误期待，因此来访者体验到新的与他人建立关系的方式，也开始质疑自己以前的习惯性的应对模式，或者评估它们给自己带来的人际代价和效果。这个过程使来访者获得力量，使他们可以更灵活地选择在现有的关系中回应他人的方式，发展出更现实、对自己更加充满肯定和关爱的自我概念。

治疗师的主要角色不是给予建议、解释、安慰、解读、自我披露，或者聚焦于其他人的行为或动机上，虽然有时候这些回应可能是有效的。相反，治疗师需要鼓励来访者设定治疗方向，让来访者觉得这是他们自己的治疗，而不是治疗师的。要做到这一点，治疗师需要帮助来访者找到自己当下感到最急切、最重要的议题和担忧，然后加入其中与他们讨论或应对这些议题。

治疗师需要持续帮助来访者保持内在聚焦，对其重要的感受和观念进行反映，把来访者与他人之间适应不良的关系模式与当下的咨访之间的互动联系起来。治疗师也需要一直保持与来访者充满合作性的工作同盟，从而使来访者积极参与治疗过程，让他们觉得自己是这个变化过程的主人。随着来访者的错误信念、期待和应对方式反复出现在他们与他人的关系的叙述中，一些主题也变得越来越清晰，它们成为治疗的焦点并为持续的治疗过程提供方向。例如，治疗师可以进行下列的处理。

- 指出来访者在什么时候、以什么方式采用他们的人际应对策略，并且开始觉察自己的策略什么时候有效，以及和哪些人一起时不再起作用。
- 帮助来访者开始意识到，他们如何内化了早年他人回应自己的有问题的方式，并且现在在自己内心用这种方式回应自己。
- 帮助来访者探索他们在特定时间开始焦虑的原因，为管理自己的焦虑，他们倾向于从治疗师和他人那里诱发出什么样的回应以及他们如何系统地回避某些特定的人际互动模式和感受。

我们可以看到，来访者和治疗师不仅仅是谈论治疗中的议题，他们实际上是使这些议题在治疗关系中重现。这可以通过下面三种方式实现。

## 把冲突带入治疗关系中

第一种，来访者的移情反应把其核心冲突带入当前和治疗师的关系中。随着来访者的冲突在治疗中开始浮现，他们会开始变得越来越担心治疗师所做的或将要做出的回应是否和过去生活中重要他人的回应一样，即给出他们不想要的回应。这些担心和误解源于来访者的认知图式。这些认知受来访者成长经历的影响，当来访者强烈的情绪被激发或者来访者感到有困扰或脆弱的时候，它们更容易出现。在一些个案中，治疗师需要帮助来访者将治疗师的真实意图与来访者所预期的那种有问题的、但在其他重要关系中接收到的回应相区分，否则，治疗就会陷入僵局。

> **治疗师**：你告诉我这些的时候，你觉得我会对你有什么感觉？
>
> **来访者**：嗯，我想，我在担心你可能会对我有些失望。
>
> **治疗师**：失望？没有，完全没有呢。事实上，我在想……

第二种，有些来访者会系统地引发治疗师的反应，使治疗师和他们一起重演他们过去的人际情境，或者证实他们对其他人的有问题的预期。若治疗停滞不前或提前结束，这往往说明来访者在治疗关系中重演了他们的核心冲突，从治疗师那里得到的回应与他们在生活中从重要他人那里接收到的相类似。这种重演发生在来访者引发治疗师做出的回应在主题上和他们过去从其他人那里得到的回应相类似的时候。来访者会引发治疗师做出他们熟悉但有问题的回应可能出于不同的原因：有时这是一种防御性的反应，是为了回避对冲突的体验；有时也可能是适应性的做法，试探自己所熟悉的人际情境是否可以从治疗师那里接收到比预期从他人那里接收到的更好的回应。

> **治疗师**：如果你用现在和我说话的方式和其他人说话，他们会怎么反应？
>
> **来访者**：他们通常不大喜欢这样。你知道，人人都只会对我反感。
>
> **治疗师**：我可以看到这个过程是怎么发生的。我有一些想法，看看我们能做些什么，以使我们在治疗中的关系有所不同。我想，如果我们可以开始讨论我们之间发生了什么，以及如何改变这里发生的事情，这对你改变和其他人的日常互动会非常有帮助。你怎么看？

第三种，治疗师回应来访者的方式（这个人际过程）可能也会不知不觉地重现来访者的冲突。正如我们前面所强调的，针对来访者的冲突，来访者与治疗师的关系需要尽可能具体地呈现或提供不同于来访者过去收到的、对来访者更有帮助的回应。然而，提供修正性情绪体验并不是每次都那么容易。很多来访者会预期从治疗师那里得到和从其他人那里获得的类似的、有问题的回应，有些来访者甚至成功地引发治疗师的这些反应。因此，治疗师接下来的任务就是识别他们和来访者之间的人际互动过程如何重演了来访者和其他人的人际问题，然后，通过过程评述把这种互动当作一个话题公开进行讨论。治疗师接着可以和来访者共同工作（如果来访者的议题引发了治疗师的冲突，则无论这种冲突是相匹配的，还是互补的，都需要寻求督导师的帮助），建立一种不同的、不再重演来访者旧有人际情境的人际互动模式。然而，就像我们已经看到的，知易行难。

**治疗师：**我刚才表达了不同意你的观点。我想知道你对此的感受是什么呢？

**来访者：**嗯，我感觉有些不一样。我不大习惯人们公开表态和反对我。

**治疗师：**是的，我可以明白这一点。你说话的时候那么有力。我听到你说你想和15岁的女儿"更好地沟通"，但当她说她觉得被你"支配"而又不愿意对你提出反对意见或者发出自己的声音时，我能理解她。我今年45岁，是个受过训练的专业人员，而你对我来说仍十分具有挑战性。

**来访者：**我们需要处理这部分，对吗？我想这就是我太太这么长时间以来想告诉我的事情。

当治疗师呈现出试图解决来访者的冲突而非重复它们时，来访者从中得到的收获远远多于仅仅对他们的问题进行解释。他们体验了一段很有意义的关系，在这段关系中，他们原来的冲突被唤起，但这一次的结果却比通常出现的情境更好。因为这一次他们可以表达自己，把想说的话说出来或更大胆地表现出来，可以寻求帮助，或者表达自己的需要而不必再担心他人会给出自己预期但不想要的回应。当这一切在有意义的关系背景下发生时，这实际上就是一种鲜活的或体验性的再学习，而且非常具有力量。

当然，来访者和治疗师之间的互动体验虽然和他们早年形成的适应不良的认知图式不一致，但这并不能弥补那些影响来访者生活的、早年情感需求被剥夺的失望体验。然而，来访者在与治疗师关系中的这种新体验的确在行为上证明了变化是可以发生的，至少在某些关系上，在某些时候，来访者可以用不同且更好的方式展现出来。这种修正性情绪体验开始帮助来访者扩展他们在人际关系上的认知图式，拓宽他们的人际及情感范围。例如，他们现在意识到，他们可以在有些人面前表达自己的观点而不会被忽视或被打断；如果他们有时不满足他人的需求或者优先考虑自己的需要，他们也不必担心自己会被遗弃；当他们对自己的成就感到满意，也不会被视为自私或傲慢，等等。

当来访者体验到自己正在和治疗师的互动中发生有意义的改变，以及治疗进程正在为他们的冲突提供解决方法时，这是治疗的一个非常关键的节点。此时，两件重要的事情会发生。首先，任何治疗取向的干预都将变得更有效。换言之，来访者可以更有效地使用认知、解释、自我监控、教育、技能发展及其他干预方法，因为这些干预中有用的新内容与他们正在呈现和体验的修正过程是一致的。其次，随着来访者在治疗关系中不断地体验到这种与治疗师在一起的改变，治疗师可以帮助来访者将在治疗中体验到的生动的再学习经验类化到生活中有相似冲突的其他人际关系中。这种将与治疗师一起发生的体验式再学习迁移到其他关系中的干预被称为治疗中的修通阶段，这是治疗的下一个阶段，也是我们下一章的重点所在。

我们刚刚对来访者变化的过程做了概述。现在，让我们更详细地探讨，治疗师如何利用他们与来访者之间正在进行的人际过程促进来访者的改变。

## 使用过程维度促进改变

为了促进改变，治疗师可以做以下两点。

1. 敏锐地倾听，分辨来访者从儿时学到的关于自我（例如，寻求帮助或需要任何东西都是很脆弱的表现）和他人（例如，他们并不想听你讲话，他们不相信你）的核心信息。

2. 持续聚集于给来访者提供不同的或有悖于其有问题的预期的独特回应（例如，同其他人分享是安全的，我并不总是被控制或被批判）。

提供这些现场的或体验性的再学习经验是人际过程取向中改变的核心部分。

在这个情境中，基于其他理论的干预技术可以被更有效地整合起来。根据罗杰斯的理论（以及动机式访谈的干预方法），治疗师共情性地倾听来访者，与他们合作，这些非常重要。此外，对一些来访者而言，治疗师进行心理动力学解释，促进来访者对其问题来源或问题是怎么发展的有所领悟也是有帮助的。认知行为治疗师也可以运用一些技术帮助来访者取得显著的进步，包括通过训练来访者掌握新的放松方式、脱敏和自我肯定的技术，在不同的认知框架下重新看待人际情境，以及给他们建议新的、更具有适应性的行为反应等。这些可以被当作家庭作业布置给来访者，让他们在两次治疗会谈之间予以练习。所有这些或其他干预措施中的每一项干预肯定都是有用的，但是，如果治疗师能够注意到他们与来访者之间正在进行的人际互动过程，那么每一种干预措施都可以变得更加有效。

为了进一步说明这一点，我们接下来通过四个不同的案例阐述如何使用过程维度促进来访者发生改变。

**案例一：治疗师缺乏对人际过程的觉察能力造成了来访者问题的重演。**受训中的治疗师通常会发现，从概念上理解过程维度并不难，而且在团体督导中，他们也很容易观察到来访者有问题的关系模式正在与另一位治疗师重演。然而，更加困难的是，治疗师认识到来访者的冲突是如何在咨访之间的人际互动过程中被重演的。

卡瑞娜是一位30岁的混血女性，在过去的10年里，她一直受广泛性焦虑障碍和进食障碍的困扰。她聪明、有吸引力，而且工作非常努力。治疗伊始，她表述了暴食和催吐带来的痛苦。卡瑞娜说，当症状最开始出现时，"它是我的朋友"——因为呕吐暂时停止了焦虑，而这种焦虑有时会让她崩溃。在她6岁的时候，她认为焦虑会让自己的头爆炸。卡瑞娜很爱自己的父母且很尊重他们，但同时又与他们有很强烈的冲突。她的黑人父亲和西班牙裔母亲在青少年时期从中美洲移民到美国，几乎没有获得任何人的帮助或来自家庭的支持。他们努力地工作，从还是孩子时起他们就要与真正的贫困斗争，现在他们终于为自己的家庭奠定了稳定的经济基础。他们强大的适应能力帮助他们成功，而现在却要他们付出很大的代价。父母双方以各自不同的方式对卡瑞娜表现得非常挑剔，对她进行严格的要求或控制。他们公开要求她所做的一切都要"完美"，如果卡瑞娜在某些方面做得不够好，他们就会气急败坏。首先，父母中的一方或双方都会对她表示失望或沮丧，然后愤怒地走开。其次，父母开始互相争辩，指责对方的养育方法，有时会升级为砸东西。此时卡瑞娜特别痛苦，感到自己要为此负责。卡瑞娜会在她的房间里听父母争吵，独自哭泣，感到自己要为父母激烈的冲突负责并为此而自责，同时她也担心那些大喊大叫有一天可能会升级为躯体上的暴力冲突。

卡瑞娜对自己的进食障碍感到非常羞耻，即使她曾试图保守这个秘密，但人们也会猜到这一点，因为她持续的倦怠、健康问题及对食物和饮食的过度关注让她无法再保守秘密。最近，妈妈在家里的卫生间撞到卡瑞娜正在呕吐，她"告诉"卡瑞娜必须要停止这样做。卡瑞娜感到心烦意乱，但她无法停止自己的暴食和催吐行为。她决定接受治疗，并且在第一次会谈时就告诉治疗师："不管我做什么，每个人最终都会对我失望，就像当我告诉我最好的朋友我有进食障碍，她就开始疏远我；还有我的男朋友也正在远离我。""因为我在卫生间花费了太多时间。""然后，我感到孤独和焦虑，而且厌恶自己。所以，我就每天开始催吐，那是我的'朋友'，因为它是唯一能阻止我感到焦虑的东西。"

治疗师被来访者的困境所感动，但不幸的是，她失去了清晰的界限，变得过度投入于改变来访者。治疗师发现，当听到来访者的悲痛和无望开始变得越来越严重时，她开始安慰来访者，告诉她事情一定会好转的。治疗师向卡瑞娜透露自己曾经也有进食障碍，并且她知道卡瑞娜需要做些什么可以停止暴食和呕吐。治疗师和来访者很快就建立了友好的关系，卡瑞娜成功地引发治疗师给予她大量的支持和鼓励。卡瑞娜非常享受这种支持，并且真诚地尝试遵循治疗师的建议。

好转的情况持续了几周，但是跟往常一样，卡瑞娜又开始感到有些"迷失"，并且再次开始暴食和催吐。但卡瑞娜不想告诉治疗师，因为她害怕再一次让他人对自己感到失望或者反对自己，于是她开始在会谈时迟到。然后，有一次她错过了治疗，治疗师表达感到"失望"。卡瑞娜承认她无法维持咨访间的协议（当她想要暴食和呕吐时，可以打电话给治疗师），她已经开始秘密地再次暴食和催吐。治疗师感到沮丧，部分原因是因为与其他来访者相比，治疗师更多地将自己投入到卡瑞娜身上。她觉得卡瑞娜让她们两个人都很失望，并且将之告诉了她。

在不知不觉中，治疗师已经像其他人一样对来访者"感到失望"，而且她让卡瑞娜因为其"不遵守协议"的行为给治疗师造成的影响而感到内疚，这让卡瑞娜再次因为自己的"不完美"而感到羞耻。（治疗师：在我们一起工作这么久后，我真不知道你怎么可以不事先打电话给我？）就像对待其他人一样，卡瑞娜懊悔不已，于是试图再次争取治疗师的支持。然而，在下次会谈时卡瑞娜没有出现，也没有再次回到治疗中。[来访者（自己心想）：我真的毫无希望，我无法做对的事情。每个人都厌倦了我，甚至包括治疗师。]

上面的人际过程是在重演而非试图解决卡瑞娜的冲突，这表现在两个方面。首先，在治疗的开始阶段，卡瑞娜诱发了治疗师的同情，但当卡瑞娜的表现无法达到治疗师的期望时，治疗师的支持最终微妙地变成对来访者的控制、批评和情绪退缩。这就重演了卡瑞娜熟悉的、令她痛苦的场景，证实了她的病理性信念：她觉得自己总是让他人失望。在这种情况下，关系无法维持，冲突也得不到解决。卡瑞娜在治疗一开始就预先警告了治疗师这种具体的人际模式。

其次，虽然治疗师很好心地尝试帮助内心极度痛苦且四处寻求帮助的卡瑞娜，然而，从一开始，治疗师就控制了治疗的进程，因为她给卡瑞娜制订了一个改变计划，指导她"应该"做些什么使自己变得更好，却没有询问卡瑞娜自己的意见，即她觉得怎么做才可能会对她有帮助。在来访者的日常生活中，几乎没有人支持她的主张或者支持她为自己发声。除了没能与卡瑞娜保持合作之外，治疗师也没有留意治疗中的切入点。例如，当卡瑞娜在会谈中或者与其他人相处时表现得更加坚定或独立时，治疗师并没有对卡瑞娜这些表现出其身份认同的行为给予积极、肯定的回应。因此，在来访者与治疗师之间平行上演的人际互动便与卡瑞娜和其父母之间被父母控制的人际互动相类似。虽然卡瑞娜的父母出于良好的本意，但他们无法作为一个安全基地支持卡瑞娜探索和发展其自我效能和自主性。

在几周后重新回顾这个案例的时候，治疗师报告说："来访者只是还没有准备好要停止她暴食－催吐的行为。她的情况还会变得更糟糕，只有到达谷底，她才能停止否认自己的问题，才能做些什么来解决她的问题。"然而，治疗师并没有意识到，她和来访者在治疗中所呈现的人际关系在不知不觉间重演了来访者熟悉但颇具问题的人际关系场景，从而阻碍了来访者的改变。这经常就是治疗失败时的情况，即治疗师只注意到了他们所谈论的表面内容（如来访者的饮食问题），而没有同时关注他们的人际互动是否可能重现了来访者的人际问题。例如，当来访者未能达到治疗师的期望时，感到来自治疗师的失望和责备。那么，如何避免这种脱落或者治疗中断的情况呢？按照我们一直强调的顺序，治疗师需要先通过共情给来访者提供一个安全的避风港，然后通过过程评述给来访者提供一个安全基地，通过使用即时化技术，使来访者和治疗师都有一定程度的个人投入，把在他们之间的互动中正在上演的议题变得清晰明确。

**治疗师：** 我很抱歉你现在在治疗中出现了退步，再次出现了暴食和催吐的问题。但我现在最关心的是你和我之间的关系。在我看来，你好像对把这件事告诉我并和我一起讨论感到不安，或者担心我会以某种你不喜欢的方式回应你。我们能一起谈谈你为什么不想告诉我这件事吗？

**来访者：** 嗯……我想我会怕你失望，因为我没有遵守我们的约定。

**治疗师：**（和蔼和真诚地）嗯，你觉得我可能会对你失望。谢谢你，我很高兴我们现在可以谈这个事情。

无论是新手治疗师还是有经验的治疗师，他们都会在某些时候使来访者的人际模式和问题在治疗关系中重演而对此没有觉察。从情感中立的角度来看相对容易一些。例如，观看另一位治疗师的治疗录像，从中发现来访者旧的关系模式是如何在治疗的人际过程中重演的。然而，如果治疗师身处一段充满强烈情绪和情感的关系中，那他们就很难看清自己所处其中的人际过程。对于新手治疗师而言，既要注意讨论的内容，又要注意在讨论过程中正在进行的人际互动过程，这是一个很大的挑战。显然，正在接受专业训练的治疗师在专业发展初期会面临这个复杂的挑战，因此他们需要对自己有耐心。然而，有了一些实践和经验之后，成长中的治疗师往往会发现，如果他们能够采用以过程为取向的方法，能够自如地使用这些即时化的干预，他们就会对来访者产生最有效的影响。对新手治疗师而言，阅读更多与此相关的图书和文章、与同学一起排练和练习、观看有关的演示视频、结合实习老师的示范进行角色扮演，以及寻求督导师的支持和指导，这些都将使他们在应用人际过程的维度与来访者进行工作时更加有效。

**案例二：过程评述可以避免治疗师重复旧的人际模式。**在前面的例子中，治疗过程重演了来访者旧的人际互动场景。在下面的个案中，类似的来访者的动力也在发生，但这次，治疗师觉察到了与来访者正在呈现的人际过程并使用过程评述重新调整了他们之间有问题的人际互动。

许多来访者因抑郁而寻求治疗。他们感到悲伤，认为自己一无是处，对改变现状感到无助。在很多情况下，这些来访者都会在情感上苦苦哀求治疗师给予帮助，告诉治疗师他们的体验有多么痛苦。但是，对于一些特定的焦虑型依恋和恐惧型依恋、心事重重和担忧害怕的来访者而言，不管治疗师做什么，对他们都很难起作用。因为治疗师在试图满足来访者的求助需要的同时，可能会遭遇一些类似"是的，但是……"这样的阻抗。于是，一个有问题的循环就开始了：这个来访者可能同时表现出焦虑和抑郁，也许是一种激越型的抑郁，来访者感到自己越来越痛苦，这种痛苦又加强了其求助的请求。这些来访者甚至总是会跟治疗师哭诉：他们觉得自己生活不下去了，他们非常频繁地表达自杀意向，他们这么做可能是为了让离开的伴侣回来。结果，原本焦虑的治疗师会感觉更加焦虑，更加卖力地寻找可以帮助来访者的方法。然而，治疗师做的任何事情几乎都不会对来访者产生影响，也难以缓解其症状。

当来访者拒绝了自己迫切需要的帮助时，治疗师自己的想要帮助他人的需求也就得不到满足。从治疗师专业发展阶段来看，新手治疗师刚建立起来的薄弱自信，抑或他们羽翼尚未丰满的胜任感，都可能因来访者的这些反应而动摇，尤其当他们还没有从其督导师那里得到足够的支持时。又或者，有些治疗师在自己的原生家庭中被亲职化，可能会因为感觉未能履行好自己照顾他人的角色或者未满足他人的情感需求而感到苦恼。当来访者的诱发行为与治疗师的这些个人议题不谋而合的时候，有的治疗师会更努力地讨好来访者；有的治疗师则出现退缩，并且在情感上与来访者拉开距离；还有一些治疗师会对来访者采取责备和批评的态度。当以上任何一种情况发生时，来访者都无法体验到和治疗师之间具有修复性的关系。

　　让我们在这里暂停一下，请思考一下此刻你的反应倾向，即如果你接收到来访者这种充满矛盾的信息，你倾向于怎么回应这样的来访者，包括你的内在感受和外显行为。

　　当治疗师觉得卡壳而继续取悦、批评甚至疏离来访者时，治疗进程就会停滞不前。如果来访者再次对与某个人的关系产生依赖，而这个人因对来访者很苛刻、过于控制而得不到来访者的信任，在情绪、情感上表现得不一致或无法给来访者提供情感上的支持，或者以结束和来访者的关系要挟来访者，这时，来访者的冲突就会再次出现。那么治疗师又该怎么做呢？对治疗师来说，更有效的干预是进行过程评述（元沟通），并邀请来访者一起就关键问题进行交谈，讨论他们当前互动中可能发生的事情。治疗师可以公开表现出好奇，或者试探性地询问来访者，在此时此刻，看起来他们是如何回应彼此的，而不是仅仅关注他们所谈论的表面内容（如来访者的抑郁症）。这通常是来访者得以改变或避免问题重演的最佳方法。

> **治疗师**：让我们一起谈论一下现在我们之间发生了什么状况，我们是否知道在我们的关系中发生了什么，它们也许和你的抑郁症有关。在我看来，你一直在向我寻求帮助，同时你也一直在说"是的，但是……"这样的话。也许是我过度反应，或者有点沮丧，但这让我觉得你并没有允许我帮你解决问题。那你觉得我们之间发生了什么吗？

　　通过这种过程评述的方式，治疗师开始邀请来访者成为治疗中的合作者，使来访者和治疗师一起尝试理解他们彼此之间的人际互动。治疗师还给来访者提供了人际反馈，帮助来访者了解其抑郁是怎么表现出来的，他人是如何体验到其抑郁症状的。来访者最近说："我妻子曾经是支持我的，但现在她似乎逐渐放弃我了，并且打算离开我。"我们将会看到，通过过程评述，治疗师还可以打破——至少在那一刻——来访者不断升级的需要和治疗师越来越觉得卡壳而无法提供帮助之间的恶性循环。

　　过程评述会如何帮助来访者发生改变呢？在这个时刻，来访者正在与治疗师一起经历一段人际关系，这段关系为来访者提供了一种新的、不同的回应。在这段关系中，治疗师一直都十分投入，在这个时刻，用过程评述邀请来访者一起探索他们之间出现的僵局，并且保持以一种开放的态度对待他们双方对这个僵局都负有一定责任的可能性。面对来访者持续不断的拒绝，治疗师始终如一地与来访者同在，随时为其提供帮助，这与来访者在其他重要关系中的经验不同。以往关系中的人际互动是，他人最初会试图予以帮助，但随之而来的是他人的挫折感，进而帮助者变得对来访者挑剔和指责，最终以离开来访者并结束关系告终。治疗师的持续帮助向来访者表明自己对来访者有持续的兴趣，并且承诺做一位合作伙伴，一起和来访者理解他们之间正在发生的事情。

对于那些经常预期、引发且随后确实体验到被他人抛弃或拒绝的来访者而言，这确实是一种全新的体验。在过去的关系中，来访者没有经历过这种持续稳定的联系（即治疗师和其他人没有反应过度，也没有放弃来访者），也没有体验过这种安全抱持的人际环境。如果在整个治疗过程中治疗师一直秉持这种为来访者提供修正性体验的立场，通过大大小小的各种方式让这种修正性体验得以重复，那么来访者就可以在与治疗师的关系中解决其核心冲突。当来访者有了这种真实的改变体验，而非被动或理智地听取建议、获取安慰和解释时，他们就被赋能，开始在生活中与他人之间的关系上做出类似的改变。

人际过程取向中的一个关键概念是：**随着治疗关系变得更有意义，来访者改变的能力也会增强**。也就是说，治疗师成为一个对来访者而言非常重要的人。当来访者在他们非常看重的治疗关系中体验到冲突被解决时，治疗同盟就会得到巩固，并且来访者的改变会通过下列两种方式被促发。第一，这种新的人际关系为来访者提供了人际安全的氛围。这种新的人际情境下的人际安全感允许来访者在其核心的矛盾情感和病理性信念之间达成和解。这些矛盾的情感和信念一直伴随着旧的适应不良的人际模式。换言之，来访者现在拥有了一种支持性的关系，能够体验和整合以前那些因为威胁太大而无法处理、只能否认或隔离的情绪、感受和信念。

第二，在与治疗师的关系中体验到的改变不仅仅是告诉来访者，而且是向他们证明：当前的关系可以与他们过去习得的预期不同。改变之所以会发生，是因为来访者对人际关系的认知模式得以扩展，他们对人际关系存在的各种可能性的核心信念得以改变。例如，"我很重要，我是值得被关心的。""我可以说自己想说的而不用担心自己被遗弃。""我有能力设定界限，不让孩子踩在我头上。"接下来，在治疗师的帮助下，来访者可以将所学到的方式应用到日常生活中，把更灵活和更自我肯定的风格延续到和其他人的互动上，从而建立更好的关系。以下这个例子是一位抑郁来访者对治疗师的过程评述做出的回应。

**来访者：**你说得对，我一直在对你说"是的，但是……"我妻子也常说我总是对她说这句话。可是这一切都是毫无意义的，因为你现在也很沮丧。如果我和你也这么做，那么我不可能会变好。也许我们应该忘记这一切，现在就停止治疗。

**治疗师：**并不是这样的，我不是这个意思。现在我明白了，你和我在这里遇到的问题，与你和其他人遇到的问题有些相似。在某种程度上，这是一个问题，但在另一方面，它给了我们一个机会，在我们现在的关系中解决这个问题。

> **来访者：**我们要怎么做呢？
>
> **治疗师：**如果我们可以在我们的关系中找到一个更好的方法，不让这种旧的关系模式在我们的关系中重复出现，我想这也会最终帮助你改变和妻子或者和他人的关系。
>
> **来访者：**到目前为止我们都没能做到这一点，那之后怎么能做得到呢？
>
> **治疗师：**我认为是很有可能做到的。事实上，我觉得我们现在就正在打破这种旧的模式，因为我们正在谈论我们之间的互动方式。你可以告诉我吗，在与我谈论我们之间的关系和我们对彼此的回应时，你是怎样的感觉？
>
> **来访者：**确实与以前不一样，但是我很喜欢。虽然你在指出一些问题，但我并不觉得你是在责备我。
>
> **治疗师：**非常好，我也没觉得自己在责备你，我也喜欢我们之间这样的互动方式。我感到我是和你一起在工作，而不是像以前那样被推开。我认为如果你可以和他人也这样互动的话，我想他们会更乐意和你交流，而不会感到沮丧或退缩。你觉得呢？

在上述案例中，治疗师使用过程评述有效地改变了当前与来访者的人际互动。在那一刻，过程评述避免了来访者熟悉的人际困境在治疗关系中被重演。当然，来访者的"是的……但是……"的模式可能很快就会换成其他的方式重新出现，因此治疗师需要再次进行过程评述，重复类似的步骤。然而，通过过程评述，治疗师暂时给来访者提供了与其旧有的人际场景不一致的回应。如果治疗师能在整个咨询过程中不断想办法提供这类对旧有的人际模式具有抵制性的或修正性的回应（即持续投入与来访者的互动之中而非退缩），那么来访者将会体验到一种修复性关系，并且也会试图在其他关系中改变这种旧有的模式。我们将在下一章聚焦于来访者在其他关系中的改变。在这里，我们再通过下一个例子从一个更为宏观的视角追踪整个治疗过程中的过程维度。

**案例三：通过过程维度在不同的理论取向之间建立联系。**有很多方法都可以帮助来访者发生改变，秉持不同理论取向的治疗师都可以帮助来访者。每一种理论方法都阐明了来访者问题的某些方面，同时每一种理论方法也都有其局限性。研究者们从整合的角度发现，同那些坚持一种理论取向但表现一般的治疗师相比，持不同咨询理论取向的"大师级"的治疗师们表现得更为相似。研究人员还一致发现，在每种理论取向中，让来访者发生改变的主要因素并不是理论本身（如人本主义治疗还是心理动力取向），而在于治疗师个人如何在治疗关系中有效地应用这种理论。换言之，即使治疗师都持认知行为取向，一些治疗师的治疗效果也比其他治疗师的要好，而治疗师的因素可以解释在心理治疗有效性研究中的大部分疗效。更重要的是，治疗师和来访者的关系更能解释治疗效果。治疗中的一些共同因素，如共情、真诚和积极的关注，都是最有力的促进疗效的因素。

几十年前，基斯勒（Kiesler）发现了这个问题并称之为一致性神话——这就像所有的治疗师都有相同的疗效，而治疗结果的不同是由于理论取向不同，而不是因为每一种治疗流派中有效能的和无效能的治疗师的差异。从那时起，基斯勒和其他学者就鼓励心理治疗效果的研究者着重于研究组内差异（即持心理动力取向的有效能的治疗师和无效能的治疗师之间的差异，以及持人本主义取向的有效能的治疗师和无效能的治疗师之间的差异），研究结果一致发现，组内治疗效果存在巨大差异，这比一直关注组间差异（如认知行为疗法与人际动力治疗取向对比）能够提供更有用的信息，因为研究一致发现，不同治疗流派之间只有非常小的治疗效果差异，甚至没有差异。换言之，**疗效的变异性主要是由于治疗师而非其所运用的理论取向。**

兰伯特（Lambert）和奥格尔斯（Ogles）对这方面的研究文献进行了回顾和总结并在此基础上提出，**与其继续寻找有实证支持的治疗方法，不如寻找有实证支持的治疗师。** 总而言之，不管采用什么理论取向和治疗方法，只要治疗师通过共情理解跟来访者建立坚韧的工作同盟，并且在该同盟出现问题时予以修复，来访者的变化就有可能发生。无论运用任何一种理论取向工作，也无论是长程治疗还是短程治疗，治疗师会发现，当治疗关系是在解决来访者的冲突，而不是重演这种冲突时，来访者也更有可能发生改变。

经过两年精神分析取向的治疗之后，雷切尔仍然无法掌控自己的生活，因为她的治疗师和她的丈夫一样，都在做解释，告诉她为什么她会是现在这个样子，以及她是如何表现得像现在这个样子的。雷切尔对治疗师的反应和她对丈夫的反应是一致的——她把他们的观点当成了"事实"。她的情况因为她很难让孩子们按照她的要求去做而变得更加糟糕，这加剧了她的无能感。同时，她还抱怨自己作为家庭主妇的日常生活单调乏味，但她从来不能对此做任何改善。在丈夫的坚持下，她会偶尔报名参加一个课程或者面试一份办公室的工作，但她很少能按照他的建议坚持做下去。

在治疗过程中，雷切尔花了很多时间探索她的童年。她的治疗师能够熟练地在她分享的回忆中发现一些主题，把她体验到的事情联系起来。譬如，她的治疗师敏锐地观察到，当她还是个孩子的时候，她不被鼓励做自己想做的事情，不被允许对自己成功的经历感到高兴。任何时候，只要她表现出兴趣，想要尝试冒险，或者取得一些孩子们可以引以为傲的成就，她的父母都不会注意到，或者即使注意到，他们似乎也不会因此表现出欣喜。

雷切尔的治疗师曾经用一种非常小心、不带评判的方式向她解释，她有一种被动依赖的人格特征。对此，雷切尔并没有感觉被贴上标签或被贬低，反而感觉她的治疗师似乎很好地理解了她，这给她留下了深刻的印象。她甚至不用告诉他，他就知道了很多关于她的事。尽管她的问题还没有很大的改善，但她仍然相信她的治疗师会治愈她。他很聪明，很有洞察力，她觉得他是真心地关心她的。他不喜欢告诉她该做什么，但当事情变得太复杂时，他通常可以帮助她解释问题的真正含义。和他在一起使人安心，同时雷切尔不知道如果没有他，自己该怎么办。

雷切尔的丈夫弗兰克对缓慢的治疗过程失去了耐心。两年后，他受够了没完没了的治疗费和他妻子无休止的抱怨。妻子得不到满足的感觉对他就像一种无言却永无止境的要求，要求他爱她更多、给她更多，或者以某种方式填满她的生活。他厌倦了这些不易觉察的、唠叨的要求，他想改变。

作为一名"行动派"，弗兰克在附近一所大学找到了一位认知行为取向的治疗师。一位朋友告诉弗兰克，这位治疗师是一位解决问题的现实主义者，且能让事情变得更好，这个取向听起来非常适合弗兰克。他坚持让雷切尔停止和现在的治疗师进行的治疗，开始接受这个新的治疗师的治疗。起初，雷切尔一想到要离开她的治疗师就烦心，但是她感觉到弗兰克真的失去了耐性。虽然她仍然相信她的治疗师，并且对他很忠诚，但她担心如果不同意弗兰克的这个要求，他可能会离开她。

雷切尔在接受新治疗师的头两次治疗之后，很惊讶地发现弗兰克也许是对的。新的治疗师毫不浪费时间，马上就掌控了局势。这确实令人鼓舞，这位治疗师列出一个治疗计划，并为她提供可以遵循的步骤，对她的思维、想法进行具体翔实的追踪。治疗师和她讨论了一系列具体的治疗目标，为她布置了一系列循序渐进的任务，以便在计划的时间表内达到这些目标。

在他们相处的第一个小时里，治疗师让雷切尔进行角色扮演，以便了解当孩子们不听话时她是如何回应的。接着，治疗师为她做示范和指导，他们反复练习了雷切尔可以试着对孩子们做出的更坚决果断的反应。治疗师还让雷切尔参加了他为其他来访者开设的一个自信训练课程。每周，雷切尔还要完成一项家庭作业。第二周的作业是，她要打电话给一个她可能想进一步了解的新朋友，并且邀请对方共进午餐，她需要在下一次治疗的开始向治疗师反馈这项任务的完成情况。

弗兰克对于用这种实际的、解决问题的方法处理妻子的问题感到鼓舞，他开始认为事情终于要发生变化了。雷切尔也惊讶地发现，实际上自己也有希望感了。她对新治疗师这种目标导向的、解决问题的方法感到放心。事实上，尽管她开始并不想参加这个治疗，但现在雷切尔下定决心要让这种疗法奏效。她向自己承诺，她将尽力做治疗师要求她做的一切事情。

治疗进程开始的几周进展良好，但很快又开始变得缓慢。雷切尔不知道为什么，自己开始觉得很难再集中精力上自信培训课，她知道她的治疗师会对她失望，但她似乎就是没办法做到这一点。尽管雷切尔对此感到内疚和困惑，但她开始在治疗会谈中迟到。在接下来的一个月里，她开始不断重新安排会谈或干脆不去，于是，她很快就退出了治疗。在不知不觉中，雷切尔的新治疗师采取的这种"掌控局面"的方法向她传达了一个信息：她无法独立行动，她需要他的指导——就像她必须服从她的丈夫一样。

这两名治疗师都未能对雷切尔问题的改变产生重要的影响，尽管他们使用的治疗方法看起来非常不同。精神分析取向的治疗师可能会将治疗不成功归因于在重构此来访者基本依赖需求上的困难。而认知行为治疗师可能会注意到，雷切尔还没有足够的改变动机，因为她从寻求帮助的行为中获得了太多的继发获益。然而，如果我们观察这两位治疗师和来访者之间的人际过程，就会发现不同的画面。事实上，这两位治疗师对雷切尔的反应非常相似，而且都是有问题的方式。

让我们仔细回顾他们之间的人际过程。雷切尔同这两位治疗师都重演了过去同她的孩子以及丈夫之间相似的适应不良的关系模式。她呈现的问题是，她的孩子越过她，以及她不能让孩子们听她的话，而她对有掌控需要的丈夫的过度顺从只是她相同的问题又一个突出的例子。治疗之所以失败，是因为她的被动和顺从的模式在两位治疗师那里都被重演。在不知不觉间，两位治疗师都营造了一种等级关系，在这种关系中，她仍然是一个被动的求助者，由一位负责治愈她的"专家"指引。这种人际过程强化了她的病理性信念，就是力量和解决问题能力的来源不在于自己，而在治疗师或其他人身上。她不是一个自己治疗中的合作参与者，因此改变的行动力、动机和对改变的承诺都很难维持。

为了让雷切尔改变，她需要体验一种治疗性关系，让她可以从行为上肯定自己的效能。在这种关系里，她被积极鼓励开启探索自己想要的内容，被邀请为个人设定界限，并且同治疗师分享对治疗过程的掌控。在这种关系中，治疗师更公开支持和鼓励她做自己的决定和选择。在这种新的人际过程背景下，来访者的症状会得到很大的改善，只要治疗师可以做到以下几点。

- 鼓励她在他们之间的关系中采取更独立的行动。
- 每一次当她尝试同治疗师或生活中的其他人表现得更加坚决果断或独立时，加入她的行列，和她一起合作探索在此过程中出现的焦虑和内疚情绪。

这种和治疗师之间改变的体验从行为上挑战了她的内在工作模型，并且向她表明，她自己的优势在治疗中是被看重的、有价值的，是可以和治疗师的技能和理解一起被用于建立一段更加协作和有效的关系的。

不幸的是，雷切尔的两位治疗师都对于这种等级化的帮助者－接受帮助者的关系感到舒适，而不是像下面的互动那样，将它提出来作为治疗焦点。

**治疗师：**我们可以一起讨论一下我们之间是怎么合作的吗？我觉得我们之间的互动好像我是

一个老师或领导者，而你是学生或跟随者。并且在你讲述的内容中，我也听到了其他关系中也有这种状况。我并不认为这对我们之间的关系有好处，我更希望我们是合作者，像是在一起工作的更平等的伙伴。你是怎么想的呢？怎么看发生在我们之间的事情呢？

上面的两位治疗师都没有提供这种元沟通，以便讨论雷切尔在其他关系中存在的问题是如何以某种方式正在目前的治疗关系中重演的。如果治疗师询问雷切尔她想要什么，并且支持她努力表达自己的声音，这将会给雷切尔带来效能感。这种在两个人之间开诚布公的过程，巧妙而带着试探性的过程评述，将会允许雷切尔开始在一种支持性的环境里看待自己有问题的人际模式。更重要的是，它允许来访者改变依赖和顺从治疗师的应对方式，使来访者可以在这种关系中表达自己的感受、兴趣和真实的想法。

雷切尔需要首先在与治疗师的关系中体验到治疗师对她的主张的支持，随后才会感觉被赋能，从而将这种自主性扩展到与他人的关系中，这个先后的顺序很重要。雷切尔在治疗师身上有了新的体验，这个体验告诉她两个重要的信息：（1）有些关系可以是不同的（换言之，即使雷切尔在治疗师面前——也许也可以在其他人面前——坚持自己的观点，发出自己的"声音"，她也不会因此被抛弃、嘲笑或被无视）；（2）雷切尔现在正在取得成功，感到自己变得越来越有力量，比以前更能主宰自己的生活和未来发展的方向。

雷切尔因现实生活中与其他人的问题而接受治疗，那么她与治疗师互动方式的改变，与解决这些问题有什么关系呢？只要治疗师一直告诉她应该怎么做，她就不会给自己的孩子设限，不能在丈夫面前表现得更加坚定自主，也就意识不到自己真正的兴趣和目标，或者无法追随自己的意愿做自己想做的事情。换言之，雷切尔与这两位治疗师都讨论了和自己的问题非常相关的内容（关于自主性、自我肯定以及自我认同的议题）。但是，所讨论的内容与她在和治疗师的人际互动过程中的表现并不一致。**雷切尔必须在与治疗师的关系中能真正体会到自己是主动的、平等的参与者，否则，她就不能在现实生活中以这种更有力量的姿态与他人相处。**换言之，过程必须和内容一致。

然而，和雷切尔这样的来访者建立并呈现一段平等合作的关系对治疗师而言并不容易。要做到这点，需要丰富的治疗技巧，需要治疗师对与来访者的人际互动过程保持清晰的觉察。由于过往的经历，雷切尔已经成功地让治疗师、丈夫、孩子以及其他人带领她、指引她、替她承担责任。如果这两位治疗师能在治疗中更多地鼓励雷切尔表达自己的主张，然后与她一起聚焦并讨论她不愿意带领他人的原因，那么她的核心冲突就会在治疗关系中很明显地呈现出来。也就是说，只要任何一位治疗师邀请雷切尔跟随自己的意愿，说出任何她认为最重要的事情，鼓励她对治疗师表达反对意见或不满，并且在她努力表现得更有力量时——就是她在治疗关系中表现得更独立或自我肯定时——对她表示祝贺，那么她就会感到焦虑。在这个时候，这两位治疗师可以把这种焦虑作为治疗切入点进行工作，聚焦于她内在的焦虑体验上，和她一起探索如果她不使用顺从和寻求帮助的人际模式，她会感受到什么样的危险和威胁。例如，认为如果自己不够友好、讨好和顺从他人，其他人就会离开她；认为她会像母亲那样苛求和控制，所以很害怕自己变成母亲的样子；认为如果她为自己发声，争取利益，其他人就认为她是自私的，或者会认为她在生气。

同时，这两位治疗师本来也可以允许雷切尔在治疗关系中表现得更加自我肯定，并在与她的互动中用能够促进这种新行为的方式回应她。治疗师可以通过两个方法做到这一点。第一，治疗师可以密切注意来访者做出的、新的有效人际行为，一旦它在治疗关系中或与其他人的人际关系中出现，就予以肯定和鼓励。第二，如果雷切尔冒险在与治疗师的关系中表现得更有力量，但是又马上撤回了这个行为，重新回到让自己感到更安全但缺乏自我肯定的旧有人际模式中，治疗师可以立刻回应。鉴于雷切尔的生活经历和人际应对风格，一旦她对治疗师表达反对意见，或者依靠她自己就对自己的问题产生了领悟，或者把治疗方向重新引向自己感兴趣和关心的事情上，那么她很有可能马上就想向治疗师道歉，或者对自己的行为感到困惑，或者表现出对治疗师的依赖并向治疗师询问治疗方向。如果治疗师已经就来访者的行为上的可能性建立工作假设，他们就可以在人际过程中追踪有可能出现的旧有人际模式的重演。如果重演真的发生了，那么治疗师早已做好了准备，马上就能帮助来访者在这些旧有的问题模式刚刚出现时就识别它们，然后探讨她感受到了什么样的威胁和危险，以至于让她撤回了新的、更有力量的人际行为。下面我们举例说明这种即时化的干预。

**治疗师：** 你刚刚冒险反对我的意见，这让你表现得更有力量。我希望你知道，我非常喜欢你这样做。但我也想了解一下，刚刚你在我面前表现得比以前更肯定，你觉得我对你是怎么想的？

**来访者：** 呃，嗯，我不确定……（停下）可能你并不真的喜欢我这样做，但你不能说出来……所以，你可能觉得我有点强势，就像我妈妈那样。但你也知道，我不想变成我妈妈那样。

**治疗师：** 不，你刚刚一点都不强势，我真的很喜欢你刚才的表现。我希望你多说一些，告诉我更多你的想法和感觉。

**来访者：** 好吧，但我爸爸确实离开了我们，他说再也不能忍受我妈妈的强势了。

**治疗师：** 我明白了。说出自己的想法，说出你想要的，曾经造成了很严重的后果。所以，你担心如果你对我表达了你的想法，我就会离开，是吗？

**来访者：** 我不知道，他人曾经这样做。

**治疗师：** 我不会离开的，但是有些人在过去离开了。在你现在的生活中，有些人不希望你变得更强大，但我认为有些人希望。我们需要分清楚，在你的生活中谁会支持你变强大，而谁又会因此惩罚你。但是，首先我们要达成一个共识，就是当我觉得你太强势、太苛求的时候，或者你担心我们之间正在发生类似事情的时候，我们都可以立刻停下来，开诚布公地把自己的想法说出来。这样，我能为我的反应负责，而你也可以说任何你想说的话，不需要考虑我在想什么。这样可以吗？

**来访者：**好，那我们试试吧。

在大多数治疗关系中，来访者的核心冲突会在来访者和治疗师的人际进程中暂时重演——这一定会发生。但无论是哪种心理治疗流派，在一段成功的治疗关系中，治疗师和来访者都不会让这种适应不良的关系模式持续下去。相反，他们会识别这种重复出现的模式并给它命名（如"顺从"的模式）。然后，治疗师和来访者在治疗中努力呈现一种新的人际关系，从而改变以前熟悉的旧有的人际过程。就像主体间取向的治疗师所描述的那样，对这种旧有模式的重现予以瓦解或脱离。一旦来访者发现，他们的冲突可以在自己和治疗师之间呈现出来并加以讨论，但并没有造成他们原来预期的、令人感到受伤或受挫的后果，那么他们的认知图式和对人际关系的预期就会得以扩展，从而变得更有弹性。这样，在治疗的这个关键时刻，治疗师就能相对容易地把治疗推进到下一个阶段（即修通阶段），帮助来访者把这种体验式再学习的经验扩展到与其他的日常人际关系上。

**案例四：通过使用过程维度解决性侵害问题。**新手治疗师往往对自己的表现要求过高，觉得自己需要做点什么让来访者有所转变，因此备感压力。不幸的是，治疗师自己的这些内在压力往往会变成让来访者改变的人际压力。治疗师或来访者往往察觉不到这种压力，也就不可能对它做些什么了。这种压力往往表现为，在没有对来访者进行足够的探索和了解的情况下，治疗师就过早地强调使用干预技术让来访者改变。除非治疗师已经对来访者在其他关系中的问题是如何形成的建构了个案概念化，对这些问题在他们的关系中可能会以什么方式重演有所预期，否则干预技术一般都会失败。相反，如果治疗师能以评估为导向并问自己："这个来访者的什么经历造成了他生活中的这种情况？"在此基础上，就治疗师和来访者之间的互动形成两到三个工作假设，包括来访者具体需要什么样的人际经验才能够帮助他们改变，这样干预技术一般才会比较容易见效。因此，我们鼓励治疗师不断询问自己："这意味着什么？"而非问自己："我应该做什么？"我们将会在下文中看到，第一个问题的答案往往也能解答第二个问题。

在不同的治疗流派中，有许多技术可供治疗师选择。选用哪种技术的关键在于治疗师要仔细观察来访者对治疗师所说的话、所做的事情的回应。也就是说，治疗师对自己所使用的干预技术有效性的评估需要基于来访者使用这种技术使自己在治疗中取得进步的能力。在来访者的行为反馈的基础上，治疗师需要有足够的灵活性，以便对自己所使用的干预技术进行修正，从而找出最适合某个特定来访者的干预方式。不幸的是，研究发现，许多治疗师并不具备调整干预方式使其和来访者的需要更加匹配的灵活性，而是很教条地使用一成不变的干预方式，不管来访者是否认为这些方式对他们有益。

我们需要用我们对来访者的理解指导自己采用哪种干预方式帮助其改变。我们用下面的案例说明这一点。这是对一位乱伦幸存者治疗的案例，我们聚焦在治疗过程中发生的两个关键事件上。在这两个事件中，治疗师使用的干预技术对来访者有重要的影响：对来访者的阻抗予以肯定性的回应和角色扮演。但是，并不是这两种干预技术本身促进了来访者的改变。这两种干预技术都取得了良好的效果，一个原因是，治疗师对与来访者的人际互动中到底发生了什么事先有清晰的理解，然后才据此实施这些技术；另一个原因是，治疗师能够在与来访者的关系的即时情境下和来访者一起工作，从而处理这些议题。

在治疗刚开始，桑迪向她的男性治疗师透露，她是一个乱伦的幸存者。理解到乱伦对来访者而言是多么大的一个背叛，治疗师判断信任将是他和来访者治疗关系中的一个中心议题。治疗开始的时候进行得很顺利。但不久之后，随着桑迪呈现的材料越来越重复，治疗进展逐渐变得缓慢。大概就在这个时候，桑迪叙述了两件不同的事，这两件事的主题都体现了对男性感到不安全。基于这一点和他们一直讨论的其他内容，治疗师假设桑迪正在通过这两件事将信任的议题带入治疗关系中，虽然桑迪自己并没有意识到这一点。随着他们的关系对桑迪越来越重要，这种关系似乎也激活了她的两个重要的担心：安全感和背叛。

为了回应蕴含在他们关系中的这些重要议题，治疗师开始和桑迪讨论他们之间关系中的信任，并且询问她对治疗师有什么不同的想法和感受。桑迪真心喜欢这个治疗师，并认为他对自己很有帮助。然而，当治疗师更深入地探索信任的议题并具体地问她和治疗师在一起感到是否安全时，桑迪虽然给出了肯定的答复，但这个回答听起来并不是完全真心的，也不能令人信服。随着他们越来越直接地讨论桑迪所遭受的虐待以及他们关系中的安全感，治疗师和桑迪很快就发现，桑迪慢慢地在情感上开始和治疗师保持距离。

治疗师对桑迪的担心做出了回应，他肯定了桑迪两方面的矛盾感受，并使用即时化对她的担心如何在他们的关系中呈现直接进行了讨论。

**治疗师：**我知道你有一部分是喜欢我、信任我的，但我也理解你的另一部分认为我是不安全的。我觉得这两种感觉都是有根据的，并且对我们之间的工作很重要。

**桑迪：**（微微地点了点头，做了个模糊的手势，表示她认为确实是这样。）

由于他们已经对信任和背叛这两个议题讨论了一段时间，有了一定的基础，治疗师认为这可能是一个对这些议题进行更加深入讨论的机会。治疗师并没有试图让她不要再担心，或者使她相信自己是值得信任的。相反，治疗师肯定了桑迪不信任的感觉，并且把这种不信任的感觉更明确、更充分地表达了出来。

> **治疗师：** 如果你冒险向我求助，而我却在某些方面辜负了你的信任，这对你来说是一种很糟糕的体验。如果我试图要和你有性的接触，或者与你形成另外一种关系，这会对你造成非常大的伤害。也许这个伤害甚至会让你不愿意再信任任何人，不再向任何人寻求帮助。
>
> **桑迪：** （流着泪，看了看治疗师，缓缓点头表示认同。）

治疗师继续使用即时化的干预讨论桑迪对男性的猜疑和被剥削的担忧。

> **治疗师：** 如果我在某些方面利用了我们的关系，我想你会感受到严重的背叛，为此感到无望。我想你可能会再次抑郁，还会再次进入一种感到自己受伤害和被利用的关系，甚至可能会开始出现不想活的想法。

治疗师以上面的方式和桑迪讨论，这就把桑迪的担心在他们目前的关系中凸显了出来。这时，治疗师观察到她的整个状态发生了转变。虽然她还是流着眼泪，但她变得专注，更加投入到治疗中，郑重地点头同意治疗师的话。随着讨论的继续，治疗师表达了自己的态度，并且将她的猜疑看成是她的一种力量。

> **治疗师：** 确实，我知道，如果我背叛了你对我的信任，这会对你造成多大的伤害，我完全不希望你再次体验到那种伤痛。实际上，我尊重你小心翼翼的这部分，这个不太确定是否要信任我的部分。对人不信任的这个部分是你的伙伴，是你的一个优势。我们需要这部分，因为她确保你不会再次受到伤害。所以我让你来带领我们的讨论，这对我们非常重要。你可以决定我们讨论的话题，按照你的速度进行，你也可以拒绝我，对我说"不"，我会尊重你设定的界限。

治疗师对桑迪的担心给予了非常肯定性的回应，对她没有说出来的、害怕在治疗关系中被背叛的担心进行了充分的工作。在这之后，重要的改变出现了。桑迪开始分享更多自己的故事。这与文献所述一致：使用即时化的干预能增强来访者在更深层次上进行自我探索的意愿，增强来访者体验和耐受强烈情绪的能力。在之前的治疗中，桑迪只是模糊地提及了一下她在童年时期遭受的虐待，但是她现在选择把它更清晰地说出来。在接下来的几个星期里，她带着强烈的情绪，详细地描述了小时候被比她大 12 岁的继兄性侵多年的痛苦经历。最开始她向亲生母亲求助，但母亲并没有支持她，而是否认了这件事，并且让桑迪不要再说类似的话。桑迪与继父是疏远的，继父也不怎么理会桑迪，所以桑迪根本就没想过向继父寻求保护。桑迪回想起，因为得不到帮助，她把自己关在壁橱里，关上门，一个人在地上坐了很长一段时间，她感觉很害怕、羞耻、茫然无措。桑迪和治疗师说，也就是在她生命中的这个时候，她意识到自己注定永远都是孤单的。治疗师对这段深入分享给予了共情的回应，肯定了她的经历，并且帮助她看到过去发生的家庭悲剧，与当前让她感到痛苦的问题和症状之间的重要联系。

在之前的治疗中，治疗师已经了解到，角色扮演对桑迪是一种有效的干预方式。而且桑迪也喜欢这种方式，认为角色扮演对自己有帮助。在某一次的治疗会谈中，治疗师向桑迪提出，想使用角色扮演技术，用不一样的方式回应她遭受的侵害。桑迪接受了这个建议。

**治疗师：**我希望当时能有人在现场，阻止他，保护你。虽然当时没有人在，但是如果我在的话，我会走进你的房间，打开灯，大声地命令他："停下！你现在立刻放开她，离开她！我看到你在做什么，这对她是不公平的！你在伤害她，我不会让你得逞的。"

治疗师像是正在对施虐者强有力地说出这段话。然后，治疗师把桑迪的衣服裹成一个球，把它当作小桑迪，然后给予"她"安慰。

**治疗师：**你现在安全了，他已经离开了。我会叫警察过来保护你，你以后再也不用担心他来伤害你了。

治疗师用这种隐喻的方式，给了桑迪在小时候一直渴望却从未得到的保护性的回应。这时，桑迪强烈的孤独感和羞耻感被唤起了。随着这些重要的感受在治疗中自然流淌，桑迪逐渐平静下来，她说："我不再是孤独的。我会好起来。"治疗师依然温柔地拿着"小桑迪"，问桑迪是否愿意加入，帮助他照顾这个仍需要帮助的小女孩。桑迪高兴地答应了。治疗师小心翼翼地把"她"送进了桑迪的怀中。

**治疗师：**这是小时候的你。她需要你敞开心扉对待她，给她一个家。你需要照顾她。就像我刚才做的一样，你要对她温和慈爱，而不是觉得羞耻。不要像他人那样把她推开，也包括像之前的你一样。你需要拥抱她，倾听她，听听她想要和你说些什么。我希望你和我一起照顾这个你，让这个小女孩不再孤单地躲在壁橱里了。

桑迪欣然接受了这份责任。之后，她带来了一个洋娃娃，用它代表没受到保护但需要被照顾的那个自己。虽然她一直认为自己没有吸引力，但她这次花了很多心思，找了一个自己认为很漂亮的洋娃娃来代表自己。

桑迪在遭受性侵25年之后才进入治疗。她很焦虑，非常不自信，几乎不能独自出门。但这次治疗几周后，她更新了驾照，再一次开车上路了。并且，她当上了服务员——这是她在六年内从事的第一份有薪水的工作。尽管她之前曾一直不让自己获得任何成就，但她现在在当地的一个社区大学读书，并且在很多科目上都拿到 A 的成绩。尽管桑迪曾经感到无助，一直充当受害者的角色，让其他人占便宜，但她逐渐变得更加自我肯定，更加开朗。当然，并非桑迪的所有问题已全部解决，但是长久以来的症状得到了缓解，她的生活转向一个新的轨道。

是什么让桑迪在这些重要方面变得更强大了？几个因素促成了角色扮演这种干预的效果。通过角色扮演，治疗师把桑迪的冲突带入治疗关系中，并且给她提供了她需要的修正性情绪体验。这次体验与桑迪当时在家里经历的情境形成了强烈的对比，她感到被保护、被肯定，感到适当的人际边界以及一种具有支持性的、抱持的环境。这种修正性情绪体验推翻了她认为"自己不重要，不足以让其他人照顾她、保护她"的病理性信念。治疗师充满关爱的回应也让她从认同父母对她的拒绝、冷落以及随之而来的羞耻感和自责转向认同治疗师以及治疗师对她的关怀。最终，这个新的、健康的认同让她能更好地照顾自己，并且认为自己确实是重要的，也让她第一次感觉在生活中并不孤独。这些具有深远意义的变化是由于治疗师对桑迪脆弱的部分进行了肯定性的回应。尽管只是通过角色扮演的方式，但是治疗师给桑迪提供的修正性情绪体验发挥了重要的作用，让她变得更强大，更有能力保护自己。

在本节中，读者已经发展出可以"看见"并思考在他们和来访者当前的人际进程中到底发生了什么的能力。如果治疗师觉得自己和来访者之间的人际进程没有修复性，或者不能促进来访者改变（例如，治疗师可能对自己说："我不喜欢这么做，这样做我们不会有进展。"），通常干预和改变的最好的方式就是使用过程评述。让我们更具体地讨论这一点。

### 使用过程评述，提供人际关系解决方案

现在，随着我们更深入地讨论过程评述（这在心理咨询文献中被称为即时性干预，在家庭系统文献中被称为元沟通），我们将更深入地讨论治疗师应该如何在治疗中使用它，并且让它促进来访者发生改变。研究人员发现，即时性干预可以强化工作同盟，增加治疗深度，促进更多个人议题的讨论，帮助来访者更充分地体验自己的想法和感受，帮助治疗师和来访者修复治疗关系中出现的裂痕，协商其中的问题，回应阻抗，并让其他干预方法更有效。即时性干预是非常强有力的干预方法，能明确治疗焦点，增加治疗强度。但这种干预方法不是给没有勇气的治疗师准备的，因为这通常被认为是在新手治疗师学习过程中最有挑战性的干预方法。我们已经了解到，过程评述需要与来访者讨论在他们当前的互动中可能正在发生什么，这要求治疗师能打破社交规则并在此时此地进行干预。

**治疗师：**我在想，你现在对我、对我们之间的关系的感受是什么？因为你刚刚冒险分享了很多事情。

通过这种方式，所有过程评述都能把治疗师和来访者之间的互动凸显出来，把治疗关系拿到桌面上讨论。在本节中，我们将讨论不同种类的过程评述，我们一直关注的重点是区分治疗师和来访者所讨论的内容和他们互动中的过程维度。当新手治疗师开始在来访者身上尝试使用这些过程取向的干预方法时，最普遍的挑战是要忍受自身的焦虑，修通过程评述与家庭准则、社会规则之间的冲突。对很多新手治疗师而言，和家人直接讨论他们之间的关系和互动是难以接受的，是一种禁忌。同样，很多新手治疗师在刚开始的时候会担心，讨论"你和我"对来访者来说太直接了，或者对来访者而言是一种不尊重。因此，选择什么样的言语进行过程评论非常关键。在前文中，我们已经提供了很多过程评述的例子，从中可以看出，过程评述可以是以尊重和合作的方式邀请来访者直接对话，而永远也不应该被视为一种对来访者的对抗或侵犯。接下来，我们将讨论有效使用过程评述的更进一步的指导准则，突出展示不同类型的过程评述，以及讨论如何使用过程评述让其他干预方法更加有效。

1. **使用过程评述的准则**。帮助新手治疗师开始使用这种强有力的干预方法的第一个指导准则是，**不要在个人的日常生活中使用它们**。我们正在讨论的即时性干预方法在刚开始时很难学习和运用，但经过几年的训练和使用经验的积累，我们会越来越熟练地使用这种方法。过程评述只限于在临床治疗中使用，这将使学习过程取向的治疗更容易一些。在个人生活和职业生活之间保持清晰的边界，将使学习过程变得简单一些。

许多新手治疗师都会误把这些过程取向的干预与自己熟悉但有问题的经历联系在一起，如被对抗、被置于难堪的境地及被侵犯。但是，过程干预一定不能带有任何对抗性、侵犯性或评价性的态度。过程评述只是治疗师对其和来访者之间可能正在发生的事情的一种观察，它由治疗师试探性地提出并邀请来访者一起探讨。治疗师要很谨慎地使用自己对来访者的体验，**试探性地询问来访者在他们之间有什么事情正在发生**，并且把这种体验当作对来访者的邀请，让来访者参与讨论，分享双方的看法和感受。像我们之前看到的一样，试探性地提出过程评述（"这听起来好像……""我在想你是否会……""也许……"）比直接挑战来访者（"我认为你……"）更有效果。

> **治疗师：**当你在谈论他以及你们之间发生的事情时，我在想你是不是可能也在说我们之间的关系。我们之间有发生过类似的事情吗？
>
> **来访者：**嗯，有的，你是治疗师，在这里，你永远都是控制方向的人。
>
> **治疗师：**感谢你这么直接地把它说出来。我很高兴我们现在能对它进行讨论，从而做些改变。感觉我像是这里的掌控者，这肯定让你不太舒服。多说说这个方面啊。

对大部分新手治疗师来说，提出这样一个问题，并且如此直接地询问来访者"你和我"之间正在发生什么，这会引发他们的焦虑。对我们大多数人而言，这样做违背了我们在社会中与他人交往和谈话的方式。但是，这些简简单单的过程评述能够揭露治疗师和来访者之间重要的潜在冲突。如果该冲突不被揭露出来，它就会在治疗中持续下去，潜在地发挥作用，并且对治疗构成阻碍。

在首次治疗时，对来访者就过程评述做一些心理教育，这很重要。如果来访者没有期待这种干预，对它没有心理准备，那这个方法一般不会太有效。如果毫无缘由地，突然就对我们之间的关系或我们当下的互动予以评论，这通常会让来访者吓一跳。来访者会措手不及，他们不知道治疗师的意图是什么，因此可能会变得充满防御性，而这也是新手治疗师普遍担心的。我们并不希望发生这样的事情。为了防止这种情况发生，治疗师可以在初始接待或首次治疗中，给来访者做一些心理教育，让其知道在治疗中会出现很直接的互动，让来访者做好心理准备。例如，治疗师可以和来访者开诚布公地讨论，针对他们之间的互动要在多大程度上更加直截了当，确定新的社交规则。

> **治疗师**：在治疗中，最有帮助的一点是，你和我可以对我们日常的社交规则做一点点修改，让我们能比平常更直接地和彼此对话。你可以帮助我，从而能够让我更好地帮助你的一个最好的方法是，当你觉得我做的事情对你没有帮助、你不能理解，或者哪怕只是你感到哪里不太对时，把它说出来。你觉得这样可以吗？在你感到我做的对你没有帮助的时候告诉我，你觉得这样做你会怎么样？
>
> **来访者**：嗯，有点矛盾吧。我刚开始和我妻子或者朋友说我有多抑郁的时候，我就能看得出来他们真的不想听我说。他们人都很好，但是他们还是会觉得不舒服。我喜欢你刚刚说的，我们之间可以直接对话，这是我需要的东西。但是我受到的教育是要尊重他人……所以让我挑剔、批评你，我觉得有些困难。
>
> **治疗师**：我完全不会认为你是批评我，或者不尊重我。事实上，我会觉得这就是我们在一起工作。如果我做了一些对你没有帮助的事情，我不希望你因此生气，然后离开治疗，也不想让你很好心地顺着我的意思。我希望你可以把它说出来，告诉我。那么我就能做出改变，这样就更能帮到你。
>
> **来访者**：嗯，好吧。你要是这么说的话，那听起来很好。
>
> **治疗师**：好。我认为如果我们能时不时地直接讨论我们之间的关系，看看当时我们俩在做什么，或者我能给你一些反馈，告诉你当时我看到的和在思考的事情，那么这对我们的治疗将是会有帮助的。你对我们用这样直接的方式一起工作有什么顾虑和想法吗？我可以试着回答你。

除了给来访者做心理教育，让他们了解治疗过程，治疗师也可以通过情境性或前言性的开场白，帮助把治疗过程过渡到对"你和我"的更直接的交流中。例如，在前几次做即时性干预之前，治疗师可以给来访者使用一个介绍性的开场白，告知来访者他们的谈话将要转向一种新的方式。

> **治疗师：** 我能不能在这里短暂地打破一下我们通常的社交规则，问一下你，我们之间可能正在发生的事情？

如果治疗师用尊重的态度向来访者提出过程评述，试探性地分享自己的观察（例如，有时候我发现我在想你是否……），邀请来访者共同合作（例如，这是我看到的，你是怎么想的），使用这些情境性的开场白（例如，我想比一般人更直接地谈论这件事情，这样你觉得可以吗），那么来访者对过程评述就会有较好的回应。

这些情境性的开场白能够帮助来访者理解治疗师的用心，即治疗师将流于表面的谈话以一种更直接的方式转向邀请来访者更深入地参与治疗过程。采用这种方式，不仅不会使来访者感觉受到威胁，大部分来访者会很欢迎这种方式，因为这种方式让他们感到可以安全地谈论在此时此刻可能发生了什么。

与来访者进行元沟通，即讨论他们之间的交流，对来访者无疑具有一定的挑战性。为了更有效地在过程维度上工作，治疗师也需要采用支持和保护来访者自尊的方式，以平衡这种挑战。和其他干预方法一样，过程评述可能会被治疗师以一种生硬、指责或其他无效的方式使用。而温暖、巧妙、带着好奇心和幽默的态度能让所有干预方法更加有效。最后，治疗师也可以和来访者核查一下，让他们谈谈自己对刚刚使用的过程干预的感受。

> **治疗师：** 我在想，当我问你对我们之间一起工作有什么感受时，你是什么感觉？我知道一般大家不会直接说出两人之间发生的事情。那你是怎么想的呢？

2. **不同类型的过程评述**。治疗师可以使用不同类型的过程评述或即时性干预，以实现不同的目标。让我们一起看看这些干预方式。

唐纳·基斯勒（Donald Kiesler）是这个领域中的一个睿智的先驱者，他讨论了"对治疗具有影响力的披露"。通过使用这种过程评述，治疗师可以披露自己此时此刻对来访者的感受，或者在此时此刻的互动中到底发生了什么，这样就能给来访者提供一个反馈，让来访者了解自己和他人相处的方式对治疗师有什么影响（这也很可能是对其他人的影响）。在这里，治疗师选择性地表露了来访者在此时此刻带来了什么影响。

> **治疗师：** 我觉得我要了解你很困难，就像我们之间有一堵墙，或者有一段距离。你是怎么看的呢？你有听其他人对你说过类似的话吗？
>
> **来访者：** 有，其他人有说过，说我不允许他人太靠近我。

> **治疗师：**你能帮助我更靠近你，更理解你吗？
>
> **来访者：**我想，我确实不太开放自己。对我来说，要信任他人总是不那么容易……

　　通常，来访者生活中的其他人不会给来访者这样的反馈，虽然这些反馈实际上可能会对来访者有帮助，因为其他人担心这会"伤害来访者"，或者会"让他很生气"。但是治疗师不能回避这些对来访者生活中的问题有帮助的人际反馈。相反，我们可以在小心呵护来访者自尊心的同时，给予情境性或前言性的开场白，寻求来访者的允许，让治疗师说一些他们想分享但也可能会让来访者误会的事情。这样做会给来访者一种非常不一样的感受。

> **治疗师：**鲁宾，刚才我感觉到了一些东西，它可能会帮助我们理解你生活中和其他人的关系在什么地方出现了问题。但是我担心如果我说出了我的体验，给你我的一些反馈，你可能会误解我的好意，会觉得我在指责你。但这完全不是我想要的结果。所以，我能请求你允许我直接说出对你的反馈吗？这个反馈是关于有时你对我的影响，也可能是对其他人的影响。

　　客体关系和沟通理论会用"元沟通"这个术语，借以说明给来访者提供一个关于当前互动的反馈，特别是把它当作一种方式，用以了解来访者没有言明的、某段关系在来访者情绪或感受上是什么性质。

> **治疗师：**帕特，我可能是不对的，但我想和你确认一下我的感受。有时我感觉如果我没有完全站在你这边，你就不会对我说任何事情，并且觉得被我冒犯了、我对你不忠诚。例如，我觉得，如果我说"听起来你的丈夫当时说得很有道理，你考虑一下他说的似乎是很合理的"，你就会在治疗结束时直接走出房门，不会再回来。这些仅仅是我的想法呢，还是你确实有可能这样做呢？

　　在此，和之前一样，人际反馈的难点在于，首先要有一个情境性的开场白，提示来访者你准备要说些什么，表明你的善意。在给来访者反馈之后要和来访者确认他们的感受，询问他们对这个反馈的想法。这些简单的步骤能让治疗师给来访者提供一个真诚的、对来访者有帮助的反馈，但不会让来访者感觉不被尊重或被指责，而这种不被尊重和被指责的感觉在来访者的其他关系中经常出现。

　　治疗师还有另一种使用过程评述的方式，它能给来访者提供他人不愿意提供但对来访者有帮助的人际反馈。这个方式就是承认在治疗师与来访者的对话中蕴含的一些潜在的信息，如一些潜台词或者暗示"你和我之间"关系的语句。这种过程评述将这些潜在的信息公开化。

> **来访者：**人都是很挑剔的。不管你对他们说什么，他们就会开始教导你应该怎么做。
>
> **治疗师：**"人"都是挑剔的，而且他们告诉你太多你应该怎么做。我理解你为什么不喜欢这种

人。你知道吗，我在想我们之间有没有发生过类似的事情。我不希望我是挑剔的，也不想教导你要怎么生活。但是也许我犯了一些错，做过类似的事情，但自己却没有意识到。希望你能坦诚相告，我曾经有做过类似的事情吗？如果有，那让我们对这件事进行讨论，这对我们的治疗会有帮助。

**来访者：** 好吧。我能从你脸上的表情知道，你真的认为我做错了什么。

**治疗师：** 我很高兴我们能讨论这件事——我觉得这里存在一些误解。虽然我不知道你指的是我的哪个表情，但是，没有，我当时确实不认为你做错了。要不这样：下一次你看到我有那个表情，或者认为我不赞同你的时候，你可以马上打断我并且告诉我吗？这样我们就能把它谈清楚了。

治疗师可以找到一些安全的方式，把这些对人际关系至关重要的信息凸显出来，讨论这些关于"你和我"的重要的潜在信息，而非对之予以回避，当作什么事情都没有发生过。还有一种使用过程评述给来访者提供人际反馈的方式，就是把他们刚刚所说的话中矛盾的、不一致的和混乱的信息凸显出来，或者帮助来访者发现他们的言语和行为之间的不一致。

**治疗师：** 保罗，你在和我说一个很让人伤心的故事，但是你的态度像是对它并不在意，就像它对你没什么影响。可以帮我理解一下我接收到的这两个方面的矛盾信息吗？这是一个让人伤心的故事，而你用一种漫不经心的态度把它讲述了出来。

提供人际反馈以及所有过程评述的难点在于，我们要用哪种方式向来访者表达。声调和非言语信息往往会比我们的语言传递出更多的内容。新手治疗师也会发现，如果他们在提供人际反馈时能邀请来访者参与其中，让反馈变得更准确，那么这种人际反馈对来访者就会更有效。但是，这种做法可能会与新手治疗师在专业训练时通常带有的、要对来访者"友好"、避免与来访者产生人际矛盾的人际应对策略相冲突。为了帮助新手治疗师把过程取向的干预方法整合到他们的工作中，授课老师和督导师需要给他们提供相应的理解和支持，以便他们能修通这些常见的反移情倾向。

让我们在两种干预方式上做一个重要的区分：一种是常用的治疗师的自我披露，另外一种看上去与之类似，但实际有很大不同的治疗师自我卷入式的陈述。自我披露是指表达治疗师自己过去的个人经历（例如，治疗师：我父亲也会这样做……），而自我卷入式的陈述则是指治疗师在听到来访者的话或者看到来访者做的事情后，有选择地表达自己的某些想法和感受。自我披露往往会把来访者对自己经验的关注转移到治疗师身上，对亲职化和焦虑型依恋的来访者而言，这一种是很熟悉但又有问题的方式。相反，自我卷入式陈述能把关注点一直维持在来访者身上，揭示在治疗关系中刚刚发生的事情以及来访者刚刚所说的、所做的对治疗师的影响。

> **治疗师：**不，我并不认为我在评判你周六晚上和他做的事情，但是我在担心你的安全，我在想你是如何把自己置于这种容易被伤害的情境中的。

治疗师使用自我卷入式的陈述和来访者分享自己对他们刚才说了什么和做了什么的反应，这向来访者表明了治疗师在治疗过程中的投入和共鸣，并且把造成来访者问题的人际关系模式凸显出来。让我们看看下面的对话。

> **治疗师：**鲍伯，刚刚我感觉不太舒服。你刚刚对我说话很大声，感觉像是在生我的气。当你在生活中这样对带其他人的时候，他人一般会怎么回应你呢？

一般来说，在生活中其他人是不会这样回应来访者的。但治疗师能够给来访者提供这些非常重要的人际反馈，那就相当于送给了给来访者一份礼物。我们需要做的是，找到一种支持性的、非批判的方式，让来访者能从他人的眼睛里看到自己，了解自己对他人造成了哪些不良的影响（如经常让他人感觉被威胁、不堪重负或者对来访者感到厌倦），帮助来访者发展自我反思的能力，让他们具有更好的人际功能。

"治疗师使用自己"是另一种类型的过程评述。这种方式能帮助治疗师处理阻抗，把治疗同盟中潜在的问题和关系裂痕变得公开化，让治疗师有机会弄清楚并解决这些问题和修复关系。实际上，最适合使用过程评述的时刻是治疗师感觉治疗进展得不太顺利的时候。当新手治疗师感觉双方之间的互动方式开始变得重复，或者感觉卡住了，或者感觉治疗失去了焦点，这个时候，"治疗师使用自己"是一个有效的选项，即治疗师谨慎地把自己当时的体验作为一种干预和提供帮助的方式。

> **治疗师：**（治疗师心想，我觉得这样做不会有什么进展……上周发生了太多的事情，但是我们现在还是停留在原地……）我现在感觉有点困惑。我不确定我们现在所做的将会把我们带到什么地方，或许是我没能理解什么对你是最重要的。你可以帮帮我吗？
> **来访者：**是，我刚刚确实毫无方向——最近我无法集中注意力。也许我比我自己意识到的还要焦虑，自从……

随着治疗师的经验越来越丰富，对自己越来越自信，他们就越容易冒着"不知道"的风险，更开放地探索治疗关系中可能发生的事情。当治疗师自己感到困惑或者觉得治疗陷入困境时，更自信的治疗师会意味深长地运用自己的主观体验（把自己的内在对话过滤后）形成个案概念化并与来访者分享和讨论相关疑问和对治疗的担心。

> **治疗师：**我感觉我们在这次治疗刚开始的时候都很投入，我们都很专注，治疗也进展得很顺利。但是现在好像有些不一样了，好像不知道从什么时候开始我不能理解你了。这是我的误解吗，还是说你也感觉有一些东西不太对劲？你觉得我们之间发生了什么？

"治疗师使用自己"往往能让新手治疗师获得对治疗做出重要干预的良机。

> **治疗师：**现在我在想，你会不会觉得我也希望你"忘记这件事，让它过去"，就像你告诉你妈妈说叔叔性骚扰你时，她对你说的那样。
>
> **来访者：**你当然会这样想。这不是治疗师一直在做的事情吗？告诉你如果你不原谅他，不忘记这件事，你永远都不能从这件事中恢复过来。
>
> **治疗师：**不，我完全没有那样想。我很支持你这个强大的部分，不想在他人的否认面前屈服，也不想顺从他人给你的要你保持家庭团结的压力……

如果治疗师能够用这种方式推翻来访者的错误信念，那么这将是一个对来访者有深远影响的经验。我们在这个例子中看到，"治疗师使用自己"往往能够创造一个机会，从而给来访者提供一种具有深远影响的修正性情绪体验。

**3. 使用过程评述促进多种干预的效果。**这些即时化的干预聚焦于此时此地，聚焦于"你和我"之间发生了什么，它们对其他干预方法也有促进作用。亚隆最精确地表述了这种干预方法：过程评述是"燃料电池"，能够使许多不同的干预方法更加有效。其他人将其称为"调节变量"，因为其对很多不同的干预方法都有重要的影响。现在，让我们简要地学习如何使用过程评述促进之前提到的一些干预方法的效果。

过程评述可以促进共情并帮助修复关系裂痕。在治疗早期，治疗师主要是通过对来访者的准确共情建立工作同盟。准确的共情就是让来访者在谈论下一个议题或经验时，不断使来访者感到"我的治疗师懂我"。但是，要做到这一点并不容易。准确共情不只是复述来访者刚刚说的话这样"简单的反映"。来访者不喜欢多次听到这样的复述。共情要比复述难得多。这是一个"复杂的反映"，需要治疗师识别出来访者刚才说的话中蕴含的问题的关键、主要情绪、感受和基本含义。要持续一致地捕捉这些信息，治疗师需要过程评述的帮助。过程评述帮助治疗师不再把共情当作一种个人特质，而是把它当作治疗师与来访者之间共同合作的人际进程。

> **治疗师：**刚刚我在听你讲的时候，感觉好像他对你那样说让你觉得自己是不重要的，就像几乎被抹杀了。我理解得对吗？也许你可以帮我把这个意思表达得更清楚一些？

准确的共情有助于建立治疗同盟。但是治疗师的共情立场常常会动摇，让治疗同盟产生裂痕或常常造成误解。遗憾的是，研究发现，来访者往往不会把他们的担心及其与治疗师之间出现的问题说出来。而且，治疗师也常常回避这些问题，不主动询问来访者。治疗师和来访者之间这些潜在的、未解决的误解是有危害性的，它会破坏治疗同盟，导致治疗失败。治疗师不能无视这些冲突，或者用指责来访者的方式或置身事外的态度回应这些冲突。治疗师需要使用过程评述，秉持对咨访关系的肯定态度，在这些问题发生的当下解决它们。要做到这一点，需要治疗师用中立的态度观察正在发生的事情，对来访者保持好奇的姿态，或者试探性地提出在他们之间可能正在发生的问题和误解。

> **治疗师：** 此时此刻，好像你一直在让我指引治疗方向。而我却在试图让你带领，然后我加入你发起的讨论。让我们一起来更好地解决这个问题。你觉得我们之间在发生什么？

除非治疗师和来访者能讨论他们关系中的问题，把这些问题谈清楚，否则治疗就会停滞不前。在问题出现的时候能予以处理，这也给来访者提供了一个重要的"社交实验室"，来访者可以在这里学习如何处理和解决与他人的冲突。但是，大多数新手治疗师会发现，对来访者保持支持性的姿态远远比询问来访者"你和我"之间的潜在问题或者尝试直接解决这些问题简单得多。许多新手治疗师和他们的来访者一样，还没有在自己的原生家庭中习得如何处理这些问题，甚至发现他们无法在原生家庭中解决这些问题，因为很多时候，在他们的原生家庭中还没有一个安全的机制，以便修复自己与依恋对象的关系中的裂痕。

过程评述也提供了一种回应强烈情感的方式。我们一直鼓励新手治疗师对来访者做出邀请，不管他们感受到什么样的情绪，都公开欢迎他们将这些情绪体验带到与治疗师关系的此时此地的情境中。通常，"治疗师使用自己"和使用自我卷入式陈述是治疗师回应来访者强烈情绪的重要方法。在这两种方式中，治疗师都会选择性地表达一些自己的个人反应。

> **治疗师：** 我了解这件事对你造成了很大的伤害，以及它有多让你伤心。我现在觉得和你在情绪、情感上是相通的，我希望你不像之前说的那样，感觉自己是孤独的。对你来说，冒险和我分享这个部分是怎样的感觉呢？
>
> **来访者：** 我很伤心，但这次不一样。我不是一个人……好像没有那么难以承受。

用这种新的、不同的方式回应来访者的感受，通常是治疗师提供对来访者有重要影响的修正性情绪体验的最有力的一种方式。

此外，治疗师主动探索和理解自己和来访者当下的互动也能促进治疗师针对来访者的移情反应进行工作，或者促进他们修正其在认知图式或内在工作模型上的歪曲。

> **治疗师：** 你觉得如果你决定要那样做，我对你会有什么反应？我私下里对你会有什么想法或

感受呢？

**来访者：**嗯，我知道你是一个好人，但我认为你内心肯定在评判我……

在受训初期，很多新手治疗师觉得提出这样的问题似乎是不可想象的。但是，过程评述是呈现问题的有力技术。它会把来访者的内在工作模型，即来访者对于自己的病理性信念以及对治疗师和他人的错误预期凸显出来，使治疗的焦点变得清晰。对大多新手治疗师而言，如何在治疗中发展出治疗焦点是最难提高的技术。治疗焦点的形成过程往往是复杂的，而且它在治疗开始时一般会很模糊。但是，通过使用过程评述，询问来访者认为治疗师会有什么想法和反应，能够把来访者的关键问题暴露出来，帮助来访者和治疗师发现问题出在哪里。

最后，让我们了解过程评述是怎样让来访者获得修正性情绪体验的。所有这些过程评述的一个共有主题是，把来访者与他人之间的议题和担忧与在咨访间发生的事情联系起来。通过这种方式，来访者与其他人之间的问题不再是仅仅被抽象地讨论，来访者实际上是在与治疗师的真实关系中重新体验这些问题并潜移默化地解决它们。这些出现在来访者与治疗师之间的"生动的再学习"或者说"体验式再学习"会反过来给来访者赋能，使来访者在与重要他人的关系中出现类似的问题时开始改变自己的回应方式。

我们下面举例予以说明。假设有一个来访者，他在不断的叙述中呈现的一个基本关系主题是他不断陷入与他人的控制权之争。为了能够解决来访者与他人之间的这个问题，治疗师需要首先找到一种有效的方式（不是指责、对抗的，而是巧妙的），让这个控制权问题凸显出来，能放在桌面上讨论。为了做到这一点，治疗师可以说出自己的猜测，或者试探性地询问来访者这个议题在他们之间出现的可能性。这样治疗师就能和来访者在他们的关系中一起直接探索这个议题。

**治疗师：**我们之间也曾出现你描述的这类控制权斗争吗？你和我，在我们的关系中，有曾经试图控制对方吗？

确实，用这样的过程评述把来访者与他人之间的问题带入此时此地会让新手治疗师望而生畏。然而，通过谨慎地冒险，治疗师使用过程评述可以把此时此刻的即时性带入他们之间的治疗互动中，使这种互动变得具有现实意义。来访者不仅仅在理智层面讨论与他人的问题。相反，他们是在这些问题发生的当下真实地、有建设性地处理它们。对于一些来访者而言，这可能是他们第一次对自己的问题有这样的体验。如果治疗师能等待合适的时机（例如，治疗师可能会感觉到："现在提出来，可能会有效"）进行过程评述，改变的机会就可以信手拈来。

新手治疗师需要一些例子学习如何处理与来访者的冲突，理清它们。接下来让我们看看，针对关系中的控制议题，治疗师在以下三种挑战性递增的情境下该如何处理来访者的回应。

### 回应一：来访者不同意治疗师的反馈

来访者不同意治疗师反馈的例子，可能像下列的示范一样。

> **来访者：**不，我不觉得我们在相互争夺控制权，我们之间没有发生这样的事情。

根据来访者反应的独特性，对大多数来访者而言，这种方式的回应可能就足够了，因此，治疗师也就不再需要进一步探索了。但是，由于控制这个议题经常出现在来访者的其他关系中，所以治疗师不能只满足于表面的理解，而是需要更深入地进行探索。例如，治疗师可以利用来访者的回应，探索他们之间的关系与其他人有何不同。

> **治疗师：**好，我很高兴我们之间不存在这个问题。那你觉得什么让我们的关系不同于你和其他人的关系呢？

来访者的回答通常会提供有用的信息。

> **来访者：**你尊重我，这就是为什么会不一样。

为了形成治疗焦点，治疗师可以就来访者的这个回应继续探索来访者在其他关系中对于不被尊重的担忧——这是一个重要的人际关系议题，也是治疗的一个切入点。在此基础上，治疗师也可以帮助来访者相信，在生活中，他也可以和其他人建立同样的、相互尊重的关系。此外，治疗师正在给来访者做示范，当来访者感到这种令人不快的对控制权的争夺正在发生的时候，如何找到更多有效的方式与他人就这种冲突进行沟通。

### 回应二：来访者否认治疗师在冲突中的相关性，从而回避即将发生的冲突

> **来访者：**我们没有陷入对控制权的争夺，因为我们之间不是真正的关系。你只是我的心理治疗师。

在上面的反应中，来访者试图与治疗师保持距离，这是一种常见的防御反应。如果这种防御能够被提出来讨论并加以解决，那么治疗将会取得很大的进展。在这个时候，最重要的一点是向来访者澄清，治疗师和来访者之间建立的真实关系已经持续一段时间了，虽然这段关系存在一些限制。例如，治疗师说："确实，我是你的治疗师，所以我们的关系在很多方面与你日常的社交关系不同。但我很好奇，是什么让你感觉我们之间不是真实的关系呢？"然后，治疗师可以开始探索，如果来访者更有意义地参与到这段关系里，会面临什么样的威胁。

**治疗师：** 假如我们的关系让你觉得更"真实"，那我们之间会有什么不同呢？或者说，你与他人之间出现的问题会不会在我们之间出现呢？

**来访者：** 嗯，那我可能就更要担心，你可能对我有什么需要或者想从我身上得到什么。

随后，治疗师就能和来访者约定共同留意这些刚刚被重点讨论的来访者的担心，一旦这种在日常生活中发生的担心出现在他们的关系中，就马上予以讨论。治疗师需要避免抽象地提出这些有问题的关系模式（例如，因为治疗师思考过这些模式，所以在下一次会谈的开头就提出），而是要等到来访者在当下的互动中体验到这些担心时再提出，这样做通常会更加有效。

### 回应三：来访者对治疗师的问题给予肯定的答案

**来访者：**（恼怒的语气）当然是你在控制！无论我是否说完了，你都坚持我们要按时结束。而且你对这种控制拐弯抹角，但是我知道你一直在努力掌控全局，让事情朝你想要的方向发展。

很多新手治疗师对这种"指责"式回应感到害怕，所以可能会避免使用过程评述，以保护自己免受批评。新手治疗师往往只看到这些批评的表面，如果来访者用这种方式反对他们，他们就真的认为自己在什么地方犯错了，或者真的认为自己控制得太多了。当然，治疗师也许实际上真的过于控制，这种可能性治疗师必须加以考虑，如果真是这样，那就在必要时承认它；但是在反思之后，如果发现来访者的反应好像更多的是由他们自身的认知模式造成的，而不是因为治疗师真的对他们做了什么，那么，来访者的这种反应不仅不会给治疗造成问题，反而可以成为治疗的一个重要切入点。

来访者与其他人的冲突也在此时此刻与治疗师的关系中呈现了出来，如果治疗师和来访者能够公开承认这一点，那就创造了一个机会，使治疗师和来访者能够更直接地探讨这个冲突的议题并在他们此时的关系中一起合作解决这个冲突。为什么我们要不断地、反复地强调这一点呢？因为只要来访者感觉在被治疗师控制，治疗师就不能帮助来访者解决其与日常生活中他人之间的这个问题。但是，通过把治疗关系当作"社交实验室"，治疗师就能运用他们自己与来访者的互动，用以下方式逐渐改变来访者适应不良的关系模式或认知图式。

1. 保持非防御性的态度，尽可能接受来访者担心的合理性。

**治疗师：** 是，我们确实需要按时结束，这让你觉得不自在。我能看到这种时间上的限制引起了你在控制这个议题上的担心。

2. 进一步探索来访者的看法，与他们一起合作，更好地理解他们。

> **治疗师：** 当我尝试把我们的讨论带往某一个方向时，你觉得我在想什么？在你看来，我当时做的事情像是要做什么——你觉得我的目的是什么？

3. 把治疗师与来访者生活中的其他人"区分"开。

> **治疗师：** 是的，我确实对治疗的走向有些自己的想法。但我对让你带领我们下一步治疗的方向也感兴趣。实际上，虽然你上周不同意我的意见并说出了你的想法，但我确实喜欢你这么做，所以这可能让我与你生活中的其他人不同。我希望我们都能说出自己想说的话，而不觉得被对方控制。这样我会觉得我们的关系更加有深度、有活力。你觉得呢？

4. 体察来访者在治疗关系中呈现的担忧，向来访者表达在以后的治疗中用不同于过去的方式处理这个问题的意愿。邀请来访者，让他们在发现双方有冲突发生的时候，告诉治疗师。这样他们就能一起把问题讨论清楚，并且尝试解决这个冲突而不让它在治疗关系中继续存在。

> **治疗师：** 在我们的关系中，我不希望你像在其他关系中那样被他人控制。这对你、对任何一个人而言都是糟糕的。我们可以尝试对它做点什么。从现在开始，我会留意时间，在我们结束前 5 分钟告诉你。只要你感觉我在把话题朝别的方向引导，或者感觉我在用其他任何方式控制你，请马上告诉我。我们会立即停下，弄清楚正在发生的事情，并且改变它。我们还能做什么来改善这点呢？说说你的想法。

　　上面这些方法在一些来访者身上很容易就会见到效果，但对另一些来访者则不然：他们会坚持和之前一样有缺陷的人际关系模式。但是，如果治疗师愿意保持非防御性的姿态，并且忍耐自己不舒服的感受，大部分来访者对治疗的参与度会显著提高，会更有动力探索这种有问题的人际模式以及其他相关的议题。如果来访者不断地发现，原本预期的情况在治疗师身上并没有发生，那么他们就会体验到比之前更多的人际安全感。那么，重要的新议题、病理性信念以及之前让他们感到有威胁的感受都会在这个更安全的人际关系中出现。这给治疗提供了新的材料，能够让治疗师和来访者继续探索，并且让治疗焦点逐渐变得清晰。通常，许多来访者会在接下来的一周内尝试在他人身上使用这种新的人际互动模式，在生活中测试他们在治疗师身上体验到的感受。来访者往往会在后续的一两次治疗中向治疗师讲述他们正在生活中尝试改变自己的人际模式，用和之前不一样的方式回应他人。下面，我们将探讨几个治疗师不愿意使用过程维度进行治疗的原因并提供一些实践指导，帮助治疗师克服这些困难，开始使用过程评述同来访者工作。

## 治疗师对使用过程维度工作的初始抗拒

卡伦处于第一年实习期，目前正接待她的第一位来访者。她的来访者说的每一件事情似乎都不重要，就好像自己在无所事事地絮叨。卡伦感到有些厌倦，即使她知道来访者自己也觉得这没有什么意义，但没有人提出这一点。前几次会谈的情形都是这样，卡伦感到很尴尬，感觉越来越糟糕。她开始不仅不再享受这些治疗会谈，而且几乎开始害怕它们，因为她知道，没有任何有意义的事情会在这些会谈中发生，她感到自己失败了。卡伦虽然礼貌地坐在来访者面前，但感到胃里像是结了一个硬块，她很担忧，她对自己说："作为一个友好、有共情能力的人，只是倾听来访者的絮叨，不会有任何帮助。可能我选错了行业，我不确定我真的能做这个……"

卡伦的督导师听出了她的沮丧，想要帮助她。他建议卡伦同来访者讨论一下她在治疗中的这些感受，并和来访者做一下核查，是不是来访者也有相同的感受呢？例如，督导师建议卡伦对她和来访者的互动公开进行反映，并且用角色扮演进行示范，卡伦可以像下列示范这样说。

"有时候我想知道，你所说的话对你来说是否真的最重要？"

"你和我或其他人谈论对你有意义的问题或私人的事情时，你的感受是什么？"

"每周来和我讨论，你的感觉怎么样？你觉得哪些部分挺好，哪些部分没有帮助呢？"

卡伦知道这是她应当做的，但她绝对没办法让自己说出这样的话。她无法做到直截了当，她同来访者或其他任何人都做不到这样说，她就是不能。卡伦从来没有用这样的方式同她的家人或任何一位朋友说话，并且一旦想到这么直接可能会伤害来访者的感情，或者如果来访者确实做了回应，但她又不知道接下来该怎么做，这些都会让她感觉很崩溃。

卡伦的来访者没有来进行第四次会谈，也没有提前取消会谈。卡伦并不意外，因为她知道这一定会发生。她感觉自己失败了，因为她知道结果本来可以不同并且应该不同。她的督导师很友善，给了她一个建议，也是一个挑战。他说卡伦可以尝试给来访者打电话，并且邀请来访者回来再参加最后一次会谈，谈谈来参与治疗有什么好的和不好的感觉；如果来访者想继续，可以考虑一下他们可以一起合作的其他方式；如果来访者不想继续，也可以有一个告别的机会，结束这段关系并进行转介。想要修复关系的希望胜过了卡伦的焦虑，她打电话给来访者，与其说了和督导师角色扮演时说的几乎一样的话。当卡伦说他们可以讨论其他一起合作的方式时，她碰到了重要的议题。来访者询问："你这样说是什么意思呢？"于是卡伦直接表达，说自己在会谈中太安静了，如果自己可以更积极并且提供更多反馈，或许来访者能更加受益。来访者立即对此做了回应，说卡伦是"一个很好的人，她也确实需要更多的帮助"。来访者同意再来参与一次会谈。在这次会谈中，他们继续直接讨论如何才能更有效地在一起工作。卡伦变得更加积极、直接，并且更投入会谈，来访者也决定继续治疗。在这次会谈后，卡伦感到大大地松了口气，并且第一次感到自己是一个对来访者有帮助的治疗师。

在本小节中，我们探索为什么一些新手治疗师（如卡伦）不愿意采用过程取向的干预，不愿意同来访者直接讨论他们之间的关系和互动。虽然治疗关系通常是促进变化的最佳工具，但是让新手治疗师冒险尝试说类似下面的话，这可能会引起他们的焦虑。

**治疗师**：那种被忽略或被漠视的问题，是否也在这里继续——在我们之间的关系里发生？

和来访者一起直接讨论两个人之间的议题，这打破了大多数治疗师从小接受的常规文化和家庭规则。因此，这种直接沟通带来的即时性使一些新手治疗师在一开始就不愿意做过程评述，也不愿意探索来访者与其他人的问题是否在治疗关系中上演。接下来让我们看看新手咨询师在开始使用即时化干预时的六种担忧。

1. **不确定干预的时机**。因为新手治疗师还没有足够的经验使他们能够注意到过程维度，也就无法同来访者一起沿这个维度追踪在他们的互动过程中发生了什么。他们通常不确定什么时候或怎样使用过程评述。随着受训者积累的经验更多并开始将他们在临床培训中所获得的复杂的、新的知识和信息整合起来，大多数受训者都会对使用过程维度进行干预感到很舒适。通常的顺序是，首先，治疗师发现他们能识别出一些重要的事情正在他们和来访者之间发生，但是他们不能讲出来或者无法利用他们所观察到的。尽管这通常会让新手治疗师感到沮丧，但这是一个好的开始。通常情况下，如果新手治疗师能够"看到"过程维度，一般几周或数月后，他们就有足够的自信能够开始将自己所观察到的提出来，同来访者讨论他们所观察到的是不是真的在发生。他们需要冒一定的个人风险，对来访者提出类似下面这样的建议。

**治疗师**：我在想我们之间可能正在发生一些事情，我好奇是否……

尽管治疗师对咨访之间互动过程的观察部分是准确的，但来访者可能并没有共鸣。如果治疗师试探性地提出的观察是不准确的，那么这一点也不表明他们就失败了或者犯错误了；他们只是想要理解来访者，而来访者通常会感激治疗师的这些好意。就像前面所强调的，治疗师的目的不是为了要做到"准确"地观察。相反，治疗师这样做是试图和来访者进行相互合作或展开对话，这样他们就可以一起考虑并探索他们之间可能正在发生什么。

**治疗师**：（非防御性地，以友好和欢迎的语气）好的，我的建议或许并不合适，请你帮我一下，用你的话来说，你觉得我们之间可能发生了一些什么呢？

当新手治疗师还没有做好准备时，不用急于做过程评述，或者使用其他即时化的干预方法。强求使用这些即时化的干预方法不利于治疗师开展工作，也不会对来访者有效。对于那些已经让治疗师感到无力的来访者而言，如果治疗师不知道如何选择这些即时化的干预方法，也不知道在什么时间使用它们，那么他们也就无法给来访者赋能。

治疗师如何识别来访者的冲突正在咨访之间重演呢？让我们采用下列步骤。第一，治疗师需要辨识来访者和其他人之间适应不良的关系模式。治疗师可以先形成一个工作假设，即来访者和其他人之间的问题模式是什么，同样的模式或类似的主题会不会出现在他们之间的互动中。这样，治疗师就有了更充分的准备，从而可以回应某个特定的来访者可能在治疗中的表现。因此，如果治疗师知道来访者可能在治疗中呈现什么样的预期、存在什么样的认知扭曲模式，以及它们可能如何在治疗关系中重演，那么，治疗师就不会感到手足无措。治疗师就可以更清楚地看到他们之间发生了什么，或者听到来访者真正想表达的内容——这些都发生在此时此地，而不是事后才"反应过来"。例如，一位受训治疗师重听自己上次会谈的录音时，才恍然意识到"她正在告诉我'每个人'都评判她，她可能更想要表达的内容是她担忧我也会评价她，对她苛求。为什么我现在才明白，而不是在她说的时候就能听出来呢？总是发生这样的事情！"

第二，这些工作假设将会帮助治疗师理解他们自己的体验，帮助他们识别什么时候他们会产生像其他人一样的感觉，或者什么时候他们会像其他人那样回应来访者。这些工作假设可以帮助治疗师觉察自己可能在什么时候会像来访者生活中的其他人一样回应来访者，如当来访者让治疗师感到厌烦、没有耐心或不堪重负的时候。也就是说，治疗师对来访者的感受和反应可能是一种信号，是在提醒治疗师，造成来访者和其他人关系问题的人际情境可能正在上演。

第三，对治疗师来说，这是一个求助督导师的好时机，他们可以一起核查在治疗互动中可能发生了什么。如果来访者有问题的人际模式看起来确实在重演，那么受督导的治疗师就可以和督导师讨论，当这样的重演在下次会谈中出现时，他们会不会把这种互动公开提出来和来访者一起讨论，他们对于这样做有什么担心。治疗师也可以和督导师通过角色扮演反复地演练各种可能的备选回应方式，以寻找有效的方式和来访者探讨这种重演在治疗关系中发生的可能性。再强调一次，对于受训中的治疗师来说，如果没有督导师的支持和主动的指导，那么探索并且尝试这些过程取向的干预方式是不现实的。

第四，有了上面的准备，在下一次的治疗会谈中，当治疗师感觉同样的重演可能正在发生时，他们就可以向来访者提出这种可能性。**在这种重演发生的当下进行干预（即时化干**

预），要比脱离这种即时互动情境的抽象讨论（如在下次会谈的开始）更加有效。就像之前提到的那位治疗师，他在会谈后才意识到来访者可能觉得自己也在被治疗师评判或批判。他没有在下次会谈的开始就和来访者讨论上次会谈可能出现的情况，而是听从了督导师的建议，等到他认为这个议题可能再次出现时，再和来访者一起讨论。果然在下次会谈开始后 20 分钟，这个议题确实又出现了。这一次，在这个议题出现的当下，治疗师成功地和来访者探询了这个议题在此刻重演的可能性，这对来访者而言更加清晰并且更有意义。

第五，我们鼓励新手治疗师等到他们感觉这种干预（或其他干预）可能会起作用的时候再予以运用。我们需要尊重自己的"时机感"。就像前面强调的，重要的是治疗师需要主动选择是运用即时化干预，还是运用其他干预方法，以及什么时候使用。治疗师出于被动的"顺从"而使用即时化干预，这对治疗师和对来访者，都会造成一定的问题。

通常治疗师需要一到两年的实践才会对运用这些即时化的回应感到得心应手，但是他们终究会掌握这种干预方式。我们给新手治疗师的建议是，和你的同学一起练习并且反复演练，邀请你的老师或督导师同你一起进行角色扮演，练习这些即时性干预，并且观看示范录像——观看如何运用这种干预与通过阅读了解它是完全不同的。

**2. 害怕冒犯来访者。**一些新手治疗师会担心，如果他们向来访者询问"同我一起讨论的感觉怎么样"，来访者会认为自己过于直白、个人化或者带有侵犯性。

以尊重而直截了当的方式讨论咨访之间可能发生了什么，这也许打破了潜在的社交规则。因此，许多受训治疗师担心来访者可能会对此感到惊讶或由此退缩。为了帮助治疗向这种更真诚的对话过渡，在最初几次做过程评述时，治疗师可以通过使用介绍性的开场白告诉来访者，他们的对话将转向一个不同的水平，从而为这种即时化干预的使用创造一种安全的语境。

> **治疗师：**我能不能在和你沟通时更直截了当一些，直接告诉你一些事情呢？

如果治疗师回应时以尊重的态度邀请来访者一起加入这种干预（例如，"你是怎么想的？"），同时提供情境性开场白，从而帮助来访者了解治疗师的善意的出发点，那么就不会显得治疗师过于直白，或者让来访者措手不及，或者让来访者感到被冒犯。大多数来访者喜欢这种更加真实和实质性的讨论，而不是被这种进行更直接沟通的邀请所吓到。来访者从一开始就欢迎这种邀请，他们对于治疗师这种脚踏实地的工作态度、用简单的话讨论生活中的真正问题的态度感到放心。实际上，在生活中，他们有时候想和他人以这种直接而真诚的方式讨论问题，却难以实现。

**3. 治疗师自己的不安全感和反移情议题。**使用即时化干预需要治疗师以高度个人化的方式与来访者一起工作，因此，治疗师就要冒险同来访者一起投入一段真诚的关系中，这对治疗师而言是一个挑战。人际过程取向的治疗是一个双向道，每个参与者都愿意被对方影响。

如果在这段"真实的关系"中治疗师不愿意深入治疗过程中，不愿意投入情绪，那么过程评述就会失去作用。如果治疗师做了过程评述，邀请来访者开启一段更真实的对话，而自己却没有坚持和遵守，那么来访者会收到矛盾或令人困惑的信息。当治疗师变得充满防御性，远离来访者，或者当治疗师不愿意考虑来访者的批判或不满意的真实性时，他们就会给出这些矛盾和混乱的信息。

**治疗师：**当我说这些的时候，你想到了什么呢？

**来访者：**嗯，我感觉你在批判我，并且我感觉不太好受。

**无效能的治疗师：**（防御的口吻）嗯，我当然没有批评你——天哪，你对他人的批评太敏感了，你也会对其他人这样过度反应吗？

相反，如果治疗师愿意保持非防御性的态度，同来访者讨论他们彼此在这个问题上的表现和他们之间正在发生什么，那么会谈将变得更加充满张力和富有成效。大多数来访者喜欢这种诚实和真诚的方式。同上面的治疗师的反应不同，非防御性的治疗师可能会做出类似下面的回应。

**有效能的治疗师：**对不起，我让你感到被批评了，这确实让人感觉不太好。我从来都不想批判，而且，我确实是想以一种非评判你的方式给你反馈。所以，谢谢你的坦诚，这很有帮助，请多告诉我一些你感受到的"被批评"这个部分吧。

治疗师个人愿意受到来访者的影响，核查他们自己在人际过程中的角色，有时候是会引发其自身焦虑的。但这就是我们想要的——不入虎穴，焉得虎子。治疗师和来访者形成的治疗关系必须对他们都具有重要的意义，这样才能让来访者获得的修正性情绪体验对他们产生重要的影响力。治疗师诚实地反省自己是不是对治疗关系中出现的问题或误解也负有责任，这样才可以促进对双方都具有真正意义的平等关系。当然，这种逐渐增加的相互影响有时也会激发治疗师的个人问题或反移情议题。例如，为了更真实地回应来访者，治疗师需要能够放弃对关系的层级控制，对于一些需要成为权威和掌控后续将要发生什么的治疗师，或者在关系中争强好胜的治疗师（如回避型依恋的治疗师等）来说，这就会引发其焦虑。治疗师也会担心，这种对来访者的真实的回应或情绪投入会导致治疗失去适当的界限，使治疗师过度卷入或者将反移情付诸行动。然而，通过询问督导师，并使用第六章介绍的最佳人际关系和第八章介绍的处理反移情的指导原则，治疗师将能够辨识什么时候他们自己的反移情议题会促使他们变得过度卷入，或者更疏远来访者。

在使用过程评述的时候，治疗师怎么才能知道正在发生的一切到底是基于来访者引发的反移情，还是基于治疗师自身的议题诱发的反移情呢？治疗师可以做下面的思考。

> **治疗师（内在）：** 只是我有这种感觉，还是她让每个人都有这种感觉呢？！

第一，新手治疗师需要督导师的支持，以帮助他们追踪治疗过程，尤其是在治疗刚开始的阶段。没有这样的支持和帮助，就要求一个正在接受训练的治疗师成为一个参与者或观察者，并且在与来访者保持情感联结和对来访者保持客观性之间保持平衡，这是非常不现实的。这是一个涉及心理治疗师在临床培训中成长的议题。尽管新手治疗师需要区分和澄清到底这是来访者的议题还是自己的议题，但如果他们在受训初始阶段难以做到这一点，他们也不应该为此感到难过。这本身就是一个复杂且模糊的问题，但是，随着慢慢地学会更好地识别自己的反移情倾向，这会变得更加容易。所以让你的督导师帮助你。

第二，为了防止将他们自己的议题和来访者的议题混淆，新手治疗师还可以追踪和观察他们和来访者之间的关系，但是，如果他们认为有什么重要的事情可能正在他们之间发生，不要急于下结论或马上进行干预。对治疗师来说，更有效的方式是先形成工作假设，然后等待并观察这个假设是否也适用于治疗师和来访者之间的后面的互动。如果这个议题或担忧和来访者相关，那么它将会作为一个主题或模式重复出现；如果它没有继续出现，那就可能是治疗师自己的议题被卷入，或者不是什么值得担心的问题，那这个假设就可以被放弃。因此，治疗师不能对使用过程评述掉以轻心。当治疗师有疑问时，最好的方式是等待，收集关于治疗过程的更多信息，或者在和来访者的工作中使用过程评述提出某个议题之前先征求督导师的意见。同时也要记住，所有的过程评述都仅仅是观察，而不是真相或事实。治疗师采用试探性的方式与来访者一起讨论和澄清所观察到的议题的可能性。

不论任何治疗取向，强有力的实证证据显示，治疗师和来访者之间的关系是促使来访者改变的最重要的因素。与此同时，来访者在治疗中脱落的原因之一就是来访者的人际应对策略引发了治疗师自己的内在冲突，以至于他们被困在了重演中。治疗师需要一直考虑的一种可能性是，他们自己的反移情议题可能在治疗过程中出现。治疗师需要就自己的这些议题如何与来访者的关系模式的重演而形成工作假设（见附录 B）。同样，治疗师需要敬畏治疗行业，不论其是新手治疗师还是有经验的治疗师，为此，他们需要小心做到以下几点。

- 终生致力于探索自己的反移情倾向并对之保持开放性。
- 将与督导师和同事协商讨论作为一项持续的职业活动。
- 当反移情议题持续存在时，寻求自己的个人治疗。

当治疗师对自己的反移情掉以轻心时，反移情议题在这个时候最有可能造成问题。如果治疗师不愿意考虑他们自己对其与来访者关系中的冲突也负有责任，这就拉响了警报。相反，如果治疗师意识到自己容易受到反移情的影响，并且与督导师讨论自己的反移情可能出现的情景，那他们对与来访者使用以过程为导向的方式工作才会更加感到自在。

4. **担心自己显得具有对抗性。**我们发现，帮助新手治疗师探索并尝试使用过程评述时最常见的问题是，他们会把过程评述误解为对来访者的挑战。许多新手治疗师不情愿做过程评述，因为他们预期来访者会因为这种挑战而生气，会认为治疗师这样做是有敌意的或者是在指责来访者，然后预期来访者会因此离开治疗。过程评述或者任何一种即时化的干预方式都不应该有任何的对抗性。过程评述是治疗师对来访者发出的邀请，目的在于对咨访之间可能正在发生的事情进行对话和讨论。如果你认为你要做的过程评述会让来访者感到被指责或被责备，或者会把来访者放到"枪口"上，那就先不要做，而是等待下一个你感觉更好的时机，或者最好和来访者谈谈你对于分享自己观察到的、你们之间可能发生了什么的顾虑。

> **治疗师：**这会儿我想到了一些事情，但是我很犹豫要不要同你讨论。我猜想我是担忧你可能会觉得我这样做是在批评或责备你，好像是在用某种方式和你对抗，但这并不是我的本意。所以我们可以对此讨论一下吗？

一些治疗师也可能有这样的担心，即如果他们更直接地回应来访者，对他们的核心困扰或他们刚刚说过的话中的核心信息和感受予以准确的反映，那就可能伤害来访者。治疗师预期来访者是如此脆弱，但这通常是不准确的，可能反映了治疗师自己的反移情议题：即想要变得更有效，对来访者产生更多影响，或者表现得更强。事实上，所有的来访者都欢迎治疗师邀请他们进行这种更真诚和更直截了当的对话，讨论他们的生活到底出了什么问题，以及咨访之间正在发生什么。实际上，我们认为，来访者从治疗中脱落的原因之一就是因为咨访之间没有这种直接的讨论，治疗师没有在个人层面对治疗关系有更深的投入。当来访者发现他们可以安全地同治疗师讨论咨访之间发生了什么，而且这种讨论有助于他们在治疗中取得进展时，新手治疗师就会感到放心，就可以对来访者的议题保持敏锐的观察，也可以更加直接地和他们讨论这些议题。

对于恐惧型依恋的治疗师来说，他们成长于**双重束缚式沟通的家庭**，因此，担心伤害来访者、担心自己被伤害对他们尤其具有个人意义。在这样的家庭中，所做（例如，这个孩子经常遭到排斥、嘲笑、威胁或殴打）和所说（例如，"我们是一个相亲相爱的家庭，从来没有问题，每个人都很好"）之间存在着巨大的反差，这令人感到困惑。这些反差的核心是大家都心知肚明的、不成文的家庭规则，也就是孩子不能以任何方式指出这种不一致。例如，处于这种双重束缚情境下的孩子**不能通过元沟通来公开这种矛盾**的信息，讲出类似这样的话："你告诉我把盘子里的东西吃光，但是等一会儿你就会取笑我胖。别这样做了！你快让我疯掉了！"

这种双重束缚式沟通发生在许多功能失调的家庭里，在物质滥用和身体虐待及性虐待的家庭中更是司空见惯。这些令人困惑的成长经验（例如，"到底什么才是真的"）所造成的持久影响就是，数年之后，这些治疗师仍然非常害怕，如果他们打破家庭规则，直接、具体、明白无误地讨论到底发什么，这会带来一些非常危险的后果，虽然他们不一定能够指出这种威胁具体是什么。过去存在于家庭中的威胁会被引发，但通过打破双重束缚，不再顺从或者被这些隐秘的关于家庭成员们必须如何沟通的家庭规则所统治，也能够使这些威胁得到解除。因此，具有这些发展经历的治疗师在开始使用过程评述、公开讨论发生的事情时可能会感受到这种威胁（或者是感到解放，若他们后来获得了安全感）。然而，这些反移情议题最好在治疗师自己的个人体验中，而非督导关系中处理。

5. **感到不足："接下来我该说什么"**。一些成长中的治疗师会认识到，过程评述可以让治疗互动更加活跃，让来访者更加大胆地说出自己的感受、提出问题，从而给治疗师和来访者提供在此时此刻就这些感受和问题进行工作的机会。但是这个好消息会给尚没有经验的治疗师带来新的问题，它们可能会像下面的问话中所呈现的一样。

"接下来我该说什么？"（当来访者分享强烈的感受时）

"现在我该做什么？"（当来访者开始更深入地讨论一个重要问题时）

不难理解，对没有太多培训和实践经验的新手治疗师来说，这些重要的时刻让他们面临新的、具有挑战性的情境。由于不确定如何推进或接下来该说什么，为了避免这些焦虑，一些新手治疗师就会远离过程评述。他们不知道下一步应该去哪里，以及该怎么帮助来访者前进或者取得进步，而这些会让治疗师感到挫败。然而，因为这个原因就对使用过程评述望而却步，进而回避使用能够把来访者的体验和问题凸显出来、使它们更加明确、更加具有即时性的那些干预，从而让治疗停留在表面，这不是应对这个困难的正确方式。不知道该做什么或者接下来该说什么是临床培训中的一个发展阶段，就像接下来我们会介绍的，随着新手治疗师变得越来越能够制定治疗焦点，这个问题就会得到解决。

作为督导师，我们依旧可以回忆起几十年前自己作为受训者时，也曾挣扎于类似的焦虑感受。我们对于自己的受训学生深感理解，所以我们下面聚焦在两个方面，以帮助这些受训的学生。首先，当受督导者说"接下来我应该做什么"时，他们通常是在表达"我不理解这意味着什么"，因此，我们首先会尝试帮助他们理解来访者刚刚说了什么内容，而不是告诉受督导者接下来要说什么，后者并不会给他们赋能。帮助他们理解来访者的话将给他们指明清晰的方向，即下面要说什么或者他们可以往哪个方向进行尝试。

**受督导者**：这里我不知道该说什么。

**督导师**：你怎么看来访者刚刚说的内容？那可能意味着什么呢？

**受督导者：** 我真的不知道……你怎么看呢？

**督导师：** 我听到来访者在用那么多话表达她很害怕被抛弃，害怕独自一人。她提到姐姐将要参军，并且搬到佐治亚。这对一般的十几岁的女孩来说是一个重大的丧失，但是对这个来访者来说恐怕是更重大的丧失。你还记得吗，我们曾讨论过，她的妈妈吸毒过量，在她 10 岁的时候去世。因此在这里，我听到来访者正在告诉你，失去妈妈的痛苦和对她产生重要影响的丧失正在因为姐姐搬走这件事而被引发，这两者加起来就令人太难承受了。你怎么看呢？

**受督导者：** 是的，在这次会谈里，我没有将姐姐离开和这个没有明说但更重要的关于她妈妈的议题联系起来。但是现在当你说出来时，我发现实际情况确实就是这样。但是我当时应该说什么呢？这很有可能会再次发生。

**督导师：** 是的，我也这么认为。我想我们正在努力听到来访者所表达的最重要的内容，对于来访者而言最有意义的那部分。我们需要考虑来访者的更广泛的生活情境或相关的主题，如果能抓住这一点，那这就是我们想要回应的。

**受督导者：** 嗯，但是你会说什么呢？

**督导师：** 我会试着反映她所有关于丧失的感受，但是会用一种适度或渐进的方式。我们以共情的态度靠近这些感受就是最好的方式。因此我可能会这样说："你的姐姐即将参军，并且搬走离开你，听起来你不知道下次什么时候能再见到她。对我来说，你感到这么痛苦，一点都不难理解，尤其是因为你已经失去了那么多。"你觉得像这样的回应怎么样呢？

**受督导者：** 是的，听起来这正好能对上她真正想要告诉我的内容……说的是姐姐，但也是关于她妈妈的。现在就更加清楚了，但是为什么当时我自己就不能听出来呢？真让人沮丧啊。

**督导师：** 你做得已经很好了。只要你不断地学习如何倾听来访者所谈论内容中的主题，确定治疗焦点，一两年后，当你的来访者讲话时，你就可以更好地听到他们真正在说的内容了。

　　首先，在他们的下一次会谈中，这个受督导的治疗师在耐心等待，当来访者再次提起她姐姐搬走这件事时，该治疗师参照督导师的建议给出了类似的回应，这使来访者进入一种深深的、尚未得到解决的哀伤状态，也触及了之前从来没有承认过的、对于妈妈去世的愤怒。治疗也有了很大进展，来访者也表达了她带有羞耻倾向的信念：她是"没有价值……不被爱的"，因为她妈妈"宁愿选择毒品也不选择自己"。

　　这位督导师能够听到来访者话语中的核心意思（依恋创伤），这就轻而易举且明确地引导受督导者接下来想说和要做的事情。督导师之所以能够对来访者有如此充分的理解，是因为她把来访者刚刚说的内容放在情境中加以理解（即在来访者已经失去妈妈这个更广泛的成长情境下，考虑来访者姐姐搬走对来访者的意义）。了解了这个成长过程中的经验，督导师就会关注来访者可能呈现出的与丧失有关的主题。实际上，这位督导师在治疗师和这个来访者第一次会谈之前，就已经向受督导者强调了这个主题的重要性。然而，可以理解的是，学习聆听关系模式、情感主题，将来访者呈现的问题放在其生活中更广泛的成长情境下来理解，这是一种新的思考方式，大多数咨询师需要两到三年的时间才能学会并加以应用。随着这种概念化能力的发展，新手治疗师可以更好地细化治疗焦点，听到来访者刚刚表述的核心议题，并指导他们接下来可以说什么或者做什么，就像这位督导师所做的一样。

其次，当受督导的治疗师询问"接下来我可以做什么"时，我们发现他们脑子里通常已经有了一些有用的问题和很好的观察，只是没有想到使用它们。为了更好地帮助"治疗师使用自己"，我们通常会问接受督导的治疗师，当他们听了来访者所说的内容，感到治疗受阻或不确定时，他们都想到了什么。许多受督导者只是没有想到尝试寻找一种方法，以使用他们倾听来访者时所做的观察或在头脑中建立起来的联系。尽管有一些治疗师可能太快予以回应，以至于没来得及对自己的反应进行过滤，但我们观察到的更大的问题是，新手治疗师面对来访者会显得过于约束，不敢使用他们自己的经验，不敢带着自己的想法、问题和对来访者的知觉进入与来访者的互动。"治疗师使用自己"和治疗师对来访者的指导、治疗师的自我披露以及问题解决的干预方式非常不同。

最后，随着成长中的治疗师变得越来越有经验并更加自信，他们就会更容易冒自己"不知道"的风险，以更加开放的态度探索咨访关系中可能发生了什么。例如，当感到困惑时，一位经验丰富的治疗师可能会简单地询问："到底我们是怎么走到这里的呢？"

**6. 对拥有个人权力的担忧。**在临床培训中一个普遍但通常不被承认的议题就是治疗师担心自己拥有个人权力。对于允许自己变成对来访者重要、对他们的生活有重大影响的人，许多新手治疗师会感到不自在。尤其是在治疗开始阶段，使用具有张力的干预措施对来访者产生重要的影响，承担自己行使这种个人权力所带来的责任，这些都会让治疗师感到焦虑。因此，许多新手治疗师会过于限定他们做出的过程评述，降低了这种干预措施可以给来访者带来的影响。

有很多原因会使治疗师因自己的有效性而感到焦虑。例如，一些临床工作者自己作为孩子时是被亲职化或被过度夸大重要性的。对这些治疗师来说，合理有效的胜任力随时会被夸大为不切实际的全能全责。最初，作为孩子的时候，以这种变得特别和强大的方式对待他们的父母可能是令人兴奋的，但这很快就会转变为孤独、胆怯或感到有负担。因此，这些治疗师可能会消除他们做的强有力干预所取得的效果，或者在刚刚进行完这种干预就马上停止，甚至完全回避使用这些有力的干预方式。

一些成长中的治疗师不愿意自己对来访者有重大的影响是因为他们自己的分离焦虑或由分离而带来的内疚感。对于这些治疗师而言，在他们的原生家庭中，表现出胜任或者独立的功能会威胁到他们和照料者的情感联结（即他们缺少一个安全基地）。当小孩子开始独立探索并且变得更加自主时，照料者可能会看起来伤心或受到伤害（即给孩子注入因分离而带来的内疚感），并且在身体或情感上退缩（即给孩子注入分离焦虑），会对孩子有更多的索取或者轻视孩子取得的成功（即给孩子诸如无能感和羞耻感），或者用其他方式把焦虑感和健康的能力以及个人争取成功的努力联系在一起。有这些成长经历或者具有这些特征的治疗师可能会回避使用本来可以很有效的干预方式，并且常常会听到他们这样说类似下面的话"我不知道该做什么""我害怕伤害来访者"或者"我自己都很糟糕，我没有能力可以帮助其他人"。所有的治疗师都有自己的个人问题和限制。然而，如果治疗师不断这样告诉自己，它可能表明治疗师想回避有效解决来访者的问题所引发的焦虑，这就像过去一样，与依恋对象分化、展现出自己的能力和独立会引发他们的焦虑，因为它违背了潜在的"依恋规则"。

怎样才能帮助受训学员解决这些问题呢？一个具有肯定性和支持性的督导关系对帮助治疗师坚定地利用自己的个人能力、尽自己所能帮助来访者至关重要。如果受督导治疗师得到下列支持或处理好相应的问题，这种督导师－被督导者之间的关系将是最有效的。

- 可以感受到督导师的支持。
- 在他们需要时，可以从督导师那里得到对概念化有帮助的信息和实际的应用指南。
- 获得来自督导师的不带价值判断的帮助，以便理解自己对来访者的矛盾反应。这些反应被来访者的诱发策略或治疗师自己的个人议题所触发。
- 能够处理并解决在督导－被督导关系中可能出现的人际间冲突（即修复关系裂痕）。

理想情况下，督导师将帮助受督导者评估干预措施的有效性，并且考虑其他的干预方式而仍然使受督导者有自己的选择权。当督导师和受督导的治疗师积极合作，使治疗师可以感受到对治疗过程的主导，那么督导就是最有效的。

也许治疗师需要几年的时间才能让自己尽可能对来访者产生重大的影响，在治疗中充分发挥自己的个人能力。这是一个渐进的发展过程。如果新手治疗师在他们接受培训的过程中感觉不到自己在这种自我效能感上的进步，那么他们应该与督导师讨论这个问题，或者寻求治疗。

## 结语

本章的内容主要基于团体治疗、家庭治疗和存在主义心理治疗中的与治疗的过程取向有关的概念，以及心理咨询文献中关于即时化干预的过程概念。随着成长中的治疗师开始使用其他重要的治疗形式，如伴侣治疗、团体治疗以及家庭治疗，对过程取向的强调就会变得越来越重要。在以上三种形式的治疗中，治疗师需要分享他们观察到的咨访之间是如何互动的

（他们之间的人际过程），而不是仅仅聚焦在咨访之间讨论了什么。例如，婚姻治疗师：你们俩正在争论谁该去倒垃圾，但我想知道这种争论是不是关乎谁有权在家庭中做决定，或者告诉对方该怎么做。你们两个怎么看？更直接地讨论这个问题会对你有帮助吗？就像在个体治疗中，治疗师使用过程评述描述来访者和治疗师之间的互动，或者团体成员或家庭成员之间发生了什么，这将有助于辨识和改变在这些互动中呈现的关系模式。

所有人际取向的治疗都有一个基本假设，那就是治疗关系最后都会具有来访者生活中其他关系的原型特征。来访者的问题会出现在治疗关系中，尤其是如果治疗师沿过程维度工作，持续追踪和关注咨访之间正在进行的互动，并将这些互动同来访者过去在重要关系中经历的体验进行比较，比较它们如何相似，现在的互动正在如何重演过去的关系模式；或者比较它们如何不同，现在的互动如何修复和解决过去适应不良的关系模式带来的问题。只要治疗师愿意使用过程评述，在即时的治疗关系中与来访者一同工作，共同处理和解决来访者的问题，那么他们就可以给来访者带来一种真诚、有意义的对信任感的现实体验，从而给来访者赋能并带来改变。

## 本章练习

设想一个情境，一个你信任和关心的人将给你提供一个你听不进去但旨在帮助你的反馈。你希望这个友善的人如何提出并与你讨论这个反馈？这个人做些什么会让你更容易不带防御地思考和讨论这个反馈？同时，这个人做些什么可能会让你感到更加难以思考和讨论这个反馈？

## 第十章

# 修通与结束

## 概述

　　修通和治疗结束是治疗过程中两个截然不同的阶段。随着来访者在与治疗师的关系中不断地改变其功能不良的人际模式，发现其熟悉但有问题的人际情境在治疗关系中不再出现，他们就会开始将这个改变经验推广到治疗之外的人际关系中。在治疗关系中，来访者体验到自己的情绪需求可以被满足，冲突也可以被化解，基于这种经验，来访者就会开始探索他们如何在其他关系中也做出同样的改变。治疗中的修通阶段是一个令人激动的成长与改变的时期，在该时期，**来访者将他们与咨询师之间的情绪上的再学习体验运用到与其他人的关系中。**当来访者的进步在这个阶段得到巩固后，治疗也自然而然地就走向了结束。

　　治疗结束是下一个也是最后的阶段，它让来访者有机会重新体验自己所取得的进步，进一步解决冲突，并且内化与治疗师建立的治疗关系，从而顺利地结束治疗。虽然治疗结束被称为结束，但在现实层面上，这是来访者进入下一个成长阶段的过渡期。它所结束的是治疗阶段，即来访者与治疗师一同解决来访者所呈现的问题；但这也意味着在下一个人生阶段中，来访者将对自己的生活感到更加满意，能够更好地管理自己的生活，使自己的生活更加平衡也更有灵活性。其中也包括当他们需要时，他们知道自己可以寻求他人的帮助，并且对寻求他人的帮助不再感到有所顾虑。

## 来访者改变的过程

新手治疗师通常对来访者的改变是如何发生的缺乏概念化的了解。一般而言，因为新手治疗师没有太多与来访者一起工作的经验，或者还没有做过成功的治疗案例，所以，他们对于改变发生的顺序和过程还没有足够的认识。在本章中，我们先从修通开始谈起，对改变的过程进行概述。我们将描述来访者往往会在什么时候、以什么方式解决他们所呈现的问题，并且将新的、更具适应性的人际回应模式运用到与其他人的关系中。

对于某些来访者而言，当他们决定进入治疗时，改变就开始发生了。这些来访者处于改变的承诺期或行动期。他们意识到问题的存在，而且不想再否认或逃避这些问题。此外，他们目前已经准备好投入时间和精力处理这些问题。这些来访者在进入治疗后也承认他们依靠自己无法解决目前面临的问题，他们需要他人的帮助。有些来访者认识到，他们下决心寻求帮助是一个向前迈进的健康行为，而且他们为自己做的这个决定感到高兴。可惜的是，有些来访者会将寻求帮助视为某种失败，认为这是他们无能的证据，是他们对家庭的背叛，或者违背了他们的文化价值观和信仰。如果来访者能够允许自己寻求帮助，或者治疗师帮助来访者重新认识他们寻求帮助的需要，使他们可以对自己有更多的共情和关爱，那么某些症状，如焦虑或抑郁等，就可能开始缓解。来访者从内在承认自己需要寻求帮助是治疗过程中至关重要的第一步。如果来访者前来治疗是因为其他人让他们来的，那么来访者在治疗中就比较难以做出改变。以下是初始访谈中的一句示例。

**治疗师：**好的，是你的妻子认为你应该来做治疗。但我想知道你希望在治疗中处理什么，你想要改变什么，是什么给你造成了困扰？

来访者在和治疗师的最初几次会谈中就可能出现情绪、感受和行为上的变化。如果治疗师能够做到以下几点。来访者对进入治疗会觉得更加放心。

- 邀请来访者直接且全面地表达他们的顾虑。
- 以尊重和共情的态度专注地聆听来访者的痛苦。
- 进入来访者的主观世界，捕捉来访者的这些担忧对他们而言最重要的意义。
- 与来访者共同合作，澄清哪里出了问题，以及哪里需要改变，从而给来访者带来希望。
- 帮助来访者感到他们正在与一位关心他们的人保持着情绪上的联结。
- 展现实际的能力，至少能够帮助来访者部分解决当下面临的问题或缓解令其困扰的症状。例如，提供一些关于亲子教育的实用信息；教他们一些用以缓解焦虑的放松技巧；识别适应不良的思维过程或行为模式；通过角色扮演对新的行为加以练习，以面对即将出现的人际情景。

请思考以下案例。

20 岁的艾拉是一名社区大学的非裔美国学生，她在第一次面谈时提到她想知道如何帮助她的表哥——他很抑郁并且把自己封闭起来。随着初始访谈的进行，艾拉重复说："他根本不知道什么才是真正难熬的日子。"治疗师追踪这个线索并以其作为切入点，温和地询问："艾拉，对你而言，什么时候是真正难熬的日子？"艾拉开始哭泣，告诉治疗师她和姐姐曾遭受继父不停的嘲笑和发号施令。不管是她还是姐姐，她们从来没有将此事告诉过其他人，甚至她们之间也从未就此交谈过。直到姐妹俩开始工作并有能力负担房租时，她们才一同搬了出去。

> **治疗师：**你没有告诉任何人……你妈妈或你生父知道你曾被虐待吗？
>
> **艾拉：**我不知道……（默然流泪变成低声啜泣）……我想可能……
>
> **治疗师：**你不是很确定……你认为他们不知道？
>
> **来访者：**我爸爸那时都不知情。他离开了。我没有告诉我妈妈，虽然，虽然我猜她可能知道。我想保护她，不想让她真的知道。
>
> **治疗师：**你不想告诉她，因为你想保护她……你不想让她**真的**知道？
>
> **艾拉：**是的，我想让她安全……因为并不真的知道，她就会安全……一直保护她……
>
> **治疗师：**你想保护她，不想让她处理这一切，但这或许也让你感到孤单，你也需要有人可以保护你，让你感到安全，对吗？艾拉，回忆起这些真的挺难的……我很荣幸你让我知道这些，因为你独自面对它们太久了。最艰难的部分是什么？
>
> **艾拉：**她知道，我知道我妈妈其实知道。她一定听说过，或者看到过我们身上的瘀伤。我只是不想让她感到难过，因为如果我说："妈妈，难道你没有看到他对我们所做的一切吗？"她能做什么呢？况且，如果我真的告诉她，她就必须在我们和他之间做出选择。
>
> **治疗师：**你是说她不想知道你们所受的身体虐待，因为这会破坏她的婚姻，而且你认为她可能会选择继父而不是你和姐姐？我这样理解对吗？
>
> **艾拉：**是的，我想，她为了让自己的生活容易一些，选择忽略发生在我们身上的事情。这可能是最艰难的部分。即便是现在，姐姐都不愿意谈起这件事。他就是那种暴怒狂，你知道吗？这可能就是为什么我们两个一直都感到害怕……

当来访者发现治疗师可以理解他们的经历，充满关爱地回应他们，工作同盟就建立起来了，来访者的焦虑和抑郁也会有所缓解。虽然对来访者经验的这些肯定和支持并没有解决来访者的主要冲突，却诱发了其希望，而且帮助其缓解了痛苦。一旦来访者在治疗关系中找到安全避风港，他们就不再是独自面对他们的问题了——他们拥有所需要的仁爱的盟友，可以看到并理解哪里出了问题。就像我们之前强调过的，**安全依恋的本质是孩子可以期待感到安全，也就是说，当他们遇到困难时，他们的照料者会看到或确认那个困难并尝试帮助他们解决问题**（安全的依恋不是人们普遍误认为的那样，是温和、友好、友善，或者通过共同兴趣和活动而产生的"联结"）。最关键的是，作为治疗师，我们需要给来访者提供安全感，让他们感到他们不再是独自面对自己的问题，就像艾拉一样。

在治疗关系中，来访者的需求、担忧和害怕是可以被分享的，可以被充分地确认和理解的，可以被共情性地回应的。治疗师随后需要做的是帮助来访者识别谁能够让他们感到安全，从而能分享他们的担忧，而谁又不能。这个过程可以为来访者的情绪需求和困扰提供一个安全避风港。在这个过程中，治疗师也需要主动地聆听和鼓励来访者发出自己的声音，帮助他们理清和表达他们所喜欢的、所信仰的及所选择的。但是，治疗师的任务不能仅仅局限于共情式倾听，他们也需要帮助来访者建立一个安全基地，以尊重的态度挑战他们关于"关系必须也永远应该是这个样子"的错误认知图式和观念。这些做法让来访者感到被鼓励和被支持，可以帮助他们发展更加分化的自我。这并不意味着来访者必须与其他人断开联结，相反，它帮助来访者听到自己内在的、有条理并合乎逻辑的、具有反思性的、更加整合的声音，而这正是来访者自我效能和自我能动性的基础。总而言之，这些干预方式为大部分治疗理论取向的有效性奠定了基础。

当来访者体验到治疗师是他们在需要时"可以求助"的人，是可以不断支持他们进行探索的人，这个时候他们就会发生改变。改变发生的下一个阶段是治疗师成功地帮助来访者聚焦于他们内心的想法、感受和反应模式上，而不再担心其他人的问题。当来访者能够探索他们自己内在的和人际间的反应，开始意识到他们自己的行为也有可能是人际冲突的部分原因，而且在这个有问题的人际互动中，他们可以改变自己的这部分行为时，他们就会发生重要的改变。内在聚焦可以促使来访者改变，也是识别其适应不良的认知图式的一个重要方式，同时也会帮助来访者换一个角度看待自己的问题。将来访者和他人的冲突重新定义为部分是其内在问题通常会让来访者在与他人互动时尝试各种新的、更具适应性的反应方式。

当来访者体验到治疗关系是不同的，而且发现他们所熟悉但不想要的预料结果并没有在治疗关系中得到印证，改变的大门就会开启，而我们也就进入了治疗的修通阶段。改变主要通过两种方式呈现。首先，治疗师开始非常诚挚地帮助来访者将其在当下所学到的新的人际互动反应积极地运用到其他的关系中。

**治疗师：**太好了，现在我们之间很清晰了，我真的没有评价或批评你。这一切在你日常与他人的相处中又是什么样的呢?

**来访者:** 我不确定你的意思。

**治疗师:** 我是想说,有谁总是这样评价或批评你吗?在你的生活中,有没有谁不会这么做?

**来访者:** (嗤地一笑)"谁会这样做和谁不会"列表啊。好吧,我爸绝对是在会这样做的列表的首位,而我很感恩的是我的男朋友不会这样做。

其次,来访者自己也有主动性。在和治疗师的关系中体验到修正性情绪体验后,他们会在自己与他人的日常互动中尝试这种新的人际方式,而后在下一次回到治疗中与治疗师分享他们成功和失败的经验。

**来访者:** 我这周尝试跟我的女朋友沟通,你知道,就像我之前在你面前做的那样……感觉还不错,她这一次有听我讲。她说这是因为我在谈论的是"我们的问题"而不只是"她的问题"。

在改变过程中的这个时候,治疗师通常会以"教练"的身份帮助来访者处理他人对来访者新的人际互动行为做出的积极和消极的回应。通过行为演练或角色扮演,以及直接的指引或教学,治疗师协助来访者将其与治疗师之间互动的新方式迁移到与其他人的日常互动中。

**治疗师:** 我可以看到,对你能用不一样的方式与她交流,而不再是责备她,她还是蛮感谢你的。使用那些我们谈论过的以"我"开头的表述确实跟以"你"开头的表述不一样,特别是在要开始进行敏感的谈话时。

有了上面关于改变发生的顺序的概述之后,现在让我们更深入地进入治疗的修通阶段,探索这些与治疗师互动时发生的改变可以如何类化到与他人的关系中。

## 修通

### 修通的过程

来访者的改变通常是从治疗关系开始的。有些来访者,特别是那些总体功能良好的来访者,通过治疗师的肯定和支持、采取多样的视角或教育／技能训练,他们就可以成功地采用新行为。然而,当这种新行为与他们的核心冲突有密切的关系时,大部分来访者仍然需要在治疗关系中练习这种新行为。因此,治疗师需要在治疗框架中鼓励来访者与他们尝试新的人际回应方式,并与来访者检查他们是否按照旧有的认知图式将治疗师对他们的回应,与他们在成长过程中预期他人做出的有问题的回应方式对号入座。重要的是，治疗师不仅要在口头上，而且也要在行为上表现出对来访者新行为的支持，使来访者能够确认这种新的人际行为与他们旧有的人际模式是不相符的。治疗师可以预期，来访者不久将会试探他们，即在治疗中尝试使用这些会引起来访者焦虑的新行为（例如，变得更加自我肯定或者表达对治疗师的不同意见）。如果治疗师通过来访者的试探，坚决肯定地回应来访者的新行为，而不是不由自主地重复来访者熟悉的旧有的回应方式，那么来访者就亲身体验到改变是可以发生的。

这种修正性情绪体验是来访者重新修整他们僵化的人际应对策略、僵化的认知图式以及功能不良的内在工作模型的关键所在。然而，如同我们之前看到的，仅仅一次修正性情绪体验通常不足以带来有效且持久的改变。大多数来访者需要在治疗关系中多次重演这类修复性的人际主题。一般而言，受到伤害或不当对待越多的来访者，就越需要多次重新体验不同于旧有的认知图式或人际模式的新的、安全的回应。然而，**一旦来访者已经看到，至少有一种关系可以不一样**，那么治疗师就可以积极鼓励来访者将这种改变的新经验类化到治疗之外的人际情境中。因此，修通不是使来访者获得对过去经历的领悟或探索，而是将自已跟治疗师之间发生的改变带回目前与其重要他人的日常关系中。通常（虽然并不一定总是），来访者后续会在治疗之外与他人尝试新的回应方式。

改变通常会首次出现在来访者与治疗师的关系中——特别是在治疗师主动和来访者一起就"我和你"进行工作并询问、梳理咨访关系中正在发生的事情时。之后，来访者的改变会发生在与他们不是很了解的熟人或者对他们不是特别重要的人的互动中，也就是说，如果这些关系因此变得糟糕，来访者也无须承担很高的风险。接下来，改变通常出现在与那些对来访者具有支持性的人的关系中，如关心他的朋友、老师或导师。有些来访者会变得有意愿在与他们成长过程中一些重要人物（正是这些人最早带来了来访者的人际冲突，如他们的照料者或重要的家庭成员）的关系中尝试改变旧有的人际回应模式。与此不同，另一些来访者首先想将之应用于和他们有实时矛盾的主要人物的日常互动之间（如他们的配偶或孩子），从自己的内在反应和行为反应上尝试可能的改变，然后再转向成长过程中出现的议题，改变与这些成长中的重要人物之间的关系。最后这两个改变情境是最具有挑战性的，因为这将给来访者带来非常重要的结果。虽然对于很多来访者而言，这两方面的改变在某种程度上可能会同时发生，但一般而言，改变会首先出现在那些让来访者感到最安全或改变最有可能成功的人际关系中。

在治疗的修通阶段，某些来访者会迅速消化、吸收这种新的人际回应方式，并且将它们随时运用到生活中的各个方面。但对另一些来访者而言，即那些矛盾更广泛地遍布于其生活中的来访者，或者那些曾经历创伤的来访者，或者情感需要被严重剥夺的来访者，他们的问题修通和改变就会进展更加缓慢（也就说，这些来访者较难将治疗师作为一个安全避风港或安全基地而信任他们）。那些具有恐惧型依恋的成年来访者就是一个例子：他们有被父母公开拒绝的经历，或者在他们所成长的家庭中，他们被禁止谈论或公开正在发生的虐待行为。对另外一些来访者而言，他们因为自己的体验被全面否定而深深地感到"被抹去"，或者他们因为不确定自己的想法、感受和觉知是否有效而感到十分焦虑。这些来访者需要重复面对和处理同样的恐惧和预期。治疗师的目标是，澄清同样的人际模式、情感主题或错误的信念如何在治疗关系这个特定的情景下重演，并且帮助来访者找到更好的方式回应其在治疗中显现出的核心冲突。在这一点上，这种核心冲突将会在来访者功能的下述四个方面重复呈现：

- 目前发生在其与治疗师之间的互动或人际关系过程中；
- 当回顾来访者生活中的危机事件或原先让来访者寻求治疗的危机事件时；
- 在目前与朋友和重要他人的关系中，来访者的情绪问题被激活；
- 在成长过程中与依恋对象的关系。

大部分来访者的依恋类型和经历会对修通过程产生影响。例如，安全型依恋的来访者能够冒险在更深层次上探索他们的议题，梳理和治疗师之间真实存在的冲突，更好地使用治疗师，把他们当作一个使自己可以有效"启航"的安全基地。也就是说，他们能够在情感上与治疗师接近，能够将他们在治疗关系中所学到的运用到治疗之外的关系中。

反之，那些焦虑型依恋的来访者，虽然能够跟治疗师表达他们的苦恼和需求，但他们担心治疗师不会一直在那里帮助他们，使自己的需要得到满足。在谈论他们的问题时，他们常使用含混不清、令人不堪重负的字眼，或者使用宽泛的、流于表面的方式。再加上无法信任他人，致使这类来访者接受并内化治疗师持续给予他们的可信赖的、友善的回应比较困难。因此，他们也难以发展出持续的、一致的自我。因此，修通——他们需要变得更加具有自我反思性，并且学会从不同的角度考虑问题，探索与他人相处的新的人际方式（基于实际的而非夸大的需求），并且更有选择性地识别那些自己可以信赖和对其进行自我披露的人——对这些来访者便格外具有挑战性。

与焦虑型依恋的来访者不同，那些回避型依恋的来访者可能难以觉察和表露他们自身的需求，难以与治疗师建立情绪上的联结和互动。就像我们之前见到的，这类来访者对亲密感和脆弱感尤其感到不安。他们公开地用明白和非言语的方式表达的信息是，他们不需要任何人，他们可以自己处理好事情。在这里，其中一个重要的任务是帮助这类来访者认识到，"处于关系之中"并非必然会让他们处于受他人控制的威胁中，或者当他们的痛苦出现时，也不必然会遭受到无视或漠不关心。另一个任务是帮助这些来访者看到，有时表达需求、寻求帮助跟"懦弱"是没有关系的。回避型依恋的来访者看不到这一点，即现实地评估自己的优势和需求、适时地寻求帮助是一种健康而自然的过程。

因此，帮助焦虑型依恋和回避型依恋的来访者，使他们变得更有能力维持一段亲近关系的最好方式是帮助他们与治疗师建立一段有意义的关系，一种安全或具有修复性的关系，因为这样的关系不会让他们感到不堪重负或想要回避。这类来访者只有在亲身经验到他们预料之中但并不期待的回应不会在咨询关系中出现时，他们才能够开始将这种修复性的体验扩展到自己不断被熟悉的方式所伤害的关系中。这个矛盾解决的过程（或称为习得安全感的过程）是情绪健康的标志，它促进来访者不同方面功能的提高。

就治疗过程而言，许多治疗师发现，修通阶段是治疗中最有回报的阶段之一。治疗师因为来访者新获得的效能感而感动、高兴，当来访者成功地将新的人际回应方式逐渐运用到更有挑战性的情景中时，可以和他们一起庆祝这些成功。在这个阶段，随着改变的出现，治疗师也可以越来越积极地回答来访者直接提出的问题，给他们提供建议和信息，以帮助他们运用新的行为或者帮助他们解决其面临的问题。

> **治疗师**：或许你可以尝试以这样的方式跟她谈谈……

治疗师也可以就来访者给其他人留下的印象提供更多的人际反馈。

> **治疗师**：嘿，这才不是我们讨论过的"小小的声音"。当你那样跟我说的时候，听起来有力且清晰，这里面有真正的信念。很高兴看到你的这一面。你之前也试过这么坚定有力地跟其他人互动吗？

治疗师通常会发现，在这个阶段，认知的干预方法和行为治疗中常用的一些程序对于练习这些备选的、新的回应方式非常有帮助。一旦人际过程进入到修复性体验，其他类型的干预方式也会对来访者更加有效，如自信训练、亲职教育、自我监督、自我引导训练、角色扮演、其他示范学习技术及提供教育信息或阅读等。在这个阶段，治疗关系的本质也会有所改变。随着来访者在修通阶段的进步，他们会从更现实的层面认知他们的治疗师。一旦来访者的移情投射和诱发策略被他们和治疗师共同识别出来并加以解决，治疗师就可以向来访者披露更多的个人信息，对他们更进一步的相互关系感到高兴。然而，治疗师仍然要准备好回应来访者重演其有问题的人际模式，回应其错误信念、适应不良的应对模式及阻抗。这些是来访者可能会持续呈现的，尤其是当他们陷入困扰时。

随着来访者身体力行地持续体验与治疗师之间的这种不同于以往的修复性的关系，他们会发现，使用新的方式与他们生活中的其他人建立关系也是有可能的。这是治疗中的关键点。现在，治疗师的任务是帮助来访者预测和商讨他们在其他日常关系中使用这些新方式可能会取得的成功和遭遇的失败。随着来访者僵化的认知图式及其内在工作模型不断得以扩展，来访者需要知道，虽然有些人会对来访者新的改变给予积极的回应，但有些人则不会。确实，当有人肯定地回应来访者的新行为时，来访者会感到被赋能。然而，治疗师也应该帮助来访者识别出那些可能会对此给予消极回应的人（例如，一个来访者不再充当照料者的角色，并且开始在某些时候说"不"）。治疗师也需要帮助来访者预测，如果其他人以其熟悉但不想要的方式回应其新行为时，他们实际上可能会有什么样的感受和反应。这在与配偶、父母之间的重要关系中尤其重要，因为若再次接收到同样不想要却熟悉的回应时，这有可能让来访者深感挫败。为了更好地阐释，我们用下面的治疗师的回应加以说明。

**治疗师：**当你更直接地表达时，你的丈夫能够更好地听你说话，而且更认真地看待你的顾虑，这很好。但我在想，在即将到来的周末这三天里，你妈妈会来看你，那时将会发生什么呢。如果你在她面前更加坚定地表达你自己，就像你已经跟我或其他人相处中做的一样，但她还是把所有的事情都转到她自身的需求上，让话题围绕她想要的和你"应该"做的展开，那会是什么样呢？在你见她之前，让我们先想一想。

治疗师需要帮助来访者对这种可能出现的失望做好预期和准备，让他们知道这在修通和改变的过程中是不可避免的部分。当来访者发现，他们可以安全地以新的方式回应治疗师，也能在其目前与一些支持他们的人的日常互动中成功地运用这种新的行为方式，他们会高度期待同样的变化在其他关系中出现，而这种期待可能变得不切实际。例如，假设有一位童年曾遭受虐待的成年幸存者，她被一位有效能的治疗师深刻地理解和肯定。借着与治疗师相处的成功经验，来访者冒险将这个令其羞耻的秘密告诉了自己的丈夫及最好的朋友，而他们也都给予了肯定的回应。接下来，来访者长久以来的期待就会被激活，即期待虐待她的父亲也能承认所发生的这一切，或者期待当时没能保护她的母亲现在能够能听到她并相信她所说的。

这种与他人互动的成功经验会让来访者产生高期待，使其可能和父母或其他家庭成员谈论此事，但她大概率只会遇到与几十年前一样的情况，即被否认、自己成为替罪羊，或者面临被排斥的威胁。或者，有些来访者可能会产生深深的挫败感，因为他们发现，配偶并不像治疗师和生活中的其他人一样有所改变，或者对他们的新行为给予积极的回应。因此，为了管理这些在改变过程中不可避免的失望，治疗师可以采用以下方式帮助来访者做好准备。

1. 帮助来访者切合实际地预测每个第一次看到其改变的人可能会如何予以回应。例如，如果来访者是一个已婚的妇女，当她第一次在丈夫面前表现得更加自信和坚定时，她的丈夫可能会说什么或做什么？

**来访者：**他可能会笑着看着我，好像我是个好玩的小孩或什么，然后就转移话题，好像我什么都没说过一样。

或者

> **来访者：** 他可能会说"你变得好自私啊，你拿到学位并开始工作之后，你就不再考虑他人了。"

2. 当来访者做出新的行为却收到自己不想要的回应时，帮助来访者描述具体细节，包括他们可能会有什么感受，他们可能会说什么或做什么。

> **来访者：** 我想我会感到羞耻，觉得我尝试并坚持自己的立场真的是太蠢了。然后我就不再说什么了，心里也会打退堂鼓。然后就会像我一直以来的那样，去顺从他人了。

或者

> **来访者：** 我会觉得很焦虑，然后坚持想要说服他理解我的感受，但你知道，最后我还是会放弃，然后去喝几杯酒。

3. 通过角色扮演，帮助来访者练习新的、更具有适应性的回应。这样，他们在感到挫败时可以使用它们，而不用重复他们过往在这样的情景下的惯常做法。我们之前讨论过"由内向外的改变"这个概念，其中的关键是帮助来访者在其有问题的互动中改变自己的回应，而不是试图让对方以新的或更好的方式进行回应，因为这通常是无效的。

> **来访者：** 我现在正试着改善我们的婚姻，告诉你一些重要的事情，但你却不把我说的当回事。我不喜欢这种被忽视的感觉。你愿意更认真地对待这个问题吗？还是我们的对话就此终止？

或者

> **来访者：** 我正试着告诉你我的一些事情，但你总是把话题转到自己身上。你可以先听我说吗？之后我也会听你说任何你想说的。我们试一下这个方法吧，让我们彼此都能被听见。

来访者会在与他人的互动中持续体验到这些具有伤害性的、旧有的人际情境，他们的病理性信念还是会得到印证。然而，通过修通阶段的这三个步骤，治疗师可以帮助来访者找到他们改变自己的内在反应模式和在人际关系中的回应方式，即便他们无法改变其他人。例如，来访者可以学会，他们不该被责怪或不应该被错误地对待，即便家庭成员仍然不肯定他们。或者，一位曾被丈夫轻视的已婚妇女现在意识到，她仍然可以为自己发声。虽然她的丈夫可能无法改变，但她不再需要像过去一样，只是感到无能为力地忍受或顺从她丈夫的漠视，她现在可以与其他人建立新的关系，让她的局限性或观点可以被尊重。在这个过程中，来访者的焦虑和抑郁会有所缓解，而且随着他们习得改变自己的反应，他们也越来越能感到自己的力量，即便他们生活中的重要他人并不支持他们。

　　每一次在与重要他人的互动中使用新的行为而遇到阻碍都能让咨访双方对来访者惯有的回应模式有更进一步的觉察，能够更加深入地触及来访者痛苦的情绪、感受和伴随这些感受的错误的人际假设，有更多机会继续探索新的回应，让来访者可以在下一次处于相同的情景时使用它们。治疗师可以通过以下问话一步步地持续与来访者进行探索。

- 当他那样忽视你时，你的内在有什么样的感受和想法呢？
- 跟我说说，当他那样说时，你做了什么？
- 下一次这种情况出现时，你希望自己能够跟他说什么？
- 你想不想把这些都演练一遍，并且看看这样的尝试会带来什么？

　　虽然在修通阶段来访者会取得进步，但他们仍会挣扎于他们的核心冲突中，尤其是当他们感到脆弱或者有困扰时。治疗师需要持续帮助来访者修通他们由旧的认知图式和内在工作模型带来的认知扭曲、错误预期及无效的回应模式。另外，反复经历这种修通过程有时会让许多来访者感到泄气。看到同样的旧有的人际冲突或情境以不同的方式又一次挑战他们，来访者可能会哀叹"什么都没有改变"，觉得自己继续努力也是徒劳。治疗师无法保证来访者一定可以改变，当然，也无法为来访者持续改变的动力承担责任。然而，在这些关键时刻，治疗师需要向他们的来访者伸出援手。新手治疗师需要不断地发展新的视角，从来访者的世界观看问题，对来访者早年形成的适应不良的认知图式对其"现实"中主观体验的深远影响有越来越多的领会，才能够对来访者的挫败感给予共情。虽然来访者可能会在理智层面上意识到这些影响，但在体验层面上，他们真的觉得这似乎是这种关系可以存在的唯一方式。

**来访者：**为什么我一直是那个需要承担的人，为什么我需要照顾好所有的事情？！

　　因此，治疗师需要帮助来访者坚定这样一种信念：他们与他人的关系一定可以有其他存在方式，即有些关系一定是可以不一样的。治疗师可以帮助来访者识别其他一些已经出现过的（修复性的）人际场景，向来访者表明对其现在体验到的沮丧或挫败的共情和理解，告诉来访者，治疗师会一直与他们一同工作，找到更好的方式。正是治疗师对来访者在治疗关系中可以出现有效改变的决心，以及他们对帮助来访者改变其与他人关系的承诺，推动着来访者走出这些在修通阶段可预期的危机情境。关键是，治疗师要有能力持续以修复的方式与来访者进行互动，向他们传达希望，即有些关系是可以不一样的，而且改变是可以发生的。在提供这些修正性情绪体验的过程中，治疗师在来访者眼里是一个安全可靠的人，可以帮助来访者从根本上重新组织和建立看待自己和他人的方式，帮助他们将自己的想法和感受有机地整合成一个更具有安全感和内聚力的自我。

为了说明和展示修通阶段具体发生了什么，我们现在看一个详细的案例。来访者先在治疗关系中有所改变，然后，在治疗师的帮助下，将这些变化扩展到其日常生活的其他关系中。来访者的改变首次出现的情境（也称之为**改变的关键事件**）可能是其与治疗师之间出现的一个明显的人际冲突，或者是一个带有强烈移情色彩的对治疗师的误解。然而，更有可能促使改变发生的关键，如同在这个案例中一样，是来访者与治疗师之间不易察觉的人际互动；治疗师需要首先形成工作假设，准备好寻找在互动中可能出现的某个人际主题或模式，否则它们就很容易被忽略。

26 岁的特雷西是一位顺从型来访者，习惯以恭维、讨好的方式回应他人。她通常会附和其他人，表现出她的想法和感受并不重要。特雷西告诉她的治疗师，她不相信其他人对她所说的或者想做的有很大的兴趣。长久以来，她都觉得她如果没有"顺从他人，她就会感到孤单"。经过通力合作，治疗师和特雷西一起发现了她的恭维行为和她的慢性抑郁有关，尤其是与她的难以抑制的哭泣有关。接着，他们探索特雷西的低自尊和无价值的感受。另外，治疗师从行为上表达她很在乎特雷西所说的，邀请她在治疗中表达自己的意见，即便她不同意治疗师的意见。在他们下一次的治疗中，特雷西试探治疗师是否真的在意她所说的，并且在治疗关系中冒险表现出新的行为。

**特雷西**：你说得对。我想我从来没有觉得自己非常好。

**治疗师**：你之前提到过，好像在你小的时候，妈妈不在身边。你好像无法从她那得到你需要的支持。或许我们可以更深入地探讨这个话题。

**特雷西**：不，我真不想谈论她。我记得她还是挺温情的。我父亲才是那个很严厉的人。

**治疗师**：（表现出很开心的样子）你刚刚说了"不"，你不想谈论她，而且认为我对她的感觉是不对的！

**特雷西**：不好意思，好的，我们可以谈论她。你想知道什么呢？

**治疗师**：你刚刚对我表达了不同意！你刚刚告诉我你不想做我希望你做的，而且提出你认为比较好的建议。这个非常棒！

**特雷西**：什么？

**治疗师**：你刚刚做出了我们一直在讨论的行为。你表达了你自己的意见，说出了你的想法，并且对我表达了不同意。我很为你感到高兴！

**特雷西**：你没有觉得不好受吗？我是不是很不尊重人？

**治疗师**：噢，没有，我们可以有不同的意见，但关系仍然是亲近的。你刚刚做了一件很有力的事情。

**特雷西：** 所以……我想你刚刚那样说的意思，是不是有时候我可以表达自己的想法？

**治疗师：** 当然！我关心你是怎么想的。我想知道你的感受，而我也想按照你的方式来。

**特雷西（哭泣）：** 但跟你在一起是安全的。在你面前这样表现比较容易，因为你跟其他人不一样。

**治疗师：** 好的，与我在一起是"安全"的，且在我面前这样表现比跟其他人一起时要容易。但跟我在一起时你已经能够改变了，你成长了。你之前是不能这样做的，你知道吗？

**特雷西：** 是的，是这样的。

**治疗师：** 如果你可以更进一步地认可你自身的价值，并且在我面前表达你的想法，那么，你也可以开始在治疗室外的某些人面前也做到那样。

**特雷西：** 你真的这样觉得吗？

**治疗师：** 是的，我觉得你可以。如果你可以在我面前这样做，在其他一些人面前，你也可以。

**特雷西：** 噢，我特别想在我男朋友面前也能这样做。

**治疗师：** 跟我说说看，你跟男朋友之间通常会怎么交流。

**特雷西：**（描述通常的情景）

**治疗师：** 好的，你希望你能够跟他说什么？

**特雷西：**（描述另外的情景）

**治疗师：** 如果我们一起用角色扮演做个演练，你觉得会有帮助吗？你可以扮演他——然后说一些他可能会说的话，而且是你比较难以处理的。然后我会扮演你，用你可能有的方式回应他。然后我们可以一起讨论一下，对你而言，哪些是可行的，哪些是不可行的——哪里可能会出问题，如果你尝试跟他这样做的话。

为什么治疗师对于看起来这么小的一个改变如此感兴趣呢？这虽然是个新的行为，但就出现这么一次，只要有了它，就能解决特雷西的问题吗？不是的，但这个非常重要的事件带领她进入治疗的修通阶段。在治疗关系的安全氛围里，特雷西能够在生活中最重要的议题上尝试新的行为，而这引发了她强烈的焦虑。对于特雷西而言，一个看起来如此微不足道的自我肯定的行为却引发了她长久以来的无价值感。但同时，她抛弃了用来保护自己躲避这些痛苦感受的主要方式，即顺从及附和他人。为了解决她痛苦的冲突，特雷西不得不重复经历以下一系列过程。

- 她旧有的人际模式会被激活，她不得不"附和"，并且表现得似乎所有的事情都很好，虽然所有的事情都令她感到痛苦。
- 她尝试在与治疗师的关系中用新的、更具适应性的回应，试着主张自己的偏好。
- 她从治疗师这里接收到一个不同且更令人满意的回应，因为治疗师肯定了她的自发性。

- 她将这些新的行为类化到治疗场合外的其他人身上；她思考自己在生活中通常是如何与重要他人互动的，尤其是，她希望自己下一次跟男友在同样的场景下互动时她想怎么说和怎么做。新行为和旧冲突的不断重复是修通阶段的典型现象。

接下来的一周，特雷西在与男友互动时第一次能够主动使用同样的自我肯定行为。这个成功的经验会继而鼓励她在更具有挑战性的、与她父亲的关系中面对同样的问题。在下一次治疗中，特雷西和治疗师之间有下面的对话。

**特雷西：**（眉开眼笑的样子）你猜怎么着？我做到了！这一周我都迫不及待地想要告诉你！

**治疗师：**（热情地）哈！你做了什么？

**特雷西：**我和我男朋友做了我们之前讨论的事情。他正在说一些他认为我们应该做的事情，但我不同意他，就像我们角色扮演的那样；我告诉他我认为我们其实应该做什么。这感觉很好，我想他也不介意。

**治疗师：**太棒了！你正在朝着你想要的方向进步呢。

**特雷西：**我简直不敢相信事情这么简单。（停顿）我希望跟我父亲之间也能这么简单。当我表达我的意见时，他总是打击我。

**治疗师：**或许你也准备好开始改变跟你父亲的关系了。当他打击你的时候，你是如何回应他的？

**特雷西：**当他那样做的时候，我就变得很安静。虽然我想哭，但我没那么做。我希望我能告诉他我不喜欢这样，我希望他不要再那样做了。

**治疗师：**是的，在他那样做的时候，大声说出你的想法，对他设限，这一定可以改变你们的关系。可以告诉他——也告诉你自己——你看重你自己，以及你必须说的，那就是你再也不会"附和"他，再也不会让他那样伤害你。

**特雷西：**但我做不到。我虽然想做，但我做不到。

**治疗师：**是的，这听起来很有挑战性。过去，你从未那样跟他说过话，但你已经在我面前有所改变了，现在跟你的男友的关系也发生了改变。所以，或许，你也可以在跟你的父亲相处时做一些不一样的事情。是什么让你在跟他设限的事上却步了？你最担心的是什么？

**特雷西：**他不会把我说的当回事的，他只会嘲笑我。

**治疗师：**那让你感觉到了什么？

**特雷西：**没有价值。（开始哭泣）

**治疗师：**所以，这个糟糕的感受是从这里来的。

**特雷西：**是的。（长时间停顿）这也让我很愤怒。

**治疗师**：是的，我特别能理解你说的。当他忽视你、贬低你时，你非常受伤，你是有权利对她感到愤怒的。

**特雷西**：这不公平！我不想让他再这么做了。这样对我不好。

**治疗师**：是的，这样对你不好，你不应该被这样对待。现在，你很清晰地看到这一点，或许你不需要再用过去的方式来附和他。

**特雷西**：但我可以怎么做呢？

**治疗师**：让我们一起来想一下，探讨一些可能的选项。下一次他那样做的时候，你想怎么做呢？

**特雷西**：好的，或许我可以只是告诉他不要再继续，告诉他我不想再被那样对待。

**治疗师**：是的。那会是你对他的一个有力且合适的回应。不过，在你跟他说之前，我们一同探讨一下这个对话可以如何呈现。或许我们可以辨识那些难点，然后演练一些回应，这样也许可以帮助你应对它们。

在像这样不断扩大的循环里，来访者在不同层面的日常关系中面对和修通同样的关系模式。

请留意，在这个案例中促发改变的关键事件十分不易觉察：当治疗师建议特雷西谈论她的母亲时，特雷西说她不想谈。治疗师如果没有建立工作假设，不了解来访者与他人的冲突很可能会在治疗关系中以什么样的方式重演，就很可能会错过这个行为上的微小改变。如果特雷西的治疗师没有预计到特雷西可能会顺从她，而且没有对特雷西的任何自我引导或自我肯定的萌芽信号保持警觉，那么就可能会错失这个特别的促发改变的机会。治疗师的回应可能会聚焦在内容上（例如，治疗师可能会说："好的，可以，但我想，探讨你跟你母亲的关系很重要，因为……"），而不是过程上（特雷西的自我肯定）。那样，特雷西就可能会顺从治疗师，附和地讨论她与母亲的关系。然而，接下来，特雷西和治疗师之间的关系将会重复她的问题模式，而来访者跟生活中其他人的关系也不会有太大的改变。

当跟一个看起来不可能改变的来访者一同工作时，治疗师可能最终会变得挫败，越来越沮丧，或者远离来访者。在这些情况下，治疗师需要寻求督导师的帮助，思考来访者适应不良的人际模式会如何微妙地在他们的人际过程中重演。这也可能解释来访者为何不会改变，即使治疗师持续和来访者探讨其在与他人的相处中如何采用更加自我肯定的方式，治疗师对来访者表现出真诚的支持与鼓励，而且来访者也学到了可以促进新行为发生的人际技巧。这些不易觉察的在过程维度上的重演，在治疗中是可以预料到的。此外，治疗师可以使用治疗过程笔记（附录 A），形成工作假设（附录 B），帮助他们识别出每个特定的来访者的冲突可能会如何在治疗关系中得以表达或重演。然后，他们可以在适当的时机跟来访者确认这些重演的可能性。治疗师需要思考，哪些潜在的议题和主题可能对这个特定的来访者尤其重要，需要予以特别的聆听和关注。这种尝试性的工作假设将帮助治疗师更好地识别那些重演出现的时刻，使他们做好准备，更好地给予回应。

在修通阶段，治疗性的行动主要发生在治疗过程的当下。治疗中许多重要事件都是在咨询当前的互动中发生的，它们推翻了来访者的病理性信念和适应不良的认知图式。这些修复性的互动促使来访者采取新的行为并使其内在认知图式得以重组。这些认知改变对帮助来访者吸收和消化这些新的、更有效的人际互动方式并在治疗结束后能够继续在人际关系中持续运用非常重要。来访者体验到治疗师给予的不同回应，再加上自己能够用新的方式看待自己和他人，这个过程对来访者的自我调节具有重要的作用和意义。来访者的改变首先出现在与其治疗师的互动关系中，接下来才是将这些修复性的体验类似、迁移到治疗之外的日常人际关系中，尝试将这些新的思考方式、感受和行为运用到与他人的互动中。如同我们已经看到的，在改变过程中，来访者会有成功的体验和失败的体验，因为有些人会欢迎来访者的改变，而有些人会坚持旧有的、有问题的回应方式。

来访者探索在其目前的各段互动关系中发生改变的可能性后，他们对这种可能性以及改变的局限性会有更切合实际的认识。这时，两个新的次级阶段就会出现在修通阶段中。第一，来访者自己通常就会开始回顾他们过往的经验，让自己更好地理解这些成长过程中的经验对其现今正在解决的问题的影响。为了更清晰地说明这个过程，我们在下文将讨论一些指导原则，帮助我们针对原生家庭的影响进行工作。第二，随着来访者现在对自己过去的经验有更加准确和现实的叙述，他们也能更好地理解这些生活经历，以及他们是如何成为现在的样子的。这个时候，他们也就可以开始展望未来了。他们会开始更多地思考他们希望未来的生活是什么样的，并且重新制订他们的人生计划，使未来的生活与他们正在成为的那个人更加符合。这个次级阶段，通常会开始于"梦想"的产生，我们将会在讨论原生家庭工作之后对之进行探讨。

## 原生家庭工作

来访者探索其在原生家庭中的互动和成长经验，了解它们对其目前冲突的影响，这可能给他们带来摆脱枷锁、重获自由的感受。随着来访者对原生家庭中的家庭规则、家庭角色以及自己在童年时所处的两难困境有越来越多的理解并理解它们如何影响自己，让自己不得不学会应对和适应这些困境，从而让他们对自己在生活中不得不做出的选择、妥协和"尽力而为"的适应会变得更加能够接受。在此期间，治疗师可以帮助来访者对下面的经验有更多共情性的理解。

- 他们自己，以及他们曾经忍受或遭遇的事情。
- 他们是如何选择应对方式的。
- 个人局限性或困难的生活境遇使他们的照料者以有问题的方式对他们做出回应。

很显然，以来访者的成长过程为背景思考其经历，可以极大地丰富治疗师对来访者的理解。然而，在大多数情况下，如果是由治疗师引导来访者回到过去，对过去的经历予以解释，或者治疗师过早地将来访者当前的关系模式和他们成长过程中形成的家庭关系联系起来，那么这些努力通常都没有什么成效。尽管这些解释和联系实际上可能非常准确，但如果它们是由治疗师进行的联系，那么许多来访者就可能不会觉得它们有什么帮助，或者不会觉得它们和现在的问题有什么关系。考虑到来访者反应的独特性，有一些来访者确实能够看到自己现在的问题与原生家庭的关系，并且利用这种联系理解自己的问题。治疗师也可以评估，来访者将自己的问题和原生家庭联系起来是否对这个特定的来访者有帮助。但是，很多来访者都不认为这些成长中的议题与他们当前的问题有关。特别是在治疗的早期阶段，如果来访者没有和治疗师一起参与把成长中的经验与现在的问题联系起来的过程，即使治疗师对这种联系给予非常正确的解释，来访者也不会感到它们与自己目前的问题有什么关系。

**治疗师：**我发现我总是听到相似的主题：你向我抱怨你的妻子，但有些地方似乎和你过去抱怨你母亲的情况相似。

**来访者：**我的母亲？我不明白这件事和我母亲有什么关系。我的母亲很好，但是我的妻子快把我逼疯了。更何况，我的母亲已经去世将近 10 年了，所以我真的不知道为什么现在我们要提起我的母亲。

**治疗师：**听起来我说的跟你的感觉不太一样，你不觉得是这样的。那么，让我们回到你的想法。你是怎么理解你和妻子之间发生的情况呢？你一直在想这个问题，你是怎么理解的？

虽然可以将来访者成长过程中原生家庭的经验与他们现在的问题联系起来，但许多来访者无法通过这种方式在治疗中取得进展。尽管这种与原生家庭的经验建立联系所揭示的含义非常适于理解来访者目前的问题，而且它们也有助于理解在治疗后期的治疗关系中重复出现的人际情景，但是它们通常距离来访者目前的经验太遥远，而不再对来访者有什么含义。相反，如果来访者和治疗师以一种更合作的方式，两个人共同参与探索来访者在原生家庭中的成长经验，那么治疗师（和来访者）对来访者错误的认知图式和他们最初学到的应对策略，以及它们对目前关系中的问题的影响，就会有更全面、更深刻的理解。它们也会帮助治疗师更好地给来访者提供修正性情绪体验。虽然对有些来访者而言，理解来访者在原生家庭中的成长经验对解决他们目前的问题帮助不大，但它们对治疗师建立工作假设，即预期什么样的主题和议题可能在治疗关系的人际互动中以什么样的方式出现将非常具有帮助。例如，治疗师可能会问："你觉得在你的家庭中长大的孩子会是什么样的呢？"或者"可以跟我谈一谈你父母的婚姻吗？可以详细和我说一说吗？"这也是除了疗效评估以外，在治疗中使用评估的另外一个目的，也是形成治疗焦点的重要方式。我们用下面的例子对此进行更充分的说明。

> **治疗师**：跟我说说，当你成功了，或者当你为自己的成就感到自豪的时候，你的父母是如何反应的呢？他们会说些什么或者做些什么吗？
>
> **来访者**：我不太明白你的意思，为什么现在忽然问我这个问题？
>
> **治疗师**：因为我想知道，是不是在你升职加薪之后你就抑郁了？这种情况的可能性让我想要知道，多年前，可能是你小时候，当你把你拼词获得的奖励拿给母亲看时，她脸上是什么表情呢？
>
> **来访者**：（若有所思地）嗯……我觉得她没有露出开心的表情，她看起似乎有点悲伤或受伤。但是我也不知道为什么。
>
> **治疗师**：嗯，你的成功好像在某种程度上伤害了她，好像这让她觉得她会失去什么。但是，无论是什么原因导致她对你做出那样的反应，这肯定都很难让一个女孩对自己的成功感到开心。那么当你告诉你父亲你赢了的时候，他是什么反应呢？
>
> **来访者**：他就一点也不掩饰，他很明显表示出不开心和不满意，还让我不要在哥哥面前吹嘘。

很显然，这位来访者需要治疗师对她的成功和个人优势表现出明显的高兴。然而，在治疗早期，大多数来访者都无法通过探索自己的成长经验，在自己当前和过去的关系之间建立有意义的联系。虽然这种联系看上去很明显，但当治疗师指出它们时，来访者可能还是无法感到他们旧有的关系模式对其现在面临问题的影响，直到他们第一次在与治疗师的互动中体验到对这些旧有人际模式的修复性反应。这里的关键在于，在经历这种修复性体验后，许多来访者会回忆起他们早年的成长经历，并且主动带领治疗师回到这些经历中，探索它们是如何从一开始就影响他们当下正在和治疗师讨论的问题的。当来访者在与治疗师的关系中有了修正性情绪体验之后，或者在来访者对他人采用了新的回应之后，这些由来访者主动引发的探索通常会发生且会在修通阶段反复出现。按照这种顺序，探索并不是枯燥的解释或抽象的概念。相反，它们对来访者是生动且重要的，包含丰富的信息，并且能促进来访者和他人之间的关系发生富有成效的改变。

现在让我们在这里暂停一下，再次强调改变发生的重要顺序。与其他许多咨询理论相反，人际过程取向并不认为行为改变会引发领悟，或者相反——领悟会引发行为改变。这两个变化过程在治疗过程中当然都会发生，但是我们在这里强调的是不同的变化机制。有意义的领悟和可持续的行为改变都是由来访者与治疗师之间出现新的体验或修复性体验之后发生的。

**处理与主要照料者的原生家庭议题**。来访者将在原生家庭中形成的关系和现在的关系进行有意义的联系。治疗师也加入这个过程，帮助来访者不断建立和扩展这种联系。这个时候，来访者通常会问治疗师，对于那些存在于他们和家庭成员以及依恋对象关系中的问题和人际模式，他们该怎么办。下面是两种内容宽泛的指导，以帮助来访者处理关于原生家庭的问题。首先，我们一起回顾第四章中描述的"内在聚焦"。我们会再次看到来访者在与家庭成员现存的有问题的关系中是如何学习改变他们自己的回应方式的，而不是徒劳地要求父母或其他人变得与之前不同或者改变其一贯的回应方式。其次，让我们先了解一下"哀伤辅导工作"这个概念。在这个过程中，来访者会哀悼并接受他们自己在成长过程中的丧失。这两方面的工作都能让家庭动力在来访者个人内在和人际间更加清晰，使来访更能设立边界，使他们获得人际安全感。

对于那些在生活中的各个方面都出现问题的来访者，或者问题持续时间更久的来访者而言，他们通常都需要就原生家庭进行工作。许多来访者不希望与照料者或家庭成员讨论自己过去的问题，治疗师也不应该强迫来访者这么做。但是，另外一些来访者却想和他们的照料者或其他家庭成员澄清或处理他们过去的冲突，使自己不再卷入这些目前仍在持续的冲突中，或者就是想解决这些冲突。若这种处理问题的新方式取得成功，会给来访者带来更大的满足感，这也是促进改变的一个强大的动力。

然而，我们需要强调，试图在目前的关系中解决来访者家庭中的历史遗留问题往往不会奏效，或者效果难以持续。有时候，照料者在这些年里也发生了成长和改变，从而能以更公开或非防御性的方式首次谈论他们曾经对来访者的伤害。然而，在许多情况下，尤其是对于具有更严重的问题或遭受更严重虐待的来访者而言，他们收到的仍然会是父母同样的反应：否认他们的经验，让他们感到内疚，或者做出对来访者而言有威胁性的反应。而如果来访者想和他们的依恋对象讨论过去所遭受伤害是出于自己的动机，即希望被赞许，希望发生在自己身上的遭遇被肯定，或者希望得到他们一直期望但从来也没有真正得到的保护，那将会令来访者感到非常痛苦。如果治疗师没有对现实中很可能出现的、让来访者深深地感到失望的可能性有充分的准备，那么来访者就可能感到无望或绝望，认为改变不可能出现在任何关系中。很多时候，如果来访者打破家庭里不可言说但被秉持和严格执行的潜规则，即不能承认家庭中出现的任何问题或者和父母之间的任何冲突，那么维持家庭惩罚性的内在平衡机制就会被启动。

例如，当特蕾西在父亲贬低她时选择为自己发声、和父亲设立界限，但父亲还是像过去25年所表现的一样，再一次对她嗤之以鼻。如果这还不足以让出现改变足够困难，我们看看家庭系统接下来会发生什么。特蕾西的母亲给她施压，迫使她对自己所遭受的虐待俯首听命，就像什么都没发生一样，甚至还威胁特蕾西，因为她这样不懂得尊重和感恩，要和她断绝关系。不仅如此，第二天，她那抑郁而又超重的姐姐也从另一个城市打电话给她，极力让她对"伤害了爸爸"和"给家里制造了麻烦"感到内疚。对于像特蕾西这样的来访者，改变并不容易，问题也并不简单。这些问题深深植根于一个更大的家庭系统和文化情境之中。在这个情境下，为了维持家庭的内稳态，家庭系统需要对来访者在治疗中出现的改变予以强力的对抗，以便让来访者继续留在童年的角色中。

正如我们在这里看到的，问题不是简单的父母虐待子女。即使虐待出现了，但如果它可以被"提出来"或者在家庭中被讨论，那孩子即使出现问题，解决起来也会容易得多。也就是说，所发生的事情给来访者带来的含义，不仅仅取决于所发生事情的内容（即发生了什么），还包括处理这个事情的过程（即他人是如何回应的）。因此，当出现以下任意一种情况时，来访者不仅不可能改变，还可能会发生更严重的后果（如特蕾西的自我羞耻感、暴食和慢性抑郁）：（1）父母和大家庭系统使成年子女再次感到，来访者对父母最初和现在的"虐待"负有责任，甚至觉得自己活该被虐待；（2）来访者及其成长过程的体验一直被否认，好像家里的每个人都认为家里从来都没有出现过什么重大的事情或问题（即将问题神秘化）。

当照料者和更大的家庭系统无法改变时，特别是如果治疗师没有让来访者对这种情况做好心理准备时，来访者往往会感到无望和自责。尽管这些来访者在当前的其他关系中可能表现出无助，但事实上并非如此。他们解决自己问题的关键不在于让父母/家人做出改变或者承认实际发生的事情。相反，他们解决自己问题的关键体现在来访者如何改变自己，以及如何回应现在还在世的父母，或者同样重要的是，在自己内心一直都继续存在的和已故父母的关系中如何改变自己的回应。来访者要想在这些与原生家庭有关的矛盾冲突中做出持久性的改变，就需要在与原生家庭成员的习惯性互动中改变自己的回应方式，而不论其他人如何反应。例如，虽然特蕾西的父亲过于狭隘，无法倾听她的担忧，也无法和她谈论这个问题，但是，特蕾西可以不再俯首听命于父亲对她的轻视。相反，她能够改变自己对他的回应，开始勇敢地和父亲就他们之间的互动进行沟通，设定保护自己的边界。例如，她可以和父亲说类似下面示例的话。

**特蕾西：**当您贬低我的时候，我一直请您停下来，然而您笑话我，还继续贬低我。我没有办法让您不这么做，但我不必再假装自己不在意了。我感到受伤，我真的不喜欢这样。

尽管她父亲仍然采用同样轻蔑的态度，并且再次取笑她，但当特蕾西在他们目前的互动中改变了对父亲的回应时，这种变化对特蕾西具有重要的意义。因为在接下来的几个月里，随着特蕾西对父亲和其他家庭成员都保持这种坚定的立场，她对家人和日常生活中的其他人的不安全感和恐惧感都比以前降低了。她长期以来的无价值感和抑郁情绪也感到明显的改善，间或出现的暴食症状也基本消失了。尽管她的父亲以及向她施压要求她俯首听命的母亲和姐姐都没有改变，但这些重要的变化仍然发生在特蕾西身上了。

**哀悼他们需要但未曾获得的养育。**随着来访者修通原生家庭的议题，他们在与重要他人的日常互动中便能获得进一步的改变。来访者也可以通过哀悼工作发生改变，即通过哀悼他们过去和照料者之间所受的伤害和被剥夺的情感需要，从而化解自己情绪或情感上的郁结。来访者不需要和照料者讨论这些历史关系中遗留的问题。然而，他们的确需要做到以下几点。

1. 停止否认，正视那些成长过程中所遭受的所谓"合理的错误"。

2. 不再参与仍在持续施加在自己身上的不当对待或虐待。

3. 对那些期待照料者给予却未能得到的支持、保护或认可进行哀悼。

也就是说，来访者必须为"他们期待的"照料者的缺失进行哀悼。很多成年来访者都苦苦挣扎于他们与自己的照料者之间矛盾重重的关系中。令人痛苦的是，在成长过程中，这些照料者没有给予来访者持续一致的养育和看护。通常，特别重要的一点是，治疗师需要帮助来访者意识到，他们不切实际的对理想父母的盼望有时会因为间或感受到来自父母的短暂的友善而信以为真。然而，父母无法持续地给予他们充满善意的关爱。在短暂的关爱之后，父母就会马上回到高度自我中心的状态，表现出对某个兄弟姊妹的明显偏心，阻碍来访者变得独立或取得成功并给予他们轻蔑的回应。帮助来访者做出合乎现实的评估，在他们哀悼自己所缺失的关爱时予以支持，帮助他们改变对照料者可预见行为的当下回应，这些都会使来访者在面对令人伤心的家庭互动时仍可以保持稳定的情绪。因此，不管成长过程中的依恋对象能否改变，也不论他们在世或已离世，来访者都可以通过自己的内在工作解决这些问题。

通常，探索并改善和家庭成员之间的关系固然重要，但我们也要强调，这个过程也许可以改善关系，但也可能没有任何作用。如果照料者和其他家庭成员年龄较大，他们往往难以做出改变。因此治疗师要让成年来访者有所准备，当他们在家庭系统中表现出更健康的新行为时，他们经常会受到明显的抵触。即使这个家庭系统已经随着时间的推移不断改善，如果长大成年后的子女具有更符合现实的认知，明白在过去的事件中什么是错误的，什么是正确的，并且能更好地哀悼自己在成长中的失落（以讨好的方式）获得安全感，那他们在现有的关系中就会有更好的功能。让我们回想一下"安全避风港"，治疗师的目标就是提供一个具有支持意义的抱持性环境，允许来访者能够面对并处理过去那些悲伤、愤怒、羞耻的情绪，以及其他因为威胁太大而无法处理的感觉，或者让人无法接受的感觉。

然而，要完成好这项处理原生家庭议题的工作，我们鼓励治疗师记住：来访者只有确信治疗师能够重视并肯定这些有问题的家庭关系中也有好的或出于好意的一面，他们才能安心讨论他们的照料者（或伴侣）身上有问题的那一面。治疗师的目标是整合这些好－坏矛盾的两个方面，而不是把来访者的依恋对象或来访者看成是"全好"或"全坏"的，这些都是来访者在过去赖以使用的非此即彼或分裂的防御方式。

另一方面，治疗师还必须帮助来访者意识到他们当前处境中的"好消息"和"坏消息"，接受它们并据此做好准备。好消息是，通过哀悼工作，来访者可以推翻自己的病理性信念。就是因为这些信念，他们曾经以某种方式为自己的被抛弃、被剥削、被拒绝或被亲职化而责备自己。如果来访者仍旧在某种程度上相信自己要对童年遭受的虐待负责或被指责（应当对此感到羞耻），那么他们所经历的创伤或丧失就很难得到解决。坏消息是，来访者在儿时没有被满足的情感需要（如对安全依恋的需要）在如今的成年关系（如与配偶、朋友、治疗师或让人兴奋的新伴侣关系）中也无法得到满足。只有当这些未被满足的、被剥夺的情感需要被承认和哀悼，而非被否认，来访者才能够第一次在他们现在的关系中满足这些现实的、成年版的情感需要。最终，一旦来访者同时接受了与他们的照料者相关的好的方面和不好的方面，他们也就能接纳自己身上存在的一些类似的特质，从而放弃自己死板的人际应对方式和对完美主义的期待。

### 对原生家庭工作构成阻碍的反移情

有两种反移情倾向会阻碍治疗师帮助来访者实现与原生家庭的和解。第一种，由于治疗师自己分裂的防御机制以及二分法的思维模式，治疗师自己的整合程度不够，不能帮助来访者全然接受成长过程中好的部分和有问题的部分。由于治疗师的反移情倾向，他们可能会犯以下两种错误中的一种。一方面，出于自身性格的原因，有些治疗师倾向于低估或最小化来访者痛苦的成长经历对其影响的范围和严重程度。

**无效能的治疗师：** 那是过去的事情啊。你需要忘记过去发生的事情，让我们一起努力解决你现在的问题。何况，宽恕他人对你也是一种解脱啊。

另一方面，与这种否认的倾向相反，另一些治疗师会倾向于单纯地指责照料者，让照料者成为"坏人"，忽略了在冲突的依恋关系中照料者也具有的优点、对来访者的成长的积极贡献以及对来访者的爱。

**无效能的治疗师：**（评判的语气）你父亲真是有毒啊！他这是神经不正常了吗？我无法想象发生那件事情之后，还会有人想和他有任何瓜葛。

与上面两种做法相反，治疗师需要在完全现实的层面确定来访者在成长过程中与照料者的关系到底出了什么问题。同时也要看到支持来访者和照料者之间保持任何积极联系的需要。除非在极端的情况下，治疗师一般不鼓励来访者切断与有冲突的照料者的一切联系。如果来访者切断了与家庭成员的所有交流，就难以做出有意义的、持续的改变。那样，来访者也将很难接受自己，接受自己实际具有的优点和不足。而且，治疗师往往会被来访者理想化，因此来访者也可能在其他关系中迫使自己重新创造这种"分裂"，将自己理想化或者将其他人妖魔化。如果治疗师能既承认现实存在的问题，又没有把照料者妖魔化成"彻头彻尾的混蛋"，那么治疗师将更有效能，来访者也更能够继续进行这一与原生家庭的困难工作。

**有效能的治疗师：** 我明白他当时的做法对你造成了多大的伤害。他有时候确实太过分了。那时你肯定很不好过。我在想当他像那样失去控制的时候，他内心是怎么想的。是什么导致他和你如此疏离，以至于他完全不知道自己在伤害你？

对比

**无效能的治疗师：** 我不敢相信他会这样对待你。他真是一个混蛋！

　　第二种对原生家庭工作构成阻碍的反移情倾向是，治疗师经常想绕开哀悼的工作。就像上面强调的那样，如果来访者在现实层面承认他人在其成长中确实对其造成了伤害、忽略了其需求，这将唤起他们关于这些丧失的痛苦感受。治疗师有时发现自己很难帮助来访者正视并接受被剥夺、被伤害的事实。但是，如果治疗师可以和来访者在情绪或情感上保持联结，给予他们充满关爱的肯定，就会对来访者有所帮助。大部分来访者不想放弃希望，仍然期待可以再次获得他们已经失去的东西；如果治疗师支持来访者的失望或缺失，有一些来访者甚至会变得愤怒。

　　如果来访者不愿意看到或感受自己的悲伤和丧失，而且治疗师也不愿意回应这些痛苦的感受，那么治疗就会出现问题。一般来说，当这种情况发生时，治疗师要么设法让来访者摆脱伤心和悲痛，要么对这些痛苦感受过度反应。实际上，治疗师这是在防御自己在原生家庭中未解决的议题和未完成的哀悼工作。其中比较典型的是，焦虑型依恋的治疗师自身的感受会被来访者关于丧失、被剥夺、分离/被抛弃的议题唤起，从而出现过度反应，于是不再能保持与来访者的分化，也就无法为他们提供一个安全的抱持性环境。而回避型依恋的治疗师会回避来访者悲伤的感受或者把他们的悲伤最小化，于是也不能对这些脆弱的感受给予共情性回应。回避型依恋的治疗师会试图绕过哀悼的工作，过早转入问题解决模式，即给来访者提出建议。虽然这些建议可能是一些不错的主意，但来访者可能无法将它们付诸实践，或者很难一直使用这些建议。因此，来访者最初在原生家庭中的丧失需要首先在和治疗师的支持性关系中被承认并通过哀悼进行整合，在这之后，来访者才能面对自己作为成年人的情感需求，才能感到这些需求可以被新的关系所支持，才能愿意冒险用新的、健康的、自己未曾敢使用的方式建立或寻求这些关系。随着来访者在这些重要的方面做得越来越好，他们就获得了更多的安全感，于是也变得能够放下过去，让过去真的成为过去，也能够展望一个不同且更好的未来。

## 梦想：未来

随着来访者逐渐修通自己的问题，他们在行为上就会发生变化，也感到更加健康和幸福。随着这些改善，治疗的焦点往往会有所扩展，而不再只是聚焦于成长过程中的冲突和当前的人际问题上。这个时候，治疗会谈就会开始涉及来访者未来的计划及他们对未来生活的愿景和目标，这是治疗过程中一个非常积极的转变。例如，关于希望感的心理学文献表明，治疗师可以帮助来访者探索他们想要成为什么样的人，即"想象各种可能的自己"，然后澄清他们可能成为什么样的人。同样，治疗师也可以使用存在主义取向，从个人选择的角度和来访者讨论各种议题。他们可以和来访者探讨这样的问题：来访者在生活中如何才能创造更丰富的人生，更真实地生活，使自己拥有的时间和关系能够带来最丰富的人生意义？

来访者感到他们可以自由地探索自己真正想要什么，对自己的生命最重要的是什么，也能够更充分地发展和表达自己的观点。通过自我探索，他们能够冒险做出选择并改变自己的生活。然而，这一切都需要来访者首先体验到治疗师是一个安全基地，并且知道他们的改变并不会导致他们曾经预期但不希望的结果。这个过程能够使来访者感到摆脱束缚，允许自己可以更真实、更有意义地生活。一般而言，在整个治疗过程中，治疗师会留意治疗的切入点，即在什么时候他们可以指出来访者身上健康的功能或者肯定他们的个人优势。当治疗过程从问题解决转向如何拥有更完整、更有意义的生活时，这将是一个激动人心的转折。而梦想的出现是这个转折的标志信号，这也是治疗师为来访者提供一个安全基地的特殊机会。

在莱文森（Levinson）的经典作品《男人的四季》（*The Seasons of a Man's Life*）和《女人的四季》（*The Seasons of a Woman's Life*）这两本书中，他描述了梦想对成人的生活结构和人格发展过程的深远影响。莱文森指出，梦想不是指随意的白日梦和晚上的梦境，而是指在最广泛的意义上一个人期待拥有什么样的生活。在一开始，梦想也许难以表达，和现实也没有什么紧密的联系，但是它承载着成年人的世界里关于自我的所有可以想象的各种可能性，从而给生活带来活力。在马丁·路德·金博士（Dr.Martin Luther King）历史性的演讲《我有一个梦想》（*I Have a Dream*）中，或者在德尔莫尔·施瓦茨（Delmore schwartz）写作的故事《梦想开启的责任》（*In Dreams Begin Responsibilities*）中，梦想都是核心主题。

梦想源自青春期自大和不切实际的英雄幻想，但它的意义远不止于此。在成年早期，梦想仍然具有一些展望未来的特性，即在这个世界上，我们想成为怎样的人，以及怎样成为这样的人。从这一点上看，梦想对人有激励和鼓舞的作用，虽然一个人的梦想对其他人而言可能很普通、很平凡。例如，个人可能会梦想成为好妈妈、负责任的丈夫、受人尊敬的社区领袖、有道德的律师、技术精湛的手艺人、成功又诚实的商人、艺术家或精神领袖。如果一个人有自己的人生目标，能够感到生命的意义，那他们在职业选择和婚姻选择上就会考虑自己梦想中的这些目标和意义。但如果放弃、搁置了梦想，虽然这个人可能是成功的，但他们的生活就会失去活力，没有意义。

当治疗进行到修通阶段时，治疗师通常需要回应来访者梦想破碎所带来的绝望、对未实现的梦想的幻灭及放弃梦想后的玩世不恭。这个时候，莱文森描述的那种能给生活注入活力和意义的梦想，在治疗阶段还没有出现。但是，在修通阶段，来访者正在逐渐解决自身的问题，逐渐成长为更健康的个体。这时，治疗师可以帮助来访者清晰地表达他们的梦想，重新拥有它们，并帮助他们找到一些方法，将梦想的一些方面融入其日常生活中。要做到这一点，治疗师首先要能区分"梦想"和"破碎的梦想"。破碎的梦想与来访者前来寻求治疗呈现的症状有关。就像第七章介绍的，这些破碎的梦想往往反映了来访者曾尝试用自己的人际应对方式克服和超越冲突的努力以失败告终。

在修通的过程中，治疗师不断帮助来访者觉察自己为了应对和适应目前的问题所使用的人际应对策略，如讨好他人（顺从取悦）、获得成功和权力（对抗攻击），或者对他人保持冷漠或玩世不恭的优越感（回避退缩）等。治疗师一步一步地帮助来访者放弃这些僵化的应对策略，帮助他们扩大自己的人际互动范围。在这个过程中，来访者将不再回避或最小化自己日常生活中的冲突。这样，来访者的核心冲突就有机会在治疗关系中呈现出来并使之在其中被解决，然后这种变化会类化、扩展到来访者与其他人的关系中。

但是，治疗师需要做好心理准备，如果来访者放弃了这些防御性的应对策略，他们也许会体验到失败、失去自尊的感觉。因此，帮助来访者解决问题很重要的一点是要把这些防御性的、不切实际的应对方式替换成来访者可实现的、可持续存在的梦想。虽然在治疗的每一个阶段，来访者都需要治疗师积极的鼓励和支持，但特别在这个阶段，他们尤其需要被鼓励，以便探索基于自己真正兴趣的个人梦想。许多来访者在原生家庭中从来没有机会了解自己、看清自己真正的兴趣和所热爱的事情，或者选择个人目标，追寻自己的志向。在这个治疗阶段，治疗师提供修正性情绪体验并与来访者一起探索他们的梦想，这给来访者注入了活力。这一刻，来访者感到自己的"梦想"得到了鼓励，实现自己的梦想也变得更容易了。

随着来访者的情况在修通阶段不断改善，他们的梦想往往会浮现。治疗师有多种方式支持和鼓励来访者的梦想，从而帮助来访者做出改变，创造更有意义的生活。首先，治疗师可以积极倾听那些能真正给来访者带来活力、激发其内在兴趣、为其带来愉悦的议题。通过密切关注来访者真正想做的事情，询问他们认为对的事情，治疗师就能帮助来访者找到并且表达自己的梦想。更具体地说，治疗师可以通过提一些问题，帮助来访者澄清自己喜欢的是什么，发现自己的兴趣，或者自己有什么才能可以使自己生活得更好。例如，针对治疗师的这些问题，来访者可能会给予类似以下的回应。

- 我想不再发脾气——我想重新获得孩子的尊重。

- 我希望能跟父亲讲和，重归于好。

- 我不想再继续做这种没有前途的工作了。我想完成学业，获得学位证书。

- 我希望能少一些独处时间，而是花更多时间与家人及一些真正的朋友在一起。

对其他来访者而言，他们的梦想完全没有发展，他们也不能用任何有意义的方式表达他们有什么梦想。这是因为这些来访者的照料者通常没有关注他们的经历、了解他们的想法，也没有能共情他们的感受，或者参与他们感兴趣的事情。这些来访者的自我感没有得到很好的发展，他们不仅不知道自己未来想要什么，而且更基本的是，他们甚至不知道自己喜欢什么、不喜欢什么。治疗师可以帮助这些来访者开始逐渐关注自身的感受，发现自己的兴趣和价值，让来访者最终形成并且追寻自己的梦想。为达成这些，治疗师需要反复做以下事情。

- 邀请来访者关注不同时刻自己正在经历的体验。

- 引导来访者倾听内心的声音，觉察自己在不同的情境下想要的是什么，即使他们不能总是按照自己的意愿行动。例如，让他们觉察到"我不喜欢现在发生的，我想要离开"。

- 对来访者的主观体验世界表现出兴趣，愿意进入他们的主观世界，即"加入"来访者这些主观体验中。

- 对来访者任何感兴趣或觉得有意义的事情都表达关注，秉持支持的态度参与对这些事情的讨论。

- 对来访者做得好的地方表示认可并且公开表现出很开心。

- 鼓励来访者尽可能地按照自己的感受或喜好行动。例如，对一些来访者，刚开始只需要简单地觉察自己的感受，例如，"我有点困，准备休息一下。"

虽然与上面的例子相比，很多来访者的自我发展得更好，但仍然有部分来访者需要通过这些基本的方法帮助他们逐渐关注自身的感受。如果治疗师能够通过回应来访者的感受和兴趣，帮助他们发展出更丰富而具体，也更分化的自我，这将是非常值得的一件事情，因为这可能是他们生平第一次有人这么回应他们。许多临床治疗理论都强调这个过程，如自体心理学中"镜映"的概念、来访者中心取向中的"体验"及依恋理论中的"同频回应"等。

随着来访者对自己内心世界的体验越来越充分，加之治疗师对他们的肯定，来访者的梦想就会逐渐浮现。这时，治疗师可以通过一些方法帮助来访者把梦想带入当前的生活。例如，治疗师可以提供一个"练习的氛围"，让来访者讨论和探索他们的梦想可能存在的各种可能性，而不需要立即对之采取行动，或者为实现这些梦想过早做出承诺。治疗师也能帮助来访者，使他们的梦想更适应现实，并且找到方法在日常生活中表达梦想的一些部分。例如，对于爱好音乐的来访者来说，虽然不能辞去工作，直接成为一个全职的表演者，但他们可以选择进入合唱团演唱、参加钢琴课、利用软件创作音乐，或者攻读一个音乐学位。治疗师也能帮助来访者找到合适的培训和教育，以促进他们实现自己的梦想，并且鼓励来访者在自己感兴趣和所追求的领域找到能够指导他们的人，与这些人建立密切的关系，帮助自己实现梦想。

最后，在探索梦想的过程中，来访者同样会遇到生活中的其他方面曾出现的核心冲突。因此治疗师也必须帮助来访者修通在追逐梦想的过程中引发的旧有冲突。特别是，治疗师必须帮助来访者把自己的梦想与他们的人际应对风格和所扮演的家庭角色区别开。也就是说，他们探索自己的梦想，不是为了让每个人都喜欢自己从而使自己更安全；也不是通过强迫性地追求财富和权力，以便回避自己的羞耻感，或者获得个人的充实感和价值感；更不是通过变得高高在上或与众不同，从而避免他人的批评和拒绝。但成长通常是困难而曲折的。对很多来访者而言，主动追寻自己真正想要的，成功得到生命中想要的东西，通常会对他们的依恋联结构成威胁，会让他们产生分离焦虑和分离内疚——这会让来访者倒退，破坏治疗成效。但是，随着来访者成功修通这些冲突，发现他们有权拥有自己的生活，他们就能更好地遵循现实计划实现自己的梦想，而不是进行自我破坏。当他们成功做到这些时，治疗自然就到了结束的时候。

## 结束治疗

### 来访者提前结束治疗

来访者提早结束治疗（个案脱落）一直被认为是心理治疗中的一个严重问题。但是，心理治疗行业对个案脱落并没有一致的定义，也没有真正理解为何脱落会如此频繁地发生。需要注意的是，大多数治疗成果研究报告甚至都没有提及"脱落"这种状况。

提前结束治疗到底是指来访者在首次治疗会谈后就脱落，还是指在来访者实现治疗目标前的任何时间段退出治疗？伯金（Bergin）和加菲尔德（Garfield）曾经提议把"提早结束治疗"定义为：来访者已经参加了治疗，也预约了后续治疗时间，但是他并没有继续参加。根据研究公布的数据，大约30%的来访者会在第一次初始访谈后就选择退出，40%～60%的来访者在获得可持续的治疗成效前退出。来访者平均只参加3～6次治疗。这些数据让人不安。为什么有这么多来访者是我们无法帮助的？有关治疗脱落的研究文献一直关注这些脱落的来访者的人口学变量和生活风格方面的特点。在这些来访者中，有些人成长于被剥夺的环境，有些人是少数群体，也有些人有物质滥用的经历，还有一些人涉及犯罪问题。研究也发现，脱落与来访者被强制参与治疗、男性、具有较高的愤怒－攻击倾向、经历童年虐待（特别是躯体虐待）和丧失等特征有关。

虽然了解这些和其他一些关于来访者和治疗师的特点很重要，但在这个问题上，我们认为治疗师需要关注的主要议题是理解来访者在治疗中的实际体验是什么；特别是，思考来访者在治疗中没能得到什么才让他们对治疗如此不满而提早退出治疗。研究表明，早期脱落的一个重要因素是治疗并没有满足来访者的期待，即他们对治疗有所期待，但实际的体验与期待并不一致。许多治疗师因此认为，他们需要给来访者进行更多的"角色引导"（即更多地向来访者解释治疗是什么样的，不是什么样的）。但我们认为，角色引导只不过是治疗中一个小小的、结构化的部分，并不是来访者过早退出治疗的主要原因。我们认为是治疗过程本身以及来访者的体验，尤其是在首次访谈这种重要的会谈中，治疗师是否在努力建立治疗同盟才是来访者决定是否继续参与治疗的关键。

作为临床督导师和治疗师临床培训主任，我们发现，新手治疗师不知道自己在面对来访者时的角色是什么及其该如何理解这一角色。很多新手治疗师所采用的立场是认为自己应该发挥治疗师的指导和引领的功能（在这种情况下，他们会从"专家"的视角，告诉来访者该如何计划自己的一天，给来访者布置作业，在来访者做决定的时候给予建议等）。新手治疗师所采用的另一种立场是被动和"中立"的角色，认为他们只需要与来访者在同一个房间，对来访者表示尊重而友好，但他们几乎不向来访者表达任何关于他们自己的信息，尽可能避免来访者的提问，对来访者的话只做表面上的反映，但不能抓住其中的重点或感受（简单反映对比复杂反映），并尽量不指导来访者。他们希望来访者会通过某种方式得知，治疗师正在努力完全接纳他们，以非评判的态度对待他们，不会指导他们的生活，也不会告诉他们应该怎么做。还有一些治疗师采用的立场是回归到自己最了解的、熟悉的角色中，即"朋友"这个熟悉的角色。这些新手治疗师表面上很支持来访者，很健谈，但谈话仅仅维持在社交层面的表象，他们回避让来访者感到痛苦和冲突的治疗切入点，因为这些感受太过尴尬或者过于个人化。

然而，这些立场和角色之所以有问题，是因为来访者参与治疗是为了解决他们遇到的真正的困扰，他们希望能找到一个人，这个人能给予他们足够的回应，完全投入治疗，和他们完全同在，明确地表示愿意和他们在一起，带着真诚的兴趣和担心进入他们的主观世界（而不是自我披露）。来访者希望这个人能够对自己正在经历的有真正的理解，从而让他们感到可信。这个人有能力清晰地找出核心议题，或者抓住真正让来访者痛苦的事情；有足够的专业知识，从第一次治疗开始就能提供切实有用的帮助。来访者期待被看见和被听见——完全被遇见，也期待治疗师正在努力理解他们的个人议题或问题，期待治疗师进入他们的体验并且澄清他们的需要。此时的治疗目标是，**在本次访谈结束、来访者离开之前，治疗师让来访者感到，这里有个人是值得其克服许多困难、花费许多费用和精力来与之交谈的**。在会谈即将结束时，治疗师不能猜测治疗进行得是否顺利，他们需要将这一点提出来，询问来访者，这一次的治疗会谈到底怎么样？例如，"今天第一次治疗，你感觉怎么样？哪里比较好，以及哪里是我需要做一些调整才能更好地帮助你的？"因此，在治疗中，特别是在第一次治疗中，治疗师需要做到以下几点。

- "听见"来访者现在觉得最需要解决、最痛苦或最重要的事情，从而给来访者希望，让他们能够感觉到他们能在这里得到自己所需的帮助。
- 帮助来访者澄清问题究竟出在哪里，以及他们现在可以开始做些什么来改善状况。
- 在每次治疗会谈结束前，与来访者一起讨论他们最需要关注的东西。
- 和来访者一起工作，给他们希望，帮助他们相信他们可以和治疗师一起找到改变未来的方式，他们不必重蹈过去的覆辙，也不必再独自面对困难和挑战。
- 与来访者保持密切互动，让他们感到治疗师和他们一起，在这个改变的旅途中和他们紧密合作：治疗师分享自己的想法，提出疑问，告诉来访者他们观察到了什么，还可以有其他什么选项，提出不同的观点，给来访者反馈，但是，治疗师不会替来访者做决定，不会告诉他们应该怎么做以及要怎么样生活。
- 特别要注意的是，要重新定义治疗关系中的社交规则，营造足够安全的氛围，让来访者和治疗师都能更直接地讨论他们之间发生的事情。要让来访者了解，治疗师会用尊重、合作而绝非对抗、争论或指责的态度与他们进行讨论。

我们发现，如果新手治疗师能做到以下两点，那么，很少有来访者会过早地结束治疗：（1）扩展自己的舒适区，从治疗一开始就用这些方式，主动与来访者保持密切的互动；（2）能够"抓住"什么对来访者是最重要的，对此表达共情性理解。

根据这个思路，休和赞恩详细地描述了给来访者"礼物"的重要性，即治疗师能够在行为上向来访者表明，他们作为治疗师有能力帮助来访者，给他们带来不同的体验（即证明自己的可信度，获得来访者的信任）。治疗师给来访者礼物的这种能力，以及通过自己的行为告诉来访者，他们是一个能和来访者保持同在、主动和来访者互动的助人者，那他们就能让来访者在这一次的治疗会谈结束时，带着对治疗的希望感离开；这也能增加来访者继续参与治疗的可能性。这个"礼物"可以包括以下几点。

- 让来访者感到自己被肯定。例如，对来访者从小作为一个被亲职化的孩子在成长过程中所承受的重担对其造成的影响，或者小时候在房间听到父母吵架不断升级给其造成的持续一生的焦虑表示理解和肯定。
- 让某些特定的来访者知道，你理解有些人在小时候没有被保护，曾经受到伤害和骚扰，但你是一个足够安全的人，来访者可以和你讨论一些其他人不愿意听的议题。

- 给来访者提供一些关于性教育或性功能障碍方面的知识，让他们不再觉得自己与众不同，或者孤独一人。
- 对即将发生的某个困难情境或者要应对的某个难缠的人，和来访者一起进行角色扮演，练习应对和回应的方法。
- 给不知所措的父母提供积极的育儿策略，或者提供其他管教孩子的方法，帮助他们重拾对孩子的管理。

在每一次的治疗会谈中，尤其是在第一次治疗会谈中，非常重要的一点是能让来访者在离开时感到他们与治疗师有所联结，能够感到和治疗师一起合作，而且充满希望，相信自己能够从治疗中得到他们所需要的帮助，而不是感到他们只是在回答治疗师的一些问题，以便治疗师能完成首次访谈，在新来访者登记表上写下对他们的初步诊断。治疗师需要找到一种平衡，既能和来访者有真正的接触，尽可能地给来访者"礼物"；也能告诉他们，你需要转换话题，询问一些不同的问题来完成所需填写的表格。

**治疗师：**欢迎你。很高兴你来到这里。我们在电话中已经简要地聊了一下，现在让我们具体谈谈困扰你的事情，或者你多跟我说说你来治疗的原因，然后我们可以一起把问题弄清楚。

你希望来访者可以感觉到"这个人现在能给我一些生活中其他人给不了的东西，而且我能从中获益"。用对来访者进行角色引导的说法，治疗师需要告诉来访者，在治疗中获得改善或痊愈需要的时间往往比大多数人想象的更长，这将对来访者了解治疗过程有所帮助（例如，50% 的来访者会在 8 次治疗后有所改善，大多数需要 13 ~ 18 次治疗才可以有所进展）。让来访者知道，治疗可能会唤起他们痛苦的感受和回忆，但是治疗师会和他们一起面对这些充满挑战和困难的时刻，这对治疗也有帮助。然而我们已经看到，过程取向的治疗师在对来访者进行角色引导时，也要强调让来访者了解治疗关系，重新定义治疗关系中的社交规则，允许双方可以直接讨论他们之间在此时此刻发生了什么。我们发现，这样做对于帮助来访者开始进入治疗非常有效，但是，很少有治疗师会这么深入地和来访者讨论这个问题。所以，让我们在这里再次强调这一点的重要性。在首次治疗会谈接近尾声时，首次访谈的治疗师可以说类似下面这样的话。

**治疗师：**鲍伯，我来分享下你怎么做才能在治疗师帮助你的过程中最好地帮助他。我们在治疗的时候可以比平时更直接地表达自己，你可以告诉你的治疗师你需要什么，让他知道对你来说什么是有用的，什么是没用的。如果你只是表现得友好、礼貌，而不告诉治疗师现在的治疗对你没有效果，那么你的情况就不会好转。你觉得这样可以吗？你能做到吗？

**来访者：** 嗯，我一般不会这样跟他人说话，但是我知道这可能会对我有帮助。可是如果我告诉了治疗师我不喜欢某个做法，或者告诉他这对我没用之后，治疗师还是像之前一样，没有任何改变，那怎么办？

**治疗师：** 如果你向治疗师提出了你的问题，告诉他你对治疗不满的地方，但是治疗师听不进去你的反馈，没有和你一起把它谈清楚，也没有考虑其他方法，那么很可能你和治疗师是不匹配的。我会建议你要求更换治疗师，转介给另外一个能把你当成合作伙伴，能倾听、回应你的需求的治疗师。

来访者脱落在心理治疗领域非常普遍，为了防止来访者脱落，要求治疗师在最初的会谈中不能只是表现得"友好"或者只是"被动"地呈现自己。治疗师需要主动参与和投入，时刻以来访者的想法和感受为出发点，从而可以细心地发现最困扰来访者的是什么，他们最急迫要解决的问题是什么，并把它们清晰地表达出来。带着这种持续、准确的共情，治疗师对来访者给予修正性或修复性的回应，就像我们之前讨论的。如果治疗师能够做到这些，他们就可以和来访者共同创造一个富有成效的治疗空间，在这里，只有当有意义和持久的治疗目标达成后，治疗才最有可能结束。

## 来访者与治疗师谈论终止治疗

治疗结束是一个重要的治疗阶段，治疗师需要和来访者对此进行悉心讨论。治疗关系的结束对来访者而言非常重要。对一些来访者而言，这可能是他们第一次体验到一段关系以积极的方式结束。因此，如何处理治疗关系的结束对来访者具有重要的意义，这常常会影响来访者在未来面对分离、终止关系和丧失时如何处理。如果对结束治疗关系进行细心的计划，这将会让来访者有机会感到他们是被重视的，也将允许治疗师和来访者能一起讨论来访者通过治疗已经有了什么成长，未来还可能出现什么挑战。这样的讨论也影响到来访者未来建立新关系的能力，并且给来访者示范，如何以健康的方式结束一段关系。很多新手治疗师严重低估了成功结束一段治疗关系对来访者是多么重要的一种体验。在治疗结束的环节，如果治疗师做得不好，那可能会破坏来访者在治疗中已经取得的改变；但如果做得成功，那将帮助来访者巩固和扩展他们在治疗中已经取得的成效，并且使它们能够在治疗结束以后仍得以维持。治疗师应该尽最大可能利用这个机会帮助来访者获得进一步的改变。

在训练早期，受训治疗师常会问："我怎么知道什么时候该结束治疗呢？"如果来访者的症状已经有显著缓解，对目前的情境可以灵活地应对，而不再把各种不同的体验与预先设定的狭窄分类对号入座，以及开始向着未来更有希望的生活迈进，那么这个时候，治疗就可以结束了。如果来自以下三个不同方面的信息都指向同样的方向，那就表明来访者已经准备好结束治疗了。

- 来自来访者的信息：来访者表示他们的感受在持续变好，并且能对过往的问题情境有更适应性的应对方式。
- 来自治疗师的观察：来访者扩展了它们旧有的应对方式，能够不断以新的方式回应治疗师，不再重演那些有问题的关系模式。
- 来自来访者生命中重要他人的反馈：他们告诉来访者，他们发现来访者现在不一样了，或者这样评论来访者："你过去从来不会这么做。"

在继续讨论治疗师如何才能让治疗成功结束之前，我们必须区分两种不同类型的治疗结束：治疗的自然结束和治疗的非自然结束。

我们上面讨论的就是治疗自然结束的过程，因为来访者已经完成了他们在治疗中的工作。在治疗自然结束的过程中，治疗师的一个主要目标就是肯定来访者对治疗结束两方面的感受：一方面他们想要离开治疗，另一方面也希望继续得到治疗师的支持。因此，治疗师在治疗结束的阶段需要继续给来访者提供一个安全基地：对来访者变得更加独立表现出直接明确的喜悦，对他们能够迈向自主给予积极的鼓励和支持。然而，安全基地同时也意味着治疗师需要在来访者变得个体化和摆脱家庭束缚的过程中给来访者提供持续的支持。因此，治疗师需要尽可能地让来访者知道，当他们未来有需要时，治疗师会接受来访者的求助或联系。此外，当治疗师开始与来访者讨论结束治疗时，来访者的旧有模式、移情上的扭曲及错误的期待常常会被再次触发。为了纠正这些移情上的扭曲，治疗师需要公开清楚地表明，如果在治疗结束后来访者想给他们写信分享他们重要的生活事件，如结婚、生子等，或者如果他们在以后再次出现问题，需要联系治疗师寻求帮助或转介时，治疗师都不会因为这些而感到失望、有负担或麻烦（因为很多来访者在治疗时会有这样错误的预期）。

这里的关键议题是，很多来访者都未曾被允许有这样既可以分离又有所联结的关系。例如，长大成人，变得更加独立，通过追求自己的兴趣、目标和关系而与照料者分离，这些都意味着失去照料者的情绪支持和依恋联结；或者保持联结和情绪支持则常常意味着顺从、依赖他人，或者不能有自己的不同于他人的声音、观点和感受。因此，治疗结束阶段实际上给这些来访者提供了一个重要的机会，让他们进一步提高他们既能和他人保持分化，同时又能和他人保持联结的能力，以及在未来既能保持自主，又能和他人建立亲密关系的能力。

当来访者确认治疗师对自己矛盾感受的两方面都给予支持时，那么治疗师就是在给来访者提供对他们影响深远的修复性体验。如果来访者发现，他们的治疗师对他们取得的成功表现出由衷的喜悦，对他们迈向独立表现出欢迎，但同时，如果他们以后需要再次联系治疗师（或另一位治疗师）寻求帮助，治疗师依然还在那里，还愿意帮助他们，对他们的心理健康表现出关怀，那么很多来访者都会从中受益良多。来访者感受到治疗师对自己在"分离与亲密联结"两个方面的支持，他们就能进而把治疗师内化，留住治疗师带给他们的所有的修复性体验，巩固自我感与自我效能感，成功地结束治疗。

遗憾的是，很多新手治疗师并不能如愿看到治疗的自然结束。相反，许多因素导致治疗在来访者完成治疗工作之前终止了。如同之前讨论的，有时来访者主动终止治疗，没有出现在已经约定好的下一次治疗会谈中。更好的情况是，治疗需要结束是因为新手治疗师需要去其他地方实习，或者因为学期结束了，或者实习单位只提供有限次数的治疗服务等。有时候，在治疗因为这些因素不得不结束的时候，正是治疗师和来访者在治疗中取得重要进展的时候，或者治疗刚刚到达中间阶段，大部分的治疗工作还未完成，治疗就不得不结束了。不论是哪一种情况，治疗仍然可以在结束阶段获得重要的成效。但是要做到这一点更加困难。治疗师需要与来访者一起讨论这种非自然结束的治疗或者因某种外在的原因而不得不结束治疗所带来的复杂议题。因为在这种情况下，通常都是由新手治疗师提出结束治疗，而来访者还没有准备好，我们下面讨论的重点将放在非自然结束的治疗上。我们需要仔细看看这种非自然结束或强制结束的治疗，这是非常有必要的，因为它们通常会引起来访者对治疗师的愤怒、怪罪和疏离的反应。对新手治疗师或对来访者的这些反应没有准备的治疗师来说，这些反应很难应对。我们在前面的章节中讨论过"来访者的消极反应"，它们很容易引发治疗师的罪恶感、防御和其他反移情反应，这可能消减已经取得的治疗效果。

当治疗关系变得对来访者和治疗师双方都具有意义时，无论是治疗师还是来访者，结束这种关系都是有困难的。通常，结束这样的关系可能引发他们想起生活中所失去的重要的人、事和关系，而这种感受的强度和重要性都可能远远超出治疗师或来访者的预期。例如，已经不在人世的挚爱；孩子因父母离婚而失去了与其中一方的关系；一段重要关系破裂但无法被修复；情感需要被剥夺，或者对照料者的长期失望；依恋对象因为酗酒或药物依赖而无法给予情感上的回应；面对孩子进入青春期，父母感到焦虑和尴尬，不再过问孩子的事情等。因此，治疗师和来访者都会不约而同地否认治疗关系即将结束的现实，回避他们被唤起的困难的情绪或感受。

如果治疗师和来访者在处理治疗结束上蹒跚而行，不能直面治疗关系的结束，那么他们的人际关系过程将重演来访者的核心冲突，妨碍他们充分解决来访者的问题。如同我们强调的，这种情况对曾经有过痛苦但人际丧失尚未被解决的来访者而言特别重要，而这些重要丧失也是很多来访者前来治疗的原因。具体而言，因为来访者过去经历的人际丧失没有得到过肯定和支持，那么他们现在就需要治疗师以一种以新的、修复性的方式结束和他们的关系。这种新的、具有修复性的结束关系的方式与过去他们经历的那种不被承认、不可预测、没有计划、突如其来的丧失的经验截然不同。因此，想要使治疗成功结束，最简单、最重要的一个指导原则就是清晰无误地承认治疗将要结束的现实，但要小心翼翼地处理。即使那些已经准备好结束治疗的来访者，当治疗要结束时，这些曾经与丧失和抛弃有关的旧议题还是会经常不由自主地被唤起。请考虑下面的情境。

> **有效能的治疗师：** 在这学年结束前，我们还有三次会谈，在这之后我们不得不结束我们的工作。让我们先一起探讨这个结束对我们的意义。

治疗师和来访者可以一起就来访者对治疗结束的积极和消极的反应进行讨论，特别是来访者对治疗师的情绪反应。尽管治疗师和来访者都想回避这个话题，但是治疗师不能让这样的回避发生。一旦治疗师和来访者一起确定了来访者已经准备好结束治疗，或者是因为外部原因的限制而必须结束治疗，治疗师和来访者需要确定最后一次治疗会谈的日期，然后和来访者探索他们对治疗关系结束的反应。

> **治疗师：** 我们最后一次治疗会谈在三周后，那就是 12 月 9 日，星期四下午四点。听到我告诉你这些，可以说说你的想法吗？

因为治疗师和来访者需要时间讨论他们关系的结束，因此最后一次会谈的安排应该提前至少两周或以上。假如来访者突然表示，今天就要结束治疗，今天是最后一次治疗会谈，那么，治疗师应该邀请和鼓励来访者可以再多来一次，这样他们可以探讨治疗结束对来访者可能有什么意义，而且让双方能够好好地向对方说再见。我们总希望支持来访者的个体化和自主性，但是这种突如其来的、单方面要求关系结束的情况通常是一个警示，它很可能表明是某种重演或关系破裂。

在有些情况下，让治疗师与来访者设定一个明确的治疗结束日期和讨论治疗关系的结束对治疗师而言比较困难，因为这引发了治疗师自己对治疗关系结束的冲突，或者更通常的，是对更宽泛含义上的关系结束这个议题的冲突。此外，为治疗结束设定一个确切的日期，将使治疗师和来访者重新面对来访者前来治疗的症状和核心冲突。对一些来访者而言，可能需要针对这些议题的某些方面再一次进行工作。当治疗结束成为现实的时候，有些来访者可能会暂时出现一些退步，或者难以参与下一次的会谈，这种情况并不少见。因此，在这种情况下，治疗师需要与某些来访者分享他们的担心。例如，一些来访者经历过生命中重大的丧失，因而治疗师会担心他们可能会"忘记"最后一次会谈，所以想与他们讨论这种情况发生的可能性。

> **治疗师：** 如果现在是下周四下午的 4:15，但只有我独自坐这里的话，那会是什么阻止你参与这次治疗呢？

出于上面讨论的所有原因，治疗师需要直截了当地和来访者讨论治疗将要结束这件事，倒计时到最后一次会谈还有多长时间，并且通过类似下面的提问与评论，邀请来访者讨论他们对治疗结束这件事的反应。

- 今天过后，我们还将剩下三次会谈。听到我这样说，你感觉怎样？
- 现在我们只剩下两次会谈了，我认为我们一起讨论一下我们工作的结束是重要的。当我告诉你我们的治疗不久将要结束的时候，你都想到了什么呢？
- 下一周将会是我们的最后一次会谈。我们已经共同完成了一些事情，但问题仍然存在，我们的治疗工作仍未完成。我想了解的是，你对我们之间的关系和过往在一起的这段时间有什么想法？
- 这是我们的最后一次会谈。我感觉有点难过，我好奇你有什么样的感觉呢？

这种倒计时的方式是为了避免来访者对治疗结束有任何的模棱两可、讨价还价或否认的态度。例如，它能够避免来访者在最后一次会谈时问："所以，我下周还会见到你吗？"这种方式同时也能避免治疗师将反移情付诸行动，出现回避和来访者分离的行为。例如，在最后一次面谈结束时，治疗师说："嗯，我看时间已经到了。我想我们的治疗该结束了。"

如果治疗师不能直接和来访者讨论治疗的结束，他们通常是在回避自己的分离焦虑或尚未得到解决的与丧失有关的问题。他们在自己的生活中经历过他们不想要的、关系结束的痛苦情形，造成了自己尚未得以解决的情绪困扰。在这些情形中，他们未曾得到支持性的回应，因而不得不靠自己应对。但这本身就是有问题的，因为这些经验和来访者因过去重要关系结束而引发的、未解决的感受相吻合。因此，治疗师的反移情反应非常有可能在治疗的结束阶段被引发出来，他们处理治疗结束的方式也可能反映出他们自己的依恋类型。例如，治疗结束可能让访者想起他们生活中重要关系的结束和重要的丧失，使他们感到悲伤或脆弱。这个时候，回避型依恋的治疗师可能就难以面对来访者的这些感受，无法对这些情绪产生共情。而焦虑型依恋的治疗师通常对与丧失和被抛弃有关的议题高度敏感，治疗的结束可能会唤起这种敏感，使他们反应过度，难以将自己的感受和来访者的痛苦加以区分，也就无法给来访者提供一个抱持性的环境。因此，如果治疗师的反移情与关系结束有关，那么在治疗结束阶段，其尚未解决的冲突就可能通过上面这些方式得以呈现，而这可能是治疗师带入治疗过程中的最常见的反移情反应。出现这种情况时，治疗师需要告诉自己，这些问题都是很常见的，可以被理解的，**但是也不能对此掉以轻心**。他们可以征求督导师或同事的意见，或者更好的是，找一个可以理解和帮助他们解决这个问题的治疗师。研究发现，新手治疗师的个人治疗体验与更好的治疗效果和较低的来访者脱落率有显著的相关。

在治疗不得不以非自然的方式结束或者治疗达到了所限制的会谈次数时，来访者的移情扭曲和治疗师的反移情反应很可能在这个时候出现。因此，我们需要对这些议题做进一步的讨论。通常，治疗师和来访者在生活中都经历过与重要他人结束关系的痛苦经验，这如同"昨天刚发生一样"。很多时候，治疗师需面对以下情况：

- 没有为分离提前做准备；
- 不理解在什么时候或为什么要结束与重要他人的关系；
- 不能与要分离的人道别，不能与离开的人讨论，无法对他们说再见。

重要的关系以这种有问题的方式结束，这让很多治疗师和来访者在他们人生中最重要的体验中感觉到无力。相反，我们建议的人际过程取向的方式允许来访者更加积极地参与重要关系结束的过程中，了解在这个过程中将会发生什么，从而提高他们的自我效能感。来访者知道治疗关系什么时候会结束（体验到可预测性），他们也能够安全地表达他们的感受（可以是感恩，也可以是失望或愤怒），收到来自治疗师的不带有防御性的回应，并对未来的挑战有所准备。为什么这样做是重要的？这是因为，特别是当治疗是在非自然结束的情形下时，这经常会唤起来访者早年形成的适应不良的认知图式，让来访者认为，就像过去其他关系一样，他们与治疗师的关系也会以失败而告终。让我们更充分地探讨这个很可能出现的问题。

虽然孩子都应该长大成人，变得自立，但如果他们的基本情感需要没有被满足，那他们其实很难做到这一点。很多来访者自己的情感需要在成长过程中被剥夺，他们也因此前来治疗。如果治疗不得不提前结束，或者在来访者还没有做好准备就结束，就会唤起他们的这种情感需要曾经被剥夺的体验。来访者因在成长过程中想要的情感无法得到满足常常感到愤怒和失望，甚至感到被遗弃或背叛。现在，这些感受都可能转到治疗师身上，无论在治疗开始的时候，治疗师就治疗的安排和界限给他们解释得多么清楚。类似下面这些来访者对治疗师的怪罪和指责，对于新手和资深治疗师来说都很难处理。

- 你跟我妈妈一样，也要离开我了。
- 反正，我们的关系对我来说也没有多大的意义。
- 其实在治疗中，我没有什么改变，我和以前没两样。

在这些情况下，要想使治疗能够获得满意的结果，治疗师需要对来访者的抗议和不满保持非防御性的态度，容忍它们而非因此感到内疚，变得具有防御性，或者用下面无效的回应方式，极力说服来访者走出他们的感受。

**无效能的治疗师**：但你已经有所改变了。你不再像过往那样抑郁，现在你能够做……而这些是你以前不能做到的事情。

与这些带着防御性的、徒劳无效的尝试相反，治疗师需要开始直接指出并面对来访者此时此刻的感受。

> **有效能的治疗师：** 你对我感到非常生气，因为我们之间的关系就快要结束了。我尊重你的这些重要的感受。在你看来，至此似乎还没有发生任何有意义的事，让你有所好转。

通过这种方式接纳来访者的愤怒，而不是认同来访者表述的事实性内容，治疗师就是在给予来访者一个不同于他们内在工作模型和以前经验的修复性回应。这种对他们现在的沮丧和失望情绪的肯定或许能够使来访者将这些强烈情绪反应与他们成长过程中的依恋对象建立联结，正是他们在最开始让来访者感到失望或被遗弃。因此，很多治疗师发现，在治疗不得不以非自然的方式结束或者治疗达到了限定的次数而不得不结束的时候，最困难的部分是管理自己的内疚感，或者在面对来访者因治疗结束而产生的愤怒时管理自己的防御。但是，我们在这里给出一些建议和指导，治疗师可以利用它们帮助来访者看到，此刻的治疗结束，实际上与他们以前经历的、自己不想看到的结束关系的方式有非常重要的区别，虽然来访者感觉好像是发生了同样的情形。治疗师可以通过下面的方式，帮助来访者化解过往这些未完成的哀伤工作。

- 提前与来访者讨论治疗将要结束。
- 邀请来访者分享他们的愤怒、失望或悲伤的情绪，不带防御地接纳这些情绪。
- 与来访者讨论治疗关系结束对来访者意味着什么，澄清此时此刻的治疗结束与来访者以前生命过程中重要关系的结束有什么相似和不同之处。
- 承认治疗结束可能会让来访者想起他们与他人的关系是如何以一种痛苦的、自己不想看到的方式结束的，从而肯定他们的这些体验。
- 与来访者讨论这段治疗关系对治疗师的意义，分享治疗师自己对于治疗关系结束的感受。
- 确保治疗师和来访者能够有机会与对方道别。

以前来访者与其他人的关系结束时所存在的问题是，他们与要分别的人没有上面提到的这些体验。尽管大多数来访者在开始阶段难以辨识这些差异，但治疗师如果能帮助他们区分目前这种相互承认的关系结束与以前那些不完整或令人不满意的关系结束如何有所不同，那就给来访者提供了一个解决他们长久存在的问题的机会。通过这样的方式，来访者能够成功地管理治疗关系的结束，这也让他们学会在面对以后生活中出现的关系结束或重要的丧失时，自己该如何有效地应对。迈恩（Mann）和班得（Binder）是短程治疗领域的先驱和领导者，他们对在治疗结束时出现的这些议题，以及治疗结束所唤起的来访者对重要丧失的强烈情绪体验都有详细的描述。

来访者在治疗结束时表现出退缩情绪或埋怨之意，感到治疗的结束"就像"他们之前体验到的丧失一样，这让他们感到失望。同样，治疗师也可能看不到治疗关系的结束与来访者过去的关系结束有什么真正的区别。治疗师需要时刻谨记的是，治疗关系的结束实际上并不是仅仅"就像"之前的关系结束一样。例如，治疗关系的结束有一个彼此一起设定的结束的日期；在一定的时间范围内，来访者能够选择这个结束的日期；治疗师与来访者之间讨论过关于治疗结束的事项，而不是让来访者在毫无解释和准备之下被突然丢下。当治疗师看不到这些确切的差别时，就很有可能认同来访者的怪怨，从而感到内疚并回避治疗的结束，或者带着防御回应来访者，否认来访者的伤心、失望或愤怒的情绪，试图使他们摆脱这些感受。当这一切发生时，治疗师自相矛盾地让来访者的指责成真：他们以隐喻的方式，重演了来访者过去有冲突的关系结束中的重要部分。更有效的做法是，治疗师承认来访者在此刻治疗结束时有与过去的分离相似的情绪体验，然后与来访者探索，他们能够共同做些什么，使这次他们之间关系的结束与以前有问题的关系结束的方式有所不同且更好。

当治疗师留意来访者对治疗结束的反应时，他们通常看到来访者的核心矛盾会同时在以下两种情境中被唤起。首先，来访者对于结束治疗的主要情绪或感受（例如，因为自己有好转，不再需要治疗师而产生的内疚感；或者感到被拒绝、被遗弃，或者被治疗师所辜负）可能和来访者在成长过程中形成的关系中的感受相吻合，这些有问题的关系正是来访者核心冲突的起源。其次，来访者对治疗结束的反应也可能和他们在一些危机情境下的感受相吻合，正是这些感受让他们前来治疗。通过对来访者的这些情绪或感受予以肯定的回应，在适当的时候，澄清治疗结束时的这些感受和过去关系中与危机情境下这两方面感受之间的联系，治疗师就可以帮助来访者进一步解决他们的核心冲突。

最后，为了帮助治疗师应对治疗结束时出现的这些挑战，临床研究者强调，以下三个主要步骤可以帮助治疗师有效地结束治疗。

1. 回顾并复习来访者已经出现的改变。

2. 展望未来，制订可行的计划，用以应对未来可能出现的问题。

3. 彼此道别。

治疗师在治疗结束阶段还可以使用的一种有效的干预就是和所有来访者一起进行回顾–预测–练习序列活动，以便进一步探索有效结束治疗的方法。治疗师和来访者一起回顾他们取得的进展、获得的成就、成功的改变和过渡，以及一些来访者尚未完成仍需要工作的议题。特别重要的是，治疗师要帮助来访者预测那些在未来可能出现的、对来访者具有挑战的生活事件，或者那些使他们感到焦虑的人际互动情境，这些事件和情境有可能触发来访者旧有的伤口，或者会再次引发他们无效的人际应对模式。为了帮助来访者保持他们已经发生的改变，对这些可能会出现的问题情境或困难的人际互动场景进行预期是非常重要的。治疗师需要尽可能具体地识别出这些触发情景或扳机事件。以前面提及的特雷西为例，治疗师可以像下面这样提问。

**治疗师：** 在面对父亲时，如果你把自己的想法说出来并与他设立界限，你的父亲可能会怎么说和怎么做？你内心可能会有什么感受，并且当他这么做的时候，你最想说和想做的是什么？

最终，针对如何应对这些触发性议题或类似情境予以练习也能够帮助来访者准备好以后靠自己成功地应对它们。治疗师和来访者可以通过角色扮演发现在面对以后很可能会出现的、有威胁的或自己不想遇到的困难情境时，哪些应对反应是有效的，哪些是无效的。

## 结束关系

尽管有些来访者会在治疗结束时重新经历他们的主诉问题，但大部分来访者不会。然而，来访者和治疗师仍然需要讨论治疗的结束。例如，治疗师可以告诉来访者他们所看到的、来访者在治疗过程中发生改变的不同方式。治疗师也可以承认他们在与来访者共同工作中的不足之处，以及还有哪些未完成的议题未来需要来访者依靠自己处理或者和另外一位治疗师一起继续工作。因为担心会被认为不忠诚，有的来访者需要得到治疗师明确的允许，让他们在未来有需要时可以找另外一位治疗师一起工作。

治疗师需要让来访者放心，如果他们知道来访者正在好好照顾自己，得到了所需要的帮助，他们会感到开心。治疗师也可以和来访者一起回忆他们之间紧密工作的时候让人尴尬的误解、在两人互动中所冒的风险，以及那些幽默的时刻。治疗师也可以分享一些他们对于来访者的感受，包括对治疗师来说这段特殊关系的重要性、治疗师所学习到的或感到愉悦的，以及治疗师将会记住的关于这个人的方方面面。

在自然结束的治疗和非自然结束的治疗中，我们都能看到，治疗的结束让治疗师与来访者重新回到这个在人际关系中既分离又有所联结的议题上。在自然结束的治疗中，治疗师需要给予来访者选择离开治疗的许可。来访者需要明白无误地知道，治疗师喜欢看到他们获得成功，因他们的独立感到愉悦，为看到来访者能够致力于发展新的关系和活动而高兴。治疗师需要成为一个安全基地，帮助来访者庆祝他们从治疗过渡到自己未来生活的新篇章，让他们感受到支持。来访者在结束阶段可能会有以下表现。

- 在与治疗师建联结的基础上，现在对与他人建立关系感到更有能力、更自信。
- 曾经在调节和管理自己的情绪和行为上有困难，需要帮助，现在在自我调节和管理上更具有平衡性和灵活性。
- 理解改变其实也是一个机会，能够把这个"失去"作为过渡到新的生活阶段的标志（就如同要离开家上大学一样，同时包含了"失去"和"成功"，所以，一方面感到紧张或难过，但另一方面也会感到兴奋和开心，这些情绪都是可以理解的）。

考虑周全的治疗关系的结束十分有助于来访者相信自己在未来能够建立具有滋养性的稳定的关系。治疗师作为一个榜样的作用也是非常重要的，他们用自己的行为告诉来访者，一段稳定的、滋养情绪的、彼此在情绪上同调的关系是可以存在的，而且这种关系是能够以关怀、可控和肯定的方式结束的。同时，公开地和来访者探讨结束治疗也是一个机会，使治疗师能够看到来访者在"个人成长上的进步"，他们现在的自我在多大程度上表达出自己的声音、体现出真实的自我，或者他们现在与他人建立关系时变得有多自信。虽然治疗经常在治疗关系结束时仍未完成，但如果来访者能够将其与治疗师互动中的经验应用到与他人的关系上，而治疗师也能对他们从来访者身上学到的和给予来访者的心怀感激，那么他们的经验都会因为这一段关系而变得更加丰富。

## 结语

本书按照治疗从开始到结束的过程加以阐述。如同来访者在治疗结束时仍有未被解决的问题，治疗师在训练过程中仍然会有很多对治疗的疑问没有得到解答。我们介绍了具有挑战性的个人议题和复杂的人际过程，但治疗师仍需要有更进一步的阅读、督导和体验，从而能够应对在每一段治疗关系中会发生的无数例外的状况。但是本书能够让读者得到一些重要的指导，帮助他们理解在治疗关系中发生的人际互动，并且使用过程维度帮助来访者改变。我们在这里展现的概念框架能够帮助新手治疗师更有效地与来访者工作，我们也希望这个框架能帮助治疗师更好地整合他们在训练中学到的多种理论观点与实践。

本书的主题是：持续和实质性的改变发生在重要关系互动的情境中。本书介绍的人际过程取向适用于以人为中心、认知行为治疗、人际和动力学理论框架、依恋理论、家庭系统和其他传统的治疗理论。治疗师将人际过程取向与这些不同的理论结合将使他们的工作更富有成效。因此，我们鼓励治疗师运用他们自己和他们提供的治疗关系来帮助来访者改变。

## 本章练习

回想一个你自己经历过的重大丧失事件（如一个重要他人的死亡或者重要他人突然或无预兆地离开你），你希望他人跟你说什么？如果你不希望任何人回应你的丧失，是什么让你有这样的感受？

# 过程记录

来访者_____ 会谈次数_____ 日期_____

1. **呈现的议题**。来访者表达出的或者治疗师看到的来访者的主要困扰或痛苦。

_____

_____

_____

2. **主题**。来访者反复呈现的模式（如感到孤独、不被欣赏、不堪重负等）。

_____

_____

_____

3. **关系和阻抗**。来访者是否对你或者你们的互动有直接的陈述或隐晦的暗示（暗含的信息）（例如，难以信任，感觉没有被听到或被理解）？来访者是否表现出对进入治疗的矛盾或顾虑（例如，感觉对家庭不忠，对求助感到不安）？

_____

_____

_____

4. **人际过程**。在这次会谈中，你和来访者对你们之间的互动是否变得更加投入？从你自己对来访者的反应中，你了解到来访者与他人的互动有哪些问题（例如，你是否感到无聊、挫败，或者感觉保护欲被激发）？你和来访者的互动或者你的内在对来访者的反应，与他人和来访者的互动或者他人对来访者的反应有哪些相似或不同之处？

_____

_____

_____

5. **移情与反移情**。来访者是否表现出一些典型和特定的方式，从而曲解或误会你和他人？来访者对你的回应是否与其对重要他人一样，或者有所不同？你的个人经历或目前的生活情形是否以某种方式被来访者激活，影响到你对来访者的回应方式？

_____

_____

_____

6. **评估干预**。你的主要干预方法是什么（如共情性理解、重构、角色扮演等）？它们是否有效？下一次你可能想要尝试一些什么不同的干预吗？

_____

_____

_____

7. **治疗焦点**。来访者在本次会谈中，是否呈现出与你的治疗焦点紧密相关的议题？你是否能够借此作为干预的切入点，使这次会谈更加聚焦、方向更明确？

_____

_____

_____

8. **重要事件**。本次会谈中呈现了哪些潜在的、与法律或伦理有关的事件，或者需要强制报告的事件（例如，对儿童、老年人和被抚养人的虐待，对自己和他人的危险行为）？

_____

_____

_____

# 制订治疗计划的原则

完成个案概念化往往具有一定的挑战性，但又是非常重要的一项工作，因为它能帮助治疗师使治疗过程更加聚焦。

1. **问题的概念化**。总结来访者所呈现的问题。来访者为什么在此时寻求治疗？在来访者和他人之间的最重要的体验中，有哪些主题能够将这些经验组织起来，或者能够体现出这些体验的核心特征？

2. **治疗焦点**。找出来访者反复出现的适应不良的人际关系模式和信念。考虑来访者的内在工作模型，思考以下问题：（1）来访者想从他人那里获得什么（例如，被照顾，他人支持自己的自主性）；（2）来访者预期从他人那里得到什么（如被批评、被忽视、被抛弃等），（3）来访者在和他人的关系中，对"自我"的体验是怎样的（例如，感到自己并不重要，自己是他人的负担）；（4）来访者有哪些典型的冲突感受（如愤怒、焦虑、羞耻等）；（5）来访者典型的人际关系应对策略是什么（例如，顺从、退缩并表明自己不需要其他人的帮助，支配和控制）；（6）这些应对策略倾向于诱发治疗师和他人怎样的反应（如失去兴趣、给建议等）。通过你自己对这些问题的回答，找出两到三个主要治疗焦点，以阐明来访者的症结所在和需要改变之处。

3. **成长背景和情境**。哪些家庭议题或文化议题影响了来访者当前的问题和世界观？来访者的家庭是如何进行抚育、教导和沟通的？换言之，来访者早年形成的适应不良的认知图式、人际应对策略和依恋类型是如何发展和形成的？

4. **治疗过程**。描述你和来访者之间工作同盟的质量，以及你们是如何互动的。你如何让来访者在和你的关系中获得修正性情绪体验并使之能够推翻来访者和其他人之间的有问题的经验？当来访者体验到情绪困扰时，他可能会怎么误解你和回应你？你是否能和来访者讨论你们之间潜在的问题并和来访者一起修复你们之间的关系"裂痕"？

5. **目标和干预**。针对你在第 2 项治疗焦点上识别出的两到三个核心议题，说明你处理这些议题的计划。尽可能清晰明了地指出，来访者为了达成治疗目标需要从你这里获得怎样具体的修正性情绪经验。你会如何帮助来访者将与你相处的新经验类化、迁移到来访者治疗之外的人际关系中？同时，你也需要考虑来访者是否需要转介（如团体咨询、药物治疗等）。简而言之，你需要清楚地表明，你打算和来访者一起在治疗中前往何处及如何到达这个地方。

6. **妨碍改变的障碍**。预测治疗可能会因为什么原因失败。哪些因素可能造成来访者脱落或者治疗不成功？来访者身上的哪些特性最有可能阻碍你们建立坚固的工作同盟？来访者生活中有哪些重要的人及家庭或文化因素让来访者难以承认并接受自己的问题，从而就这些问题寻求帮助？你是否能和来访者讨论你们会如何一起工作，以及你们能做些什么让治疗更有帮助？最重要的是，建议你思考来访者与他人之间的适应不良的关系模式将会怎样微妙地在你们的治疗关系中重演？

**准确共情**（Accurate empathy）：治疗师能够清晰、具体地理解或分辨来访者所表达的主要含义，或者正确感知来访者主观经验的能力。

**获得性可信度**（Achieved credibility）：治疗师因为熟练而有效地回应来访者，而不是仅仅因为他们的地位、角色或与来访者很像而获得的可信度。

**积极的立场**（Active stance）：治疗师所采取的积极的、具有回应性和参与性的、平衡的立场，但是他们既不表现出对来访者的主动指导，也不表现出被动地跟随来访者。

**成人依恋类型**（Adult attachment styles）：成人依恋关系中的关系风格或模式，包括安全型、焦虑型、回避型、恐惧型。

**情感调节**（Affect regulation）：儿童不断提升的、靠自己的力量独立并且成功地管理自己的痛苦、恐惧、脆弱或需要等具有扰乱性的情绪或感受的能力。儿童自我调节的能力很大程度上基于内化其照料者能够持续地倾听他们的痛苦，并用安慰或"心理抱持"来回应他们的能力。

**情感集合**（Affective constellations）：一系列以可预测和模式化的方式同时出现的、相互关联的情绪或感受。在这系列情绪或感受中，第一个或最初呈现的表面上的情绪或感受往往是最容易表达的，它掩盖了更深层的、更脆弱的感受。

**情感容纳**（Affective containment）：治疗师提供的抱持性的或安全的心理环境，它促进来访者对其核心议题进行处理、探索，也促进来访者发展更充分的体验和分享的能力。

**矛盾心理**（Ambivalence）：在一个特定情境下，或者需要做决定时，或者在面对治疗师和治疗时，来访者所体验到的具有竞争性的、复杂甚至是对立的情绪或感受。

**矛盾感受**（Ambivalent feelings）：来访者在治疗过程中同时体验到的、相互冲突的情绪或感受。

焦虑（Anxiety）：来访者体验到的高度担忧的状态。这种状态常常因为来访者不能命名其中具体的危险或识别恐惧的具体来源而恶化。

被赋予的可信度（Ascribed credibility）：治疗师因为自己的角色、职业资格和地位或者是与来访者有很多相似（如性别、种族和宗教等）而被来访者赋予的可信度。

同调（Attuned）：一个人对另外一个人的具体的情绪体验或个人经验保持关注和觉察的状态。

同调回应（Attuned responsiveness）：治疗师准确识别来访者的需要或困扰，随时对他们的情感需求做出积极回应的能力。

专制型养育风格（Authoritarian）：一种严格的具有控制性的教养方式。它缺乏温暖和对规则的解释，常常是惩罚性的，父母强迫孩子们服从和遵守。

权威型养育风格（Authoritative）：一种有效的教养方式，它有严格的限制和一致实施的规则。但是，具有这种有效教养方式的父母也充满关爱，他们清晰地表达对孩子的期待，解释他们设定规则和做出决定的理由。

组间差异（Between-group differences）：治疗师使用不同理论或治疗取向所带来的治疗效果上的差异，如认知行为疗法与人际动力学疗法。

个案概念化（Case formulation or case conceptualization）：治疗师对来访者的议题和功能形成的理解，包括来访者的问题是如何形成的，这个问题又如何导致了他们目前生活中的症状和问题或者如何使它们更严重。

改变语句（Change talk）：来访者表达出的、对改变自己态度或行为的愿望或动机。

特质化情感（Characterological affect）：来访者体验到的、重复出现的情感主题或主导性的情绪或感受。这些情绪或感受被有些来访者用来定义他们以什么样的状态存在。

来访者反应的独特性（Client response specificity）：治疗师使用这个概念，针对每个来访者的具体需求予以灵活的回应。

来访者诱发的反移情（Client-induced countertransference）：当来访者使用自己的诱发策略或应对风格时，治疗师呈现出的对来访者的反应。这些策略和风格通常会引发治疗师和其他人同样的反应。

合作（Collaborative）：治疗师和来访者像伙伴一样共同协作，而不是由治疗师在一个"专家"的位置指挥或带领来访者，为其提供解决方案或答案。

压缩性的措辞（Compacted phrase）：指来访者倾向于重复使用的措辞，虽然简短，却浓缩着他们对应激性事件或重复出现的人际互动模式的主要情绪反应和含义。

顺从（Compliance）：来访者在治疗中被动地跟随治疗师的带领倾向。他们认为需要压制自己的兴趣和目标，只能寻求治疗师的指导。来访者的问题是，他们相信坚持自己的想法和偏好是不被接受的，所以他们选择跟随治疗师的带领而非与治疗师合作。

**顺从的议题**（Compliance issues）：是一些来访者的症状化倾向，即他们相信必须放弃自我指导、自我或自己的意见，在亲密关系中顺从他人，只能做其他人想要的和期待他们做的事情。

**顺从的**（Compliant）：见顺从、顺从的议题。

**价值条件化**（Conditions of worth）：孩子习得的他们必须做出某些行为或者扮演某些角色，借以维系父母的赞许，避免（或应对）父母采用"撤回爱"的管教方式时所唤起的令人痛苦的分离焦虑。

**容纳**（Containment）：治疗师提供给来访者的安全、支持和肯定的环境，从而使他们能够在当下更加充分地体验他们的情绪，而不用担心治疗师的判断和批评。

**情境性开场白**（Contextual remarks）：促进治疗师与来访者之间更加开放沟通的开场白。当双方从表面的谈话转变为更直截了当的交流，治疗师邀请来访者有更进一步的参与时，这种开场白可以帮助来访者明白治疗师的好意。

**情境化**（Contextualize）：留意来访者的关系模式和情感主题，将来访者的问题或主观经验置于他们生命中更宽广的成长环境和文化情境中加以理解。

**核心条件**（Core conditions）：卡尔·罗杰斯提出的来访者发生治疗性改变的三个必要因素：共情、真诚一致、无条件积极关注。已有大量的实证研究支持治疗师向来访者传递这些基本态度和行为的重要性，尤其是同理心。

**核心冲突**（Core conflict）：与来访者所呈现的不同问题和困扰相联系的最基本、最核心的议题，有助于治疗师确定治疗焦点。

**核心意义**（Core meaning）：来访者在自己的议题中体验到的最基本的感受、关键困扰或主要意义。

**修正性情绪体验**（Corrective Emotional Experience，CEE）：来访者与治疗师之间发生的一种具有修正性的、真实的生活经验。它使来访者重复使用的、习惯而熟悉但适应不良的关系模式得以修正，使之不再在治疗关系中重演。治疗师所给予的新的、具有修正性的回应让来访者认识到他们预期的、令他们感到害怕的回应并不会出现，这些错误的预期来自过去不想要的、对来访者造成伤害的体验。

**成本／利益分析**（Cost/benefit analysis）：治疗师帮助来访者们评估他们所考虑的决定和所采用的关系模式或应对风格可能带来的利益和成本。

**倒计时**（Countdown）：当治疗师坦白地告知来访者治疗即将结束时，公开地对最后一次会谈倒计时，反复邀请来访者就他们对于治疗结束的反应进行讨论。

**反移情**（Countertransference）：治疗师基于个人生活历史和未解决的议题或者由于当前的应激和压力对来访者做出的个人反应。

**反移情反应**（Countertransference reactions）：见反移情。

**可信度**（Credibility）：治疗师通过自己的行动证明自己是可信的、有能力帮助来访者的，即获得性可信性度的程度，与治疗师仅仅因为自己的地位和角色而取得的被赋予的可信度相对照。

**去反应**（Deactivating）：一种在回避型依恋的来访者身上观察到的应对策略或情感调节形式，即他们将自己的需要最小化，抑制自己脆弱的感受，视自己为强大且有能力的。

**去反应性**（Deactivation）：见去反应。

**检视**（Debrief）：就刚刚发生的重要事件或经历对来访者予以反馈，常用来帮助来访者更充分地理解刚刚发生的事情或者澄清他们对所发生事情的看法。

**解构**（Deconstruct）：考虑来访者的成长历史、家庭和文化方面的因素对他们情绪、情感和经验的影响，这将帮助治疗师和来访者将某种反应或回应置于一个更广泛的视角下，从而对它们有更透彻的理解。

**分化的**（Differentiate）：见分化。

**自我分化**（Differentiation of a self）：成为自己，能辨识自己的喜好并按它们行动，而不是自动遵循家庭规则、角色和期待。这也是将自己的情绪、感受和他人的情绪、感受区分开的能力，从而使自己不会对他人的经验过度认同或过度反应。

**分化**（Differentiation）：明确自己和他人在信念、价值观或感受上的不同。能够分辨自己和他人的不同视角，拥有自己独立的思想和功能。

**无能为力**（Disempowered）：感觉到无力以及无法为自己而行动，缺乏自我效能感。

**疏离**（Disengagement）：在情绪或情感上与人疏离或与人保持太远的距离，对自己和他人都缺少共情。

**忽视型养育风格**（Disengaged Parenting）：一种忽略型教养方式，父母对孩子没有情感，也很少提供指导或者表现出温暖。他们通常是消极、自私的，对孩子的需要不予理会，却可能公然地拒绝孩子的需要。

**回避型依恋**（Dismissive）：见回避型依恋的来访者。

**回避型依恋的来访者**（Dismissive client）：外显依恋焦虑或表现出的依恋焦虑比较低的来访者（但在人际关系中，他们会因自己的需要得不到满足而在生理上体验到比较高的紧张状态），这些来访者在关系中表现出高回避的倾向。

**双重束缚式家庭沟通**（Double binding family communications）：家庭内部不一致的或矛盾的沟通方式，它会将孩子置于不知道自己到底该做些什么的混乱中。无论其说什么或者做什么，不说什么或者不做什么，他们都被父母认为是糟糕的。双重束缚沟通重要的特点是子女不被允许就沟通而沟通，不能够将双重束缚公开化，例如，孩子们不能说"不管我说什么都是错的"。

　　**早年形成的适应不良的认知图式**（Early maladaptive schemas）：从持续的亲子互动模式中发展出来的稳定而持久的信念和期待，它们是不准确的、有害的、功能失调的，会持续到成年期。

　　**获得的安全感**（Earned Security）：来访者面对、处理那些导致他们不安全依恋的有问题的生活经历，在后来的生活中，通过与那些更富有回应性、更具有同理心和肯定性的人建立修复性的关系以修通这些问题，从而获得安全感。

　　**诱发**（Eliciting）：唤起或引发他人反应（如恐吓、照顾等）的某种防御或应对行为。

　　**诱发策略**（Eliciting maneuvers）：见诱发。

　　**诱发拉力**（Eliciting pull）：从他人身上"拽出来"感受或反应，来访者使用这种方式让治疗师倾向于以某种特定的方式做出回应，如退缩、放弃或感到厌烦等。这是一种施加在他人身上，用于影响他人的策略。

　　**冲突**（Emancipation Conflicts）：青少年后期或成年早期的个体在探索和发展他们自己信念、兴趣和价值观，努力跨越源自原生家庭的障碍，创造更加独立的成人生活的过程中出现的焦虑或问题。

　　**隐含的信息**（Embedded message）：并非直接表达而是隐含在言语背后的信息，如来访者对女性做出刻板和消极的评价，但也是给其女性治疗师传达一种隐含信息的方式。

　　**情绪调节**（Emotional regulation）：对情绪、冲动或行为反应进行调整或有效运用的能力。

　　**共情性理解**（Empathic understanding）：对他人的温暖、关心以及接纳的真诚的感受。治疗师在来访者的成长环境、家庭和文化背景之下对来访者的问题做出准确、具体和深入的理解，从而使治疗师能够理解看似非理性的来访者的反应。

　　**共情**（Empathy）：见共情性理解。

　　**隐含的参照**（Encoded reference）：用来间接描述治疗师和来访者之间发生了什么的类比或隐喻，它通常发生在当来访者讨论另一段关系的时候，这个关系被当作一个与治疗师之间的关系的平行参照。

　　**纠缠**（Enmeshment）：情绪上的过度投入或具有粘连性的亲密，阻碍了来访者自主或分化功能的健康发展，即来访者表达不同意见和观点的能力，或者表达与家庭成员有不同意见的能力。

　　**过度顺应**（Excessive accommodation）：来访者顺从他人的倾向，以至于他们做任何事情都需要被允许，为了顺应他人的要求而放弃自己的目标和兴趣。在治疗中，这常常表现在他们要求治疗师告诉他们该做什么，但同时又抗拒他们自己引发的这种被控制的感觉。

**体验式再学习**（Experiential relearning）：通过亲身体验的再学习或者与治疗师之间的修复性体验，来访者学到新的行为、态度或信念的过程。

**外部肯定**（External validation）：来自于外部的，对来访者所想、所感、所为予以正当合理的肯定性反馈。

**原生家庭工作**（Family-of-origin work）：对来访者家庭成员的互动和他们之间的关系进行探索，从而更好地理解它们对来访者的现状及有问题的回应方式的影响。

**恐惧型依恋**（Fearful）：见恐惧型依恋的来访者。

**恐惧型依恋的来访者**（Fearful client）：恐惧型依恋的来访者缺乏一致的应对策略。他们所使用的应对策略缺乏适应性，变化无常。这些反复无常的来访者既表现出高依恋焦虑，又表现出高依恋回避，这令他们自己和他人都感到困惑。令人抓狂的是，他们既无法保持亲密，又无法忍受分开。

**灵活性**（Flexibility）：治疗师放弃控制的需要及其容忍不确定性的能力。治疗师不是一味地遵循一种理论取向，而是就来访者对他们干预的反应做出评估，并且据此调整干预的策略，使其对每一个特定的来访者更有效。

**家谱图**（Genograms）：以图像呈现三四代家庭成员间的角色、家庭规则和家庭成员的关系，它有助于凸显家庭代际间重复出现的问题模式及其对来访者现有功能的影响。

**礼物**（Gift）：尤其是在治疗初期治疗师旨在送给来访者的"礼物"，即帮助来访者感受到自己被看见和被回应，从而促进工作同盟。这是一项很实用的技能或应对策略，能马上让来访者感到有人可以帮助他们，从而产生希望。

**哀伤辅导工作**（Grief work）：帮助来访者化解与重要的丧失有关的感受，包括对已经去世或离开自己的至爱的渴望，以及因依恋对象缺乏对自己的关爱和回应而造成的情感需要未被满足而引发的缺失感。

**内疚感**（Guilt）：对不当行为的悔恨感。

**等级关系**（Hierarchical relationship）：一种靠地位或权利主导的，自下而上或自上而下的关系。在等级关系中，人们根据预先定好的条件，如权力、地位或"专家"角色，拥有不同等级的权威。

**抱持性环境**（Holding environment）：治疗师营造的充满共情性理解和同调回应的避风港，以帮助来访者调节和容纳他们的悲伤或有扰乱性的情绪。

**内在平衡机制**（Homeostatic mechanisms）：家庭系统对抗变化的机制，一个以可预见和模式化的方式使家庭成员回到以前的角色的过程。家庭系统抵制来访者的变化，努力使正在发生变化的家庭成员回到以前的行为，从而恢复家庭关系的现状。

过度反应的（Hyperactivating）：见过度反应。

过度反应（Hyperactivation）：一种焦虑型依恋的来访者的情感调节方式。这样的来访者因为害怕被抛弃和不被看见、不被听到，所以会明显地夸大自己的情绪或者过度反应，以便从其他人那里获得安慰和回应。

个人特色（Idiographic）：一种高度个人化的取向，强调每一个来访者的个人体验和主观世界观，聚焦在个体差异而非群体特征上。

即时化（Immediacy）：见即时化干预。

即时化干预（Immediacy interventions）：此时此刻的干预，即治疗师和来访者共同探索和努力理解在此时此刻的互动中他们之间正在发生什么。常用于协商和解决咨询关系中出现的问题或误解，帮助来访者对直接表达自己在此时此刻的感受、担忧以及对感到更加安全的期望。

不一致性（Incongruence）：在来访者所说的话（内容）和他们表达的方式（过程）之间存在明显的不一致。

僵化的应对风格（Inflexible coping style）：一种在人际关系中被广泛应用的人际交往模式。虽然这种模式已经不再有必要或不再有效，但它还是被来访者习惯性地使用。来访者在职业生涯、婚姻关系和其他重要决策上都可能反映出这种僵化的应对风格。

代际边界（Intergenerational boundaries）：对家庭系统中的子系统的描述，例如，婚姻冲突被限制在父母子系统中，从而避免孩子陷入家庭三角关系，要求他们站边；或者如果父母－孩子这个子系统之间的边界不清晰，则会使孩子承担照顾成人的责任。

内在不协调（Internal dissonance）：由于个人经验在成长过程中不断被否定，从而让来访者处于感到权力被剥夺、不确定、自我怀疑和弥散性焦虑的状态。

内在聚焦（Internal focus）：考虑来访者自己在形成人际关系问题的过程中的责任，并试图改变其内在的反应和人际互动的反应，而非试图控制和改变他人的决定和行为。

内在工作模型（Internal working models）：亲密人际关系的心理表征，尤其是父母和年幼的孩子之间的关系。这种心理表征设定了自我和他人之间的互动模板，影响着自我目前的功能。

内化的蔑视（Internalized contempt）：当依恋对象反复以蔑视的方式回应孩子，孩子也就会采取同样拒绝／羞辱的态度，以同样厌恶／批评的方式回应自己。

人际应对策略（Interpersonal coping strategy）：在人际关系中用于抵御焦虑和保持自尊的习惯性应对策略。

人际过程（Interpersonal process）：来访者和治疗师之间彼此互动的方式和方法，而非他们所谈论的内容。

人际安全感（Interpersonal safety）：在人际关系中发展出的安全感和幸福感，被证明是值得信赖的、受到肯定的或具有保护性的。

内在心理动力（Intrapsychic dynamics）：意识和潜意识之间大量的感觉、信念、愿望、恐惧和期望的相互作用，它们通常是相互冲突的。

否认（Invalidation）：让另一个人的个人和主观体验消除、减弱或产生不确定性。

生动的再学习（In vivo relearning）：体验式再学习，与通过口头说明或解释的学习不同，在与治疗师的互动与关系中，来访者通过亲身经历行为上或真实生活上的改变，从而意识到他们之前有关预期他人将如何回应自己的认知图式或信念是错误的。

撤回爱（Love withdrawal）：一种管教孩子的方式，即父母不聚焦在孩子具体的问题行为上，而是通过全面撤回对孩子的爱和认可来实施管教，这使孩子因其与照料者的情感联系受到威胁而产生焦虑。

心智化的视角（Mentalizing perspective）：安全依恋关系能促进孩子的观点采择，使他们拥有更好的共情能力，可以更加灵活和准确地看待自己和他人的体验。

元沟通（Metacommunicate）：治疗师和来访者在一起直接讨论他们之间在此时此刻的互动，即讨论他们是如何正在进行讨论的。

不同调（Misattunement）：父母没有能力辨识并回应孩子当前的情感需求。不能准确地共情到孩子，这将降低孩子对自我的觉察和对自我经验的肯定，并学会期待他人不再对自己的需要有所回应，从而产生不安全型依恋。

对抗攻击（Moving against）：一种固定的、被普遍使用的人际应对策略，通过强调自己的支配地位或表现出攻击他人作为与他人建立联系的特殊方式。

退缩回避（Moving away）：一种固定的、被普遍使用的人际应对策略和适应策略，通过躲避、情感退缩或僵化的自立来与他人保持距离。

顺从取悦（Moving toward）：一种固定的、被普遍使用的人际应对策略，表现为不断地取悦他人、过度顺从和避免冲突，导致来访者失去自我认同和自主性。

神秘化（Mystification）：孩子的经验一再被否认，或者他们被告知、他们真正看到和听到的并不是真实的或并没有发生，因此，孩子们就会失去对自己经验和感知的肯定，对自己的生活状态感到焦虑、不确定和无能为力。

命名（Naming）：给来访者适应不良的关系模式起个名字，从而凸显它们，使来访者更容易识别它们，也能预期这些模式何时起作用，并且开始练习寻找更新、更好的反应方式以改变熟悉但并不想要的人际情境。

自恋创伤（Narcissistic wound）：来访者在其人际应对策略失败时所体验到的痛苦，它伤害了他们的价值感、自尊感和核心的自我感。

**治疗的自然结束**（Natural ending）：治疗的自然结束发生在治疗师和来访者已经充分地解决了来访者的问题，并且双方就结束治疗达成一致。因为时间、会谈次数限制或治疗师工作地点变动，在来访者的问题并未解决前治疗就提前结束了，这称为治疗的非自然结束。

**非防御性的**（Non-defensive）：面对来访者的批评、对治疗某些方面的不满或试探行为，治疗师保持好奇或探索立场的能力，并且更少以个人化、争论、批评或退缩的方式回应来访者。

**使亲职化**（Parentified）：见亲职化。

**亲职化**（Parentification）：在没有明确代际边界的家庭中可能发生的角色颠倒，在这种情况下，不是成年人回应孩子的需求，而是孩子充当了满足照料者情感需求的角色。

**治疗中的参与者/观察者**（Participant/observer）：治疗师带着其个人体验参与到一段治疗关系中，同时又保持观察者的姿态，思考治疗过程中可能会发生的情况。

**病理性信念**（Pathogenic beliefs）：在与依恋对象之间重复的、充满情感张力的互动中习得的错误的、产生症状的信念，来访者适应不良的关系模式因此产生并得以维持。

**表现要求**（Performance demands）：新手治疗师对自己的治疗能力拥有的不切实际或夸大的期待，即要求自己知道得更多，表现得比现实中他们能做到的更好。这些要求常引发他们的表现焦虑和自我怀疑。

**溺爱型养育风格**（Permissive）：一种溺爱式的教养方式。秉持这种养育方式的父母对孩子缺乏限制，在规则的执行上也缺乏一致性，对孩子应该具有的适龄成熟行为和负责任行为缺乏期待。

**个人化**（Personalize）：对来访者的挑战或挑衅行为采取个人化和过度反应的态度，而非保持非防御性、中立、探索或好奇的姿态。这种非防御性、中立、探索和好奇的态度不同于来访者常常引发的其他人的反应。

**治疗的切入点**（Points of entry）：治疗师在来访者讲述的过程中识别干预时机的能力，借着这些干预的时机，治疗师成功地帮助来访者参与讨论对他们更重要的议题和困扰。

**支配性情感**（Predominant affect）：决定来访者日常功能的主要情感状态。来访者的大部分体验都围绕这种主要的情绪或感受发生，因此它们成为一种生活常态，如容易感到羞耻或焦虑等。

**提前终止治疗**（Premature terminations）：来访者从治疗中脱落或终止治疗。来访者在最初的几次治疗中没有取得进展，通常在不告知治疗师的情况下退出治疗。

**焦虑型依恋**（Preoccupied）：一种不安全的成人依恋模式，表现为当没有被回应或者他人离开自己时出现的持续的焦虑。具有这种依恋类型的个体倾向于使情绪升级，出现更频繁的危机，始终陷入对当前和过去关系中他人的愤怒、理想化或担心忧虑的状态。

　　**焦虑型依恋的来访者**（Preoccupied client）：低回避高焦虑的来访者。尽管这些来访者在与他人接触时表现出明显的焦虑和担忧，但他们不回避情感需求，也不回避向他人寻求帮助。

　　**过程评述**（Process comments）：聚焦当下的即时化干预，邀请来访者与治疗师一起探索或整理他们之间正在发生什么。经常表现为治疗师和来访者就"你-我"之间此时此刻正在发生什么进行直接讨论。

　　**过程维度**（Process dimension）：治疗师和来访者彼此互动的方式和方法，它可能有助于改变和解决来访者问题的重要方面（以合作、尊重、不评价的互动化解来访者对他人的让人害怕的预期）或者重演这些问题（以竞争、冷漠、评价或入侵性的互动方式，虽然是来访者熟悉但并不受欢迎的方式）。

　　**抗议**（Protest）：依恋术语之一，用于形容孩子对自己的依恋对象的愤怒，或者表明依恋对象对他们的痛苦没有任何反应。

　　**真实关系**（Real relationship）：治疗师与来访者之间作为两个个体而发展出的个人关系或真实联结，与工作同盟和移情（认知图式的扭曲）这两种在治疗中出现的关系不同。

　　**重复性主题**（Recurrent themes）：在来访者的表述中不断重复出现的模式和主题，有助于治疗师理解来访者的经验并在来访者提供的大量信息中找到什么才是对来访者最重要的或最中心的议题。

　　**重演**（Reenactment）：治疗师与来访者通过彼此间的互动重建或重演了来访者旧有的关系情境或其适应不良的关系模式，从而阻碍了其改变，印证了其基于旧有关系形成的有问题的经验和预期，使其认为改变是不可能的，治疗是没有用的，当下和他人的关系也不会变好。

　　**反思**（Reflective）：能够从不同视角看待事物的能力，表现在能够从个人强烈的情绪反应中抽离出来，从而更灵活地在更宽泛的情境中思考，也可以从不同角度思考。

　　**修复性的人际过程**（Reparative interpersonal process）：治疗师和来访者之间新的互动方式是一种不同于且优于来访者过去体验过的互动方式。这种新的互动模式通过让来访者亲身体验到不同而促进他们发生改变，让他们意识到他们过去与重要他人之间所形成的伤害性的、有问题的关系模式并没有在治疗关系中再现，这也让他们期待他们现在可以和他人建立新的更具有适应性的关系。

　　**阻抗**（Resistance）：来访者不情愿进入治疗或者深入探索问题。这是因为来访者以前寻求帮助、分享痛苦或脆弱的感受，或者真诚地想投入一段关系中时，重要他人给予他们不想要的回应。这些回应在以前是有现实依据的，但他们现在担心治疗师对他们的回应也和以前这些重要他人对他们的回应一样，因此不愿意进入治疗或者深入探索自己的问题。

　　**回顾-预测-练习序列**（Review-predict-practice sequence）：为使治疗结束阶段更加有效而使用的一系列干预。在这一系列干预中，治疗师和来访者一起回顾治疗的过程、取得的成果、来访者成功的变化和转变以及他们尚未解决的问题。治疗师也会帮助来访者预测将来可能出现哪些挑战性的事件或情景会唤起他们的这些问题和焦虑，并在此基础上和他们一起演练更有效的应对这些事件和情景的方式。

**角色引导**（Role induction）：在开始治疗前对来访者就治疗过程进行教育，以便建立合作关系，也让来访者有所预期，并且让来访者有机会提问或表达对治疗师或治疗任意方面的疑虑。

**关系裂痕**（Ruptures）：在治疗关系的情境中，关系裂痕指的是可能发生在治疗师与来访者之间的、对合作关系造成破坏的误解、错误或其他人际冲突。为了恢复工作同盟，所有的"关系裂痕"都需要被讨论和"修复"。

**破坏**（Sabotaging）：有些来访者在重要关系中发现，他们的成功、成就、快乐或更加独立会被重要他人所妒忌或不喜欢，所以会威胁到他们与这些重要他人的依恋联结，继而引发他们的焦虑。因此，有些来访者会故意破坏自己的成功，回到对束缚性的家庭角色和规则的遵从，从而降低自己的焦虑。

**安全避风港**（Safe haven）：当年幼的儿童在受到惊吓、感到痛苦或脆弱的时候，他们的依恋对象给予他们稳定可靠的共情和情绪回应。同样，治疗师也会特意为困扰中的来访者提供这样一种共情、肯定和接纳的体验。

**安全型依恋**（Secure）：一种成人依恋类型，表现为在亲密或亲近的依恋关系中不会有过度焦虑体验。安全型依恋的来访者能够独立行动并在受困扰时寻求帮助。他们会公开并明确地讨论关系，呈现出反思能力，并且表现出对他人和自己的共情能力。

**安全基地**（Secure base）：照料者主动给孩子提供支持，以促进他们探索周围的世界和发展独立性。这也是治疗师给来访者提供的支持，鼓励他们探索自己的困扰并尝试改变。

**安全型依恋的来访者**（Secure clients）：见安全型依恋。

**自我效能感**（Self-efficacy）：个体对其自身能否能有效应对挑战、成功应对压力源的自我感受。

**自我卷入式的评述**（Self-involving comment）：一种即时化干预技术。治疗师向来访者表露对方在当下是如何影响自己的。这也是"治疗师使用自己"，即治疗师审慎地把自己对来访者的感受当作一种人际反馈，提供给来访者，以鼓励来访者对他们和治疗师之间正在发生什么有更有意义的对话，探索来访者是如何影响其他人的。

**分离内疚**（Separation guilt）：一种症状性的内疚感，常产生于在青春期后期和成年早期，来访者不被允许脱离家庭、发展个性化的自我、建立自己的婚姻生活。当照料者与孩子之间存在主要的跨代联盟时，这种分离内疚的发生更加普遍。

**羞耻感**（Shame）：一种有害的感受，认为真实的自我具有深刻且不能改变的缺陷及固有的瑕疵和不足。这是一种以自我贬低为特征的对自我的全面否定，而不那种因为具体的错误或失败而导致的相对不严重的内疚感。

**羞耻 – 焦虑**（Shame-anxiety）：由于担心个人的不足、缺陷等方面可能暴露于他人甚至自己面前而产生的强烈焦虑。

**羞耻倾向，有羞耻倾向的**（Shame-prone，shame-proneness）：一种沁入心扉的、随时有可能被触发的、基于羞耻的自我感，源自来访者在依恋关系中被照料者毫不留情地批评或蔑视而产生的羞耻感。

**羞耻 – 愤怒循环**（Shame-rage cycle）：来访者为了应对他们的羞耻倾向而发展出的一种错误的应对策略。"路怒症"和躯体虐待中的家暴行为都具有这种羞耻 – 愤怒循环的特征。有羞耻倾向的人常常对被人"无礼对待"或羞辱过于敏感，会对这些无意的羞辱过度反应，因此用暴怒、攻击或申明自己权力的方式表达他们不会任由自己被伤害或被取笑，从而向他人表明自己是强大的、毫不懦弱，这样才能"恢复"被砍掉了羞耻成分的自我价值感。

**结构化的家庭关系**（Structural family relations）：在一个家庭中相对持久的关系模式，涉及家庭成员之间的同盟、结盟和忠诚，以及家庭中不同子系统的边界。

**初步工作假设**（Tentative working hypotheses）：在治疗初期，治疗师针对来访者的问题、优势和应对策略所形成的一般工作假设。随着治疗师对来访者的人格及其问题了解得越来越多，这些最初的假设需要不断被完善、调整或完全抛弃。

**试探行为**（Testing behavior）：来访者为了试探治疗师是会用自己所预期的、不想要的方式回应自己，还是会用一种自己真正需要的不同的方法回应自己，从而做出的对治疗师的一些试探行为。经历过创伤或受虐待历史的、受困扰程度高的来访者通常会使用试探行为。

**梦想**（The Dream）：一种对于想拥有什么样的人生和想要成为什么人的设想。

**治疗师诱发的反移情**（Therapist-induced countertransference）：当治疗师个人的经历或问题被来访者所说或所做的事情激发时，治疗师所产生的反移情。然而，这一概念必须和"来访者诱发的反移情"区分开，后者指的是当来访者的诱发或试探行为所引发的治疗师的回应与来访者通常在他人身上引发的回应是相同的。"来访者诱发的反移情"更多与他们的人际交往功能有关，而与治疗师的人格或动力。

**有害的羞耻或核心羞耻**（Toxic or core shame）：一种根深蒂固的、弥散性的、具有伤害性的对自己的蔑视，它会造成一系列的症状和问题。相比之下，在大多数情况下，司空见惯的情境性尴尬或扭捏并不需要治疗。

**移情**（Transference）：见移情反应。

**移情反应**（Transference reactions）：建立在来访者内在工作模型或认知图式基础上的、针对治疗师（或他人）的一贯错觉或扭曲认知。来访者将早期人际关系中的经验转移或过度类化到治疗师（或他人）身上。这种转移或概括是没有现实依据的。

治疗焦点（Treatment focus）：治疗师明确来访者的核心问题，理解来访者最需要的改变。治疗焦点可以为治疗师和来访者提供治疗的方向，为每个来访者制定治疗目标。

三角化（Triangulated）：当过多的冲突或亲密唤起两人之间的焦虑时，将第三方卷入关系中，以转移注意力的症状性家庭互动过程。

触发性议题（Triggering issues）：对来访者具有挑战性的人际情境或议题，触发来访者用熟悉但有问题的方式做出回应。

未完成的哀悼工作（Unfinished grief work）：在过去的关系中，由于情感需要被剥夺，或者与重要他人的关系以痛苦和充满矛盾的方式结束（例如，死亡或被抛弃导致的人际丧失，或者由于父母的拒绝或忽视所造成的情感缺失），给来访者造成难以接受的悲伤、痛苦或感到威胁的体验。这些体验一直存在，现在需要通过哀悼工作予以化解。

一致性神话（Uniformity myth）：一种已经被大量实证研究反复证实的、对治疗效果来源的错误认识，即认为所有治疗师都是同样有效的，带来治疗效果差异的是不同的理论取向，而非使用某种理论取向的治疗师之间的差异。

治疗的非自然结束（Unnatural endings）：见治疗的自然结束。

不成文的家庭规则（Unspoken family rule）：家庭成员都知道但并不公然谈论的隐性规则，通常在功能失调的家庭中控制着重要行为。例如，什么感受能被讨论而什么感受不可以；谁可以在青春期后期长大离家而谁不可以；什么话题可以对什么人讲。当这些不成文的家庭规则被违反时，模式化的内在平衡机制就会以可预期的方式被开启，用以制止这些打破规则的行为并恢复家庭的常态。

"治疗师使用自己"（Use-of-self）：过程评述的一种方式。在来访者说话时，治疗师利用自己当前的主观经验过程形成的对来访者的观察、疑问或感受，然后和来访者澄清治疗师与来访者之间正在发生什么。例如，来访者意欲表达什么，来访者的意思是什么，或者在治疗没有效果时，用这种方法改变两人之间的工作。

肯定（Validation）：一个人对另外一个人的肯定的赞许或允许。当一个人的重要经验曾被重要他人否认或轻视时，这种肯定能为其带来重要的影响。

美德（Virtue）：当来访者采取某种固定的人际应对策略时（如永远表现得充满善意、强大或独立），他们通常将它形容成自己的一种优势或美德，而不是一种自己试图应对长期压力和焦虑的防御策略。

组内差异（Within-group differences）：指的是持同一种理论取向的治疗师之间的治疗效果的差异。这是为了区分不同的治疗师在使用同样的治疗手册或治疗理论时哪些治疗师更有效。这种聚焦在组内差异的研究范式并未被广泛使用，尽管它比聚焦组间差异的研究（如比较以人为中心的治疗师和认知行为取向治疗师的效能）能更多地解释治疗结果上的差异。

**工作同盟**（Working alliance）：治疗关系被认为包括三个不同的部分，即工作同盟、真实关系和移情－反移情纬度。工作同盟指治疗师和来访者之间形成的情感上的联结、一致的治疗目标以及为达到这些目标所需要采用的任务或干预。治疗师和来访者之间的情感联结是工作同盟中最重要的部分。

**工作假设**（Working hypotheses）：见初步工作假设。

**修通**（Working-through）：治疗的一个阶段，表现在来访者尝试用新的方法回应他人。在这一阶段，来访者会从生活中不同的人身上体验到成功或失望。在他们反复用新的、更好的人际方式改变旧有回应模式的过程中，治疗师承担着教练或同盟的角色。

**世界观**（Worldviews）：一个人受文化、阶层、性别或其他因素的影响所形成的对世界和生活的主观认知。

# · 好 书 推 荐 ·

## 基本信息

书名：《精神分析心理模型》

作者： 伊丽莎白·L.奥金克洛斯（Elizabeth L. Auchincloss）

定价：69.00元

书号：978-7-115-51072-3

出版社：人民邮电出版社

出版日期：2019年6月

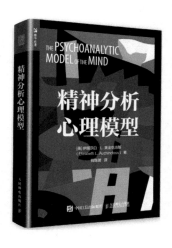

## 推荐理由

1. 以类思维导图的表格，结构化地厘清繁杂的精神分析体系。
2. 整合运用精神分析各取向，超越理论之间的冲突。
3. 简约掌握精神分析的整体结构，更好地掌握精神分析心理模型。
4. 书中案例辅助读者将理论应用到实践中，更好地从多角度理解来访者。
5. 与脑科学、认知科学的一致之处，从科学角度佐证精神分析的有效性。

## 专家和读者推荐

　　本书可以帮助读者从纵向（发展）和横向（纬度）两种角度，清晰、有效地把握精神分析理论，而不是混杂、零散地使用一个又一个理论家的观点，又或者过度崇拜某个理论家而忽视了其理论的局限性。对精神健康从业者而言，本书还有另外的闪光点——重视实证和科学性。

　　总之，我十分推荐《精神分析心理模型》这本书。此书既可以作为心理学专业读者初学精神分析的入门书籍，也可以作为书架上不可或缺的经典读物，为希望了解精神分析全貌的心理学爱好者们所收藏。

——钟杰

北京大学心理与认知科学研究院　副教授

　　本书以整个精神分析理论的广阔领域为背景，从地形学、动机、结构、发展和心理病理学/治疗五个维度出发，清晰、全面、深入地讲述当代精神分析理论，包括从中衍生出来的、针对其主要内容的众多思想体系，同时充分说明精神分析与邻近学科之间的关系。

　　《精神分析心理模型》展示了一个原创而广博的参考框架，澄清了精神分析界一直在探索、辩论的问题和争议，是一本精神分析模型的优秀导论，可以被视为《精神分析入门》的升级版，而且更加精确、全面，是所有运用心理动力学疗法的助人工作者的案头常备读物。

——奥托·F.科恩伯格

自我心理学和客体关系理论的整合者

边缘型人格障碍诊断的最初提出者之一

编辑电话：010-81055646　　　读者热线：010-81055656　010-81055657

# · 好 书 推 荐 ·

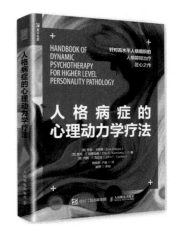

## 基本信息

书名：《人格病症的心理动力学疗法》

作者：伊芙·卡丽格（Eve Caligor）

　　　奥托·F. 科恩伯格（Otto F. Kernberg）

　　　约翰·F. 克拉金（John F. Clarkin）

定价：69.00 元

书号：978-7-115-50862-1

出版社：人民邮电出版社

出版日期：2019 年 4 月

## 推荐理由

1. 各流派从精神动力角度理解人格障碍不可或缺的图书。
2. 精神动力取向咨询师理解人格组织水平和人格结构的必备图书。
3. 手册性心理动力学疗法，理清咨询过程。
4. 经过实证研究的心理动力学疗法。
5. 美国 APA 推荐读物。

## 专家和读者推荐

　　这本手册以理论联系实际的方式系统地阐述了心理动力学疗法治疗从开始到结束阶段的发展变化过程，包括对案例的诊断评估和适合治疗的对象的选择。这本书的一大特色是书中有具体翔实的案例，说明在当下的时刻咨询师该如何应对。我讲授心理动力学疗法这门课有十多年了，我的最大感触是，学生们虽然阅读了很多心理动力学理论或实践方面的图书，但是，与学习认知行为疗法的学生相比，他们在理解案例时系统性的思考不够，对患者难以进行全面的心理动力学方面的诊断和评估，对治疗过程缺乏感性认识。这正是学习心理动力学疗法的普遍困难之处。

　　这本书的出版正好可以弥补治疗师在这方面学习的不足。这本书对新入门的心理动力学治疗师具有指导作用，对于有经验的心理动力学治疗师也有很好的启发和借鉴意义。我相信本书会成为国内心理动力学治疗师重要的参考书。事实上，我已经向我的学生们和受督导的治疗师们推荐了这本书。

——姚萍

北京大学心理与认知科学学院 讲师

美国罗格斯大学临床心理学 博士

中国心理学会临床与咨询心理学专业注册系统 注册督导师

中国心理卫生协会精神分析专业委员会 委员

编辑电话：010-81055646　　　读者热线：010-81055656　010-81055657

# · 好 书 推 荐 ·

## 基本信息

书名：《童年之谜》

作者：罗尼·索兰（Ronnie Solan）

定价：89.00 元

书号：978-7-115-52290-0

出版社：人民邮电出版社

出版日期：2020 年 1 月

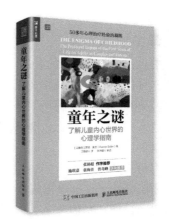

## 推荐理由

1. 以色列著名儿童心理学家索兰著作首次引进国内。

2. 索兰中国弟子、精神分析界才子张沛超亲自审校并作序推荐，曾奇峰、张海音、施琪嘉联袂推荐。

3. 精神分析视角的发展心理学，创新内容、实用指南相结合。

## 专家和读者推荐

童年创伤的代价是对爱一辈子的苛求，除此之外，别无他求。

——施琪嘉

如何理解与面对原生家庭及早年创伤的影响，生发出疗愈的勇气和力量，本书呈现了独特的专业视角和珍贵的分享，非常值得一读。

——张海音

这是一本以精神分析理论和时间为基础的真正的育儿百科全书。以往的育儿书籍，经常是给予直接指导，有使"知其然"的实用性，却没有"之所以然"的思考和领悟，所以显得局限和讲话。而最重要的是，这本书的内容可以帮助已经为人父母者继续成长，这个成长的价值，高于一切知识和方法。

——曾奇峰

"在当代神经生物学丰富的研究成果这个背景下，索兰阐述了能够促进自我发展、维持连接性 - 分离的几种自恋维度的最深层概念化（尤其强调自恋的保护性、自身免疫功能以及与相异性保持友好），也阐述了这些自恋维度在平衡客体关系固有的压力中所发挥的作用；所有这些都对理解儿童发展、夫妻关系以及精神分析过程中的解释至关重要。

——摩西·哈勒维·斯佩洛博士博士，
巴伊兰大学社会工作学院精神分析心理治疗研究生项目的教授兼主任

罗尼·索兰承担了一项艰巨的任务，试图将精神分析理论和客体关系理论的经典结构与多个其他理论系统进行综合。本会给你许多新的信息，告诉你每一个伴侣给他们的亲密关系带来什么。

——弗农·C.凯利，医学博士，美国精神病学学会名誉主席

童年之谜是一个深入而迷人的旅程，深入到孩子心灵的深处及其情感和个性发展的过程，阐明了影响我们所有人的与重要他人的关系。一本温暖而令人振奋的书。

——阿莫斯·奥兹，小说家，记者，以色列本古里安大学文学教授

编辑电话：010-81055646　　读者热线：010-81055656　010-81055657